中医燥病诊治学

牛 阳 黎 晖 主编

科学出版社

北京

内 容 简 介

燥,是中医病因学说中的重要概念,涉及五运六气、病因病机、治则治法、药性理论等诸多方面。燥为秋令主气,燥邪为病有外燥、内燥之分。本书设二十章,前七章分为概述、病因病机、诊断、常见证候、治疗、预防与调护,以及研究进展,以突出中医燥病治病特点、治未病的预防思想及其应用;后十三章是常见燥病证治。本书涵盖了内科、妇科、儿科、外科、皮肤科、眼科等病症,以常见者为主。每一燥病的证治一般按概述、病因病机、诊断要点、辨证论治、护理与调摄、病案举例分述。每一病症后的医案或来自编者,或摘录古今名家,以达到案从多师,集思广益,避免一家之言。中医燥病治法丰富多彩,不拘一格。文后还附有燥病常用方药、方剂索引等二维码信息,便于读者检索。

本书在知识的传承上具有重要的意义,同时为中医基础理论病因中六淫之一"燥"致病提供了新的视角,不仅能丰富中医理论知识,而且能挖掘有关医家诊治燥病的临证经验,对中医的传承创新具有一定的价值。本书主要适用于中医相关专业和中医爱好者。

图书在版编目(CIP)数据

中医燥病诊治学 / 牛阳,黎晖主编. --北京:
科学出版社,2025.6. -- ISBN 978-7-03-082467-7

Ⅰ. R228

中国国家版本馆 CIP 数据核字第 2025UB2857 号

责任编辑:陆纯燕/责任校对:谭宏宇
责任印制:黄晓鸣/封面设计:殷 靓

科 学 出 版 社 出版

北京东黄城根北街 16 号
邮政编码:100717
http://www.sciencep.com

南京文脉图文设计制作有限公司排版
上海颛辉印刷厂有限公司印刷
科学出版社发行 各地新华书店经销

*

2025 年 6 月第 一 版 开本:787×1092 1/16
2025 年 6 月第一次印刷 印张:21 1/4
字数:520 000

定价:180.00 元
(如有印装质量问题,我社负责调换)

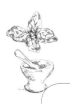

《中医燥病诊治学》编委会

主　编　牛　阳（宁夏医科大学）
　　　　黎　晖（广州中医药大学）
副主编　周　波（宁夏医科大学）
　　　　茆春阳（宁夏医科大学）
　　　　马　丽（宁夏医科大学）
　　　　王晓翠（宁夏医科大学）
　　　　师小茜（宁夏医科大学）
编　委
（按姓氏笔画排序）
　　　　马　丽（宁夏医科大学）
　　　　马　琼（宁夏医科大学）
　　　　马　榕（宁夏医科大学）
　　　　王　龙（宁夏医科大学）
　　　　王晓羽（宁夏医科大学）
　　　　王晓翠（宁夏医科大学）
　　　　牛　阳（宁夏医科大学）
　　　　石慧联（宁夏医科大学）
　　　　叶梦怡（宁夏医科大学）
　　　　师小茜（宁夏医科大学）
　　　　杜　燕（宁夏医科大学）
　　　　李亚荣（宁夏医科大学）
　　　　张　萌（宁夏医科大学）
　　　　张小虎（广州中医药大学）
　　　　陈梦珍（宁夏医科大学）
　　　　茆春阳（宁夏医科大学）
　　　　呼延昕娜（宁夏医科大学）
　　　　周　波（宁夏医科大学）
　　　　郑旭锐（陕西中医药大学）
　　　　韩兴稷（宁夏医科大学）
　　　　焦太强（宁夏医科大学）
　　　　黎　晖（广州中医药大学）

前　言

　　中医燥病是一大类疾病的统称,主要指因感受外界燥邪或体内津液亏损所引起的一类疾病。自《黄帝内经》开始就有对燥的论述,如"太阴在泉,燥毒不生""金燥受邪,肺病生焉""阳明燥化,施于厥阴"等,后世历代医家对燥邪的认识经历了一个从继承到创新,再到成熟的过程。宁夏地处我国黄土高原、内蒙古高原和青藏高原的交会地带,深居内陆,远离海洋,属于温带大陆性气候,干旱少雨、风大沙多、日照充足、蒸发强烈,"燥"的特点十分突出。宁夏医科大学温病学学科始建于 20 世纪 80 年代,四十年来学科紧紧围绕宁夏"燥"的特点开展研究,以"十四五"国家中医药管理局高水平重点学科建设项目为依托,与广州中医药大学、陕西中医药大学温病学方面的专家携手,对中医燥病进行系统深入挖掘整理,结合多年来对燥病的研究成果,从燥病的概念、病因病机、诊断、常见证候、治疗、预防与调护、研究进展等方面,系统论述中医燥病的总体概况。本书还对燥病的病种也进行了详细的分类,总体上分为外感燥病和内伤燥病两大类:外感燥病以秋燥和具有传染性的燥疫为主;内伤燥病则从脏腑系统出发,分心脑系、脾胃系、肝胆系、肾膀胱系燥病。另外,本书详细论述气血津液燥病、肢体经络燥病、妇科燥病、儿科燥病、皮肤科燥病、眼科燥病、疫病燥病等,并且系统总结了常见治疗燥病的方药。全书以"燥"为主线,将临床常见内、外、妇、儿等各科疾病串联起来,辨证论治主要突出各类疾病"燥"的证候特点,期望能够为中医临床诊治"燥"性突出的各科疾病拓展思路、开阔视野。

　　在编写本书过程中,宁夏医科大学的国家中医药管理局高水平中医药重点学科温病学团队成员积极参与、讨论,集思广益,最终成稿。学科组研究生也在书籍编纂过程中发挥了积极作用,在此表示感谢!

　　尽管对本书的编写非常重视,但由于编者学识有限,专业水平不一,加之经验不足,书中如有不足之处,恳请同行专家与读者不吝指正,以便改进。

编者

2024 年 12 月

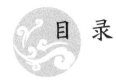

目 录

第一篇 总 论

第二篇 各 论

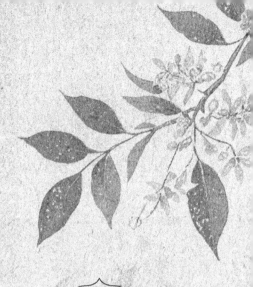

第一篇　总论

第一章　燥病概述

第一节　燥病的概念

中医学"燥"这一概念是在对"燥"这一现象的观察、认识的基础上，基于取类比象的思维形成的，它并不是对现象本质的抽象，所以很难进行单一的、精确的定义。应该从不同方面分析、理解中医学"燥"的概念，主要包括四方面含义。一是病因概念，如"夫百病之所始生者，必起于燥湿、寒暑、风雨、阴阳、喜怒、饮食、居处"。古人将人体疾病中出现的某类表现与"燥"这一气候对自然界的影响相类比，这样便开始了将"燥"作为一种致病因素来研究，于是"燥"的病因概念便产生，并形成"燥"的病因理论。二是症状概念，如"口燥舌干而渴""嗌燥"等。这就是将自然界干燥的现象借用到人体，表达人体因津液不足出现的一种"燥"的症状概念。三是病机概念，如"肾苦燥"。如果说前两种概念是建立在丰富的感性认识基础上，这一概念的产生则更多依赖理性思考。古人在援物类比、司外揣内等思想的指导下，从疾病的外在表现推测人体内部脏腑的病理变化，从而得出这种"脏腑干燥"的病机概念，进而形成"燥"的病机理论。四是治法和药性概念，如"以苦燥之"。这里的"燥"既表达了燥是一种治法，又表达了苦味药的药性是燥，从而有了"燥"的治法和药性概念。

外燥、内燥、温燥、凉燥，此四者皆言燥邪致病。燥病可因致病的途径不同，分为外燥与内燥。也可因发病的时间不同，分为温燥与凉燥两种：秋初之时，有夏之余气则多见温燥；秋深之时，因有近冬之寒气，则多见凉燥。它们的具体区别有以下内容。

一、外燥

外燥是一种病因概念，是指自然界燥气的变化超过人体适应能力所致的，以耗伤津液、滞涩气机、克肝伤肺为主要致病特点的一种致病因素。燥为秋季主气，故外燥通常称为"秋燥"。《医门法律》："秋伤于燥"。外燥虽为秋令之所常见，但其他时间也有发生。外燥致病有以下特点。①易伤肺脏：肺为娇脏，其气通于秋，而燥为秋令主气，《素问·阴阳应象大论》："天气通于肺"。燥淫外盛，最易上受入肺，致成肺燥。《景岳全书·燥证》："若秋令太过，金气胜而风从之，则肺先受病……"故外燥致病，首见肺系症状。②燥胜则干：无水则燥，燥为干涩乏津之证。燥邪为患，必伤津液，继耗阴血。从脏腑而言，燥淫所伤，先烁肺津成肺燥；次灼胃液则为胃燥；肺胃津亏又可传入下焦肝肾，涸竭津血，以致肝阴不足，肾阴干涸。《医门法律·秋燥论》："经曰：燥胜则干。夫干之为害，非遽赤地千里也。有干于外而皮肤皱

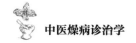

揭者,有干于内而精血枯涸者。有干于津液而营卫气衰,肉烁而皮着于骨者。随其大经小络,所属上下中外前后,各为病所。燥之所胜,亦云熯矣。至所伤则更厉,燥金所伤,本摧肝木,甚则自戕肺金。"

外燥分温凉。燥气当令,始于秋分,秋分之后,天之炎暑虽去而未尽,气候尚热,却干燥少雨,故燥淫所伤,常兼湿热,感之而为燥病者,则为外感温燥证;秋气渐深,冬令将至,炎暑渐去,气候冷凉,秋风肃杀,干燥无雨,此时燥淫常兼寒冷之气为害,感而受之者,形成凉燥证。

二、 内燥

内燥是一种病机概念,是指在疾病的发生发展变化中由各种原因导致的类似于燥邪伤津耗液致病特点的一种病机变化。内燥虽为内生五邪之一,但其关键却是由其他因素所致的一种病理改变。内燥多发于热病后期,或因吐泻、出汗、出血过多,损伤津液、阴血所致。因此,内燥所致病症又称"津伤化燥病"。此时,由于体内阴津血液不足,不能滋润濡养,以致脏腑组织和肌肤孔窍出现干燥枯涩的病理改变。临床表现为口鼻干燥,咽干口渴,舌干无津,毛发不荣,皮肤干涩甚至皲裂,小便短少,大便干结等。内燥的病理特点有以下几方面。

(1)肺燥津伤证:燥伤肺津,津液亏乏,肺燥不润,症见干咳气逆,咳痰量少而黏,口干咽燥,手足心热,舌燥少津,脉细涩。

(2)胃阴不足证:胃失润降,症见干呕呃逆,知饥不欲饮食,口干咽燥,大便秘结,舌红苔少,脉细数。

(3)津枯肠燥证:津液不足,大肠失于滋养,糟粕停滞不行,症见大便秘结,便质干燥坚硬,数日不行,排便困难。

(4)阴血亏虚证:是津液亏损发展的结果,血液是人体阴液的精华,源于水谷,与津液相互滋生,故有"津血同源"之说;阴精乃阴液之精者,其量最少,而藏于五脏,根本在肾。因此,当内燥病津液耗伤加重时,必然会导致阴伤血燥。至此,则阴液全面耗伤,还会出现阴虚内热、阴亏阳亢、血燥生风等病机变化。《景岳全书·燥证》:"盖燥胜则阴虚,阴虚则血少。所以或为牵引,或为拘急,或为皮腠风消,或为脏腑干结,此燥从阳化,营气不足而伤乎内者也……"

(5)阴虚肺燥证:肺阴不足,燥自内生,常下灼肝肾,甚则燥热化火,症见干咳甚剧,咳痰少,痰中和带血丝,咽干疼痛,五心烦热,骨蒸盗汗,舌红少苔,脉细数。

(6)阴虚血烁证:多见于久病大病,或年高气衰之人,阴亏不复,血伤失荣,症见皮肤干涩,皲裂脱屑,或瘙痒难忍,或脱发,形体消瘦,五心烦热,潮热盗汗,大便燥结难行,妇人月经量少或经闭不行。

内燥以阴血津液亏乏为基本病机,故其病理性质属虚。若仅仅津液受伤,病在脾胃,尚属轻浅;若进一步伤及阴血,病涉肝、肾,病情加重,病位深化,治疗非短时能愈。故内燥病症的治疗以滋养阴血、生津润燥为大法,又随病位所在或润肺养胃或滋肾填精。内燥变证,常责痰湿。痰湿邪气内阻,亦可致燥。湿淫过甚,则阳气受阻,气机被遏,气不化津,津伤不布,脏腑肌肤失润为燥。如痰饮内阻胃肠,气机不宣,津不上承,口干舌燥,但不欲饮。湿阻大肠,传导失常,则症见大便秘滞。

三、温燥

温燥是指感受秋天亢旱燥气而发病,即秋燥之偏于热者,为外燥病之一,《重订通俗伤寒论·秋燥伤寒》曰:"若久晴无雨,秋阳以曝,感之者多病温燥。"从发病时间而言,见于初秋;从病因而言,常兼温热;就阴阳属性言,其性属阳。温燥兼热,其性属阳,津伤而热是其特征。温燥既燥且热,燥伤肺津,热伤肺阴,故其性属阳。温燥有轻重之分。温燥以其感受燥与热邪的轻重,其证有轻重之别。温燥轻证,邪气袭表,肺经受病,津伤而肺失清肃,以身不甚热,干咳无痰,或痰少而黏,咳出不爽,咽干口渴,舌红少津,脉浮数为主症;温燥重证,燥热甚而肺之气阴俱耗,症见头痛身热,干咳无痰,咽干鼻燥,喘息胸闷,心烦口渴,舌干无苔。初感燥邪治宜辛凉解表,兼以润肺生津,方用桑杏汤;燥热甚而劫津者,宜甘凉濡润,方用沙参麦冬汤、玉竹麦门冬汤、清燥救肺汤;燥劫胃阴,方用五汁饮;胃液干燥,外邪已尽,方用牛乳饮;燥甚引发气血两燔者,方用玉女煎;久病燥伤肝肾之阴,易致上盛下虚,昼凉夜热,或干咳或不咳,脉弦细,舌光绛,甚则痉厥,治宜育阴潜阳为主,方用三甲复脉汤。

四、凉燥

凉燥又名寒燥,亦为外燥病,与温燥对比而言。《重订通俗伤寒论·秋燥伤寒》曰:"秋深初凉……感之者多病风燥,此属燥凉,较严冬风寒为轻。"凉燥见于深秋冬令将至之时,常兼冷凉之气,其性属阴。凉燥兼寒,其性属阴,津伤无热为其特点。凉为寒之始,属秋令之正气,凉燥病发于秋深而近冬。燥兼寒凉之气外袭,肺失宣肃,燥干津液,症见头微痛,恶寒无汗,咳嗽痰少,鼻塞嗌干,苔白脉弦。故深秋而为燥邪所伤,证无热象者,便是凉燥。张景岳谈到有一类燥证是因为"秋令太过,金气胜而风从之,则肺先受病",出现"或为身热无汗,或为咳嗽喘满,或鼻塞声哑,或咽喉干燥"等表现,他归结为"此燥以阴生,卫气受邪,而伤乎表者也。"他进一步指出这类燥证"当以轻扬温散之剂,暖肺去寒为主"。因此,凉燥治宜辛开温润,代表方杏苏散加减。

总之,外燥、内燥是从燥病的来路而言;温燥、凉燥同属外燥而兼寒热,其发病时间有先后之别,温燥见于初秋,热气未尽之时;凉燥发于深秋近冬之时。区分外燥、内燥,要在辨其虚实,内燥属虚,治宜滋润;外燥而热者,治需凉润,外燥而寒者,治宜轻宣润肺。

第二节 燥病的历史发展脉络

一、燥病的起源——秦汉时期

关于秋燥的记载始见于《黄帝内经》。《素问·生气通天论》中记载"秋伤于湿,上逆而咳,发为痿厥。"《素问·阴阳应象大论》也提及"冬伤于寒,春必温病,春伤于风,夏生飧泄,夏

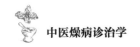

伤于暑,秋必痎疟,秋伤于湿,冬生咳嗽。"在古代医书理论上都以秋病"上逆而咳,发为痿厥"及"冬生咳嗽"的致病特点归结为"秋伤于湿"。关于燥象的记载同样源流于《黄帝内经》,《素问·阴阳应象大论》云:"天有四时、五行,以生、长、收、藏,以生寒、暑、燥、湿、风。"且记载"燥胜则干"明确了燥气致病特点。《素问·至真要大论》云:"燥者濡之",揭示了津液枯燥,可用滋润药的治燥方法。

在先秦文献中"燥"字主要出现在《周易》当中。《周易·乾卦·文言》云:"水流湿,火就燥。"孔颖达疏:"此二者以形象相感,水流于地,先就湿处;火焚其薪,先就燥处。"《周易·说卦》中有"燥万物者莫熯于火"之说。成书于西汉初年的《淮南子》多次提及了"燥",在这些论述中,"燥"字的含义已经从先秦时代指干燥的物理现象,初步衍生为一种干燥的气候。如"燥湿寒暑以节至,甘雨膏露以时降""悬羽与炭而知燥湿之气"。《黄帝内经》把"燥"引入中医学领域,并进行系统地论述,形成比较清晰的理论框架。《黄帝内经》中"燥"的含义主要有二:一是表示一种干燥的气候,在此基础上形成了《黄帝内经》"燥"的气象学概念;二是表示一种具有干燥特性的疾病症状、病因、病机改变、药物特性或治法等含义,在此基础上形成了《黄帝内经》中"燥"的医学概念。《素问·天元纪大论》开篇明言:"天有五行,御五位,以生寒暑燥湿风。""燥"是自然界的一种气候现象,可以用五行概念对其进行分类归属,"在天为燥,在地为金"。这一论述也表达了《黄帝内经》中"燥"的气象学概念,"燥气"的称谓也随之出现。针对"燥"的病机治疗理论,《素问·至真要大论》中提出的"燥者濡之""燥者润之"的治疗原则;《素问·藏气法时论》提出的"急食辛以润之"的治疗原则。《黄帝内经》中对"燥"的论述,初步建立起中医学"燥"的理论框架,为该理论的进一步发展奠定了重要的理论基础。后世的医著、医家均是在此理论框架之中就某一方面的理论进行发挥,使得中医学"燥"的理论不断丰富和发展。

东汉末年,医圣张仲景著《伤寒杂病论》,其虽未提及"燥证"病名,但阐述"燥证"的病因病机及治疗都较《黄帝内经》深入。张仲景未被《黄帝内经》"燥胜则干""燥者润之"的理论所束缚,在"津液不足致燥"这一病机的基础上提出了"津液敷布障碍致燥"的另一病机和"敷布津液"的多种治法。张仲景治疗燥证主要通过对热、饮、瘀、虚四方面辨证论治,从而达到机体得润,燥证得除的目的。

二、 燥病的发展——金元时期

金元时期对燥证特点"燥胜则干"进行深入研究。随着时间的推移,对燥邪致病理论的进一步巩固与施治方法的深入研究。金元时期,燥证之概念渐出,诸医家多论"燥"之病症及诊治大法。

金元四大家寒凉派创始人刘河间在《素问玄机原病式》中,依据古人对燥证的研究及燥证特点"燥盛则干"对病机十九条进行了充分的补充。刘河间提出"诸涩枯涸,干劲皴揭,皆属于燥"概括了燥邪致病的病机及其临床诊断的特点并补充完整六气的病机。同为金元四大家的李东垣在这一时期对燥证也有所研究,并在《脾胃论》中也记载了润肠丸等治疗燥证的方药,以滋养荣血、滋润肠液等方法治疗燥证,均为治疗内燥。朱丹溪为滋阴派的代表,倡导阳有余而阴不足,注重滋阴清火,其四物汤的加减等是为内伤虚火的内燥而设。

刘河间通过精研《黄帝内经》,对"燥"的内容进行了大量补充。从"河间三书"①可总结出刘河间论燥证有如下之特点:首先,提出燥邪具两种属性,《黄帝素问宣明论方》云:"风热火兼为阳,寒湿燥同为阴。又燥湿亦异也,然燥虽属秋阴,而其性异于寒湿。燥阴盛于风热也,故风热甚而寒湿同于燥也。"此论似乎自相矛盾,但"风热火同阳也,寒湿燥同阴也"是将六气分成阴阳二类加以归纳,而后段则是从自然的真实状况说明燥与寒湿有所不同。其次,在症状及病因方面提出"凉极而万物反燥""寒能收敛腠理,闭密无汗而燥""风热耗损水液,气行壅滞,不得滑泽通利则皮肤燥裂,肢体麻木不仁"等寒凉与风热两种类型。前者是由于寒邪闭阻气机,肌表疏泄失司,气不布津而显燥象;后者是由于风热伤津耗血而致燥。刘河间在此所言燥证病因是"寒"或"风热"两种,发挥了《黄帝内经》"六气"为病外证,也有别于张仲景津液敷布障碍的内燥证。再次,刘河间治燥立法以"通利"与"润养"并行,创"宜开通道路,养阴退阳,凉药调之"法、"流气润燥"法、"当急疏利"法,其选方用药体现出多结构特点的组方思维,"开通道路"是治法实施的关键。例如,人参白术散,将清热与养阴、淡渗分利与辛味升散之品并用,一升一降,祛邪结散,开通道路。

　　《儒门事亲》在"膀胱经足太阳寒于水"和"六门病症药方"两篇中,明确了燥病"先治于内,后治于外"的治疗顺序和"燥淫于内,治以苦温,佐以甘辛,以辛润之,以苦下之"的治疗大法,提出临证以神功丸、麻仁丸、脾约丸、润体丸、润肠丸、神丸等方为主。《医学发明》提出"风、火、湿、燥、寒五气致病",以五行生克乘侮关系为指导,结合脏腑辨证,说明由于五行之间母子相传、相乘、反侮关系的存在,五脏病变除本气自病外,会相应出现母病及子、子病及母、相乘反侮等多种病理现象。例如,《兰室秘藏·大便燥结门》提出饥饱失常、劳役过度、损伤胃气及食辛热味厚之物均能助火,火伏血中,耗散真阴,津液亏少而致大便燥结。该书还指出大便燥结之病症有热燥、风燥、阳结阴结、年老气虚、津液不足等多种类型。《丹溪心法》专论燥邪致病,以"燥结血少,不能润泽,理宜养阴"为大纲,说明燥结之证以阴亏血少为主因,治疗以养阴为主旨。

三、 燥病的兴起——明清时期

　　明清时期提出"秋燥"病名。明代儒医李梴在《医学入门·治燥门》中博采众家之长把燥邪首先分为内外。而清代喻嘉言在此基础上著《医门法律》,设"秋燥论"专篇,对燥邪病因、病机及治疗作了系统论述,深入补充和探讨了燥气致病的理论,并创制了治燥名方"清燥救肺汤"。

　　喻嘉言在《医门法律·秋燥论》中记载"秋月天气肃而燥胜,斯草木黄落。故春分以后之湿,秋分以后之燥,各司其政,但凡秋伤于燥,皆谓秋伤于湿,历代诸贤,随文作解,弗察其讹,昌特正之。"指出春分后的湿气、秋分后的燥气,各自与他们的时令相关。他明确纠正了"秋伤于湿"之误,并首次确立秋燥病名。同时,明确了燥与湿的区别:"燥之与湿,有霄壤之殊,燥者天之气也,湿者地之气也,水流湿,火就燥,各从其类,此胜彼负,两不相谋"。燥为天之气,湿为地之气,燥为火,湿为水,两者此消彼长,不相融合。从此在喻氏《医门法律·秋燥论》中首次明确"秋燥"作为病名,归纳于"温病"范畴,为近现代燥病理论研究提供了基础。

　　清朝时期因四时外感热病理论已发展成熟,因此论燥者众多,较具代表性之医家有叶天

---

① 河间三书:《宣明论方》《素问玄机原病式》《素问病机气宜保命集》。

士、吴鞠通、石寿棠、俞根初等。叶天士进一步丰富了燥证的诊治方法,《临证指南医案》中专列燥门,共列 9 个论燥证之病案。叶天士在《温热论》中又丰富了燥证的诊法,特别是察舌验齿,阐述温热伤津耗液之燥象,如《温热论》云:"舌苔白厚而干燥者,此胃燥气伤也,滋润药中加甘草,令甘守津还之意。""舌而干燥者,火邪劫营,凉血清火为要。"吴鞠通《温病条辨》则以标本胜复论秋燥。《温病条辨·补秋燥胜气论》云:"按前所序之秋燥方论,乃燥之复气也,标气也(指温燥)。盖燥属金而克木,木之子,少阳相火也,火气来复,故现燥热之证。"石寿棠则是从燥湿阴阳论百病。《医原·百病提纲论》:"人禀天地之气以生,即感天地之气以病,亦必法天地之气以治。夫天地之气,阴阳之气也;阴阳之气,燥湿之气也。"石氏将燥、湿二气与阴阳并论,大大提升了燥、湿二气在中医基础理论中的重要性。俞根初则从凉热暑湿来细分秋燥。俞氏以因、证、脉、治等纲目分论秋燥,从病因角度除前言所论之分燥凉、燥热之外,还特别强调兼夹暑湿为患可以有多种变症,如《通俗伤寒论·伤寒兼证·秋燥伤寒》云:"然有内伏而发,故其病有肺燥脾湿者,亦有肺燥肠热者,以及胃燥肝热者,脾湿肾燥者,全在临证者,先其所因,伏其所主,推求其受病之源而已。"

董宿《奇效良方》中专列有燥门论治,如《奇效良方·燥门》云:"夫金为阴之主,为水之源,而受燥气,寒水生化之源,竭绝于上,而不能灌溉周身,营养百骸,色干而无润泽,皮肤滋生毫毛者,有自来矣。或大病而克伐太过,或吐利而亡津液,或预防养生,误饵金石之药,或房劳致虚,补塞燥剂,食味过浓,辛热太多,醇酒炙肉,皆能偏助狂火,而损害真阴,阴中伏火,日渐煎熬,血液衰耗,使燥热转甚为诸病。"其对于内燥之成因,多所论述,并专立通治燥证之方十余首。李梴则首别燥有内外之分,如《医学入门·外集·杂病提纲》云:"燥有内外属阳明,总来金被火相刑;皴揭渴秘虽风热,表里俱宜润卫荣"。此为目前最早提出燥有内、外之分的文献。袁班在《证治心传》中进一步申明秋燥之性质。《证治心传·治病必审四时用药说》云:"更有误于经文者,如'秋伤于湿,冬生咳嗽',细心研究,'湿'字的系传写之讹。"并说明"历来注家随文注释,亦未正其讹谬,又复曲为误引'长夏暑湿',见证混淆于其间。岂知初秋承长夏之末,暑湿伏气为患者,可以仍用清暑燥湿之法;时值夏、秋交替之时,最易变幻,直追深秋,燥令大行,往往盛于秋末、冬初,人在气交之中,受其戾气,伏而不宣,是为秋燥",显然,袁氏不全然认为秋季的 3 个月均主燥气,有初秋及深秋之别,并认为深秋方为秋令大行之时,此时人在燥寒之气交之中,易患秋燥。

四、 燥病的成熟——近现代

在 20 世纪 80 年代,名老中医路志正先生根据内外之燥气侵犯人体,导致阴血精液亏耗,出现肢体关节隐痛,不红不肿,僵硬屈伸不利,口舌干燥,肌肤干淫,燥渴欲饮等症状之痹,首提出此痹的病名为"燥痹"(首见于《路志正医林集腋》)。在 2010 年"燥痹"被国家中医药管理局纳入第一批中医治疗临床路径,作为中医对干燥综合征的中医诊断病名。路志正先生提出干燥综合征的核心病机为阴血亏虚、津枯液涸,治疗以益气养阴、润燥生津为基本大法,同时重视脾阴胃阴,兼运四旁为法,选用辛甘凉润之品。

冯兴华教授认为燥痹以阴液不足、脏腑器官失其濡养为主要病机,燥热、热毒是其病程中的关键致病因素,气虚瘀血内生为兼证,故以滋阴润燥、清热解毒、补中益气、疏肝解郁、活血化瘀为本病辨治的治疗方法,临床主张以玄麦甘桔汤为主治疗。他以脏腑和气血阴阳为纲,将本病分为肝气郁滞、肝肾阴虚、心脾气虚、心肾不交、脾肺气虚、脾肾阳虚、肺肾阴虚、肺胃阴虚8个基本证型。阎小萍认为燥痹的病机基础在于肝肾阴虚,辨治可从肝肾阴虚津枯液少、津枯肠燥、尪痹兼燥3个途径考虑,重视"辨五液、调五脏",应用补肾清热育阴汤加减治疗干燥综合征,她认为本病病位在肺、脾、胃、肝、肾,尤以肝、肾为关键,其病机为阴虚为本,燥热为标,在治疗上采用补肾清热育阴的方法,在此基础上佐以温补肾阳,以促进肾阴的生成,注重清热育阴,佐以生津润燥,并提出临床上禁用苦寒之品。临床研究也多从阴津亏虚为原发性干燥综合征基本病机并根据此病机来研究治疗方法,其他如廉杰、马佳星、郑炜贞等观察临床疗效采用随机对照研究提出养阴生津、润燥通络法、养阴生津活血法。采用北沙参、生地黄、麦冬、石斛、白芍、丹参等养阴生津药物治疗干燥症状为主并有良好效果。吴丹通过观察,将本病分为阴虚内燥证、津亏血虚证、阴虚络滞证、气阴两虚证、阴虚湿热证5个主要证型。周倩仪观察241例原发性干燥综合征患者病例,统计出中医证型虚证以阴虚、气虚为主,共占总数为73.0%;实证以痰、瘀、湿、火邪为主,包括痰瘀互结证、湿热证、痰湿证,共占总数16.2%;虚实夹杂为阴虚湿阻证,占总数9.1%。有医家认为基本病机为阴虚为本,燥热为标。治疗多用甘寒滋润养阴生津之药物,佐以清热解毒、活血通经、养阴通络之药物。

第三节　燥病的属性

一、燥邪的阴阳属性

从《素问·六元正纪大论》中提到"始为燥,终为凉"即燥为阴邪有寒凉之性,又因燥的主令是秋季,秋季属阴,同时燥的病位在肺,肺属金,主白色,方位在西。可见,古代医家多数把燥邪归属于阴邪。《素问玄机原病式》中刘河间说"金燥虽属秋阴,而其性异于寒湿,反同于风火热也。"把燥与湿做了区分,且认为燥同火热,具有阳性。喻嘉言在《医门法律》中记载到"燥金虽为秋令,虽属阴经,然异于寒湿,同于火热。火热胜则金衰,火热胜则风炽,风能胜湿,热能耗液,转令阳实阴虚,故风火热之气,胜于水土而为燥也。"喻氏认同刘河间的观点,认为"燥"也属于阳,与阳邪易伤津耗液的特点相符,并验证了燥邪导致口鼻、肌肤和皮毛干燥的临床特点。

二、燥邪的寒热属性

喻嘉言将"燥"归属于阳热之邪,故喻氏论述的秋燥大多是温燥。《医门法律·秋燥论》云:"大热之后,继以凉生,凉生而热解,渐至大凉,而燥令乃行焉。"喻氏认为燥盛从火化热,对温燥和凉燥的区分提供了理论依据。初秋偏热者,燥气偏盛为温燥;晚秋偏寒凉为凉燥,是后世医家在喻氏"秋燥论"的基础上提出的。

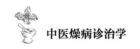

三、燥邪的内外属性

喻嘉言同时也甄别了内外之燥。将"诸气膹郁,皆属于肺""诸痿喘呕,皆属于上"由外感之气从口鼻入,多伤肺胃的外燥和"随其大经小络,所属上下中外前后,各为病所"因脏腑相互影响而致的内燥加以区别。内燥和外燥在病因病机方面也有所不同。外燥为燥邪致病,以燥伤肺气、布津障碍为主要病机;内燥则以邪气阻滞津血失布、气机郁滞津血失运、脏腑阳气虚衰津液不能生化运行为主要病机。

第四节　燥病的特点

《黄帝内经》中燥气致病的特点明确为燥胜则干,为津液干燥而形成。但喻嘉言对燥气致病的发展变化提出不同见解,认为燥气致病是缓慢发展而来的,外表和内在同时损伤,其中外表主要表现在皮肤干裂,而内在的表现更加复杂,包括精气枯涸,津液干燥而导致的营卫气衰等,并随着患者的大小经络中外前后各个部位都有可能患病,为后世治疗燥病辨证论治和临床分型提供基础。喻氏并指出《素问·六元正纪大论》中"阳明所致,始为燥,终为凉"值得商榷。"秋伤为燥",秋天随着阳明之气的到来,起初并不是燥气,而秋天也不是迅速变干燥的。进一步在《秋燥论》中解释为"夫秋不遽燥也,大热之后,继以凉生,凉生而热解,渐至大凉,而燥令乃行焉。"以此揭示秋天在大热之后,天气变凉,大热解除,渐至大凉,才为燥气主令。

1. 耗伤阴液

燥性干涸,这是自《黄帝内经》以来中医学界对燥特性的一个共识,《黄帝内经》明示"燥以干之""燥胜则地干",燥气给自然界带来的明显特点是水分丢失,也正是基于这样一种认识,才有了如刘河间归纳的"枯涸""干"等燥邪致病的特点,也由此进一步上升为燥邪易伤津液的规律性认识,这样也就可以把很多津液缺失的表现归因于感受燥邪,如燥邪在表可有鼻咽干燥欠润、口燥唇干喜饮、皮肤干燥甚至皲裂等表现;随着其入里入脏,还会伤及肺津、胃液、肝血、肾阴引起一系列相应的表现。燥邪伤阴,既伤气分津液,又伤精血。而且燥邪既可以逐渐耗伤精血,又可直接伤络脉而见血证。

2. 易伤肺卫

"温病由口鼻而入,自上而下,鼻气通于肺,始手太阴。"燥邪自口鼻与肌表(特别是头面部肌表)侵入人体之后,首先波及与口鼻相通的肺,肺为娇脏,不耐寒热,极易被燥邪耗伤津液,出现干咳,少痰,或痰液黏稠,或痰中带血等表现。另外,燥邪犯肺,肺气郁闭,升降失常,可有大便干涩不畅等表现。

3. 克伐肝气

燥气属金,金性肃杀、沉降,金克木。正常情况下,这种相克的关系保证了木的正常生长,使之在正常的时令成熟。但是当燥金之气过强,就会使树木的生长变缓,"草木晚荣"。应之人之脏腑,肝气的升发之性与木行相类,故燥邪易于克伐肝气,出现胸满气逆、两胁窜疼、目赤眦疡等一系列表现。燥金沉降、肃杀之性伤及肝气的升发之性,清气在下,则生飧泄,故会引起腹痛、腹泻,甚至痢疾等疾患。燥邪的这一致病特点,在《黄帝内经》中就有详细的论述:"清气大来,燥之胜也,风木受邪,肝病生焉。"喻嘉言也明训"燥金所伤,本摧肝木。"

4. 涩滞气机

津液与气相伴而行,津液充足则气行滑利,燥性干,津液衰少则气行不利。燥气属金,金性坚固、收敛,这一特性使农作物得以收获果实,使坚硬的介壳类动物得以成熟,所以《黄帝内经》称金运太过之年为坚成之季。由于这种致病特点,所以燥邪深入下焦血分容易形成男子癫疝、女子癥瘕等证候表现。这一点在《黄帝内经》中亦有论述,吴鞠通进一步指出"金性沉著,久而不散"癫疝、癥瘕这类病症,便是燥邪"深入下焦血分,坚结不散之痼疾"。石寿棠指出"燥胜则干,干为涩滞不通之疾。"这一致病特点决定了燥邪所致的泄泻、痢疾往往艰涩难行、行而不畅。

5. 易于伏留

论文《内伤伏邪的理论研究》提出"邪气性质是决定邪气能否伏留的外在重要条件",并详细解释了六淫之正邪、小邪、偏邪均可内伏而发病,以及探析了邪气的伏留部位。因此,该书提出,燥邪作为六淫之一,亦可伏留。燥邪轻者,多伏留在较浅的部位;燥邪较重或正气不足者,多伏留在脏、精血等较深的部位。伏留的燥邪伺机而发或隐匿传变导致多种复杂病症。

第二章　燥病的病因病机

第一节　燥病的病因

一、外感燥邪

1. 气候因素

秋季燥气当令,空气干燥,燥邪易从口鼻、皮肤侵入人体。

2. 燥邪特性

(1) 温燥:初秋,燥与热结合,耗伤津液,表现为口干、咽痛、干咳等。

(2) 凉燥:深秋,燥与次寒*结合,症状多伴恶寒、无汗、鼻塞等。

二、内伤因素

1. 阴虚津亏

长期熬夜、房劳过度、久病耗损等导致肺、胃、肾阴液不足,虚火内生,灼伤津液,表现为五心烦热、盗汗、舌红少苔。

2. 血虚失润

失血过多或脾胃虚弱,气血生化不足,无法濡养肌肤、黏膜,表现为皮肤干燥、眼干、便秘。

3. 脏腑失调

(1) 肺燥:肺主宣发肃降,肺阴不足,表现为干咳、咽干。

(2) 胃燥:胃火炽盛或胃阴不足,表现为口渴、消谷善饥、便秘。

(3) 肾阴亏虚:肾为水脏,肾阴不足则全身津液匮乏,表现为腰膝酸软、耳鸣、尿少。

三、其他因素

1. 饮食不当

过食辛辣、温燥食物(如辣椒、酒、油炸食品),或饮水不足,加重内燥。

2. 情志化火

长期焦虑、抑郁,肝郁化火,耗伤阴液。

---

* 次寒的程度比寒的性质低。

3. 药物损伤

长期服用利尿剂、激素类药物,或过度发汗、泻下,导致津液流失。

第二节　燥病的病机

一、 基本病机

1. 津液耗伤,失于濡养

(1) 直接损伤:燥邪(外燥)或内火(内燥)直接灼伤津液,导致肌肤、孔窍、脏腑失润,出现口干、咽燥、皮肤干裂、便秘等。

(2) 生成不足:脾胃虚弱或饮食失调,气血津液化生不足,无法濡养全身。

2. 阴阳失衡,燥热内生

(1) 阴虚生燥:阴液亏虚,阳气相对偏亢,虚火灼津,形成"阴虚内燥",出现五心烦热、盗汗、舌红少苔。

(2) 阳亢化燥:情志化火或过食辛辣,实火炽盛,耗伤津液,导致"实热燥结",出现口渴多饮、便秘、尿黄。

3. 脏腑功能失调

(1) 肺失宣降:肺为娇脏,主通调水道,燥邪犯肺或肺阴不足,宣发肃降失常,出现干咳无痰、鼻咽干燥。

(2) 胃失和降:胃阴不足或胃火亢盛,腐熟功能失调,出现口干舌燥、消谷善饥、大便干结。

(3) 肾阴亏虚:肾为水脏,肾阴不足则全身津液匮乏,虚火上炎,出现腰膝酸软、耳鸣、尿少而黄。

(4) 肝血不足:肝藏血,血虚则肝失濡养,出现目涩、爪甲枯槁、筋脉拘急。

二、 外燥与内燥的病机演变

1. 外燥侵袭

(1) 由表入里:燥邪从口鼻、皮毛侵入,首犯肺卫(如干咳、咽痛),未及时化解则内传胃肠(便秘、口渴)。

(2) 兼夹他邪

温燥:燥与热合,灼伤肺胃阴液,易化火伤络(如咳血、衄血)。

凉燥:燥与次寒合,阻滞气机,津液不布(如恶寒无汗、干咳痰稀)。

2. 内燥生成

(1) 阴虚致燥:久病、劳倦、房劳等耗伤阴液,虚火内生,形成"上燥(肺、胃)→中燥(脾、胃)→下燥(肝、肾)"的传变。

(2) 血虚致燥:失血或血瘀导致血不荣肤,黏膜干燥(如皮肤皲裂、眼干)。

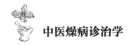

（3）气滞致燥：气机郁滞，津液输布受阻，局部干燥（如口干但饮水不解）。

三、 关键病理环节

1. 津血同源互损
津液亏虚可致血燥（如血虚生风致皮肤瘙痒），血虚亦可加重津枯（如贫血者更易便秘）。
2. 燥与火的转化
燥久可化火（如长期口干发展为口腔溃疡），火盛又进一步耗津，形成恶性循环。
3. 脏腑互为影响
（1）肺肾相生：肺燥久咳可耗伤肾阴，肾阴不足则肺失滋润，加重燥象。
（2）脾胃为枢：脾胃虚弱，津液生化无源，上不能润肺，下不能滋肾，全身干燥加剧。

四、 病机特点总结

1. 燥性干涩，易伤津液
无论外燥、内燥，均以"干燥"为核心表现。
2. 虚实夹杂
外燥、实火为实证；阴虚、血虚为虚证。临床常虚实兼见。
3. 多脏腑受累
脏腑受累以肺、胃、肾为主，常累及肝、脾、大肠。
4. 迁延难愈
津液恢复需时较长，若未及时调治，易转为慢性。

第三章　燥病的诊断

第一节　四诊合参辨燥病

中医辨证是以"望、闻、问、切"四诊为依据,这既是中医诊疗疾病的特色,又是中医获取病情资料的方法与途径。对于燥病当运用四诊合参的理论提取相关疾病信息,达到审证求因、确定治则及判断预后的目的。

一、外燥病

中医学认为,燥为秋季主气,与肺相应,干涩是自然燥气的特性。由于秋风肃杀,阳气收敛,故而风劲物燥,而致燥气当令。外燥病病位偏重于肺,以实证为主。温燥以伤肺为特征,凉燥则恶寒较重,多无汗,表证较为明显,但在化热之后,亦与温燥无差别。其中,温燥轻证可见身不甚热,干咳无痰,或痰少而黏,咳出不爽,咽干口渴,舌红少津,脉浮数;温燥重证可见头痛身热,干咳无痰,咽干鼻燥,喘息胸闷,心烦口渴,舌干无苔。凉燥则见于深秋冬令将至之时,常兼寒凉之气,可见头微痛,恶寒无汗,咳嗽痰少,鼻塞咽干,苔白脉弦等。

二、内燥病

内燥是由于阴血津液耗伤而出现的燥证,多发于热病后期,或因吐泻、出汗、出血过多,损伤津液、阴血所致。因此,内燥所致病证又称"津伤化燥病",表现为口鼻干燥,咽干口渴,舌干无津,毛发不荣,皮肤干涩甚至皲裂,小便短少,大便干结等。其病理特点有以下几方面。①肺燥津伤证:燥伤肺津,津液亏乏,肺燥不润,可见干咳气逆,咳痰量少而黏,口干咽燥,手足心热,舌燥少津,脉细涩。②胃阴不足证:胃失润降,可见干呕呃逆,知饥不欲饮食,口干咽燥,大便秘结,舌红苔少,脉细数。③津枯肠燥证:津液不足,大肠失于濡润,糟粕停滞不行,可见大便秘结,便质干燥坚硬,数日不行,排便困难。④阴血亏虚证:是津液亏损发展的结果,血液是人体阴液的精华,源于水谷,与津液相互滋生,故称"津血同源"。津液耗伤加重,必致阴伤血燥,阴液全面耗伤,并导致阴虚内热、阴亏阳亢、血燥生风等变化。⑤阴虚肺燥证:肺阴不足,燥自内生,下灼肝肾,甚则燥热化火,可见干咳甚剧,咯痰少,痰中或带血丝,咽干疼痛,五心烦热,骨蒸盗汗,舌红少苔,脉细数。⑥阴虚血烁证:多见于久病大病,或年高气衰之

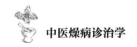

人,阴亏不复,血伤失荣,可见皮肤干涩,皲裂脱屑,或瘙痒难忍,或脱发,形体消瘦,五心烦热,潮热盗汗,大便燥结难行,妇人月经量少或经闭不行。

第二节　三因制宜治燥病

"三因制宜"是中医学重要的治疗原则,是根据季节、地域、人群之不同制定适宜的治疗方案,是"同病异治、异病同治"思想的重要体现。《素问·宝命全形论》云:"人以天地之气生,四时之法成",自然环境中的四时气候、地理环境,以及人的体质对疾病的形成和发展具有决定性的作用。因而,对于燥病,尤其是外燥病当以"三因制宜"的治疗原则制定适宜的治疗方案。

燥病的基本治则为滋濡阴血、生津润燥。外燥而热者,治需凉润;外燥而寒者,治宜轻宣润肺。内燥治疗非短时能愈,随病位所在或润肺养胃或滋肾填精,上燥治气,中燥增液,下燥治血。治疗燥病常选用养阴补血生津之品,可选润肺之北沙参、南沙参、天冬、麦冬、百合、玉竹、枸杞子、银耳等;养胃阴之沙参、麦冬、石斛、玉竹、银耳等;养肾阴之天冬、石斛、黄精、枸杞子、桑椹、墨旱莲、女贞子、黑芝麻、龟甲、鳖甲等;养肝阴之枸杞子、桑椹、墨旱莲、女贞子、黑芝麻、龟甲、鳖甲等;润肠通便之桑椹、黑芝麻、当归、火麻仁、肉苁蓉等;养血之当归、熟地黄、白芍、首乌、阿胶、龙眼肉等;清热养阴凉血之生地黄、玄参等;阴虚生内热加清虚热之青蒿、白薇、地骨皮、银柴胡、胡黄连等;阴虚及气、气阴两虚加补气药等。常用方剂有黄连阿胶汤、清燥救肺汤、沙参麦门冬汤、桑杏汤、杏苏散、金水六君煎、六味归芍汤、大补地黄汤、归芍地黄汤、六味地黄丸、麦味地黄丸、知柏地黄丸、桑菊地黄丸、都气丸、左归丸、左归饮、大补阴丸、虎潜丸、二至丸、桑麻丸、一贯煎、石斛夜光丸、月华丸、生脉散、琼玉膏、麻子仁丸、润肠丸、蜜煎导、五仁丸、济川煎、四物汤、圣愈汤、当归补血汤、炙甘草汤、加减复脉汤等,可临床随证加减化裁应用。

三因制宜是中医治疗的重要原则,针对燥病治疗,可具体分为以下三点。

1. 因时制宜

因时制宜是指根据不同季节气候的特点来制定适宜的治疗方法和用药原则,这是中医学整体观念在治疗学上的重要体现。秋季气候干燥,水汽蒸发快,人体易出现皮肤干燥、口干唇燥、鼻子出血、干咳、眼干、便秘等秋燥症状。中医认为,秋季燥邪当令,肺为娇脏,易受燥邪侵袭,导致肺气宣发、肃降失常,从而引发咳嗽等病症。因此,秋季治疗燥病应重点润肺养阴、清热润燥,重用润燥药物。秋季治燥病,可以从以下几个方面进行调理。

（1）调整饮食:多吃冬瓜、百合、梨、萝卜等具有润燥功效的食物,可增加银耳、雪梨、蜂蜜等滋阴生津食物的摄入。少吃辛辣刺激性食物,如辣椒、花椒等,避免刺激。

（2）充足饮水:保持充足的水分摄入,促进新陈代谢。

（3）规律作息:养成规律的作息习惯,保持充足的睡眠。

（4）注意保暖:秋季气候渐凉,注意保暖,避免着凉。

（5）中药调理:应在医生指导下服用桑杏汤、养阴清肺丸等。润肺药物有麦冬、百合等,缓解秋燥所致的不适症状。

（6）其他方法

1）增加运动量：进行太极、瑜伽等有氧运动，促进机体血液循环。

2）稳定情绪：保持轻松的心情，减轻燥热感。冬季感受外邪发病以寒燥为主，寒为阴邪，易伤阳气。《本草问答》有言："肺主行水，寒伤肺阳，水不得行。"肺的宣发肃降功能有赖于阳气的温煦与推动，若寒邪侵袭，阳气被遏，气机宣降失常，津液不布，则见皮肤皲裂、干咳咽痒、胸闷气滞等阳虚干燥之证。《景岳全书》言："阳虚固不能生血，所以血宜温而不宜寒。"阳虚则无以化生阴血，血脉干涸，肌肤不温，寒邪乘虚而入，血脉受寒凝滞，脉道不通，瘀虚互结。心血不行，心神失养，则见精神萎靡、懒言少动，还伴有畏寒肢冷等，治疗当选用辛温甘润之药。夏季气候炎热，暑邪当令，人体易出汗，导致体内水分流失，从而出现津气耗伤之象。因此治疗当以清热为主，同时需兼顾润燥，避免过用辛温发散药，以免耗伤气阴。代表方如清暑益气汤，由西洋参、石斛、麦冬等中药组成，具有清暑益气和养阴生津的功效，常用于治疗暑热气津两伤证引起的身热多汗、口渴、心烦等症状。饮食方面可多喝消暑解燥的汤品，如绿豆汤、冬瓜汤、苦瓜汤等，这些汤品有助于清热、解毒、利尿，促进体内暑湿热气的消散，帮助消除烦躁等负面情绪。

3）食用滋阴润燥的食物：如梨、甘蔗、黑芝麻、糯米等，能够滋养体内的津液，起到润燥的作用。

4）避免辛辣刺激性食物：如辣椒、花椒等，以免加重燥病症状。

5）保持充足的水分：夏季气温高，人体易出汗，导致体内水分流失。因此，要多喝水，及时补充体内缺失的水分。

6）避免高温环境：尽量减少在高温环境下的活动时间，以免加重燥病症状。

7）保持心情舒畅：避免情绪过度激动或焦虑，以免影响气血的运行，加重燥病。

2. 因地制宜

《素问·阴阳应象大论》称"西方生燥""北方生寒"，因而有燥邪盛于西北之说，宜重用滋润药物。钟孟良等提出了"高原燥热证"这一概念，系指高原地区外感燥热之邪，或他邪转化燥热，临床以热象或燥象并见为特点的一类病症，治疗用辛宣清润之法。柴达木地区燥病与内地燥病有别，将其分为单纯内燥证和脏腑燥证。治疗上遵从叶天士"上燥治气，中燥增液，下燥治血"之旨；南方湿润，需适当减少润燥药物，以防过于滋腻。

3. 因人制宜

因人制宜是中医治疗的核心原则之一，它强调根据患者的年龄、性别、体质、生活习惯、情志状态等因素，制定个性化的治疗方案。这一原则充分体现了中医对个体差异和疾病复杂性的深刻认识。

（1）体质因素：不同体质的人对燥病的易感性和治疗反应不同。例如，阴虚体质的人易生燥热，治疗时应以滋阴清热为主，可选用知母、沙参等；阳虚体质的人则易感受寒邪，治疗时宜温阳散寒，可选用桂枝、葛根等；气虚体质的人在润燥同时兼顾补气，可选用党参、黄芪等。因此，在治疗燥病时，应根据患者的体质特点，选择合适的药物和剂量。年龄不同，生理功能和病理特点也有所差异。小儿为"稚阴稚阳"之体，脏腑娇嫩，气血未充，治疗燥病时用药宜轻，剂量宜小；老年人则多气血亏虚，脏腑功能衰退，治疗时应注重扶正补虚，慎用攻邪之法。

（2）性别因素：女性有经、带、胎、产等特殊生理时期，这些时期对燥病的治疗也有一定影响。例如,经期用药应避免过于寒凉或活血太过,以免导致月经失调。

(3)生活习惯因素:长期熬夜、过度劳累、饮食不节、嗜烟酗酒等不良生活习惯都可能导致燥病的发生。因此,在治疗燥病时,医生需要了解患者的生活习惯,并给予相应的调理建议,如规律作息、合理饮食、适度运动等。

(4)情志状态因素:情志状态与燥病的发生、发展密切相关。中医认为,七情过度会损伤相应的脏腑,导致气机不畅、津液耗损。因此,在治疗燥病时,医生不仅要关注患者的身体状态,还要注意其情志变化,通过心理疏导、情志调节等方法,帮助患者保持良好的心态。

综上所述,三因制宜治燥病需综合考虑季节、地域及患者体质等因素,灵活调整治疗方案,以达到最佳治疗效果。在实际应用中,医生应根据患者具体情况进行辨证施治。

第四章　燥病的常见证候

第一节　外感燥证

燥淫证是指外感燥邪,耗伤津液,以口鼻、咽喉、皮肤干燥等为主要表现的证。因秋令气候干燥,或居处干旱少雨,感受外界燥邪所致。燥淫证的发生有明显的季节性或地域性。燥邪具有干燥、伤津耗液、易伤肺脏等致病特点。燥邪伤人,多从口鼻而入,最易损伤肺津,影响肺的宣发和肃降功能,从而表现为皮肤、口唇、鼻腔、咽喉、舌苔干燥,干咳少痰等症;大便干燥,小便短黄,口渴欲饮,为津伤的表现。

燥淫证有温燥和凉燥之分。温燥多见于初秋之季,气候尚热,余暑未消,燥热侵犯肺卫,在干燥津伤的表现基础上,又见发热微恶风寒、有汗、咽喉疼痛、舌边尖红、脉浮数等表热证候;凉燥多见于深秋季节,气候既凉,气寒而燥,人体感受凉燥,除了干燥少津的表现之外,还见恶寒发热、无汗、头痛、脉浮紧等表寒证候。

临床常见的燥淫证有燥邪犯表证、燥邪犯肺证、燥干清窍证、燥伤真阴证。

一、燥邪犯表证

临床表现:发热,微恶风寒,咳嗽少痰,咽干痛,鼻燥热,口微渴,舌边尖红,苔薄白,脉数大。

病机分析:邪在卫分,卫气郁遏,肺气失宣,故见发热,微恶风寒;燥热伤肺津,故见咳嗽少痰,咽干鼻燥,口渴。舌边尖红,苔薄白欠润,脉右寸数大,均为燥热伤于肺卫之象。

二、燥邪犯肺证

临床表现:干咳无痰,或痰少而黏,难以咯出,甚则胸痛,痰中带血,或咯血,口、唇、舌、鼻、咽干燥,或见鼻衄,发热恶风寒,少汗或无汗,苔薄干,脉浮数或浮紧。

病机分析:燥邪袭肺,肺气失宣,故见咳嗽;肺气失宣,津液不布,故见少痰或无痰;燥性干涩,津伤失润,故见唇、舌、鼻、咽干燥,少汗或无汗;邪犯卫表,卫气被遏,故见发热恶风寒。燥证有温燥、凉燥之分,初秋温燥,夹夏热之余气,故发热微恶风寒,脉浮数;深秋凉燥,有近冬之寒气,故恶风寒微发热,脉浮紧。

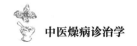

三、 燥干清窍证

临床表现:发热,口渴,耳鸣,目干目赤,牙龈肿痛,喉痒干咳,咽痛,苔薄黄少津,脉数。

病机分析:火迫上扰心神,故见头晕头胀、恶心干呕;耳鸣、目赤,是燥火所致的清窍不利表现;火热之邪上扰肺胃之门户,故见咽痛、唇干;龈肿是燥热上干胃络。苔薄黄而干,脉数是燥热津伤之象。

四、 燥伤真阴证

临床表现:昼凉夜热,口干,或干咳,或不咳,甚则痉厥,舌干绛,脉虚。

病机分析:燥热未净,真阴已伤,故见昼凉夜热;肾阴耗伤,津液不能上承,故口干,肾水不能上润肺金,故干咳;水不涵木,虚风内动,故见痉厥;舌干绛,脉虚为真阴耗伤之象。

第二节　肺与大肠燥证

肺居胸中,上通喉咙,开窍于鼻,外合皮毛,肺为娇脏,为脏腑之华盖。其经脉下络大肠,与大肠相表里。肺的主要生理功能有主气、司呼吸,主宣发、肃降,通调水道,朝百脉,主治节等。大肠具有传化糟粕的功能,称为"传导之官"。

肺与大肠燥证型有虚实之分。实证有风燥伤肺证,燥邪犯肺证,肺燥津伤证,肺燥肠热、络伤咳血证,肺燥肠闭证等;虚证有肺阴虚证,阴虚肺燥证,肠燥津亏证,腑实阴伤证。

一、 风燥伤肺证

临床表现:干咳,连声作呛,喉痒,唇鼻干燥,咽干而痛,痰少难咳;或痰中带血,口干;或兼微寒,身热,舌红而干,苔或薄黄,脉浮数或小数。

病机分析:风燥伤肺,肺失清润,见干咳作呛;燥热伤津,则咽喉口鼻干燥,痰黏不易咯吐,舌质红而干;燥热伤肺,肺络受损,故痰中夹血丝;风燥外客,卫气不和,则见微寒,身热。

二、 燥邪犯肺证

临床表现:干咳无痰,或痰少而黏,难以咯出,甚则胸痛,痰中带血,或咯血,口、唇、舌、鼻、咽干燥,或见鼻衄,发热恶风寒,少汗或无汗,苔薄干,脉浮数或浮紧。

病机分析:燥邪袭肺,肺气失宣,故见咳嗽;肺气失宣,津液不布,故见少痰或无痰;燥性干涩,津伤失润,故见唇、舌、鼻、咽干燥,少汗或无汗;邪犯卫表,卫气被遏,故见发热恶风寒。燥证有温燥、凉燥之分,初秋温燥,夹夏热之余气,故发热微恶风寒,脉浮数;深秋凉燥,有近冬之寒气,故恶风寒微发热,脉浮紧。

三、 肺燥津伤证

临床表现：干咳气逆，咳痰量少而黏，口干咽燥，手足心热，舌燥少津，脉细涩。

病机析要：燥伤肺津，津液亏乏，肺燥不润，可见干咳气逆，咳痰量少而黏，口干咽燥，手足心热，舌燥少津，脉细涩。

四、 肺燥肠热、络伤咳血证

临床表现：初起喉痒干咳，继则因咳甚而痰黏带血，胸胁牵痛，腹部灼热，大便泄泻，舌红，苔薄黄而干，脉数。

病机析要：温燥初起，燥热在肺，故喉痒干咳；继而燥热化火，肺气失于清降，且肺络受伤，故咳甚而痰黏带血，并胸胁作痛；肺与大肠相表里，肺中燥热下趋大肠，传导失常，故见腹部灼热如焚而大便泄泻。此类大便泄泻，多是水泻如注，肛门热痛，甚或腹痛泄泻，泻必艰涩难行，似痢非痢。《素问·至真要大论》云："暴注下迫，皆属于热。"这与虚寒便泄清水不同。舌红，苔黄而干，脉数，皆系气分燥热之征，故本证之咳血，并非热入血分，迫血妄行所致。

五、 肺燥肠闭证

临床表现：咳嗽不爽而多痰，胸腹胀满，大便秘结，舌红而干。

病机析要：表证虽解，但肺受燥热所伤，气机失于宣畅，故咳而不爽；肺之输布失职，则津液停聚而为咳嗽多痰；肺与大肠相表里，肺不布津，大肠失于濡润，传导失常，则糟粕停聚于内而见便秘腹胀；舌红而干则为燥热津亏之征。

六、 肺阴虚证

临床表现：干咳无痰，或痰少而黏，甚或痰中带血，声音嘶哑，形体消瘦，口干咽燥，五心烦热，潮热盗汗，两颧潮红，舌红少津，脉细数。

病机析要：肺阴不足，肺失滋润，清肃失司，气逆于上，故见干咳；虚热内生，炼津为痰，则见痰少而黏；阴虚火旺，肺系失濡，火灼咽喉，则见声音嘶哑；火热灼伤肺络，则痰中带血；肺阴亏虚，机体失濡，故见口干咽燥，形体消瘦；五心烦热，潮热盗汗，两颧潮红，为阴虚内热之典型见症；舌红少津，脉细数，亦属阴虚内热之征。

七、 阴虚肺燥证

临床表现：咳吐浊唾涎沫，质较黏稠，或咳痰带血，咳声不扬，甚则音嘎，气急喘促，口渴咽燥，午后潮热，形体消瘦，皮毛干枯，舌红而干，脉虚数。

病机析要：肺阴亏耗，虚火内炽，肺失宣肃，则见气急喘促；热邪灼津为痰，故咳吐浊唾涎

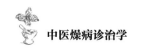

沫,质较黏稠;燥热伤津,灼伤肺络,则咳声不扬,甚则音嘎,口渴咽燥,咳痰带血;阴津枯竭无力充养肌肤,见形体消瘦,皮毛干枯。

八、肠燥津亏证

临床表现:大便干燥,状如羊屎,数日一行,腹胀作痛,或见左少腹包块,口干,或口臭,或头晕,舌红少津,苔黄燥,脉细涩。

病机析要:阴津不足,肠道失濡,传导失职,则大便干结难解,状如羊屎,数日一行;燥屎结聚,气机阻滞,则腹胀作痛,或左下腹触及包块;腑气不通,秽浊之气上逆,则口气秽臭,甚至上扰清阳而见头晕;阴津亏损,濡润失职,则口干;舌红少津,脉细涩,乃为阴津亏损之象。

九、腑实阴伤证

临床表现:发热,胸闷胁胀、胁腹酸痛,大便秘结,或有神昏谵语,苔黑干燥,脉沉细。

病机分析:身热以午后为甚,腹部胀满甚至拒按,大便秘结,舌黑干燥系燥热结于肠腑之象;腑热上扰神明,则可见神昏谵语;口干唇燥,脉沉而细,为阴津亏损之象。

第三节 脾与胃燥证

脾与胃同居中焦,通过经脉相互络属而互为表里。脾在体合肉,主四肢,开窍于口,其华在唇。脾主运化、消化水谷并转输精微和水液,脾主升清,上输精微并升举内脏,脾喜燥恶湿;胃主受纳、腐熟水谷,胃主通降、以降为和,胃喜润恶燥。脾胃阴阳相合,燥湿相济,升降相因,纳运相助,共同完成饮食物的消化吸收及精微的输布过程,化生气血,以营养全身,故称脾胃为"气血生化之源""后天之本"。

脾与胃燥常见证型脾虚血燥证、胃阴虚证。

一、脾虚血燥证

临床表现:口干唇裂,肤燥脱屑,皮肤瘙痒,纳呆易饥,舌质淡,苔白,脉缓。

病机分析:燥邪伤血,肌肤失于濡养,故见全身肤燥脱屑,甚则皮损为苔藓化斑片,时而自觉皮肤瘙痒;脾虚不能运化水液,津液不能输布全身,故见口干唇裂,面色萎黄,纳呆易饥,偏食或食欲不振,舌质淡,苔白,脉缓。

二、胃阴虚证

临床表现:胃脘隐隐灼痛,嘈杂不舒,饥不欲食,干呕,呃逆,口燥咽干,大便干结,小便短少,舌红少苔,脉细数。

病机分析：多因热病后期，或气郁化火，或吐泻太过，或过食辛温香燥，耗伤胃阴所致。胃阴不足，虚热内生，胃失濡润，气失和降，则胃脘隐隐灼痛，嘈杂不舒；胃中虚热扰动则饥，然胃虚失于和降，故不欲食；胃失和降，胃气上逆，可见干呕，呃逆；胃阴亏虚，阴津不能上滋，则口燥咽干，不能下润，则大便干结；阴津亏虚，尿液化源不足，故小便短少；舌红少苔，脉细数，为阴虚内热之象。

第四节　肝　燥　证

　　肝位于右胁，胆附于肝，肝胆互为表里。肝开窍于目，在体合筋，其华在爪。足厥阴肝经绕阴器，循少腹，布胁肋，络胆，系目，交颠顶。肝主疏泄，调畅气机，使气血畅达，助脾运化，疏泄胆汁，助食物的消化吸收，调节精神情志，有助于女子调经、男子泄精；肝又主藏血，具有贮藏血液和调节血量的功能。
　　肝与胆燥证型多见肝血虚证、肝阴虚证、阴虚动风证、血虚生风证。

一、肝血虚证

　　临床表现：头晕目眩，视物模糊或夜盲，面色淡白或萎黄，爪甲不荣，或见肢体麻木，关节拘急，手足颤动，肌肉瞤动，失眠多梦，或见妇女月经量少、色淡，甚则闭经，舌淡，脉弦细或脉细无力。
　　病机分析：肝阴不足，头目失养，故头晕眼花，两目干涩，视物不清；阴虚内热，则肝络失养，虚火内灼，故胁肋隐隐灼痛；阴津亏虚，口咽失润，故口燥咽干；阴虚不能制阳，虚热内蒸，故五心烦热，午后潮热；阴虚内热，虚热内蒸，迫津外泄，故见盗汗；虚火上炎，故两颧潮红；舌红少苔，脉弦细数，为肝阴不足，虚热内生之象。

二、肝阴虚证

　　临床表现：头晕眼花，两目干涩，视物不清，胁肋隐隐灼痛，口燥咽干，五心烦热，两颧潮红，潮热盗汗，舌红少苔，脉弦细数。
　　病机分析：肝血不足，头目失于濡养，则头晕目眩，视物模糊或夜盲；血虚不能上荣于面，则面色淡白或萎黄；肝主筋，爪甲为筋之余，如肝血亏虚，爪甲失养则爪甲不荣、干枯脆薄，筋脉失养则见肢体麻木、关节拘急、手足震颤、肌肉瞤动等虚风内动之象；肝血不足无以安魂定志，故见失眠多梦；女子以肝为先天，肝血不足，冲任失养，血海空虚，则见月经量少、色淡，甚至闭经；舌淡，脉弦细或脉细无力，均为血虚之象。

三、阴虚动风证

　　临床表现：手足震颤或蠕动，眩晕耳鸣，两目干涩，视物模糊，五心烦热，潮热盗汗，舌红

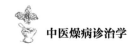

少苔,脉弦细数。

病机分析:肝阴亏虚,筋脉失养,虚风内动而拘挛,故见手足颤动或蠕动;阴虚头目失养,故眩晕耳鸣,两目干涩,视物模糊;阴虚则生内热,故见潮热盗汗,五心烦热;舌红少苔,脉弦细数,皆属肝阴不足,虚热内生之象。

四、血虚生风证

临床表现:手足震颤,头晕眼花,夜盲,失眠多梦,肢体麻木,肌肉瞤动,皮肤瘙痒,爪甲不荣,面唇淡白,舌淡苔白,脉细或弱。

病机分析:血虚不能养筋,筋脉挛急,故见手足震颤,肌肉瞤动;肝血亏少,头目失养,故见头晕眼花,夜盲;肝血不足,则神魂不安,故失眠多梦;肝血亏少,筋脉、爪甲、面唇失养,故肢体麻木,爪甲不荣,面唇淡白;舌淡白,脉细,为血虚之象。

第五节　肾　燥　证

肾位于腰部,左右各一,肾开窍于耳及二阴,在体为骨,生髓充脑,其华在发。肾主藏精,主生长、发育与生殖,又主水,主纳气。肾内寄元阴元阳,为脏腑阴阳之根本,故称先天之本。膀胱位于小腹中央,与肾直接相通,又有经脉相互络属,故为表里。

肾燥的常见证型以肾阴虚证为主,具体表现如下。

临床表现:腰膝酸软而痛,眩晕耳鸣,失眠多梦,形体消瘦,潮热盗汗,五心烦热,咽干颧红,男子阳强易举,遗精早泄,女子经少经闭,或见崩漏,舌红少苔或无苔,脉细数。

病机分析:肾阴为人体阴液之根本,具有滋养、濡润各脏腑组织器官,并制约阳亢之功。肾阴不足,腰膝、脑、骨、耳窍失养,故腰膝酸软而痛,眩晕耳鸣;肾水亏虚,不能上承于心,水火失济,心火偏亢,致心神不宁,则见失眠多梦;肾阴亏虚,阴不制阳,虚火内生,故见形体消瘦,潮热盗汗,五心烦热,咽干颧红;肾阴不足,相火妄动,则男子阳强易举,精室被扰则遗精早泄;女子以血为用,阴亏则经血来源不足,故经少或经闭;阴虚火旺,迫血妄行,则见崩漏;舌红少苔或无苔,脉细数,为阴虚内热之象。

第六节　脏腑兼并燥证

人体各脏腑之间,即脏与脏、脏与腑、腑与腑之间,是一个有机联系的整体。它们在生理上既分工又合作,共同完成各种复杂的生理功能,以维持生命活动的正常进行,因而在发生病变时,又常相互影响,或由脏及脏,或由脏及腑,或由腑及腑等。凡两个或两个以上脏腑的病症同时并见者,称为脏腑兼证。

脏腑兼证并非多个脏腑证候的简单相加,而是发生兼证的脏腑之间存在着较密切的生理病理联系,如脏腑之间的表里、生克、乘侮关系及功能联系。因此,辨证时应当注意辨析脏腑之间有无先后、主次、因果及生克等关系,这样才能明确其病理机制,做出恰当的辨证论治。

脏腑兼并燥证常见证型有心肾不交证、肺肾阴虚证、肝肾阴虚证。

一、心肾不交证

临床表现:心烦,心悸,失眠,多梦,头晕,耳鸣,腰膝酸软,梦遗,口燥咽干,五心烦热,潮热盗汗,便结尿黄,舌红少苔,脉细数;或阳痿,腰膝冷痛,脉沉细无力等。

病机分析:肾阴亏损,不能上养心阴,心火偏亢,水不济火,扰动心神,心神不安,则见心烦,心悸,失眠,多梦;肾阴亏虚,脑髓、耳窍失养,则头晕,耳鸣;腰膝失养,则腰膝酸软;虚火内炽,扰动精室,精关不固,则梦遗;阴虚阳亢,虚热内生,津液亏耗,失其濡养,则口燥咽干,五心烦热,潮热盗汗;便结尿黄,舌红,少苔,脉细数,为阴虚火旺之象;心火不能下温肾水,肾水独寒,则见阳痿,腰膝冷痛,脉沉细无力。

二、肺肾阴虚证

临床表现:咳嗽痰少,或痰中带血,或声音嘶哑,腰膝酸软,形体消瘦,口燥咽干,骨蒸潮热,盗汗,颧红,男子遗精,女子经少或崩漏,舌红少苔,脉细数。

病机分析:肺阴亏虚,火热内生,清肃失职,则咳嗽痰少;虚火伤络,则痰中带血;虚火熏灼,咽喉失润,则声音嘶哑;肾阴亏虚,腰膝失养,则腰膝酸软;虚火扰动精室,则为遗精;阴精不足,精不化血,冲任空虚,则月经量少;若虚火内盛,迫血妄行,则女子崩漏;肺肾阴虚,虚热内蒸,故口燥咽干,骨蒸潮热,颧红,盗汗,形体消瘦;舌红少苔,脉细数等,皆为阴虚内热之象。

三、肝肾阴虚证

临床表现:头晕目眩,胸胁隐痛,两目干涩,耳鸣健忘,腰膝酸软,失眠多梦,口燥咽干,五心烦热,或低热颧红,男子遗精,女子月经量少,舌红少苔,脉细数。

病机分析:肝肾阴虚,水不涵木,肝阳偏亢,上扰清窍,故头晕目眩;肝阴亏虚,肝络失滋,故胸胁隐痛;肝肾阴虚,不能上达,目失濡养,则两目干涩;肾精不足,不能濡养清窍,髓海失养,则耳鸣健忘;肾阴不足,腰膝失养,故腰膝酸软;虚火上扰,心神不安,故失眠多梦;虚火扰动精室,精关不固,则见遗精;阴精不足,血海不充,冲任失养,则女子月经量少;口燥咽干,五心烦热,或低热颧红,舌红少苔,脉细数等,皆阴虚失濡,虚热内炽之象。

第五章　燥病的治疗

第一节　燥病的基本疗法

　　根据《素问·至真要大论》中"燥者濡之"的原则,治燥当润燥。燥病的基本治则为滋濡阴血、生津润燥。外燥而热者,治需凉润;外燥而寒者,治宜轻宣润肺。内燥治疗非短时能愈,随病位所在或润肺养胃或滋肾填精,上燥治气,中燥增液,下燥治血。

　　治疗用药注意"宜柔润,忌苦燥",因燥性虽近火,但又不同于火,"治火可用苦寒,治燥必用甘寒"。初期,邪在肺卫,宜辛凉甘润,透邪外出。中期,邪聚上焦,燥干清窍者,宜清散上焦气热,润燥利窍。若燥热化火伤及肺阴者,宜清肺润燥养阴;若肺燥肠热,络伤咳血者,宜润肺清肠,清热止血;若肺燥肠闭津亏而致便秘者,宜肃肺润肠通便。后期,燥热已退,肺胃阴伤未复者,宜甘寒生津,滋养肺胃之阴。

一、疏卫润燥

　　疏卫润燥,即用辛宣凉润之品,解除卫表燥热之邪,适用于秋燥初起,燥热侵袭肺卫之证。症见发热,微恶风寒,头痛,口鼻咽喉干燥,咳嗽少痰,舌红苔薄白等。代表方剂如桑杏汤。

二、通腑泄热

　　通腑泄热,即用苦寒攻下之品泻下阳明实热燥结,适用于热入阳明,内结肠腑之证。症见潮热便秘,或热结旁流,时有谵语,腹部胀满或硬痛拒按,舌苔黄燥或焦黑起刺,脉沉实等。代表方如调胃承气汤、大承气汤。

三、导滞通便

　　导滞通便,即用苦辛和苦寒之品通导肠腑湿热积滞,适用于湿热积滞搏结肠腑之证。症见身热,脘腹痞满,恶心呕逆,便溏不爽,色黄如酱,舌苔黄垢浊腻等。代表方如枳实导滞汤。

四、增液通便

　　增液通便,即用甘寒滋润合苦寒通下之品滋养阴液兼以通下,适用于阳明热结而阴液亏虚之证,又称为热结液亏证。症见身热不退,大便秘结,口干唇裂,舌苔焦燥,脉沉细等。代表方如增液承气汤。

五、滋阴息风

滋阴息风,即用咸寒合酸甘之品育阴潜阳,滋水涵木,适用于温病后期热入下焦,日久真阴亏损,肝木失涵,虚风内动之证。症见低热,手足蠕动,甚或瘛疭,肢厥神疲,舌干绛而痿,脉虚细等。代表方如三甲复脉汤、大定风珠。

六、滋阴生津

滋阴生津,即滋阴养液,补充阴津损耗,具有润燥生津、滋养真阴、壮水制火的作用,属于八法中的补法,适用于温病后期邪热渐退,阴液耗伤之证。在温病发生发展过程中温热邪气自始至终损伤人体的阴液,病到后期尤其突出,阴液的耗损程度与疾病的发展及其预后密切相关,正如古人云:"留得一分津液,便有一分生机。"因此,在温病初期就应该时刻顾护阴液,若后期阴液耗伤明显,便要以救阴为务。

七、滋养肺胃

滋养肺胃,又称甘寒生津法,即用甘寒清润之品滋养肺胃津液,适用于温病气分邪热渐退,而肺胃阴液未复,或肺胃阴伤之证。症见干咳少痰或无痰,口干咽燥,或干呕不欲食,舌光红少苔或干。代表方如沙参麦冬汤、益胃汤。

八、增液润肠

增液润肠,又称"增水行舟"法,即用甘咸寒生津养液之品润肠通便,适用于温病气分热邪渐解,津枯肠燥而便秘之证。症见大便数日不下,口干咽燥,舌红而干。代表方如增液汤。

九、滋补真阴

滋补真阴,又称"滋补肝肾"法,即用甘酸咸寒之品填补真阴,壮水制火,适用于温病后期,邪热久羁,真阴耗损,邪少虚多之证。症见低热不退,手足心热甚于手足背,颧红,口干咽燥,神疲欲寐,或心中憺憺大动,舌绛少苔或干绛枯痿,齿燥,脉虚细或结代等。代表方如加减复脉汤。

十、滋养胃肠

滋养胃肠,即用养阴增液之品以治疗胃肠阴液亏虚者。症见口干咽燥或唇裂,大便秘结,舌光红少苔等。代表方如益胃汤、增液汤。

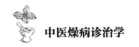

十一、 清解余热，益气养阴

清解余热，益气养阴，即用辛凉、甘寒之品以治疗温病后期余热未净、气阴两伤之证。症见低热不退，虚羸少气，口干唇燥，呕恶纳呆，舌光红少苔，脉细数等。代表方如竹叶石膏汤。

第六章　燥病的预防与调护

第一节　燥病的预防

一、保护环境

通过环境保护和生态建设,加强绿洲效应的良性循环作用,减轻极端气温变化,减弱风沙灾害,增加降水量和空气湿度,提高空气质量,从而可减少燥病的发生。同时,预防燥证还应从居民生活的小环境着眼,其中居住处所的防护便是具体而有效的工作。尤其注重庭院建设,如庭院内植物茂密,既可增加湿度,又可保持温度,更能阻挡风沙尘埃,改善局部小环境,从而可最大限度地抵御燥病主要病因的侵害。

二、饮食调护

《素问·平人气象论》说:"人以水谷为本,故人绝水谷则死。"水谷即人饮食之物,饮食水谷是人们赖以生存的最基本条件。人体气血阴阳的盈亏和脏腑经络的虚实,无不与饮食内容和方式息息相关。饮食维持了人体正常生命活动,饮食失宜可致人患病,而适当调节饮食则可防治疾病。同时,饮食又是配合药物治疗疾病,继药物之后施行康复调养的必备疗法,如《素问·五常政大论》说:"大毒治病,十去其六,常毒治病,十去其七,小毒治病,十去其八,无毒治病,十去其九,谷肉果菜,食养尽之。无使过之,伤其正也。"可见,饮食调适不只是预防保健的需要,且在治疗疾病中也能发挥一定作用。对于西北燥病的防治,饮食调适是相当重要的。通过饮食内容和方式的主动调适,不只可以预防和减少燥病的发生,亦可对患者加以辅助治疗和配合药物进行康复调养。尤其注意的是,不同地域环境、不同民族居民的生活方式和饮食习惯独具特点,各不相同;而同一地域内的居民在保持本民族特点的基础上,也形成了某些相同的生活方式和饮食习惯,后者恰是适宜于该地域环境,有益于预防方域性疾病的宝贵经验,这也正是防治燥病时应当遵循和借鉴的指导原则之一。

三、药膳保健

药膳是中国传统医学知识与烹调经验相结合的产物,是以药物和食物为原料,经过烹饪加工制成的一种具有食疗作用的膳食。它"寓医于食",既将药物作为食物,又将食物赋以药

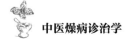

用;既具有营养价值,又可防病治病、强身健体、延年益寿。因此,药膳是一种兼有药物功效和美味的特殊膳食。它可以使食用者得到美食享受,还能在享受中使身体得到滋补,疾病得到治疗。

（1）阳桃

【性味】①根:性平,味酸、涩;②枝、叶:性凉,味酸、涩;③花:性平,味甘;④果:性平,味酸、甘。

【归经】肺经。

【功效】①根:涩精,止血,止痛。用于遗精,鼻衄,慢性头痛,关节疼痛。②枝、叶:祛风利湿,消肿止痛。用于风热感冒,急性胃肠炎,小便不利,产后浮肿,跌打肿痛,痈疽肿毒。③花:清热。用于寒热往来之象。④果:生津止咳。用于风热咳嗽,咽喉痛,疟母。

【附方】

1）治风热咳嗽:阳桃鲜食。（《泉州本草》）

2）通石淋:阳桃三至五枚,和蜜煎汤服。（《泉州本草》）

3）治疟母痞块:阳桃五至八枚,捣烂绞汁。每服一杯,日服两次。（《福建民间草药》）

（2）茭白

【性味】性寒,味甘。

【归经】肝、脾、肺经。

【功效】解热毒,除烦渴,利二便。主治烦热、消渴、二便不通、黄疸、痢疾、热淋、目赤、乳汁不下、疮疡。

【注意】脾虚泄泻者慎服。

【附方】

1）催乳:茭白五钱至一两,通草三钱,猪脚煮食。（《湖南药物志》）

2）治小儿风疮久不瘥:烧菰蒋节,末以敷上。（《子母秘录》）

3）用于高血压、大便秘结、心胸烦热:茭白30～60克,旱芹菜30克。水煎服。

（3）百合

【性味】性微寒,味甘、微苦。

【归经】心、肺经。

【功效】养阴润肺;清心安神。主治阴虚久嗽;痰中带血;热病后期;余热未清,或情志不遂所致的虚烦惊悸、失眠多梦、精神恍惚;痈肿;湿疮。

【注意】风寒咳嗽及中寒便溏者忌服。

（4）甘蔗

【性味】性寒,味甘、涩,无毒。

【归经】肺、胃经。

【功效】清热解毒、生津止渴、和胃止呕、滋阴润燥等。主治口干舌燥,津液不足,小便不利,大便燥结,消化不良,反胃呕吐,呃逆,高热烦渴等。

【注意】一般人群均可食用,脾胃虚寒、胃腹寒疼者不宜食用。

（5）柠檬

【性味】性温,味苦,无毒。

【归经】肝、胃经。

【功效】生津、止渴、祛暑,疏滞、健胃、止痛。主治郁滞腹痛不思饮食等。

【注意】现代医学认为柠檬是预防心血管病的药食。由于柠檬酸在人体内与钙离子结合成一种可溶性络合物,从而缓解钙离子促进血液凝固的作用,故高血压、心肌梗死患者常饮柠檬水,对改善症状有很大益处。

（6）藕

【性味】性凉,味甘。

【归经】心、脾、胃经。

【功效】生品清热生津、凉血止血;熟用补益脾胃、益气生肌。主治热病口渴、衄血、咯血、下血,食欲不振者等。

【注意】一般人群均可食用。对于肝病、便秘、糖尿病等一切有虚弱之症的人十分有益。对于瘀血、吐血、衄血、尿血、便血的人及产妇极为适合。但由于藕性偏凉,故产妇不宜过早食用。一般产后1～2周后再吃藕可以逐瘀。

（7）橄榄

【性味】性平,味甘、酸。

【归经】肺、胃、脾、肝经。

【功效】清肺利咽,生津止渴、解毒。适用于咳嗽痰血,咽喉肿痛,暑热烦渴,醉酒,鱼蟹中毒。

【注意】一般人都可食用。色泽变黄且有黑点的橄榄说明已不新鲜,食用前要用水洗净。

（8）罗汉果

【性味】性凉,味甘。

【归经】肺、大肠经。

【功效】润肺止咳、生津止渴。适用于肺热或肺燥咳嗽、百日咳及暑热伤津口渴等。此外,还可润肠通便。

【注意】罗汉果太甜,容易伤脾胃。对于少数寒凉体质的人在使用罗汉果时放入一两片姜片一起泡煮即可中和罗汉果的寒性。此外,敏感、寒凉者及梦遗、夜尿者忌服。

（9）西瓜

【性味】性寒,味甘。

【归经】心、胃、膀胱经。

【功效】清热解暑,除烦止渴,利小便。治暑热烦渴,热盛津伤,小便不利;喉痹,口疮。

【注意】糖尿病患者,肾功能不全者,感冒初期,产妇,饭前及饭后均忌服。

（10）绿豆

【性味】性凉,味甘。

【归经】心、胃经。

【功效】清热解毒,消暑除烦,止渴健胃,利水消肿。主治暑热烦渴,湿热泄泻,水肿腹胀,疮疡肿毒,丹毒疖肿,痄腮,痘疹,以及金石砒霜草木中毒者。

【注意】一般人群均可食用。寒证者不应多喝。冬天四肢发凉、体质虚弱者,不宜多喝绿豆汤,尤其是低于常温的,如实在喜欢吃,每周不宜超过2次。

（11）椰子

【性味】性凉,味甘。

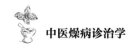

【归经】脾、胃、大肠经。

【功效】解渴祛暑、生津利尿、杀虫消疳；椰肉有滋补功效。

【注意】充血性心力衰竭、口渴人群宜食，但糖尿病患者忌服。

(12) 银耳

【性味】性平，味甘、淡。

【归经】肺、胃、肾经。

【功效】滋补生津，润肺养胃。主治虚劳咳嗽，痰中带血，津少口渴，病后体虚，气短乏力。用于病后体虚，肺虚久咳，痰中带血，崩漏，大便秘结，高血压病，血管硬化。

【注意】营养不良、病产后体虚、血管硬化、眼底出血、肾性肾炎、肺热伤津、燥咳无痰、咳痰带血的人群均宜食。风寒咳嗽者忌食。

(13) 梨*

【性味】性凉，味甘、酸。

【归经】肺、胃经。

【功效】生津，润燥，清热，化痰，解酒。主治肺阴亏虚，干咳少痰，咽干口燥，声音嘶哑等；胃阴亏虚，烦渴欲饮，消谷善饥，形体消瘦，大便干结等。

【注意】热病伤阴或阴虚所致的干咳、口渴、便秘、多痰、高血压、心脏病、肝炎、肝硬化、急慢性支气管炎、小儿百日咳的人群宜食。腹泻、糖尿病、经期、产后、痛经的人群忌食。

第二节　燥病的调护

一、调畅情志

若精神抑郁，情志不畅，则气血运行不畅，使机体各部位得不到充分滋润可诱发疾病或加重病情；相反，若保持心情舒畅，精神愉快，遇事心平气和，则人体的气机调畅，气血和平，正气旺盛，就可以减少疾病的发生或促进疾病好转及痊愈。

二、劳逸结合，锻炼身体

若休息不佳，或睡眠不足或过度劳累均能耗伤气血使机体的抵抗力下降，但过逸亦可使气血阻滞，从而发生各种疾病。因此，积极锻炼身体，即运动和适当的劳动，可以使气机调畅，气血流通，关节疏利，增加机体的抗病能力，防止和减少疾病的发生，促进疾病好转痊愈。

---

* 生梨清热，熟梨养阴。

三、加强营养

多食新鲜蔬菜、水果,补充足够水分,宜食清补类食物,如银耳、百合、猪肝、桂圆等,少食辛辣刺激之品。

四、改善环境

避免烟尘刺激保持室内空气清新和一定湿度,如勤打扫房间,常开窗通风换气,禁止吸烟,常于地面洒适量水供蒸发,必要时安装空气加湿器等。

五、注意个人卫生

保持口鼻腔清洁,用无菌棉棒蘸温水清洁鼻腔,用蜂蜜或薄荷油滴鼻或涂于口唇处,早晚各 1 次,以减轻其干燥不适症状。

第七章　燥病的研究进展

中医燥病的基础研究

一、小儿支原体肺炎

小儿脏腑娇嫩,形气未充,且肺为娇脏,最易受邪,肺喜湿而恶燥,易受燥邪而致病。燥邪伤及肺津,津液不畅是小儿肺炎支原体肺炎发生的根本因素;同时,外燥侵袭、内燥灼津、久蕴为毒是疾病发生发展的关键。燥邪所致咳嗽首见于《黄帝内经》,《素问·六元正纪大论》记载:"燥气以行,民病咳逆。"由此可知,除常见的风、寒、热邪所致咳嗽外,燥邪亦可致咳。基于此,张文涵、吴振起团队提出"流津润燥"的理论,运用润法使机体津液充足,得以流通输布,脉道通利灌溉五脏,燥邪解、小儿安。岁金太过,外源之燥毒盛行或外来邪毒与燥邪结合,偏助火邪,消烁津液,机体失调,使病情顽恶胶结。儿童重症肺炎支原体肺炎(severe mycoplasma pneumoniae pneumonia,SMPP)与传统医学认识的"燥毒"极为相似,两者均侵袭肺位,耗伤津液、累及它脏、迁延难治,且两者致病后的症状也极为相似,故治疗 SMPP 可从"燥毒"论治。

二、新型冠状病毒感染

陈龙娇、杨喜乐等深入研究探讨新型冠状病毒感染(COVID-19)后,发现其临床症状初期符合燥胜则干的理论依据,后期符合"燥"的演变规律。或因气候变暖,整体呈现燥热的表现,气候异常导致病毒变异和扩散加剧。从整个疫情来看,燥性本寒为病毒提供了生存条件,燥化生火是炎症反应的内因,燥湿转化是肺炎反复的病机,因燥生风是病毒扩散的体现;同时,燥不止于秋提示了长期共存的可能性,运用辛润治燥之法治疗。根据以往的流行病学资料,无论是病毒还是细菌,在秋冬季节活跃;而新型冠状病毒感染发生前,鄂东地区与往年同期比较,气温偏高,雨水偏少,长期受温燥环境"上蒸下烤",为新型冠状病毒感染的发生、发展提供了环境基础。邪气侵犯卫表后,入里致肺金偏燥,肺燥津伤,出现口干、咽干、鼻腔干燥的症状,肺喜润恶燥,燥邪久伏,肺失清肃咳嗽咳痰,以干咳为主,这与喻嘉言在《医门法律》中提到的:"秋伤于燥,冬生咳嗽"相一致。新型冠状病毒感染治疗方案有限,有学者结合中医五运六气学说,认为该病属于"木疫"范畴,温燥之邪犯外,肝强脾弱,肺燥伤内,尝试从肝治肺,五行生克,金本克木,素体肺阴亏虚,或受外邪侵袭,自身难保,无以克木,动态失衡,肝木更旺,反侮肺金,进一步加重肺脏损伤。治以抑木扶土、培土生金之法,重在清肝、益气养阴。整个疾病过程中,均兼顾补脾。李选等亦从五运六气理论的角度分析新型冠状病毒感染"伏燥兼湿"的病机,并结合"燥湿互济"理论认识新型冠状病毒感染燥湿共存、燥湿转化的病理特点,明确疾病发展变化规律,根据患者症状及燥湿主次关系将新型冠状病毒感染常见证型进行归类,并对不同证型推荐方药,"天人合一"的整体观,有助于医生全方位、多角度地分析疫病,真正将整体观念与辨证论治运用到临床。后有医家针对秋燥化冬温、时疫源燥、燥扰心神等从中医综合调试,结合内外兼治之法进行论述,旨在找到好的治疗手段。

对于因燥邪侵入机体,引起的疾病,可运用中国传统健身项目运动八段锦改善人体脏腑功能,以人自身形体活动为切入点,融合呼吸吐纳,提高人体免疫力。如"摇头摆尾去心火"通过塌腰、俯身、摆尾等动作,刺激脊柱和命门穴,滋肾阴而去心火,正对新型冠状病毒感染恢复期患者躁扰不宁的特征。而饮食、音律对中医燥病亦有一定的作用,如《备急千金要方》指出:"安身之本,必资之于食……食能排邪而安脏腑。悦神爽志以资血气。若能用食平病,释情遣疾者,可谓良工。"山药能助消化防积食,生津润燥,润泽皮肤和毛发,是干燥的气候下为身体补充津液的绝佳食材。百合鲜品含黏液质,口感细腻清甜,不仅可以润燥清肺,还可以清心安神。梨,性寒,味甘,有润肺、消痰、止咳、降火、清心、润肺祛痰等功效,适用于秋燥或热病伤阴所致的干咳、口渴、便秘等。诸多药食同源之品日食可缓滋阴、慢润燥,如潺溪养和身心,亦是《黄帝内经》疾病将息调养原则。《理瀹骈文》论"看花解闷,听曲消愁,有胜于服药者矣"。情绪对一个人的影响巨大,当情绪浮躁时可以"羽"调式音乐,如《梁祝》《二泉映月》《汉宫秋月》等舒缓轻松的音乐通过其旋律可以缓和体内的躁动。五音与人体的脏腑经络、气血阴阳等生理病理过程相联系,通过对于情志的积极影响,改善人体内环境,从而达到治疗疾病及养生保健之目的。

三、肺纤维化

特发性肺纤维化以持续性干咳为主要表现,该症状与中医学"内燥咳嗽"病因病机相似。主要病因为津液耗伤、化燥伤阴,而肺肾气阴两虚贯穿疾病发生发展的整个过程。因此,在治疗中以滋阴润燥、补益肺肾为主治疗手段,可以减缓病情发展,提高生活质量。刘晓等从"燥胜则干"理论出发,以肺的生理、病理特征为基础,阐释了肺热叶焦,肺叶萎弱不用的病变特点与病机"燥胜则干"之濡润失职如出一辙。在治疗上以"润之"为法,与诸多医家采用益气养阴法不谋而合。润法可恢复肺脏的宣发肃降之功,条畅全身气血运行,通调水道下输膀胱的特性,调节水液代谢的机能。诸多医家,以肺络、肺脑同治理论为指导,将肺纤维化的病位归属于肺络,形象地阐释了肺络与现代解剖学中肺泡的相似性,以神经-内分泌-免疫(NEI)网络系统失衡为研究创新的切入点,探讨用通补络脉法、补肺通络法治疗肺纤维化的疗效。

四、肺癌

《医学衷中参西录》所言:"肺为娇脏,且属金,最畏火刑。"全身受燥热袭扰,肺首当其冲,所受之煎灼最酷且烈;加之烟毒等温燥邪气侵及人体,直接煎灼津液,进而滋长燥热燎原之势。肺燥日久不愈,郁闭不解,则生癌变。国医大师路志正教授认为,因肺主治节,故肺癌与其他肿瘤相比,在气与水的输布和运行异常表现上更加突出。肺癌患者手术中耗气伤血、化

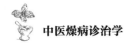

疗中剧烈呕吐均可导致阴液亏损而化燥,且放疗药、靶向药皆属于"大热峻剂",亦会煎灼阴液。因此,徐光星教授提出肺癌的主要病机为燥热伤肺、气阴不足,治疗上坚持随证治之,即在"不断扶正""适时祛邪"的基础上,根据患者证候表现及体检指标针对性进行辨证,中晚期肺癌治疗的基本大法为益气养阴。

五、 干燥综合征

干燥综合征(Sjögren syndrome,SS)是一种慢性炎症性自身免疫病,主要以淋巴细胞增殖和分泌腺的损伤为主,属于中医"燥痹"范畴。沈飞扬等以古代医家叶天士痹证与络病的关系为指导,认为干燥综合征的发病关键在于燥邪凝滞,阴虚络脉不通,治疗上主张"从络治痹",采用通络除痹的治疗方法,以滋阴通络为主。针对干燥综合征,全国老中医房定亚认为其核心病机为燥毒内蕴,主因为先后天不足以濡润,复又外感燥邪、耗伤津液,并结合"燥毒"的临床转化规律,以"燥金气化"理论为指导,将燥邪分成3个阶段进行治疗。《临证指南医案》云:"温自上受,燥自上伤,理亦相等",并提出"上燥治气、下燥治血"的理论,与喻嘉言提出的"凡治燥病,燥在气而治血,燥在血而治气……凡治燥病,须分肝肺二脏。"不谋而合。燥邪日久入血分,邪在营血,肝肾阴伤。而黄传兵则认为脾肾亏虚为是引起该病的根本原因,在治疗中应注重固本培元、脾肾同治。经曰:"燥极而泽",燥生至极反见湿象。故有学者从"燥湿同病"论治干燥综合征型干眼,认为燥湿相互胶着,互为病因,形成燥中有湿、湿中有燥的病理状态,故治疗中以补泻兼施、燥湿同治为主要治则。另有学者认为干燥综合征的病机演变为阴虚内热—燥热蕴毒,并以该理论为指导,运用甘酸化阴和辛以润之合用配伍指导临床用药。亦有学者立足于经络系统,从冲任二脉出发,通过畅达、盈润冲任来论治燥痹的理论。

六、 湿疹

多数学者认为,湿疹的发生发展受"燥""湿"的影响巨大,为主要病因,尤其对于慢性湿疹,多从燥论治。慢性手部湿疹属于中医"病疮""鹅掌风"范畴。《医原·百病提纲论》提出湿疹的病因为"往往始也病湿,继则湿也化燥"。慢性手部湿疹的主要临床表现与燥病疮"干燥但痒,搔之白屑出,干枯拆痛"十分相符。当燥邪犯肺,肺通调水道功能受损,水津布散失常,更易导致慢性手部湿疹。《素问玄机原病式》亦提出:"诸涩枯涸,干劲皴揭,皆属于燥。"这些皆表明慢性手部湿疹的发生发展与燥邪密切相关。

第二节 中医燥病的临床研究

一、 肺系疾病

1.咳嗽

咳嗽是因邪犯肺系,肺失宣肃,肺气上逆所致的一组病症。喻嘉言在《医门法律》言:"秋伤于燥,上逆为咳,发为痿厥",说明燥邪与肺相应,最易伤肺,其病机首先为郁闭气机、气逆而咳,其次为燥邪日久耗伤津血,并本于秋之主气令,提出温燥和凉燥之说。曾庆明教授提出外燥治以辛宣凉润;内燥当以肝肺同治,自拟劫敏汤治疗燥咳迁延难愈,损耗津液,阴液大伤者。慢性咳嗽是指病程在 8 周以上,属于中医"久咳""内伤咳嗽"等范畴,其病机以外感风邪、燥邪为主,燥邪煎熬机体津液,对气道产生刺激,肺气上逆,进而引发咳嗽。临床研究表明清肺润燥方联合西药能够降低风燥伤肺型慢性咳嗽患者血清神经生长因子(nerve growth factor,NGF)、白细胞介素-4(IL-4)、白细胞介素-17(IL-17)水平。治燥名方清燥救肺汤加减在气阴两虚型非小细胞肺癌慢性咳嗽患者临床使用中效果显著,在减轻咳嗽症状的同时可以缓解炎性水平。

2. 肺炎

肺炎支原体肺炎(mycoplasma pneumoniae pneumonia,MPP)呼吸道症状以持续剧烈干咳为主,有时阵咳稍似百日咳,有时咽干痒而咳,多伴咽痛,偶胸痛、痰中带血。此病属中医"肺炎喘嗽"范畴,病因主要为燥邪,燥邪侵犯肺经、肺络,故本质属于"络病"范畴。络脉干涩,津液不复,故气道痉挛、挛缩、拘急而干咳、痉咳。医家在研究基础上方用麻杏石甘汤、苏葶丸合清燥救肺汤加减以治疗。在肺炎初期,不加以治疗,轻度转变为重度后,会出现其他更为严重的伴发病症如胸腔积液或者坏死性肺炎,甚至会损害肝、肾、心、肺等脏器,还会出现贫血、皮疹、粒细胞缺乏症等相关疾病。通过查询档案选取 2019 年年中至 2020 年年中贵州省安顺市人民医院收治的 68 例因患肺炎支原体肺炎而住院治疗的患儿作为研究观测的对象。经临床用药后发现,清燥润肺汤联合丙种球蛋白进行综合治疗,具有清燥润肺、养阴益气的功效,在抗感染的同时能够显著缩短患儿病程。

新型冠状病毒感染流行期间,对患者进行尸检显示,危重型新型冠状病毒感染患者肺中痰栓严重。若能解决痰栓问题,将有益于提高危重型患者生存率。宋元泽、李兴芳以《黄帝内经》理论为指导,分析新型冠状病毒感染患者临床资料,认为此次新型冠状病毒感染起于外燥,后内传中焦,深入下焦,内燥生成,燥热熏蒸机体之阴,津液枯竭,痰液无法稀释,凝而为栓。予人参、附子、山茱萸回阳救逆,另按五行学说予大剂量麦冬,取其培土生金、金水相生之理。现代药理学证实,麦冬具有抗炎、抗血栓、抗氧化、免疫调节及抑制胶原蛋白表达有关,可帮助清除肺泡、肺络里的痰栓,加快病情恢复。

3. 慢性支气管炎

慢性支气管炎(chronic bronchitis,CB)归属于中医学"咳嗽""喘证"等范畴。中医理论认为,慢性支气管炎患者痰黏且难咳出,口干且不欲饮,均为燥痰之象,燥乃肺阴虚所致内燥。此外,外界燥邪入体,侵袭肺脏,肺失津润而咳嗽。慢性支气管炎患者急性期,病因为燥邪伤肺型者,以"甘寒润肺"为治疗指导原则,采用润肺清金汤,达到化痰清热、清肃肺气、濡养肺部津液及活血通络的治疗目的,使肺气得以宣降,咳喘得愈。推测润肺清金汤方中部分中药具有抗菌消炎、止咳化痰、改善循环及肺通气作用有关。刘建秋教授自拟止咳汤对急性发作期进行治疗,方中桔梗宣畅肺中痰阻,苦杏仁配桔梗宣发肃降,瓜蒌消除肺经痰结,清半夏培土生金化湿痰,白前下气降痰治咳喘,枇杷叶降气止咳化顽痰,全方共奏共奏燥湿化痰,理气止咳,佐以清热之功效。病程迁延日久不愈,肺失肃降,阴虚肺燥,咳嗽随发;久病及肾,肾阴亏虚则纳气无权。故治疗当以益气养阴、补肺滋肾为原则。龚大伦等选取医院 74 例肺阴虚型慢性支气管炎患者,观察组在对照组基础上给予润肺清燥汤治疗。研究发现,润肺清燥汤具有益气养阴、降逆止咳、清燥润肺的功效,可调节炎症因子水平,改善肺功能指标,提升莱切斯特咳嗽评分(LCQ 评分),有效改善肺阴虚型慢性支气管炎患者的临床症状。因燥而成、迁延日久的慢性支气管炎,有学者在润肺清燥汤的基础上,加用针灸联合治疗,选取天突、尺泽、膻中、肺俞、肾俞、足三里、膈俞、胆俞等穴位,可提高免疫功能,减轻炎症反应,促进肺通气功能恢复,安全性高。亦有人从"肺与大肠相表里"理论出发,采用针刺肺经、大肠经腧穴配合药物治疗慢性支气管炎,得出针刺肺经、大肠经腧穴能刺激膈神经和迷走神经冲动,抑制支气管平滑肌痉挛和炎症释放,从而达到以上疗效。而参苏饮具有益气解表,宣肺化痰功效,主治虚人外感风寒,内伤痰饮,对长期咳嗽导致的慢性支气管炎效果尤佳。

4. 慢性阻塞性肺疾病

慢性阻塞性肺疾病(chronic obstructive pulmoriary disease, COPD)是多种急慢性肺部疾病迁延而来,属于中医"肺胀"范畴,主要表现为咳喘反复发作,导致肺气胀满,痰多烦躁,甚则心慌,肢肿喘脱等症候的疾病。许建中教授在 COPD 发作期主要从"四痰"* 着手,其中久病伤阴耗液,或热邪伤,或湿邪化燥,或风燥伤肺可致燥痰,主要表现为咳嗽痰少而粘连成丝,不易咳出,或痰中带有血丝,伴有口干咽燥等症,治以养阴润燥,如百合固金汤。并在其寒痰治疗中,切勿补阳过度,以免耗伤阴液,津液耗伤,燥热内生伤肺,咳喘加重。邵长荣教授针对 COPD 患者体内燥痰顽结,运用平咳化痰汤达到燥湿渗湿不生痰,补脾不生湿,健脾调中,理气降气痰消解,肺脾同治之功效。当燥邪长时间侵犯人体,导致机体免疫力下降,在阻塞性肺疾病发生时易继发真菌感染,付大海等运用燥湿解毒汤为主配合西药治疗。燥湿解毒汤方中,黄芩有效成分黄芩苷能有效抵抗抗白色念珠菌,可能通过影响琥珀酸脱氢酶(succinate dehydrogenase, SDH)活力,损伤抗白色念珠菌线粒体,抑制抗白色念珠菌生长及增殖。COPD 与气候环境的变化密切相关,新疆特殊的地域和常年寒冷干燥的气候特点,常诱发 COPD 反复发作,患者多以"局部燥,全身寒"为主要证型表现。而"五运六气"是基于中医学天人相应观念研究先天岁运与疾病流行的相关性的理论。李英根据 2021 年运气病机拟定温阳润肺膏方,经治疗后两组患者血清中透明质酸(hyaluronic acid, HA)、层粘连蛋白(laminin, LN)、IV 型胶原(cIV)及细胞间黏附分子 1(intercelluar adhesion molecule 1, ICAM - 1)、血管细胞黏附分子 1(vascular cell adhesion molecule 1, VCAM - 1)、E 选择素(E-selectin)的水平均得到有效降低,且温阳润肺膏方治疗后上述指标水平降低更为明显。

5. 肺纤维化

"特发性肺纤维化"并非中医病名,可归属于中医"肺痿"范畴,多因津枯叶燥,汗下伤正,肺失所养所致。临床上选取 96 例特发性肺纤维化患者,采用随机数字表法分为对照组和观察组,各 48 例。分别给予吡非尼酮治疗和吡非尼酮联用清燥救肺汤治疗,连续治疗 3 个月后观察两组患者的各项指标。发现观察组联合用药后,有效缓解患者肺纤维化程度,降低支气管肺泡灌洗液胰岛素样生长因子水平,提高肺功能,并改善阴虚肺燥证候,提高临床疗效,安全性好。王莉影等研究发现血清炎性因子特发性肺纤维化(idiopathic pulmonary fibrosis, IPF)病情进展密切相关。肿瘤坏死因子- α(TNF-α)可使肺胶原纤维增加,诱导细胞外间质分泌;促肺间质炎性细胞活性可被血清转化生长因子- β(TGF-β)激活,引起细胞因子分化,诱导病情加重。故在治疗上重视络病理论,肺络易受燥邪的影响,津液损耗不复,将

---

* 四痰:寒痰、热痰、燥痰、湿痰。

络病与燥邪紧密结合,运用清燥救肺汤加减治疗肺纤维化,可改善动脉血气水平,抑制肺纤维化。

6. 肺癌

《难经·五十四难》曰:"肺之积,名曰息贲,在右胁下,覆大如杯,久不已,令人洒淅寒热,喘咳,发肺壅。"非小细胞肺癌属中医"息贲""肺痿"范畴。临床上大多运用,肺癌根治术治疗,然此术属有创操作,虽摘除了有形的肿瘤病灶,但在一定程度上造成气血损伤、脏腑功能异常,正气虚衰,津液气血耗损严重,不利于后期恢复。且无法完全清除肿瘤病灶,术后瘀血、燥热顽痰凝结成块,正如《杂病源流犀烛》曰:"邪积胸中,阻塞气道,气不宣通,为痰为食为血,皆得与正相搏,邪既胜,正不得而制之,遂结成形而有块。"娄小丽选取了2021年1月至2022年6月期间收治的72例患者,给予清燥润肺汤治疗。清燥润肺汤中麦冬清燥润肺、生津益胃,具有保护消化系统、抗血栓、改善局部微循环、抗炎、抗肿瘤及增强机体免疫力的作用。

张景岳在《类经·针刺类》中提出:"肝木旺于东方而主发生,故其气生于左。肺金旺于西方而主收敛,故其气藏于右。"肝升肺降表现为肝气从左上升,然后肺气从右降下,由此构成了一个气机的回路。如果肝气左升异常,所出现的胁痛反而多在左侧。如果肝气左升,肺气不得右降,也会出现胁痛,这种胁痛往往就出现在右侧,就像电路一样,有来无回,构不成回路,电灯是不会亮的。根据肝升肺降的理论,有学者认为肝气郁结与肺癌的关系更为密切,肝郁无力形成元气,元气匮乏,胸阳亏虚,肺失于润养,癌毒乘虚内犯,更易成为癌积。而小柴胡汤和解少阳可通三焦,使肝气左升正常,肺右降无碍,散入里犯肺之邪,肺复清肃而咳嗽得平。改善患者临床症状,提高生活质量。

二、 皮肤疾病

1. 老年皮肤瘙痒症

传统中医认为老年皮肤瘙痒症多与燥、热、风、湿及血虚等因素有关;或因风、湿、燥、热等邪气侵犯肌表;或因年老体衰、气血不足、肝肾亏虚、郁生内热,煎灼上焦发为肺热,并生温燥扰动皮毛所致。但现代医家多认为血虚、风燥是主要原因,故血虚风燥型是老年皮肤瘙痒症的常见证型。运用四物润燥止痒合剂方具有养血润燥、祛风止痒功效,能缓解患者的瘙痒症状,还能显著减少复发。仝小林院士常在滋阴润燥的基础上,加用桑白皮、地骨皮、白鲜皮组成的三皮止痒方清热养阴止痒。全方态靶结合,标本兼治,从象思维角度发挥,取以皮治皮之意,直达病所,可谓是古方新用。针灸通过刺入人体特定的穴位,并通过快进快出的操作手法止痒。而多头火针是将单头细火针针身缠绕在一起而成,具有针刺面积大、针间间距固定、不会刺深的优点。其高温破坏局部病变组织,激发机体对坏死组织的吸收,从而达到消炎止痒的功效;火针直接刺激病灶,可改善血液循环,有利于恢复局部组织的结构和功能。

2. 银屑病

银屑病是一种具有复发倾向的红斑鳞屑性皮肤病,现代医家认为其相当于中医学所说的"白疕"。《外科大成》载:"白疕,肤如疹疥,色白而痒,搔起白屑,俗呼蛇虱,由风邪客于皮肤,血燥不能荣养所致。"《外科证治全书》亦载:"白疕(一名疕风)皮肤燥痒,起如疹疥而色白,搔之屑起,渐至肢体枯燥坼裂,血出痛楚,十指间皮厚而莫能搔痒。"故而可知,中医将银

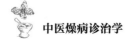

屑病分为血燥型、血热型等类型,其中血燥型一般处于银屑病稳定期,占比较高,患者主要表现有皮肤干燥、脱屑、瘙痒等,还伴有口干、咽干等症状,因此,治疗主张以养血润燥为基础。陈梦学、张婧用当归饮子联合卡泊三醇软膏治疗血燥型银屑病。结果显示两药联合使用,能有效控制病情,降低血清炎性因子水平,使患者生活质量得以提高,且该治疗方案安全性高,能降低远期疾病复发风险,值得推广。

有学者认为,在银屑病的发病过程中,T细胞经过一系列的激活分化后,成为Th1等细胞,而介导免疫细胞定向迁移参与机体炎性反应的CXCL9和CXCL10就是由Th1分泌的。另外,JNK通路通过诱导CXCL9和CXCL10,促进T细胞、树突状细胞(dendritic cell,DC)、中性粒细胞浸润到皮损,细胞过度增殖形成角质,加重银屑病的病损程度。为降低寻常型银屑病血热风燥型患者外周血中CXCL9和CXCL10的含量,俞鹏飞运用蜈蚣败毒饮联合肤舒止痒膏进行治疗,方中蜈蚣与乌梢蛇同为君药,取其祛风散邪、化燥通络功效。肤舒止痒膏为纯中药成分,pH低,为弱酸环境,涂抹于肌肤后,药膏中的表面活性剂和羊毛脂成分保湿效果好,温和不伤皮肤,故可有效作用于银屑病受损皮肤,临床效果良好。

3. 面部脂溢性皮炎

面部脂溢性皮炎感受外邪,日久化燥,水湿运化亏损,肌肤滋养不足,故后期可见干燥、脱屑、瘙痒。在中医被称为"白屑风""面游风"等,主要分为风热血燥证、血虚风燥证及脾胃湿热证,"面游风"最早记载于明代王肯堂《证治准绳·疡医》。针对血热风燥型,现代医家施彦海等运用知柏地黄汤加减联合1%吡美莫司乳膏可有效治疗,改善患者皮肤屏障功能、血清指标水平,增强患者免疫功能,减少不良反应。全方中知母清热泻火、滋阴润燥;山药滋肾补脾、健美养颜;泽泻利水渗湿、泻肾降浊;白鲜皮清热燥湿、祛风解毒;白蒺藜行气活血、平肝解郁;黄柏清热燥湿、泻火解毒;生地黄清热凉血、养阴生津;地肤子清热解毒、祛风止痒;蒲公英散热解毒、消肿散结;白茯苓利水渗湿、健脾宁心;山茱萸补益肝肾、生津止渴;牡丹皮清热凉血、消炎镇痛;甘草清热解毒、补脾益气,诸药合用,可清热凉血、疏风止痒。

4. 慢性荨麻疹

慢性荨麻疹属于中医"瘾疹"范畴,《金匮要略》言"风气相搏,风强则为瘾疹",认为风邪是慢性荨麻疹的主要致病因素,并贯穿疾病的始终。究其原因为阴血亏虚,血虚则风无所制,故出现血虚风燥,燥邪日久,又干燥生风。临床上以防风苈归汤加味方联合依巴斯汀片治疗血虚风燥证,能显著改善凝血功能,且不良反应率低。经现代药理学研究证实,防风苈归汤加味方中荆芥-防风药对起主要作用,其机制可能为调节炎症因子水平,如白细胞介素-6(IL-6)、肿瘤坏死因子(tumor necrosis factor,TNF),调控T细胞受体信号通路、Jak-STAT信号通路、FCεRI信号通路发挥作用。临床证明,对于荨麻疹的治疗,针刺具有迅速止痒、安神宁心的作用。揿针从《灵枢·官针》中所记载的"十二刺法"中的"浮刺"发展而来,故揿针即"埋针治疗法"来治疗荨麻疹,是取其"静以久留"之意,通过给予皮肤微弱且较长时间的刺激发挥作用。另有学者认为,揿针对皮肤的刺激作用可改变皮肤周围的微环境,促进代谢,从而达到调节脏腑功能的作用。

5. 湿疹

现代医学中,慢性湿疹的治疗以糖皮质激素软膏、钙调磷酸酶抑制剂、维生素 D_3 衍生物、抗组胺药物、生物制剂等为主。杨娅婷等从中医中药、绿色安全的角度出发,采用火针联用蛇柏软膏治疗血虚风燥型慢性湿疹患者,通过刺激特定腧穴、调节细胞因子的血清表达水平改善体内细胞免疫紊乱状态,有效治疗慢性湿疹。现代医学发现,由 T 淋巴细胞介导的迟发性超敏反应是慢性湿疹反复发作的重要环节,正常情况下辅助性 T 淋巴细胞亚群会分泌不同细胞因子,相互制约,调节维持机体免疫平衡。当细胞亚群分化失衡,细胞因子数量、种类异常就会导致发生慢性湿疹。而中医认为湿疹血虚风燥证常由燥热伤阴,阴虚血少化风,表现为肌肤甲错、皮肤干燥、鳞屑、瘙痒等,方用当归饮子以滋阴养血、润燥祛风、止痒。对于慢性手部湿疹,有学者运用新安解燥汤加减联合中药浸泡进行治疗,治疗后患者手部湿疹严重指数评分、瘙痒和疼痛的视觉模拟量表评分均较治疗前显著降低,生活质量提高。全方润燥养阴而不滋腻敛邪,理气祛湿而不化燥伤阴。

三、干燥性鼻炎

燥邪伤肺型鼻槁相当于西医的干燥性鼻炎,是耳鼻咽喉科常见疾病,多受燥热邪毒侵袭,以致伤津耗液,鼻失滋养,加之邪灼黏膜,发生脉络瘀阻,黏膜干枯萎缩而为病。主要表现为鼻中干燥、鼻塞感、鼻易出血,或有嗅觉减退、丧失,或有鼻气臭秽,或有头痛。张洁瑕等用院内制剂全蝎软膏外用治疗 120 例燥邪伤肺型鼻槁患者,全蝎软膏的总有效率为 83.3%;对照组红霉素眼药膏的总有效率 63.3%,具有显著性差异($P < 0.05$)。膏中全蝎、蜈蚣具有攻毒散结、化瘀通络之功;冰片有清热解毒、防腐生肌之效。三药合用能清热解毒,祛瘀生新,消肿止痛。在临床治疗中,很多中医医师喜欢用外治法治疗各种疾病,如有学者收集燥邪伤鼻型鼻槁即干燥性鼻炎患者,给予中药汤剂清燥润鼻汤加减熏蒸鼻腔治疗,得出总的有效率试验组大于对照组。另外,清燥润鼻方对于燥邪伤鼻型鼻槁亦有显著疗效。方中桑叶为君药,研究表明桑叶具有较强的抗炎作用;石膏、麦冬为臣药,再配以党参、胡麻仁、阿胶、杏仁、枇杷叶等清热润燥、养阴润鼻。

四、干燥综合征

刘英教授团队认为燥痹之"燥",是由机体津液生成障碍,输布不利所致,立足于干燥综合征(SS)临床症状及常见合并症,使用耳穴揿针联合清燥布津汤治疗干燥综合征,耳穴选穴主要为口、眼、脾、肺、肾、肝、心及神门,以促进津液生成和输布;古语有云:"治燥必用甘寒",故在清燥布津汤的组方过程中,泻火于外、坚阴于内,选取甘寒凉润之白花蛇舌草、忍冬藤二药共为君药,达到治燥的目的。另有医家选取 2022 年 6 月至 2023 年 12 月就诊于风湿科门诊的燥痹(原发性干燥综合征)气阴两虚证患者,给予增液蠲痹汤治疗,针对其燥邪延绵日久、气血阴阳耗伤的病机,治疗行之有效。邵思思从阴阳互根学说"善补阴者,必于阳中求阴,则阴得阳升而泉源不竭"立论,运用沙参麦冬汤合瓜蒌瞿麦丸治疗干燥综合征。《温病条辨》言:"燥伤肺胃阴分,或热或咳者,沙参麦冬汤主之。"方中沙参、麦冬主治燥伤肺胃阴津,有甘寒养阴、清热润燥之功,为君药;玉竹、天花粉为臣药,玉竹养阴润燥,天花粉清热生津,二药相配可加强君药养阴生津、清热润燥之功;同时佐以冬桑叶滋阴润燥;胃液既耗,脾的运化必受影响,故用生扁豆健脾胃而助运化。诸药相配,使肺胃之阴得复,燥热之气得除,清不过寒,润不呆滞,共奏清养肺胃,育阴生津之效。瓜蒌瞿麦丸出自《金匮要略》,具有化气,利水,润燥之功效。两方合用滋阴温肾,生津润燥。其中茯苓多糖可提高体液免疫和细胞免

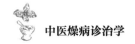

疫,对于免疫细胞释放免疫因子具有调节作用。沙参麦冬汤合瓜蒌瞿麦丸可从多方位、多环节、多靶点对干燥综合征起作用。

五、肠燥便秘

小儿阴虚肠燥型便秘病位多在肠道内,主要表现为肠道干燥,黏膜失去正常保湿润滑功能,大便在肠道内停留时间过长,水分被过度吸收,进一步加重了大便的干燥、硬结,临床上用增液承气汤加减治疗具有良好的临床效果。另有学者认为,五脏六腑津液不足,凡一切津液亏损、阴津缺失之证均可导致肠道干涩,积热内蕴,发展为儿童功能性便秘。治疗中多运用酸甘化阴法的经典代表方芍药甘草汤,以破肠胃之结。芍药甘草汤加减方结合耳穴埋针疗法不仅对小儿有效,也能显著改善肠燥津亏型老年功能性便秘患者的腹胀程度,减轻患者焦虑心态。唐宗海在《医经精义》中记载:"大肠之所以能传导者,以其为肺之腑,肺气下达,故能传导。"故周文英等从"肺与大肠相表里"理论出发,应用宣肺通便方治疗肠燥型功能性便秘,该方可有效升高血清胃动素(motilin,MTL)、胃泌素(gastrin,GAS)及血管活性肠肽(vasoactive intestinal peptide,VIP)含量;促进大肠传导功能,临床疗效较为显著。对于老年气虚肠燥型便秘患者,针刺选穴包括中脘、大肠、关元、气海、下脘,配合黄龙汤治疗,可促进其正常排便,减轻炎性反应,改善其胃肠激素水平,提升其生活质量。

第三节 不同区域燥病研究

一、西北地区

我国新疆维吾尔自治区、青海省、宁夏回族自治区等地处祖国西北,干旱少雨是其共同气候特征。由于干旱气候、特殊环境的影响,此地居民易发生许多不适症状,周铭心等从1991年便开始对此类症状加以研究并命名为"西北燥证"。另有多篇文献就西北燥证的概念、西北燥证研究的任务和前景做了专篇叙述,提出西北燥证是影响新疆维吾尔自治区等地居民健康的共同病症状态。正常情况下,宿主通过天然免疫屏障和获得性免疫来抵御呼吸道感染性疾病,而在各种环境异常或变化较大时,容易诱发感染。因此,气候变化与特定疾病关系密切相关,提示气候与发病存在地域性差异。

1. 新疆维吾尔自治区

新疆维吾尔自治区位于我国的西北地区,深居内陆,远离海洋,高山环绕,制约西北地区农业生产的主要因素就是水源不足,降水较少,干旱是该地区的自然特征。而导致新疆维吾尔自治区气候干旱的主要原因是距海远,受重重山岭的阻隔,水汽难以到达,再加上西北地区地势较高,水汽难以翻越。当水循环到达新疆维吾尔自治区上空时又被高山阻挡,海洋湿气不易进入,不但水分减少,而且形成降水分布的地区差异,形成明显的温带大陆性气候。气温变化大,日照时间长,每年日照时间达 2 500～3 500 小时,空气干燥。这些干燥缺水、海拔高寒冷的气候特点疾病的发生具有显著的影响,有一定的共性,但也有差异性。也就是说疾病(证候)本身不仅会受到特异性致病因素的影响,还受到体质、环境、饮食甚至文化背景等方面的影响,从而被赋予与当地气候、饮食等相适应的特点。前期的研究显示寒燥环境对小鼠的生物表征、单胺类神经递质分泌、免疫功能状态,以及下丘脑-垂体-肾上腺轴(hypothalamic-pituitary-adrenal axis, HPA)都可以产生特殊的影响,并且这种寒冷条件会导致血管收缩,血液流通不畅,故易出现高凝状态,产生血瘀症状。在治未病"未病先防,既病防变"思想的指导下,阻断血栓形成,延缓慢性阻塞性肺疾病的发展,延长稳定期时间,减少急性发作次数,必须加强慢性阻塞性肺疾病西北寒燥证血栓前状态的生物学基础研究。

周铭心团队为进一步研究西北燥证,选择新疆维吾尔自治区和田、吐鲁番、哈密、乌鲁木齐、伊犁五地作为调查点,统计6 238例患者在民族、性别、年龄和居住环境(城乡)的不同上西北燥证罹患率分布数据。得出各地燥证罹患率新疆维吾尔自治区>上海市和四川省、汉族>维吾尔族、女性>男性、中年>青年、城市>农村。罗建江等通过研究干燥低海拔地区维吾尔族哮喘患者,结果发现干燥条件下患者的中医体质分型与机体免疫学指标有关,血清中嗜酸性粒细胞阳离子蛋白、IL-4表达水平明显降低,嗜酸性粒细胞数量较少,与其他地区存在明显差异。其团队随后又经过试验验证发现,桑杏止咳方可降低咳嗽变异性哮喘患者血清中炎症水平,明显提高患者疗效。余琪运用问卷调查法,对2015年7月间入住和田地区医院、和田市医院的新疆维吾尔自治区和田地区维吾尔族和汉族两民族慢性阻塞性肺疾病患者进行研究分析,探讨维吾尔族和汉族两民族慢性阻塞性肺疾病的证候特点及其与西北燥证的相关性。结果得出西北燥证与慢性阻塞性肺疾病的罹患关系非常密切,西北燥证之肺心脾风火燥证对慢性阻塞性肺疾病影响最大,且维吾尔族的病情重于汉族。无独有偶,因克孜勒苏柯尔克孜自治州(以下简称"克州")位于南疆,大部分是沙漠,气候温差大,寒冷干燥,故燥证尤为突出。故景玉霞以西北燥证为研究核心,收集新疆维吾尔自治区克州地区慢性阻塞性肺疾病患者的一般信息、发病阶段和罹患率信息。研究发现,新疆维吾尔自治区冠心病患者以血瘀证为主,且冠心病多同时罹患西北燥证和血瘀证,说明地域对某种疾病的发生发展具有特定的影响。西北燥证是影响新疆维吾尔自治区等地居民健康、亚健康和疾病状态的共同病症,因此在西北地区开展西北燥证病因和防治研究具有重要意义。

2. 青海省

青海省地貌以山地为主,兼有平地和丘陵。青海气候干燥时因为空气中水分含量较少,青海地处高原。海拔高、紫外线强、日照时间长,而且青海属于多风地带等,地域、海拔的不同从而导致空气干燥。主要的水分来源为冰雪融水补给,其形成的蒸发量不足以在该地区形成大量降水,而来自海洋的暖湿气流又比较难到达,这直接导致受季风影响较少,此外当地的地形也阻挡了部分暖湿气流的到达,容易导致干燥疾病的发生发展,如肺部疾病。

慢性支气管炎(chronic bronchitis, CB),以下简称"慢支",以慢性咳嗽、咳痰或伴有喘息及反复发作为特征,中老年人群多见,核心机制为气管、支气管黏膜及其周围组织慢性非特异性炎症反应。西北地区,地势高、气候干燥,故燥邪为西北燥证的主要致病因素,当然风、寒、热邪,饮食习惯与居住环境也属于其致病因素。燥邪从皮毛、口鼻而入,先伤气津,后伤阴血,传变至脏腑,形成由表及里、由气及血、由阳入阴的诸多脏腑交互影响的病症状态。刘浩研究表明,西北燥证与慢性支气管炎之间存在联系,西北燥证人群比非西北燥证人群患慢性支气管炎的概率高5.523 8倍。西北燥证已经是导致慢性支气管炎发病的重要因素。燥热邪气侵犯肺络,气道表面黏性物质分泌减少,加重气管炎症。针对西北燥证,周铭心研究

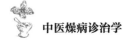

团队在临床中运用桑麻止咳汤治疗慢性支气管炎,效果显著。为进一步研究桑麻止咳汤治疗西北燥证的作用机制,故采用网络药理学和分子对接技术,得出肿瘤坏死因子(tumor necrosis factor,TNF)、基质金属蛋白酶9(matrix metalloprotein 9,MMP9)和白蛋白(albumin,ALB)为桑麻止咳汤的作用核心靶点。其中肿瘤坏死因子-α(TNF-α)是一种促炎因子,在患有慢性阻塞性肺疾病的大鼠肺组织中表达上调,还可能使气道上皮结构失去完整性。对于风燥伤肺证患者,采用清燥救肺汤治疗,比较治疗前后咳嗽症状积分、咳嗽视觉模拟评分(visual analogue scale,VAS)和风燥伤肺证评分;记录咳嗽、咯痰、鼻干咽燥和肺部湿啰音消失时间,得出在常规西药治疗的基础上,加用清燥救肺汤,能快速控制临床症状,缩短病程,改善肺功能,并具有抗炎、抗氧化应激功能,临床疗效较好。

3. 宁夏回族自治区

宁夏回族自治区位于我国西北东部,处于黄土高原、蒙古高原和青藏高原的交会地带,大陆性气候特征十分典型。其气候特征主要表现为干旱少雨、风大沙多、日照充足、蒸发强烈、冬寒长、春暖快、夏热短、秋凉早,气温的年较差、日较差大,无霜期短而多变,灾害性天气比较频繁。芮春阳等研究宁夏回族自治区燥证,结果得出该地区燥证为自然环境因素引发的地域性综合病症,主要病因为外感燥邪直接侵袭。周波亦从燥证出发,结果得出致燥的原因可分为地域致燥、气候致燥、饮食致燥、香药致燥。燥证特点为燥无定时,四季均可发生温燥邪;外燥以寒为主,内燥以热多见。周波团队同时对银川、吴忠、石嘴山、固原、中卫5市的实地问卷调查,经过统计分析得出,在宁夏回族自治区本区域范围内,燥证的发生也呈现出不均衡性,受地域环境、饮食习惯影响,固原及吴忠地区的燥证发病率普遍较高,银川、石嘴山、中卫3市较低。有学者证实,某些特定疾病的发生发展受地域、气候因素的影响,如宁夏回族自治区居民多喜辛辣刺激及煎炸油腻饮食,牛、羊肉占比较大,燥性较强,久则耗伤胃之阴液而成燥证。同时,西北地区人群性格豪爽、秉直,多急躁易怒,肝郁化火伤阴而成燥。《素问·天元纪大论》言:"阳明之上,燥气主之,中见太阴。"胃禀燥之气化,方能受纳腐熟而主通降,但燥赖水润湿济为常,故燥气过盛,则脾胃患病。

二、 岭南地区

岭南属东亚季风气候区南部,具有热带、亚热带季风海洋性气候特点,气候炎热,夏长冬短,阳气长期处于浮越发散状态。冬季短暂,但仍寒冷刺骨,寒为阴邪,易伤机体阳气,发为寒燥。秋季感受外邪发病以温燥为主。通过大量的临床实践可知,"肺燥"是岭南地区季节性情感障碍的关键病机,治疗上以"调肺润燥"为基本大法。高修安教授在辨证上将小儿燥火证分3期,明辨八纲,巧识病症,随刻辨证,临床表现为"五脏相关,肝旺为首",治疗上以"平肝、清心、运脾"为主要原则,重视脾胃、气机为先。龙江玲等从"脾在液为涎"理论出发,运用岭南特色炮制枳壳进行减燥,用药后显示大鼠颌下腺组织形态有所改善,影响唾液分泌和唾液腺神经肽。

三、 云南地区

云南气候属于亚热带高原季风型,立体气候特点显著,类型众多、年温差小、日温差大、干湿季节分明、气温随地势高低垂直变化异常明显。兼具低纬气候、季风气候、山原气候的特点。气候的区域差异和垂直变化十分明显,出现"北边炎热南边凉"的现象;年温差小,日温差大;降水充沛,干湿分明,分布不均。故云南春季形成了不同于内地的"春燥",是发生于滇中、滇西北、滇东北等地的疾病,以口鼻咽喉、肌肤干燥和干咳等各种症状为特征的一组中医症候。证型主要包括风燥犯肺证、肝郁阳浮肺燥证、肺心风火燥证、燥伤营卫脾胃蕴湿证。而当小鼠感受到燥邪侵袭的环境时,会做出一系列的防御反应,同周期模型小鼠在黏蛋白5AC(mucin 5AC,MUC5AC)、水通道蛋白(aquaporin‐5,AQP5)、免疫球蛋白 G(immunoglobulin G,IgG)、免疫球蛋白 A(immunoglobulin A,IgA)均出现了改变,且以14 天尤为显著。宋志敏等在前期研究基础上,从病因学出发,将小鼠置于运用气候箱模拟的云南春季"干燥多风"气候状态下,观察 MUC5AC、原发性纤毛运动障碍相关蛋白(DPCD)等指标的变化,探讨干燥多风的春燥气候对小鼠气道"纤毛-黏液毯"的影响,阐述"燥伤肺津""肺卫失宣"的原理。他们对云南燥证的用药规律及特点进行总结分析发现,用药多以疏风药、化痰止咳药、清热药为主;药物归经使用频率最高的依次为肺经、心经等;药性以平寒凉为主,总体用药趋于寒温并用、补泻兼施、辛散宣通与甘润酸收并举为主,同时又重疏肝健脾。

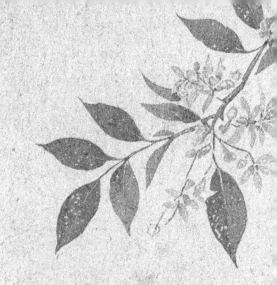

第二篇　各论

第八章　外感燥病

第一节　秋　　燥

一、概述

燥为秋季主气,感受燥邪而发病者称为外燥,通常亦称为"秋燥"。其特点初起即见发热、咳嗽少痰、咽干、鼻燥、皮肤干燥等津液干燥见症。秋季气候有偏热、偏凉的不同。在久晴无雨、秋阳似曝之时,感之者多为温燥;若是秋深初凉、西风肃杀之时,感之者多为凉燥。外燥虽为秋季常见,但其他时间也有发生。

二、病因病机

秋日燥金当令,肺属燥金,故燥气内应于肺;肺合皮毛,所以本病初起多邪在肺卫,出现肺卫证候。肺卫之邪不解,势必化热入里,出现气分燥热,此时津液干燥之象更加明显,其病变中心在肺,并可涉及胃、肠等。若燥热在肺,易成肺燥阴伤,或导致肺胃阴伤。传入阳明胃肠,易成肺燥肠闭或阴伤腑实之证。少数患者如感邪较重,正气较虚,亦可内陷营血或传入下焦。如传入营血者可出现络伤咳血或气血两燔;如深入下焦者则可伤及肝肾之阴,导致水不涵木而虚风内动等。如果初起治疗得当,或患者体质较强,一般不会发展到下焦。

三、诊断要点

（1）发病季节:发病有一定的季节性,多发生在秋季。
（2）临床表现:初起除具有肺卫表热证外,并伴有口、鼻、咽、唇、皮肤等处的干燥表现。病程中以燥干阴液为主要病理变化,病变重心在肺,多影响到胃和肠;病情较轻,传变较少,极少出现传入营血或下焦肝肾的病变。后期多见肺胃阴伤证。

四、辨证论治

秋燥初起在邪在肺卫,整个病程以肺为病变中心。因燥热病邪最易伤津液,病程中以燥干阴液为主,病情轻浅,传变少,预后较好。若感邪较重或正气不足可深入营血或下焦肝肾。

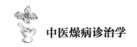

（一）邪在肺卫证治

本证为秋燥病初起邪袭肺卫所致，有燥热邪气与凉燥邪气之不同，故辨证亦有温燥在卫与凉燥在卫之分。

1. 温燥在卫证

临床表现：发热，微恶风寒，头痛，少汗，咳嗽少痰或少而黏，咽干鼻燥，口渴，舌边尖红，苔薄白欠润，脉右寸数大。

辨证分析：因邪在卫表，卫气被郁，肺气失宣，故见发热、微恶风寒、头痛、少汗、咳嗽等表现。由于燥热易伤肺津，故见咳嗽少痰、咽干鼻燥、口渴等为津液干燥表现。舌边尖红，苔薄白欠润，脉右寸数大，均为燥热伤于肺卫之象。

治法：辛凉甘润，轻透肺卫。

方药：桑杏汤。

加减：若肺热甚者，加石膏、知母以清泻肺热；津伤甚者，加麦冬、玄参以养阴生津。

2. 凉燥在卫证

临床表现：恶寒重，发热轻，头痛，咳嗽，咽干唇燥，苔薄白少津。

辨证分型：秋燥之邪侵袭肺卫，故见恶寒重、发热轻、头痛、少汗、咳嗽等表现。由于燥邪易伤肺津，故见咳嗽少痰、咽干唇燥等为津液干燥表现。

治法：辛开温润。

方药：杏苏散。

加减：若无汗，脉弦甚或紧，加羌活以解表发汗；头痛兼眉棱骨痛者，加白芷以祛风止痛；热甚者，加黄芩以清解肺热。

（二）邪在气分证治

1. 燥干清窍证

临床表现：发热，口渴，耳鸣，目赤，龈肿，咽痛，苔薄黄而干，脉数。

辨证分析：本证为上焦气分燥热化火，上干清窍证。发热、口渴为燥热盛于气分，耳鸣、目赤是燥火所致的清窍不利表现。咽肿是火热之邪上扰肺胃之门户；龈肿是燥热上干胃络。苔薄黄而干，脉数是燥热伤津之象。

治法：轻清宣透上焦燥热。

方药：翘荷汤。

加减：若耳鸣者，加羚羊角*、苦丁茶；目赤者，加鲜菊叶、苦丁茶、夏枯草；咽痛者，加牛蒡子、黄芩。

2. 燥热伤肺证

临床表现：身热，干咳无痰或咳唾少量泡沫痰，气逆而喘，气短乏力，咽喉干燥，鼻燥，齿燥，胸满胁痛，心烦口渴，舌苔薄白干燥或薄黄干燥，舌边尖红赤，脉数。

辨证分析：本证为肺经燥热化火，耗伤阴液证。肺为热灼，肺气失于清肃，故见身热、干咳无痰、气逆而喘；气机壅滞则胸满胁痛；燥热伤气则气短乏力；燥热伤津则见咽喉干燥、鼻

---

* 现多用水牛角代替。

燥、齿燥;燥热化火扰心,损伤肺阴,则见心烦口渴。舌苔薄白干燥或薄黄干燥,舌边尖红赤,脉数为燥热迅速由卫转气,化火伤阴所致。

治法:清肺泄热,养阴润燥。

方药:清燥救肺汤。

加减:若痰多难咳出,加川贝母、瓜蒌以润燥化痰;身热较甚者,加水牛角、栀子以清热凉血;口干欲饮,加沙参、玉竹以生津止渴;咯血者,加侧柏叶、仙鹤草以止血;胸闷不畅,加桔梗、枳壳以宽胸;大便秘结,加玄参、麻仁以润燥通便。

3. 肺燥肠热,络伤咳血证

临床表现:初起喉痒干咳,继而咳甚则痰黏带血,胸胁牵痛,腹部灼热,大便泄泻,舌红,苔薄黄而干,脉数。

辨证分析:本证为肺中燥热移肠所致的肺与大肠同病之象。燥热在肺,耗伤肺津,清肃之令不行,所以喉痒干咳;燥热化火,灼伤血络,所以痰黏带血、胸胁牵痛;肺中燥热移肠,迫津下泄,所以腹部灼热、大便泄泻。

治法:清热止血,润肺清肠。

方药:阿胶黄芩汤。

加减:若咳血较多者,加白茅根、侧柏叶、焦山栀子以凉血止血;肠热较盛而泻利较剧者,加葛根、黄连以清肠热止腹泻。

4. 腑实阴伤证

临床表现:身热,腹满便秘,口干唇燥,谵语,苔黑干燥,脉沉细。

辨证分析:本证为燥热内结阳明,阴伤肠燥证。身热,腹胀满,便秘,或见谵语,为燥结阳明;口干唇燥,苔黑干燥,脉沉细,为阴津亏损。

治法:滋阴润燥,通腑泄热。

方药:调胃承气汤加鲜何首乌、鲜生地黄、鲜石斛。

加减:若身热较重者,加石膏、知母以清热泻火;口渴甚者,加天花粉、麦冬以滋阴润燥;腹胀明显者,加枳实、厚朴以理气除胀。

5. 肺燥肠闭证

临床表现:咳嗽不爽,痰多,胸满腹胀,便秘,舌红而干。

辨证分析:本证为肺燥伤津,秘结大肠证。燥热伤肺,气机失畅,故咳嗽不爽;肺气输布失职,一方面可致津液停聚而多痰;另一方面由于津液不能布散,使大肠失于濡润,可见脘腹胀满,大便秘结。舌红而干为燥热伤津之象。

治法:肃肺化痰,润肠通便。

方药:五仁橘皮汤。

加减:若大便干结难解者,加火麻仁、瓜蒌仁以润肠通便;腹胀明显者,加青皮、枳壳以理气除胀。

6. 肺胃阴伤证

临床表现:身热不甚,干咳不已,口舌干燥而渴,舌红少苔,脉细数。

辨证分析:本证为秋燥病后期燥热已退,肺胃阴伤证。外感燥邪已尽,故身热不甚或无热;肺阴伤,肺气失于清肃,故干咳不已;胃阴伤则口舌干燥而渴。舌红少苔,脉细数为肺胃阴液未复之象。

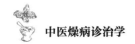

治法：甘凉滋润,清养肺胃。

方药：沙参麦冬汤,津伤甚者合五汁饮。

加减：若久热久咳者,加地骨皮。

(三) 燥伤真阴证治

临床表现：低热不解,口渴,干咳,或不咳,甚则痉厥,舌质干绛,脉虚。

辨证分析：本证为燥邪深入下焦,耗伤真阴的邪少虚多之象。燥伤真阴,虚热不尽,故低热不解;真阴耗伤,津不上承,故口干口渴;肾水耗竭,肺阴不足,故干咳;水不涵木,虚风内动,故可见痉厥。舌质干绛,脉虚皆为真阴耗伤之象。

治法：滋养肝肾,潜镇息风。

方药：三甲复脉汤。

加减：若五心烦热,潮热盗汗明显者,加知母、黄柏以滋阴降火;若咽干口燥,渴欲饮水者,加石斛、玉竹以滋阴润燥。

五、护理与调摄

(1) 日常要忌辛辣生冷与煎炸油腻的食物。

(2) 秋季天气干燥,皮肤水分丢失速度快,要做好润肺降燥的措施。

六、病案举例

范文甫治疗秋燥

宋老婆婆,素有痰饮气喘,新感秋后燥热,以致内热气紧加甚。

大生地12g,炙甘草3g,麻仁12g,生石膏12g,杏仁9g,麦冬9g,枇杷叶9g,鳖甲9g,沙参9g,桑叶9g。

二诊：身热见减,咳喘未止。燥热伤肺,当以甘润。沙参9g,甘草3g,枇杷叶9g,石膏12g,阿胶9g,麦冬9g,麻仁9g,桑叶9g,杏仁9g。

三诊：清燥救肺汤。另用麻黄3g,生梨3只,蒸服。

【按语】燥为秋之主气,久晴无雨,秋阳似曝,遂感其气而发病。本案为燥热犯肺,引动痰饮之证。燥者润之,前后三诊均用清燥救肺汤加减,以清肺、润燥、养阴。生梨,王孟英氏称之为天生甘露饮,具有甘凉润肺、止嗽除热、养阴润燥之功。麻黄与梨同煎,则治咳喘之力更佳,特别是对小儿畏惧服药者更宜。

第二节 其他温热类温病所致燥证

一、概述

其他温热类温病是由不兼湿邪的温邪如风热病邪、温热病邪、暑热病邪等所引起的一类急性外感热病,主要包括风温、春温、暑温。这类温病在病变发展过程易耗伤津液,易化燥伤阴,均有不同程度的燥证的表现。

二、 病因病机

风热病邪、温热病邪、暑热病邪这类病邪性质多属阳邪,具有火热、酷烈之性。发病过程中起病较急,热象明显,耗伤津液,易化燥伤阴,易出现一派阴伤之象。

三、 诊断要点

(1) 特点:起病急,传变快,易化燥伤阴。
(2) 临床表现:多见身热不甚,口舌干燥,舌红少苔,脉细数。

四、 辨证论治

1. 风温（余邪未尽，肺胃阴伤证）

临床表现:身热不甚,或无热,干咳,或痰少而黏,口舌干燥而渴,舌红少苔,脉细数。

辨证分析:本证见于风温后期,余热未净,以肺胃阴伤为主。余热未净,邪势已衰则身热不甚,邪热若解则无热;风温病以肺为病变中心,肺津伤则干咳,或痰少而黏;胃津伤则口舌干燥而渴。舌红少苔,脉细数为余热未净,肺胃阴伤之象。

治法:滋养肺胃,清涤余邪。

方药:沙参麦冬汤。

加减:若久热久咳者,加地骨皮。

2. 春温（真阴耗损证）

临床表现:身热不甚,日久不退,午后面部潮红,或颧赤,手足心热甚于手足背,咽干齿黑,或心悸,或神倦多眠,耳聋,舌质干绛,甚则紫暗痿软,脉虚软或结代。

辨证分析:本证为春温后期真阴耗损证。邪热久羁不退,耗伤肝肾真阴,而成邪少虚多,肾阴亏损之象;阴虚不能制阳而虚热内生,故低热不退,尤以手足心热较甚;咽干齿黑,是肾阴亏损,津难上承之象;肾水不能上济,心失所养,故心悸;肾精亏损,不能滋养,则神倦多眠,耳聋;肝肾阴血亏耗,脉络凝滞,故舌质干绛,甚或紫暗痿软,邪少虚多则脉虚细无力;阴亏液涸则脉行艰涩,搏动时止而结代。

治法:滋养肾阴。

方药:加减复脉汤。

加减:若气虚者,加人参;阳虚者,加桂枝;夜寐不安者,火麻仁改为酸枣仁,加茯苓;胸闷重者,加瓜蒌、枳壳、郁金。

3. 暑温（热结阴伤证）

临床表现:小便短少不利,高热,口渴,无汗,舌干红,苔黄燥,脉细数。

辨证分析:本证为暑热炽盛,化火灼伤阴液,为虚实夹杂之证。暑热内燔故高热;暑热灼伤津液,则口渴,无汗;热灼津液干涸,无以作溺故小便短少不利。舌干红,苔黄燥,脉细数为

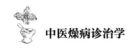

热结阴伤之象。

治法:滋阴生津,泻火解毒。

方药:冬地三黄汤。

加减:若热势较盛者,加石膏、知母以清热泻火;心烦失眠者,加竹叶、莲子心、酸枣仁以清心除烦,养心安神;大便干结者,加瓜蒌仁、火麻仁、郁李仁以润肠通便。

五、 护理与调摄

(1) 保持居住环境温度和湿度适中,注意通风换气。

(2) 根据自身恢复情况适当活动,以促进气血流通,增强体质。

(3) 饮食宜清淡,多食具有滋阴生津作用的食物,如梨、百合等,以补充津液的损耗。

六、 病案举例

王某,女,36 岁,2018 年 7 月 25 日初诊。

患者 1 月余前感冒后出现发热,体温最高达 38.7℃,并咳嗽,咳黄黏痰,伴四肢乏力、鼻塞、咽痛,于当地医院查血常规示白细胞、中性粒细胞明显升高,经诊断为急性上呼吸道感染,静脉滴注头孢类抗生素、炎琥宁等后体温降至正常,鼻塞、咽痛症状消失,痰量减少并逐渐转至白色,然咳嗽无缓解,诉近 1 个月不间断呈阵发性干咳,夜间及晨起时咳剧,患者居家自服用复方甘草片、四季抗病毒合剂、阿奇霉素等效果不佳。既往体质差,易患感冒之症,病后精神萎靡,恶风,夜寐差,遂来门诊就诊。刻下症见:精神萎靡、干咳,咳声低而短促,伴咽干咽痒,纳差,舌质淡红少苔,舌下络脉稍迂曲,脉细数。查体:咽部未见充血,双肺未闻及明显干湿啰音。辅助检查:X 线未见异常。

诊断:咳嗽病(肺气阴两伤兼瘀证)。

治法:补肺益气,滋阴润燥为本,兼以祛风、化瘀为标。

处方:玉屏风和沙参麦冬汤加味(黄芪 30 g,南沙参 30 g,茯苓 20 g,白术 20 g,薏苡仁 20 g,白豆蔻 15 g,防风 15 g,荆芥 15 g,牛蒡子 15 g,薄荷 15 g,淡豆豉 15 g,桔梗 12 g,玉竹 15 g,麦冬 15 g,蝉衣 6 g,全蝎 3 g,香附 12 g,桃仁 10 g,远志 12 g,生甘草 6 g)。

患者服用 4 剂后咳嗽、咽痒症状明显缓解,纳寐可,周老师守方,续服 7 剂,痊愈。

【按语】本案症见精神萎靡,干咳,咳声低短而促,舌红少苔,脉细数等,病机以肺气阴两虚为重心,以具有清养不滞的沙参麦冬汤为底方来生津增液,滋阴润燥。患者体质差,易患感冒之症,故加入玉屏风散,益气固表。此外,病程较久,久病入络,久病多瘀,故少佐活血化瘀之全蝎、桃仁,本案方证对应,故取得了良好的疗效。

第九章　肺系燥病

第一节　感　冒

一、概述

感冒是因感受六淫、时行之邪致使肺卫失和，以鼻塞、流涕、咽痛、恶寒、发热、咳嗽为主要症状的疾病，其中燥性感冒是由外感风热，素体阴虚，卫表不固所致，出现发热重、恶寒轻、干咳无痰或咳黄痰、咽干鼻燥等特征的病症。本病好发于春秋季节。西医学的普通感冒、急性上呼吸道感染等疾病属于本病范畴，流行性感冒即为时行感冒，亦属本病范畴。

二、病因病机

感冒是感受六淫、时行之邪，致使肺卫失和，肺失宣肃之为病，其中燥性感冒主要以燥邪侵袭肺卫致病为主，兼有风、热之邪。春秋为高发季节，其中春季多兼风热之邪，秋季以风燥多见。

感冒的基本病机为邪犯肺卫，卫表不和。燥性感冒多由燥邪袭肺，或从口鼻而入，或从皮毛侵袭。兼见风邪，风性轻扬，故其病多在上焦。肺位于上焦，主气司呼吸，且开窍于鼻，喉为其系，外合皮毛，故外邪从口鼻而入或从皮毛内侵之时，肺卫首先感邪发病，即卫表不和，肺失宣肃，出现上焦肺卫相关症状，故其病位在肺卫。燥邪易伤津耗气，故多会出现咽干鼻燥、口唇干燥等燥证相关症状。

三、诊断要点

本病以鼻塞、流涕、咽痛、恶寒、发热、咳嗽为主症。

诊断主要辨外感内伤：外感风热感冒多发生于春季，伴有明显的发热、恶寒等外感症状；阴虚感冒为体虚内伤感冒，见于素体阴虚又外感风热燥邪而发病，其表证较轻，阴虚之象较甚。

四、辨证论治

感冒病邪在肺、胃，辨证先辨风寒、风热及其兼夹。本节所论证型以风热犯表为主，发热

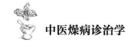

重、恶寒轻，常伴头痛，口渴，鼻塞流黄稠涕，咽部肿痛，舌边尖红，苔薄白微黄，脉浮数等风热表证的特征。其次辨偏实偏虚，若素体虚弱，阴津亏少，再外感风热，则见阴虚感冒。主要见以下两种证型。

1. 风热犯表证

临床表现：身热重，微恶风，汗出不畅，鼻塞，流黄稠涕，咽干口干，咽痛，咳嗽咳痰，痰黄质黏，头胀痛，舌边尖红，舌苔薄白而干或薄黄，脉浮数。

辨证分析：本证由风热之邪侵袭肺卫，卫表失和，肺失宣肃所致。热邪郁于肌肤腠理，则见身热重，汗出不畅；风热之邪从口鼻而入，故鼻塞，流黄稠涕，咽干咽痛，口干；肺失宣肃，故咳嗽咳痰，痰色黄质黏为热象；风邪上扰，故见头胀痛。舌边尖红、舌苔薄白或黄、脉浮数均为风热表象，舌体干燥即为肺燥之象。

治法：疏散风热，辛凉解表。

方药：银翘散加减。

加减：若发热甚，加黄芩、石膏、大青叶；头胀痛甚，加桑叶、菊花、蔓荆子；咽喉肿痛，加山豆根、玄参；咳嗽，痰黄稠，加黄芩、浙贝母、瓜蒌皮；口渴多饮，加天花粉、知母。

2. 阴虚感冒证

临床表现：身热不甚，微恶风寒，少汗，干咳少痰，头昏，烦躁，口干口渴，舌红少苔，脉细数。

辨证分析：本证因素体阴虚津亏，卫表不固，又感受风热、燥热之邪，使肺卫失和，肺失宣肃，故可见身热少汗，微恶风寒，干咳无痰；因其实属本虚标实之阴虚，故多为低热，且伴有头晕、烦躁、口干口渴等症状。舌红少苔，脉细数均为阴虚肺燥之象。

治法：滋阴解表。

方药：加减葳蕤汤加减。

加减：心烦口渴较甚者，加沙参、栀子、天花粉；盗汗明显，加煅牡蛎、糯稻根；咳嗽痰少，加百部、炙枇杷叶；纳差食少，加神曲、炒麦芽、鸡内金。

五、护理与调摄

本病在春秋季节多发，应慎起居、随天气变化适当增减衣物。对于平素体虚易感冒者应加强体育锻炼，可坚持每天按摩迎香穴，必要时可服用调理防治方药。每于春秋流行高峰，应保持室内通风，尽量避免人口聚集，减少去人口密集的公共场所，外出做好个人防护，注意消毒。

治疗期间应认真护理，保证患者充足休息，清淡饮食，对重症、老年、婴幼儿及体虚患者须积极观察，加强护理，随时注意病情变化，提前做好应对措施。

六、病案举例

黄某，男，35岁，工人，1959年1月20日初诊。

患者2天前突然发烧、恶寒、咳嗽，咯吐黑色痰涎，右下胸部疼痛，时有鼻衄。查体温39.1℃，咽充血，右下胸背部可闻及少许湿啰音。血常规：白细胞18×10^9/L，中性粒细胞

$0.87×10^9/L$,淋巴细胞 $0.1×10^9/L$,单核细胞 $0.3×10^9/L$。西医诊断为右下大叶性肺炎,曾用抗生素等治疗 2 天,疗效不显,故来中医科就诊。诊见:恶寒发热,头痛有汗,咳嗽,痰中带血,量不多,右季肋疼痛,咳则加重,口渴喜饮,舌质红,苔薄白,脉浮数。

诊断:风温犯肺,肺失宣降。

治法:辛凉解表,化瘀清肺。

处方:桑叶 9 g,菊花 9 g,金银花 9 g,杏仁 9 g,桔梗 9 g,连翘 9 g,鲜芦根 30 g,板蓝根 30 g,桃仁 9 g,冬瓜子 15 g,生薏苡仁 15 g,牡丹皮 9 g,仙鹤草 9 g。3 剂。

二诊:药后表解热退,咳嗽胸痛亦减,痰中已无血,脉转和缓,苔薄白。尚口渴,午后尚有低热,血液检查白细胞 $5.6×10^9/L$,治依原方加减。桑叶 9 g,杏仁 9 g,桔梗 4.5 g,生薏苡仁 15 g,黄芩 6 g,连翘 9 g,冬瓜子 12 g,新会皮 6 g。

连服 3 剂,临床症状皆除。

【按语】据患者恶寒发热,头痛有汗,咳嗽,舌质红,苔薄白,脉浮数,辨证为风热犯肺,肺失宣降,方用银翘散加减,服 3 剂发热、咳嗽好转,治依原方加减,续服 3 剂后治愈。

第二节　咳　　嗽

一、概述

咳嗽是外邪犯肺,肺失宣肃,肺气上逆所致,发出咳声或伴咳痰为主症的疾病,其中因外感风热燥邪、肝火犯肺或肺阴亏耗,出现以干咳无痰,或痰少质黏,或痰色黄质稠,咽干咽痛等临床特征的,为燥性咳嗽。好发于秋冬季节。

咳嗽既是一种症状,也是肺系疾病中的独立疾病之一。有声无痰谓之咳,有痰无声谓之嗽,临床上多以咳声、咳痰并见,故以咳嗽并称。西医学的急性气管-支气管炎、慢性支气管炎及咳嗽变异性哮喘等以咳嗽为主症的疾病或因其他疾病引起的咳嗽均可属本病范畴。

二、病因病机

张景岳《景岳全书·咳嗽》篇曰:"咳嗽一证,……以余观之,则咳嗽之要,止唯二证,一曰外感,一曰内伤,而尽之矣。"燥邪咳嗽病因分为外感和内伤两类。外感燥嗽为六淫之风热燥邪袭肺;内伤燥嗽则为内邪伤肺或素体阴虚不敌邪,从而引起肺失宣肃,肺气上逆而咳。外感燥嗽是以燥邪为主,兼风热之邪袭肺,主从口鼻、皮毛而入,致肺失宣肃,肺气上逆而作咳,或伴咳吐痰涎黏腻色黄。外邪侵入之时素体多因气候突变,起居不慎;或疲劳体虚,肺卫不固,使外邪入肺,导致肺气上逆而咳嗽。内伤燥咳为饮食不节、情志内伤、素体虚弱等造成脏腑功能失调,使肝火上乘伤于肺或阴虚气耗伤及肺系而出现肺燥咳嗽。如情志不畅,气郁易怒,肝气郁结,肝失疏泄,日久则气郁化火,肝火犯肺,发为咳嗽;久患肺系疾病,反复迁延不愈,耗气伤津,肺之气阴俱虚,气运失司,呼吸失常,肺气上逆而咳嗽。

咳嗽的基本病机为邪犯肺系,肺气上逆。肺为华盖,受百脉朝会,与五脏六腑之气相通,

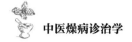

且为娇脏,人体脏腑功能失调,任何脏腑的病变累及于肺,均可导致肺气上逆而咳嗽。对于燥性咳嗽而言,肝火上冲,气逆犯肺可致咳;阴虚气耗,损伤肺络亦可发为咳嗽,即《素问·咳论》云:"五脏六腑皆令人咳,非独肺也。"对于外感咳嗽,风、热、燥邪内侵,伤及肺系,使肺宣降失常,可发为咳嗽。

三、诊断要点

本病以咳嗽、咳痰为主症。

外感咳嗽多病程短、病势急,且兼有表证;内伤咳嗽多病程长、病势缓,反复发作,且伴有其他脏腑兼证。

燥性咳嗽多以干咳无痰,或痰少质黏难咳;或痰色黄质稠,咽干咽痛;或见咽部红肿,口干口渴,舌红、苔黄、脉数为特征。

四、辨证论治

咳嗽辨证当先辨外感与内伤,其次再辨虚实,其中外感咳嗽以实证为主,内伤咳嗽多为虚实夹杂,本虚标实。本节讨论的证型包括风热、风燥袭肺所致的外感咳嗽,多为新病、起病急、病程短,兼见恶寒、发热、头痛等肺卫表证,其病尚浅,及时治疗一般预后良好。肝火犯肺当属内伤咳嗽中的邪实正虚之证,肺阴亏耗咳嗽则属正虚;或虚中夹实,多为久病,反复发作,病程长;亦可见其他脏腑兼症,其病较深,治疗难取速效。

1. 风热犯肺证

临床表现:咳嗽声剧,呼吸气粗,恶风,身热,咽干咽痛,或见咽部红肿,咳痰色黄质黏稠,鼻塞,鼻流黄涕,口干口渴,舌红,苔薄黄,脉浮数。

辨证分析:本证由风热之邪袭肺,肺失宣肃,肺气上逆而发为咳嗽,因其为外感风热表实证,故见咳嗽声剧,呼吸气粗,恶风;又因热邪犯肺,故见身热、咳痰色黄质黏稠、鼻塞、鼻流黄涕等热象,以及咽干咽痛,热邪累及咽喉,故见咽干咽痛,或见咽部红肿;舌红,苔薄黄,脉浮数乃风热表象;热易伤津,故见咽干,口干口渴之肺燥之象。

治法:疏风清热,宣肺止咳。

方药:桑菊饮。

加减:肺热内盛,身热较甚,恶风不显,口渴喜饮,加黄芩、知母清肺泻热;热甚伤津,咽燥口干,舌质红,加南沙参、天花粉、芦根清热生津。

2. 风燥伤肺证

临床表现:干咳无痰或少痰,痰黏难咳,或见痰中带血丝,咽干鼻燥,咽痒肿痛,口干口渴,初起可见轻微恶寒,身热,头痛,舌尖红,苔薄白或薄黄而干,脉浮数。

辨证分析:本证由风燥伤肺,肺失清润,故见干咳无痰或少痰,痰黏难咳,鼻咽干燥;燥邪极易耗伤津液,则咽干鼻燥,口干口渴;风邪主动,燥易生热,喉属肺系,故咽痒肿痛;肺为娇脏,而燥易伤及肺络,故见痰中带血丝;轻微恶寒,身热,头痛皆为外邪伤及肺卫,致肌表不固,肺卫不和之表证。舌尖红,苔薄白或薄黄而干,脉浮数,均为风燥之象。

治法:疏风润燥,宣肺止咳。

方药：桑杏汤。

加减：津伤较甚，干咳，少痰，舌红少苔，加北沙参、麦冬滋养肺阴；身热，心烦，口渴多饮，未见恶寒者，酌加竹叶、石膏、知母、黑山栀子清肺泻热；若无鼻干、喷嚏，而咽干咽痛明显者，加浙贝母、栀子、南沙参以清宣上焦；肺络受损，痰中带血，配白茅根清热止血。

3. 肝火犯肺证

临床表现：阵发呛咳，咳时面赤，或兼胸胁胀痛，口干口苦，目涩红赤，偶有自觉喉中有痰咯之不出、吞咽不下，痰量少质黏，或如絮条，情绪波动时症状随之增减，舌红或舌边红，苔薄黄少津，脉弦数。

辨证分析：肝久郁化火，上犯肺系，发为本证，故见阵发呛咳等肺系病症，亦兼有面赤，目涩红赤，胁肋胀痛，口干口苦，咽部梗阻感等肝郁化火征象，且病情随情绪波动而增减；火郁伤津，故痰量少质黏，滞于咽喉而咯之不出。舌红或舌边红，苔薄黄少津，脉弦数为肝火犯肺，肺燥伤阴之象。

治法：清肝泻火，润肺止咳。

方药：黛蛤散合加减泻白散。

加减：痰黏难咳，加海浮石、知母、贝母清热豁痰；火郁伤津，口咽干燥，咳嗽日久，加北沙参、麦冬、天花粉、诃子养阴生津，敛肺降气。

4. 肺阴亏耗证

临床表现：干咳，咳声短促，痰色白质黏量少，或见痰中带血丝，或伴声嘶，鼻咽干燥，潮热盗汗，颧红，口干，神疲乏力，常兼日渐消瘦，舌干红少苔，脉细数。

辨证分析：本证属内伤咳嗽，多为外感咳嗽日久，耗气伤津，使肺阴亏虚所致。气虚则咳声短促，阴虚则痰色白质黏量少，阴虚燥邪伤及肺络则见痰中带血丝；阴虚津亏则口鼻咽喉失润，故声嘶，鼻咽干燥，口干；虚热内灼，体虚内耗，则潮热盗汗，颧红，神疲乏力，常兼日渐消瘦。舌干红少苔，脉细数为阴虚内燥之象。

治法：滋阴清热，润肺止咳。

方药：沙参麦冬汤。

加减：阴虚潮热，加功劳叶、银柴胡、青蒿、鳖甲、胡黄连以清虚热；阴虚盗汗，加乌梅、糯稻根、浮小麦收敛止涩；肺热内蕴，咳吐黄痰，加海蛤粉、知母、黄芩清热化痰；热伤肺络，痰中带血，加牡丹皮、知母、山栀子、藕节清热止血。

五、护理与调摄

对于本病的预防，应以秋冬季节为主，于气候变化之际及时增减衣物，避免饮食肥腻、辛辣刺激，禁烟酒，防止火热内生致阴伤肺燥。尽量避免吸入油烟、粉尘及有害气体，适当进行体育锻炼，强身健体，增强机体卫外能力。平素体虚易感冒者，可坚持每天按摩迎香穴，必要时可服用调理防治方药，避免感冒。若不慎感冒，应及时治疗，防止病深及肺。

对于咳嗽痰多的患者，应鼓励及帮助患者将痰咳出，可通过翻身拍背之法助患者排痰。内伤久咳患者多病程长、易反复，应格外注意饮食起居，化痰止咳的同时应辅以益气补肺之品，做到标本兼治，防止病情反复难愈。燥证咳嗽患者可用麦冬、金银花、桔梗、生甘草、桑叶煎汤代茶饮，亦可每日用百合煨粥食。

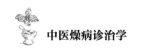

六、 病案举例

张某,男,2岁,1959年3月10日因发热3天住某医院。住院检查摘要:血常规示白细胞总数 27 400/mm³*,中性粒细胞百分比 70%,淋巴细胞百分比 24%,体温 39.9℃,听诊两肺水泡音。住院后,曾用青霉素、链霉素、合霉素等抗生素药物治疗。会诊时,仍高烧无汗,神昏嗜睡,咳嗽微喘,口渴,舌质红,苔微黄,脉浮数。

诊断:腺病毒肺炎。

处方:桑叶5 g,菊花10 g,连翘7.5 g,杏仁7.5 g,桔梗2.5 g,甘草2.5 g,牛蒡子7.5 g,薄荷4 g,苇根25 g,竹叶10 g,葱白3寸,2剂。

二诊:药后得微汗,身热略降,咳嗽有痰,舌质正红,苔薄黄,脉滑数。处方:紫苏叶5 g,前胡5 g,桔梗2.5 g,桑皮5 g,黄芩4 g,天花粉10 g,竹叶7.5 g,橘红5 g,枇杷叶10 g,再服1剂。

三诊:微汗续出而身热已退,亦不神昏嗜睡,咳嗽不显,唯大便2日未解,舌红减退,苔黄微腻,脉沉数,乃表解里未和之候。方宜原方去紫苏叶,加枳实5 g,莱菔子5 g,麦芽10 g。

四诊:服后体温正常,咳嗽已止,仍未大便,舌中心有腻苔未退,脉滑数。处方:冬瓜仁20 g,杏仁10 g,薏苡仁20 g,苇根25 g,炒枳实7.5 g,莱菔子7.5 g,麦芽10 g,焦山楂10 g,建曲10 g。

服2剂而诸证悉平,食、寐、二便俱正常,停药食养痊愈出院。

【按语】据患者刻下证,辨证风温上受,肺气郁闭,宜辛凉轻剂,宣肺透卫,方用桑菊饮加味。服2剂后,表闭已开,余热未彻,宜予清疏利痰之剂。三诊时症状好转,但大便不通,为表解里未和,加通导实滞药物。四诊大便仍未通,乃肺胃未和,拟调和肺胃,利湿消滞。服2剂后症状转愈。

第三节 哮 病

一、 概述

哮病是一种反复发作性肺系疾病,发时喉中哮鸣有声,呼吸困难,甚则喘息不能平卧。其中,燥性哮病因痰浊壅肺,复感风热或体内生热所致,以痰黏、烦热、口干咽燥等为特征。《素问·阴阳别论》曰:"阴争于内,阳扰于外,魄汗未藏,四逆而起,起则熏肺,使人喘鸣。"其中所道"喘鸣"与本病临床表现相似。明·虞抟《医学正传·哮喘》曰:"大抵哮以声响名,喘以气息言。夫喘促喉中如水鸡声者,谓之哮;气促而连属不能以息者,谓之喘。"对"哮"与"喘"做了明确区分。后世医家基于"哮必兼喘",一般统称为"哮喘",简称"哮证""哮病"。

---

* 27 400/mm³=27.4×10⁹/L。

西医学支气管哮喘、哮喘性支气管炎、嗜酸性粒细胞增多症（或其他急性肺部过敏性疾病）引起的哮喘等均属本病范畴。

二、病因病机

燥性哮病发作主因痰伏于肺，燥邪侵袭，兼以风热之邪，嗜食肥甘厚味，积痰蒸热，或肝郁化火引动伏痰而触发，使痰阻气道，气道挛急，肺气上逆而发作。缓解期多因素体不强、劳倦或久病不愈，伤及肺、肾，致痰浊内生。

燥性哮病的病机为脏腑功能失调，使痰浊内生且伏于肺，成为发病的潜在"夙根"，因风热、食积、情志等因素诱发，引动伏痰，痰随气升，气因痰阻，痰气交阻于气道，使肺失宣降，发为哮病。

三、诊断要点

多于先天禀赋有关，可有哮病家族史。

发病突然，呈反复发作性。发时喉间有明显哮鸣声，呼吸困难，不能平卧，甚则面色苍白，爪甲青紫，数分钟或数小时后可缓解。

燥性哮病多遇风热或内热而引触发作，病程日久且反复发作者多有五心烦热、口干、便干等阴虚内燥之象。

四、辨证论治

哮病总属邪实正虚，辨证当分清邪正虚实，发作时以邪实为主，本节主要论述热哮证，以痰鸣声重气粗，伴口干，汗出，面赤身热，舌红苔黄腻，脉滑数等实热征象，未发则为肺、脾、肾三脏亏虚。本节以肺肾两虚证为主，劳累后易发作，常见胸闷气短，腰膝酸软，乏力或五心烦热，舌红少苔，脉细数等气阴亏虚证。

1. 发作期（热哮证）

临床表现：喉中痰鸣，声重如吼，喘声气粗，胸高胁胀，阵发呛咳，咳痰色黄或白质黏稠，咳吐不利，口渴喜饮，口干口苦，汗出，目涩面赤，或伴身热，甚至有好发于夏季者；舌红，苔黄腻，脉滑数或弦滑。

辨证分析：风热袭肺，使肺气宣降失常，气不布津，津液聚而生痰；饮食肥甘厚腻，食积化热，或肝郁化火，内热灼伤津液，凝聚成痰，故咳痰色黄或白质黏稠，咳吐不利；痰热壅肺，阻滞气道，肺失清肃而发为哮，故见痰鸣如吼，喘息声重气粗，胸高胁胀；阴亏热结，故口渴喜饮，口干口苦，汗出，目涩面赤；复感风热而发，则伴身热，或有好发于夏季者。舌红，苔黄腻，脉滑数或弦滑乃痰热壅盛之象。

治法：清热化痰，宣肺平喘。

方药：定喘汤或越婢加半夏汤加减[①]。

---

① 两方皆可用于此证，前者长于清热化痰，用于痰热壅肺，表证不显者；后者泻热更胜，用于肺热内郁，外兼表证者。

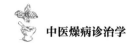

加减：肺热壅盛，痰黄质稠，可加海蛤壳、射干、知母、鱼腥草以清热化痰；兼有大便秘结者，可加大黄、芒硝、全瓜蒌、枳实以通腑泻热；病久热盛伤阴，短息气促，痰少质黏，可加北沙参、麦冬、天花粉。

2. 缓解期（肺肾两虚证）

临床表现：胸闷气短，喘息气促，动则尤甚，吸气不利，咳痰质黏起沫，耳鸣，头晕，腰膝酸软，心慌心悸，乏力困倦，或见五心烦热，颧红，口干，舌红少苔，脉细数；劳累后易发作。

辨证分析：本证患者哮病日久，肾精亏虚，肺气宣降失常，肾失纳摄，故而胸闷气短，喘息气促，动则尤甚，吸气不利；气虚津伤，凝炼成痰，则咳痰质黏起沫；肾精不足而耳鸣，头晕，腰膝酸软，乏力；肺肾阴虚则见五心烦热，颧红，口干。舌红少苔，脉细数为阴虚内燥之象。

治法：补肺纳肾。

方药：生脉地黄汤合金水六君煎加减。

加减：肺气阴两虚为主者，加黄芪、沙参、百合；肾阴虚为主者，加生地黄、冬虫夏草。

五、护理与调摄

对于本病患者，每于气候变化时注意随时增减衣服，防止感冒而诱发。饮食清淡，忌食肥甘厚腻、辛辣之物，对海鲜等食品过敏者避免接触或进食。避免吸入粉尘油烟刺激气道。保持心情舒畅，劳逸结合，防止过度疲劳。久病反复发作者适当进行体育锻炼，增强体质，注意运动时因根据自身情况量力而行，避免过度剧烈运动。

燥性哮病患者可用金银花、麦冬、玄参、蝉衣、荆芥、防风、桔梗、甘草煎汤代茶饮。

六、病案举例

徐某，女，32岁，工人，2011年5月17日初诊。

患者间断咳喘1月余，加重伴喉间哮鸣有声半月。既往过敏性鼻炎病史10年。患者1月前着凉外感后引起咳嗽，鼻塞不通，自服阿奇霉素1周后未见明显好转，甚则咳声加重，咯黄白色黏痰，并于半月前咳嗽夜间加重，喉间哮鸣有声，纳食可，大便略干，小便调，夜寐安，舌红，苔黄厚腻，脉弦滑数。查体：双肺呼气相干鸣音。

诊断：哮病（热哮）。

治法：清热宣肺，化痰定喘。

处方：定喘汤加减（炙麻黄6g，杏仁10g，桑白皮20g，黄芩16g，鱼腥草20g，前胡10g，桔梗10g，射干10g，浙贝母10g，蝉蜕10g，僵蚕10g，地龙20g，百部20g，紫菀20g，款冬花20g，苍耳子10g，辛夷10g，甘草6g），水煎服，日1剂，分2次温服。

服7剂中药后，患者病情稳定，已无明显症状。

【按语】患者既往过敏性鼻炎病史，脏腑功能失调，使痰浊内生且伏于肺，成为发病的潜在"凤根"，素体易感，此次外感风寒，使肺气宣降失常，气不布津，津液聚而生痰，痰阻气道，气道挛急，郁而化热形成热哮，治疗时化痰以平喘，清热以宣肺。

第四节 喘 证

一、概述

喘证是以呼吸困难,甚至张口抬肩,鼻翼煽动,不能平卧为主要症状的疾病,其中燥性喘证是燥邪伤及肺、肾,致使肺失宣降或肾失纳摄,出现痰黏、口咽干燥、烦热、脉数等特征的病症。

喘证即是一个独立的疾病,亦是多种疾病发展过程中的一种症状,西医学中的肺炎、喘息性支气管炎、支气管哮喘、肺气肿、肺源性心脏病、肺结核、硅肺及癔症等发生呼吸困难均属于本病范畴。

二、病因病机

燥性喘证病因分为外感与内伤两类,均以"燥"为主。外感燥喘,以六淫邪气中燥邪为首,兼以风、热等外邪,外邪袭肺,使肺卫受损,肺失宣降,肺气上逆发为喘。内伤燥喘,包括饮食不当如过食肥甘厚腻,生冷辛辣,或嗜食烟酒,伤及脾胃,使脾失健运,水饮停滞,聚而生痰,痰浊壅阻肺气,又遇燥热之邪外袭,或痰湿郁久化热,形成痰热之象,阻滞气机,使肺气上逆为喘;情志不畅,忧思郁结伤肝,肝郁化火,火灼津伤,成内燥之象,伤及脾胃,脾运失健,体内水饮凝炼成痰,壅阻气道,发为喘促;肺系疾病迁延日久,伤及肺、肾,伤津耗气,肾精亏虚,则肺失宣降,肾不纳气,发为喘促。

燥性喘证基本病机为肺失宣降,肾失摄纳而喘。"肺为气之主,肾为气之根",故燥性喘证的病位在肺、肾,涉及肝、脾。外燥犯肺或内伤耗气,气虚津亏,生成内燥伤肺,使肺失宣降,肺气胀满,呼吸不利而喘;久病伤肾,气阴不足,肾之摄纳失常则气逆于肺而喘;脾虚失运,痰浊阻滞,郁久化热,耗气伤阴成燥;肝郁化火,火热伤阴,肝气乘肺,内燥伤肺,致使肺气上逆而喘。

三、诊断要点

喘证以气短喘促为主要症状,呼吸困难,甚至张口抬肩,鼻翼煽动,不能平卧为特征。燥性喘证多有痰黏难咳、烦躁口渴、身热汗出、口咽干燥、舌红脉数等燥邪伤阴之象。

四、辨证论治

喘证首辨虚实,①实喘以呼吸深长有余,呼出为快,气粗声高,伴有痰鸣咳嗽,脉数有力为特征,病势多急;再辨外感内伤,本节所论表寒肺热证属外感之证,寒邪束表,热郁于肺,多起病急,病程短,伴形寒,身热,身痛,脉浮数等表证;痰热郁肺则属内伤实喘,病程较久,反复

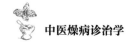

发作,无表证。②虚喘以呼吸短促难续,深吸为快,气怯声低,偶有咳声低弱,脉象虚弱或浮大中空,病势较缓,时轻时重,迁延难愈,遇劳更甚,本节主要讨论肺气虚、肾气虚证。

1. 表寒肺热证

临床表现:喘促气逆,胸部胀闷或胀痛,呼吸气粗,鼻翼煽动,痰黏难咳,伴形寒,身热,烦躁,有汗或无汗,口渴咽干,舌边红,舌苔薄白或罩黄,脉浮数或滑。

辨证分析:寒邪束表,故见形寒,寒邪入里化热,故见身热汗出、呼吸气粗等;燥热伤肺,使肺失宣降,肺气上逆,故见喘粗气逆,胸胀或痛;燥热伤津耗气,痰湿凝炼,使痰黏难咳。舌边红,舌苔薄白或罩黄,脉浮数或滑均为表寒内热之象。

治法:解表清里,化痰平喘。

方药:麻杏石甘汤加减。

加减:痰热较重,痰黄质稠量多,加瓜蒌、贝母;痰热壅盛,痰鸣息涌者,加葶苈子、射干泻肺化痰。

2. 痰热郁肺证

临床表现:喘咳气逆,胸闷胀痛,痰多色黄质黏或夹有血色,身热面赤,烦躁汗出,口渴喜冷饮,口咽干燥,小便涩赤,大便干结或黏腻,舌质红,苔薄黄或黄腻,脉滑数。

辨证分析:燥热之邪蕴结于肺,伤津耗气,使水液凝炼成痰,痰湿郁久化热,故见痰多色黄质黏,身热汗出;气虚阴伤,脉络易损,故可能痰中夹有血色;身热面赤,烦躁汗出,口渴喜冷饮,口咽干燥,均为体内燥热之邪所致;兼见舌质红,苔薄黄或黄腻,脉滑数的燥性之象。

治法:清热化痰,宣肺平喘。

方药:桑白皮汤加减。

加减:身热重者,可加石膏辛寒清气;腑气不通,便秘者,加瓜蒌仁、大黄、芒硝。

3. 肺气虚证

临床表现:喘促气短,声低气怯,喉间鼾声,呛咳连声,痰少质黏,烦热口渴,咽喉不利,面色潮红,舌质淡红,苔剥,脉细数。

辨证分析:久病体虚,伤及肺气,故见声低气短;阴津耗伤,故见痰黏,烦渴,面色潮红。舌质淡红,苔剥,脉细数亦为气阴耗伤之象。

治法:补肺养阴,益气平喘。

方药:生脉散合补肺汤加减。

加减:阴虚偏甚者,加沙参、玉竹、百合、诃子;痰黏质稠者,加川贝母、百部、桑白皮化痰肃肺。

4. 肾气虚证

临床表现:喘促日久,动则喘甚,呼多吸少,气不得续,颧色潮红,咽干口渴,汗出如油,舌红少津,脉细数。

辨证分析:肺病日久伤肾,肾气虚耗,失于摄纳,故见动则喘甚,呼多吸少,气不得续等肾不纳气之症;气耗伤津,故见颧色潮红,咽干口渴;肾之气阴俱虚,故见汗出如油等肾气不固之脱证。舌红少津,脉细数乃阴虚内燥之象。

治法:补肾养阴,纳气平喘。

方药:七味都气丸合生脉散加减。

加减:阴虚津亏,口咽干燥,舌红少苔,脉细数,可加玉竹、天花粉。

五、护理与调摄

对于燥性喘证患者,应及早治疗,力求根治,病程中避风热燥邪侵袭而诱发或加重病情,忌烟酒,清淡饮食,畅情志。病后加强体育锻炼,增强体质,但不可运动过度,耗气伤阴;针对该病预防,应于平日避风热、暑热,随天气变化随时增减衣物,饮食忌肥甘厚腻、生冷辛辣,忌烟酒,以避免助湿生痰化火或耗气伤阴生燥。日常生活中可用玄参、麦冬、桔梗煎煮代茶饮以益肺养阴,宣肺平喘。

六、病案举例

李某,男,38岁。喘息已8年,近年发作频繁,稍动即喘,呼长吸短,不能自制,喘甚则不得卧,自汗,食减,身倦,消瘦,四末发凉。经西医检查诊断为支气管哮喘、慢性气管炎、肺气肿。屡经治疗,未获显效。舌有薄苔,脉虚细。

辨证:肺主气,肾气之根。肾不纳气,心力衰弱则气短,身动即喘。

治法:强心,益肺,纳肾气。

诊断:哮病(缓解期-肺肾气虚证)。

处方:人参(另炖兑服)3 g,陈橘络5 g,黑锡丹(大红枣5枚去核同布包)3 g,陈橘红5 g,麦冬10 g,杏仁6 g,云茯苓10 g,云茯神10 g,五味子(打)5 g,炙甘草3 g,北沙参10 g。

二诊:服药4剂,汗出止,喘稳定。治拟前方加胡桃肉25 g,蛤蚧尾1对,研极细粉分二次随药送服。

三诊:服8剂,喘息已平,余症均轻,机关嘱到南方疗养。改拟丸剂常服。治拟人参30 g,北沙参30 g,紫河车60 g,南沙参30 g,云茯苓30 g,云茯神30 g,五味子30 g,淡苁蓉30 g,巴戟天30 g,补骨脂30 g,黑锡丹15 g,胡桃肉60 g,蛤蚧尾3对,玉竹30 g,寸冬30 g,冬虫夏草30 g,白杏仁30 g,陈橘红15 g,陈橘络15 g,炙甘草30 g。共研极细末,密丸重10 g,每日早晚各服一丸,白开水送下。

【按语】患者喘息反复发作8年,迁延日久,伤及肺、肾,累及心、肾,伤津耗气,肺失宣降,肾不纳气,发为喘促。以本虚为主,故治当补虚火重。治以强心益肺摄纳肾气,佐以健脾化痰为法。首诊方从上中下三焦论治,标本兼顾。二诊时加胡桃肉、蛤蚧补肾纳气,加强疗效。三诊以原意改汤为丸,常服善后。

第五节　肺　痈

一、概述

肺痈是肺叶生疮,化脓溃疡的以发热、咳嗽、咯吐腥臭脓痰甚则兼见脓血、胸痛为主要临床表现的疾病,属于内痈之一。其中,恢复期因邪毒伤肺,阴虚气耗,出现潮热盗汗,烦躁口

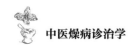

渴,心烦体瘦,舌红脉细数等主要特征为燥性肺痈。西医学中的肺脓肿属于本病范畴,化脓性肺炎、肺坏疽、支气管扩张、支气管囊肿、肺结核空洞等伴化脓感染而与其有相似证候表现者亦可参考本病。

二、 病因病机

肺痈主要病因为外邪犯肺,或体内痰湿生热,以致热灼肺络,瘀血阻滞,蕴酿成脓,血败肉腐化脓。燥性肺痈则为恢复期肺体受损,气耗津亏,内生燥证。

肺痈病位在肺,基本病机为热灼肺络,蒸液成痰,痰热瘀血阻滞,血败肉腐化脓。热邪灼伤肺体,水液蒸炼成痰,痰湿生热,阻滞气道,气滞血瘀,则痰热瘀血蕴结成脓,肺络受损,脓成溃破。溃脓外泻后乃恢复期,此时邪毒渐去,虽病情趋于好转,但肺体受损,故可见邪去正虚,阴亏气耗之征象,即燥证肺痈之病机。

三、 诊断要点

起病较急,常突然出现高热寒战、咳嗽胸痛、痰多浓稠,病情发展快,经 10 天左右可见咯吐大量腥臭脓痰,或脓血相兼,身热遂降,病情好转,经数周逐渐好转。

燥性肺痈指该病恢复期,体虚阴伤气耗之时,以低热、消瘦、潮热盗汗等阴虚之证为主要表现。如治疗不及时,致使脓毒未尽,残存体内,出现持续咳嗽,咳吐腥臭脓痰,低热,体瘦,则转成慢性,迁延难愈。

四、 辨证论治

肺痈属实热之证,辨证当以病情发展阶段为主,初期及成痈期为热毒瘀结于肺,邪盛正实;溃脓期为热壅血瘀,但病程过久,大量腥臭脓痰排出后,亦兼有气阴耗伤之征,故为虚实夹杂之候;恢复期,则邪毒渐去,肺体损伤,气阴亏虚,兼有余毒未净,邪恋正虚。恢复期的具体辨证论治如下。

临床表现:身热渐退,咳嗽减轻,咯吐腥臭脓痰减少,或脓血未见,臭味减淡,痰液转稀,胸胁隐痛,气短自汗,低热盗汗,午后潮热,形消体瘦,烦躁口干,神疲乏力,舌质红,苔薄白或黄,脉细数无力。或病情时轻时重,迁延不愈。

辨证分析:邪毒渐尽之时,脓毒伤及肺体,阴伤气耗,故虽症状好转,但仍见胸胁隐痛、气短乏力等气虚表现,以及潮热盗汗、形体消瘦、烦躁口干等阴虚症状;舌质红,苔薄白或黄,脉细数无力为气阴两虚表现,或此时邪恋正虚,则见病情反复。

治法:清养补肺,益气养阴。

方药:沙参清肺汤或桔梗杏仁煎加减。

加减:阴虚发热,低热不退,加功劳叶、青蒿、白薇、地骨皮以清虚热;伤及肺络,咳吐血痰,加白及、白蔹、合欢皮、阿胶以补敛疮口。

五、护理与调摄

本病患者一旦发病应及早治疗,避免日久迁延难愈。病程中保持卧床静养,每日规律监测体温、观察痰液的色、量、质、味。溃脓期可取适当卧位,帮助排出痰浊痈脓。如大量咯血,应警惕血块阻塞气道。

肺系疾病久病不愈伤及肺体者,或体虚易感外邪者均为易感人群,应注意慎起居,避免邪毒入侵,禁烟酒,忌食肥甘厚腻辛辣刺激之物。

恢复期患者及平素预防可用鲜梨、麦冬或鲜芦根煎汤代茶,亦可每日用薏苡仁煨粥食。

六、病案举例

鞠,左。肺痈已延 2 月,咳嗽脓多血少,稠浊腥臭,纳谷减少,形瘦神疲,脉数无力。

诊断:肺痈(恢复期)。

处方:生黄芪 15 g,紫丹参 10 g,生甘草 2.5 g,苦桔梗 5 g,甜杏仁 15 g,川贝母 10 g,象贝母 10 g,瓜蒌皮 10 g,桑叶 25 g,桑白皮 25 g,生薏苡仁 20 g,冬瓜子 20 g,干芦根(去节)50 g,金丝荷叶(去背上白毛)10 张,川白蜜 15 g,鲜荷叶 1 张(煎汤代茶)。

【按语】患者属于肺痈恢复期,此时邪毒渐去,虽病情趋于好转,但肺体受损,故可见邪去正虚,阴亏气耗之象,故拟托里排脓,清肺化痰。其治用生黄芪、生甘草、川白蜜、干芦根益气养阴,金丝荷叶、生薏苡仁、冬瓜子、苦桔梗解毒排脓,甜杏仁、贝母、瓜蒌皮、桑叶、桑白皮化痰肃肺,紫丹参活血通络,金丝荷叶芳香化湿。

第六节　肺　痨

一、概述

肺痨是以咳嗽、咳血、潮热、盗汗及身体逐渐消瘦为主要临床表现的传染性肺系疾病,属于慢性虚弱性疾患。肺痨以燥性表现为主要特点,为痨虫蚀肺,阴伤气耗而致,多有干咳少痰或无痰,痰黏难咳,潮热盗汗,心烦口渴,舌红少苔,脉细数等阴虚肺燥之象。西医学的肺结核属于本病范畴,因肺外结核引起的劳损也可参照本病。

二、病因病机

肺痨的病因分外感与内伤两大类。外感指感染痨虫。内因多为正气虚弱,如先天禀赋不足,通过出生前后母婴传播感染感染痨虫;或为酒色劳倦过度,耗损精血;或病久、年老体弱失调,或营养不良,致使正虚外感痨虫。总之,肺痨病因总体为体虚外感痨虫所致。

肺痨的基本病机为痨虫蚀肺,使肺气受损,肺失宣肃,发为肺痨。痨虫致病过程中最易

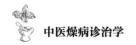

伤阴化热,成阴虚肺燥之象。元·朱丹溪倡"痨瘵主乎阴虚"之说,既指出肺痨其主要病理性质为阴虚,又确立了滋阴降火的治疗大法。疾病初起外感痨虫,伤及肺体,耗气伤津,肺本娇脏,失于濡润则见肺阴亏虚。继而阴虚化热,阴虚火旺;或气虚伤阴,阴虚不能化气,使得气阴两虚,甚至阴损及阳,出现阴阳俱虚。本病病位在肺,久病可传脾、肾,伤及其他脏腑。

三、诊断要点

本病具有传染病,患者有与肺痨病人长期密切接触史。

临床主要表现为咳嗽,咳血,潮热,盗汗及形体逐渐消瘦。

四、辨证论治

肺痨首辨脏腑,本病主要病位在肺,久病可伤及脾、肾。其次辨病理性质,当以肺阴虚为主,常见干咳,手足心热,口咽干燥,舌边尖红,脉细数等特征;久病及脾,则气阴两伤,兼见乏力,纳差,脉细数等气阴两虚表现;肺肾两伤,则阴虚火旺,可见气急喘嗽,五心烦热,心烦口渴,舌干红,苔薄黄而花剥,脉细数等阴虚化火之象,此皆为本节所论重点。

1. 肺阴亏损证

临床表现:干咳,呈阵发性呛咳,或咳少量黏痰,或痰中带血丝,色鲜红,胸部隐痛,午后自觉手足心热,或偶有少量盗汗,口咽干燥,神疲乏力,食欲不振,舌边尖红,苔薄白,脉细数。

辨证分析:初感痨虫,虫蚀肺脏,肺气耗伤,故见干咳少痰或无痰,神疲乏力,食欲不振;损伤肺络,故见痰中带血丝,胸部隐痛;耗气则津亏,津亏则阴虚,故见手足心热,潮热盗汗,口咽干燥等阴伤之候。舌边尖红,苔薄白,脉细数为阴虚肺燥之象。

治法:滋阴润肺。

方药:月华丸加减。

加减:咳嗽频,痰少质黏,可加甜杏仁以润肺化痰止咳;痰中带血丝较多,可加银柴胡、青蒿、胡黄连、地骨皮、功劳叶等以清热除蒸;久咳不已,声音嘶哑,可加诃子、木蝴蝶、凤凰衣等以润肺止咳,利咽开音。

2. 阴虚火旺证

临床表现:连声呛咳,气急喘嗽,咳痰量少色黄质黏,或量多色黄质稠,时时咯血,血色鲜红,混有泡沫样痰涎,或见胸胁掣痛,骨蒸潮热,五心烦热,颧红盗汗,心烦口渴,寐差,急躁易怒,男子可见遗精,女子月经不调,形体日渐消瘦,舌干红,苔薄黄而花剥,脉细数。

辨证分析:阴虚化火,咳痰量少色黄质黏或量多色黄质稠;燥热灼伤肺络,络损血溢,则见时时咯血,血色鲜红,胸胁掣痛;病及肺、肾,肾阴亦伤,故见男子遗精,女子月经不调,骨蒸潮热,五心烦热,颧红盗汗等肾阴虚之候。舌干红,苔薄黄而花剥,脉细数乃阴虚火旺之象。

治法:滋阴降火。

方药:百合固金汤合秦艽鳖甲散。

加减:火旺较甚,热象重者,加胡黄连、黄芩清热泻火;骨蒸劳热,加秦艽、白薇、鳖甲等清热除蒸;痰热壅肺,痰黄质黏,可加桑白皮、天花粉、知母、海蛤粉以清热化痰;盗汗较甚,可加乌梅、瘪桃干、浮小麦、煅龙骨、煅牡蛎等养阴止汗。

3. 气阴耗伤证

临床表现:咳嗽无力,声低气短,咳痰量多色白质稀,偶有带血,或咳血,血色淡红,颧红潮热,自汗盗汗并见,伴畏风怕冷,神疲乏力,纳少,便溏,面色㿠白,舌质光滑色淡,边有齿痕,苔薄白,脉细弱而数。

辨证分析:病情迁延,气耗较甚,则见咳嗽无力,声低气短,火热渐消,故见痰色白质稀,咳血色淡红;肺阴虚损,则颧红潮热仍见;久病及脾,肺脾两虚,故见自汗盗汗并见,畏风怕冷,神疲乏力,纳少,便溏,面色㿠白等脾虚之候。舌质光滑色淡,边有齿痕,苔薄白,脉细弱而数乃气阴两伤之象。

治法:益气养阴。

方药:保真汤或参苓白术散加减。

加减:骨蒸盗汗等阴伤较重者,可加鳖甲、牡蛎、乌梅、地骨皮、银柴胡等以养阴清热除蒸。

五、 护理与调摄

本病患者病程中应注意禁烟酒,慎房事,畅情志,饮食营养均衡,病情好转后可适当进行体育锻炼,忌食辛辣刺激。后期可用西洋参、麦冬、五味子煎煮代茶饮以益气养阴。

该病防治的重点在预防,非必要不接触肺痨患者,接触时应戴好口罩,用雄黄擦鼻以避免传染。素体虚者,调补身体,加强体育锻炼,增强体质。

六、 病案举例

病史:张某,男,35岁,工人。肺痨已罹5年,多次咯血。1968年7月因咯血住院2个月,经治无效,邀余会诊。现有症状:肌削形悴,面色㿠白,两颧如妆,潮热骨蒸,冷汗涔涔,口唇色淡,舌体瘦,舌质红,前半部光净无苔,中后部白苔见腻,目睛少神,气息微弱,倦卧于床。旬日来反复咯血,痞闷不食,腹胀,切其脉为肝弦、肺虚,余皆弱不可及,以两尺为甚。

中医诊断:肺痨(气阴耗伤证)。

治法:培土生金,填补精血,育阴敛阳。

处方:仿《十药神书》保真汤合鲤鱼童便(人参12 g,黄芪12 g,白术10 g,甘草3 g,茯苓10 g,五味子10 g,当归9 g,生地黄9 g,熟地黄9 g,天冬9 g,麦冬9 g,白芍9 g,柴胡3 g,地骨皮12 g,炒黄柏9 g,知母9 g,莲米* 12 g,陈皮9 g,生姜3 g,大枣5枚),水煎,每日1剂,并以半斤许鲤鱼一尾,剖净,童便100 mL加水500 mL文火炖烂,徐徐服下。每日一尾,持服1周。

二诊:咯血已止,仅咳时痰带血丝,冷汗见收,潮热已减,饮食稍进,舌质正常,苔仍见腻象,脉仍显肝旺之征,此仍木贼脾困之兆。处方:故守上方加酸木瓜15 g,以制肝,去生地黄、麦冬、黄柏,加山药、白豆各30 g以益胃。

三诊:又1周,咯血尽止,咳嗽已除,纳食见增,诸恙向安。

---

* 莲米:即莲子心。

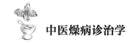

后守此法消息续服 50 余剂,肌肉渐丰,体健如常,肺部造影,病灶已钙化。

【按语】患者久病,病情迁延,阴虚化热,阴虚火旺;或气虚伤阴,阴虚不能化气,使得气阴两虚。保真汤理痨补虚,三损并调之良方,加血肉有情之鲤鱼,滋阴涵阳之童便,熔为一炉,三损同疗,五脏兼顾。

第七节　肺　胀

一、概述

肺胀是多种慢性疾病反复发作,迁延不愈,导致肺气胀满不能敛降,以胸部胀满,憋闷如塞,咳嗽痰多,喘息心悸为特征的疾病,临床多兼见面色晦暗,唇甲紫绀,脘腹胀满,肢体浮肿等症状。此病病程长,易反复,预后差,时轻时重,严重者可出现神昏、痉厥、喘脱等危重症候。其中气阴两虚者,多见痰浊内生,复感风热外邪或痰郁化热,表现为痰热郁肺证,以喘息气粗,痰黄或白,黏稠难咳,口渴欲饮,溲赤便干,舌边尖红,苔黄,脉数等见证,为燥性肺胀。西医学中的慢性阻塞性肺疾病、肺源性心脏病等属于本病范畴。

二、病因病机

肺胀主因久病肺虚,痰浊内壅,肺失肃降,而致气还于肺间,肺气胀满,每于复感外邪而诱发或加重病情。燥性肺胀则为久病肺虚,伤及脾、肾之气阴两虚者,气虚则外邪易袭;阴虚则痰浊易从热化,内成燥证。

肺胀的基本病机为本虚标实,肺、脾、心、肾之气亏虚为本,痰浊、水饮、血瘀互结为标,复感外邪而诱发,气道阻塞,肺气胀满,不能敛降,发为肺胀。其中,肺脾肾虚多为脏腑气虚致使多兼阴虚,呈气阴两虚之势。肺气虚则气机宣降失司,气逆于上而咳,升降失常,呼吸不利而喘,气机壅滞,还于肺间则肺气胀满,此后肺病及脾,脾失健运则痰浊内生,进一步壅阻气道,或肺虚及肾,金水不生,肾之纳摄失职,喘息更甚。病久津亏热结,痰浊化热;反之,痰热内蕴更损伤阴津,故而阴亏津伤则成燥,发为燥性肺胀。

三、诊断要点

肺胀以咳、喘、痰、胀、瘀为主症,咳逆上气,咳痰量多,胸部胀满,憋闷如塞,喘息,动则尤甚,甚则鼻扇气促,张口抬肩,目胀如脱,烦躁不安等为主要临床表现,日久可见心慌心悸,面色晦暗,唇甲紫绀等血瘀之症。

燥性肺胀多见喘息气粗,烦躁更甚,痰黏难咳,口渴欲饮,溲赤便干,舌边尖红,苔黄或黄腻,脉数或滑数等痰热内盛,阴伤内燥之象。

四、 辨证论治

肺胀为标实本虚之病,但有偏实、偏虚的不同,当分清标本主次。感邪时偏于邪实,平时偏于本虚,本节所论为偏实者,以痰浊的偏盛,郁久化热,痰热壅肺为主,可见喘息气粗,目胀睛突,痰黄,口渴,溲赤,便干,舌边尖红,苔黄腻,脉滑数等痰热郁肺证,具体辨证论治如下。

临床表现:咳逆,喘息气粗,痰黏难咳,色黄或白,胸部胀满,烦躁,目胀睛突,或伴身热,微恶寒,有汗不多,口渴欲饮,溲赤,便干,舌边尖红,苔黄或黄腻,脉数或滑数。

辨证分析:痰热郁肺,肺失宣肃,肺气上逆发为咳,气机壅滞,升降失常而喘,上还肺间而胸满气胀;气滞则水液代谢失常,停聚成痰,日久气耗阴伤,痰浊凝炼,郁久化热,故见咳痰量多,色黄或白,黏稠难咯;阴虚津亏,燥热内盛故见烦躁,目胀睛突,口渴欲饮,溲赤便干;若为气阴两虚又复感风热外邪则见身热,微恶寒,有汗不多;舌边尖红,苔黄或黄腻,脉数或滑数均为痰热郁肺,阴虚内燥之象。

治法:清肺化痰,降逆平喘。

方药:越婢加半夏汤或桑白皮汤加减。

加减:痰热伤津,口干舌燥,加天花粉、知母、芦根生津润燥;阴伤痰少,可酌减苦寒之药,加沙参、麦冬滋阴润肺。

五、 护理与调摄

未病先防,首先当以防治引起本病的原发病为关键,防止经常感冒、内伤咳嗽迁延日久发为慢性咳喘,同时也应加强体育锻炼,增强体质,以减少本病的发生。既病防变,燥性肺胀的患者在病程中应避免感受风热燥邪而诱发或加重病情,清淡饮食,调畅情志,忌食烟酒。

燥性肺胀患者也可常服益气养阴、扶正固本的药物,提升正气以抗邪,控制病情发展。例如,生脉饮益气养阴生津,贝母、粳米煮粥以化痰止咳、清热散结,桑叶、杏仁、沙参、浙贝母、梨皮煎水代茶饮以清热润燥,止咳平喘。

六、 病案举例

社友孙芳其令爱,久嗽而喘,凡顺气化痰、清金降火之剂,几于遍尝,绝不取效。一日喘甚烦躁,余视其目则胀出,鼻则鼓煽,脉则浮而且大。

诊断:肺胀(痰热郁肺证)。

处方:以越婢加半夏汤投之。

一剂而减,再剂而愈。余曰:今虽愈,未可恃也,当以参、术补元,助养金气,使清肃下行。竟因循月许,终不调补,再发而不可救药矣。

【按语】患者痰热郁肺,肺失宣肃,肺气上逆发为咳;气机壅滞,升降失常而喘,气滞则水液代谢失常,停聚成痰,日久气耗阴伤,痰浊凝炼,郁久化热。其治用越婢加半夏汤,清肺化痰,降逆平喘,2剂而愈。

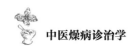

第八节　肺　痿

一、概述

肺痿是指因咳喘日久不愈,肺气受损,或肺阴耗伤导致肺叶痿弱不用,以长期反复咳吐浊唾涎沫为特征的慢性肺系虚损性疾病。其中,燥性肺痿为久咳伤肺,气阴亏耗之虚热型肺痿,以咳吐的浊唾涎沫质黏稠,口渴咽干,午后潮热,形体消瘦,舌红而干,脉虚数等阴虚内燥之象为主症的疾患。该病多为久咳、肺痈、肺痨、哮喘等久病伤肺转化而来,如唐·王焘《外台秘要·许仁则疗咳嗽方十二首》引许仁则论云:"肺气嗽经久将成肺痿。"肺痿亦可见于医者误用下法,重伤津液所致,如《金匮要略·肺痿肺痈咳嗽上气病脉证治》说:"热在上焦者,因咳为肺痿。肺痿之病是……或从汗出,或从呕吐,或从消渴,小便利数,或从便难,又被快药下利,重亡津液,故得之。"

西医学中的慢性肺实质性病变如肺纤维化、肺硬变、肺不张、硅肺等,临床表现出肺痿特征者均可参考本病辨证论治。

二、病因病机

肺痿的病因可分为久病损肺及误治津伤两方面。久病损肺而致燥性肺痿,主要指痰热壅肺所致的久咳,或肺痨之阴虚内热久咳,或肺痈余毒未清,热灼肺络,或其余热病所致久咳,致使热盛伤阴,津液大伤,无以濡润肺脏,肺本娇脏,此时热壅上焦,烧灼肺津,肺失濡养,使涎沫凝炼,肺燥内成,肺叶日渐枯萎。误治津伤所致燥性肺痿,多数为医者在疾病之初误用汗、吐、下法等治疗,重伤津液,使肺脏失于濡养,肺叶渐萎不用,发为肺痿。

肺痿的基本病机是肺气虚损,津液大伤,以致肺叶枯萎。主因肺虚有热,热灼阴津,津亏气耗,使肺脏失于濡养,肺燥津竭,肺叶日渐枯萎而不用。肺燥阴亏,虚热内生,使肺失宣肃,脾胃上输津液转从热化,煎熬成涎沫,故见咳吐浊唾涎沫。其病位在肺,与脾、胃等脏腑密切相关。肺燥津亏,肺失濡养,或脾气亏虚,胃阴耗伤,津液无以上输于肺,则土不生金,虚火灼津炼痰而成浊唾涎沫,发为肺痿。

三、诊断要点

肺痿以长期反复咳吐浊唾涎沫为主要临床表现。

燥性肺痿之涎唾多呈黏稠状,咳嗽,咳声不扬,气急喘促,或见咳痰带血。常伴有口渴咽干,潮热烦躁,形体消瘦,舌红而干,脉虚数等肺燥阴虚证。

四、辨证论治

肺痿当辨虚热、虚寒,而虚热或虚寒肺痿日久,阴阳互损,可见寒热夹杂之象,此时当辨阴虚内热为主,还是气伤虚冷为主。本节所论为肺卫津伤,虚火内盛,阴伤火旺之虚热证,症见咳吐涎沫,质地黏稠,咳声不爽,气逆喘息,口渴咽干,午后潮热,舌红而干,脉虚数等特征。肺痿最常见的证型为虚热证,具体辨证论治如下。

临床表现:咳吐浊唾涎沫,质较黏稠,咳嗽,咳声不扬,甚则音嘎,气急喘促,或咳痰带血,口渴咽干,潮热,烦躁,形体消瘦,皮毛干枯,舌红而干,脉虚数。

辨证分析:肺燥阴亏,虚火内生,热灼津液,肺失濡润,使肺叶日渐痿弱不用,故见咳嗽,咳声不扬,甚则音嘎,气急喘促;肺失宣肃,脾失健运,津液无以上输于肺,且虚火内灼津液,煎熬成涎沫,故则咳吐浊唾涎沫,质黏稠;阴火内燥灼伤肺脏,肺络受损,可见咳痰带血;气阴亏耗,虚热内盛,故见口渴咽干,潮热,烦躁,形体消瘦,皮毛干枯等阴虚症状。舌红而干,脉虚数为阴虚内燥表现。

治法:滋阴润肺,清热生津。

方药:麦门冬汤合清燥救肺汤加减。

加减:咳吐浊黏痰,口渴多饮,加天花粉、知母、川贝母清热化痰;阴虚津亏甚者,加沙参、玉竹以润肺生津;潮热者,加银柴胡、地骨皮以清虚热、除骨蒸。

五、 护理与调摄

本病防治重点在预防,积极治疗原发肺系疾患,防止久病迁延成肺痿。病程中患者应慎起居,适寒温,避时邪,饮食清淡,忌食辛凉刺激,戒烟戒酒,加强体育锻炼,增强体质以固护肺肾。日常生活中可用西洋参、枸杞子煎汤代茶饮,滋阴润燥,补益肾气。

六、 病案举例

王某,女,14 岁,学生,1968 年 6 月 15 日初诊。

患者患脑膜炎,经西医治愈后,经常口吐涎沫不止,吃东西时尤着,且伴有性情急躁,易怒,舌淡红,苔薄白,脉平不数。据《伤寒论》:"大病差后,喜唾,久不了了,当以丸药温之,宜理中丸"之意,给以理中丸治之,效果不显。又据《金匮要略》"上焦有寒,其口多涎"之意,给以苓桂术甘汤治之,仍无效果。继欲用甘草干姜汤治之,因上述温补无效。

诊断:肺痿(虚热证)。

处方:麦门冬汤(麦冬 21 g,党参 9 g,半夏 9 g,炙草 6 g,大枣 4 枚,粳米 9 g),水煎,3 剂。

二诊:服 3 剂后,初见疗效,口吐涎沫有所减少。处方:上方加重半夏、麦冬之用量,最后半夏加至 24 g,麦冬加至 60 g,每日 1 剂。

连服 20 余剂,病愈涎止。

【按语】患者热病未愈,肺燥阴亏,虚火内生,热灼津液,肺失濡润,使肺叶日渐痿弱不用。肺痿虚寒者为多,然经过一系列温补无效,当考虑是否有虚热。由于病起湿热后,且有烦躁易怒之表现,没有寒象应考虑阴虚有热,用麦门冬治之效果显著。

第十章 心脑系燥病

第一节 心 悸

一、概述

心悸包括惊悸和怔忡,是以患者自觉心中悸动、惊慌不安,甚至不能自主为主要临床表现的一种心系病症。因惊而悸者,谓之惊悸,时作时止,病情较轻;无所触动而悸者,谓之怔忡,发作无时,病情较重。

根据本病的临床表现,西医学的各种原因引起的心律失常,如心动过速、心动过缓、期前收缩、心房颤动或扑动、房室传导阻滞、病态窦房结综合征、预激综合征、心功能不全、神经症等,凡以心悸为主要临床表现时,均可参考本节辨证论治。

二、病因病机

心悸的发生多由年老体虚、劳倦所伤、情志不畅、思虑过度、感受外邪及药食不当等多种因素引起。

虚证者,多因气血阴阳亏损,引起心神失养,心主不安;实证者,常见痰、饮、火、瘀阻滞心脉,以致扰乱心神。年老阳衰、禀赋素弱、过服苦寒或过汗,皆可导致心阳虚之心悸;思虑过多,劳神少寐或情志过极,可内伤阴血,以致心失所养;阴阳两虚之心悸,多续发于各种心脏病中;感受外邪或药毒所致者,应有相应病史;情志不畅、脏腑亏虚、气血运行失和,皆可致使内生痰饮、瘀血等;内热者,多因五志过极,或痰浊、瘀血郁久乃致。

与燥邪有关的病因病机主要有外燥和内燥之别。①感受燥热邪气,多从口鼻而入,首犯肺卫,卫气被伤,燥邪乘虚而入,内舍于心,燥扰心神,发为心悸。②血虚日久,心阴损耗,或年老体弱,调摄不善,肝肾阴亏均可致心失滋养,而成心悸。或肝阴不足,失其条达,易致肝阳上亢,肝火内扰;或肾阴不足,水不济火,心肾不交,心火独亢,火扰心神,皆可扰乱心神而致心悸。

三、诊断要点

(1) 自觉心中悸动不安,心脏搏动异常,或快速,或缓慢,或跳动过重或忽跳忽止,呈阵发性或持续不解,神情紧张,心慌不安,不能自主;听诊示心脏搏动或快速,或缓慢,或忽跳忽止,或伴有心音强弱不等;脉象可有数、促、结、代、涩、缓、沉、迟等变化。

（2）伴有胸闷不舒，易激动，心烦寐差，颤抖乏力，头晕等症。中老年患者，可伴有心胸疼痛，甚则喘促，汗出肢冷，或见晕厥。

（3）发作常由情志刺激如惊恐、紧张，以及劳倦、饮酒、饱食等因素而诱发。

（4）测量血压、胸部 X 线片、心电图、超声心动图、动态心电图、运动负荷试验、心肌酶谱等检查，有助于明确诊断。

四、辨证论治

对心悸的临床辨证应结合引起心悸原发疾病的诊断，以提高辨证准确性，如功能性心律失常所引起的心悸，常表现为心率快速型心悸，多属心虚胆怯，心神动摇；冠心病心悸，多为气虚血瘀，或由痰瘀交阻而致；风湿性心脏病引起的心悸，以心脉痹阻为主；病毒性心肌炎引起的心悸，多由邪毒外侵，内舍于心，常呈气阴两虚，瘀阻络脉证。

一般燥邪引发的心悸多有以下特征：①燥性干涩，易伤津液，故患者除心悸、胸闷外，还兼见各种干燥、涩滞的症状，如口鼻干燥、咽干口渴、皮肤干涩，甚则皲裂，毛发不荣，小便短少，大便干结等；②阴虚为本，燥热为标；③常兼肺津损伤，因燥邪多从口鼻而入，最易损伤肺津，从而影响肺气之宣降而出现干咳少痰，甚则喘息胸痛等。具体表现如下。

1. 外燥侵袭，内客心脉证

临床表现：心悸胸闷，口鼻干燥，咽干口渴，皮肤干涩，甚则皲裂，毛发不荣，小便短少，大便干结，苔薄黄少津，脉沉细。

辨证分析：外燥之邪，从皮毛口鼻而入，首先犯肺，心肺同居上焦，内舍于心，心神不安则见心悸；燥邪内阻，气机不畅则见胸闷；燥气伤肺，耗津灼液，肺失清肃，故口鼻干燥、咽干口渴，皮肤干涩，甚则皲裂；小便短少，大便干结，苔薄黄少津，脉沉细均是燥邪伤津的表现。

治法：清宣外燥。

方药：桑杏汤加减。

2. 内燥偏盛，阴虚生热证

临床表现：心悸易惊，心烦失眠，五心烦热，口干，盗汗，思虑劳心则症状加重，伴耳鸣腰酸，头晕目眩，急躁易怒，舌红少津，少或无，脉象细数。

治法：滋阴清火，养心安神。

方药：天王补心丹合朱砂安神丸加减。

加减：若肾阴亏虚，虚火妄动，遗精腰酸者，加龟甲、熟地黄、知母、黄柏，或加服知柏地黄丸；若阴虚而火热不明显者，可单用天王补心丹；若阴虚兼有瘀热者加赤芍、牡丹皮、桃仁、红花、郁金等。

3. 气血不足，心脉失养证

临床表现：心悸气短，头晕目眩，失眠健忘，面色无华，倦怠乏力，纳呆食少，舌淡红，脉细弱。

治法：补血养心，益气安神。

方药：归脾汤去白茯苓加熟地黄、茯神。

加减：若五心烦热，自汗盗汗，胸闷心烦，舌淡红少津，苔少或无，脉细数或结代，辨为气

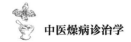

阴两虚,治以益气养血,滋阴安神可用炙甘草汤加减;若兼阳虚而汗出肢冷,加附子、黄芪、煅龙骨、煅牡蛎;若阳虚兼阴虚,重用麦冬、熟地黄、阿胶,加沙参、玉竹、石斛;若纳呆腹胀,加陈皮、谷芽、麦芽、神曲、山楂、鸡内金、枳壳;若失眠多梦,加合欢皮、首乌藤、五味子、柏子仁、莲子心等;若热病后期损及心阴而心悸者可用生脉散加减。

五、 护理与调摄

心悸每因情志内伤、恐惧而诱发,故患者应经常保持心情愉快,精神乐观,情绪稳定,避免情志为害,减少发病。尤其心虚胆怯、心火内动及痰火扰心等引起的心悸,应避免惊恐及忧思、恼怒等不良刺激。

饮食方面宜进食营养丰富而易消化吸收的食物,平素饮食忌过饱、过饥,戒烟酒、浓茶,宜低脂低盐饮食。心阳虚者忌过食生冷,心气阴虚者忌辛辣炙烤,痰浊、瘀血者忌过食肥甘,水饮凌心者宜少食盐。

生活规律方面注意寒暑变化,避免外邪侵袭而诱发或加重心悸。

注意劳逸结合。轻症患者可进行适当体力活动以不觉疲劳、不加重症状为度,应避免剧烈活动及强体力劳动;重症患者平时即有心悸、气短等症状,应卧床休息,待症状消失后,也应循序渐进地增加活动量。

心悸病势缠绵,应坚持长期治疗,获效后亦应注意巩固治疗,可服人参等补气药,改善心气虚症状,增强抗病能力。

积极治疗原发证,如胸痹、痰饮、肺胀、喘证、痹证等,对预防心悸发作具有重要意义。

此外,还应及早发现变证、坏病的先兆症状,结合心电监护,积极准备并做好急救治疗。

六、 病案举例

曹某,男,64岁,主诉:心悸阵作半年。

患者因思虑过度,常觉胸闷、心慌,心烦,乏力。刻下:胸闷、心慌,心烦,乏力,夜间口干、盗汗,夜寐不安,纳食少,二便尚调。既往有高血压病史。查体:血压 150/80 mmHg*,心率78 次/分,律齐,各瓣膜听诊区未闻及病理性杂音。舌红少津、苔少,脉弦细。心电图示窦性心律,$V_4 \sim V_6$ 导联 T 波低平。心脏彩超示左室舒张功能减低,轻度二尖瓣关闭不全,心脏射血分数(ejection fraction, EF)72%。

中医诊断:心悸(气阴两虚,虚火内扰证)。

治法:益气养阴,清心除烦。

处方:生脉散合甘麦大枣汤加味(太子参 15 g,麦冬 15 g,五味子 10 g,浮小麦 30 g,生甘草 10 g,大枣 10 g,竹叶 6 g,栀子 10 g,淡豆豉 10 g,生地黄 15 g,当归 10 g,丹参 20 g)。每日1 剂,早晚温服。

二诊:患者诉心慌,心烦,乏力,夜间口干、盗汗诸症减轻,仍夜寐欠安,舌质暗红、苔少,脉弦细。上方加酸枣仁 20 g,7 剂继服。患者诸症基本消除。

---

* 1 mmHg≈0.133 kPa。

【按语】患者思虑过度,导致气血失调、脏腑功能紊乱。结合胸闷、心慌、心烦、乏力症状,可知患者心之气血已受影响,心气不足则乏力,心阴亏虚,心失所养则见心慌、胸闷。口干、盗汗为阴虚生内热,迫津外泄之象,夜寐不安亦与阴血不足、心神失养有关,结合舌红少津、苔少,脉弦细,辨证为气阴两虚、虚火内扰之证。治宜益气养阴、清心除烦,方选生脉散合甘麦大枣汤加味。生脉散中太子参补气生津;麦冬养阴生津,清心润肺,与太子参相伍,气阴双补;五味子敛肺止汗,生津止渴,宁心安神,三药合用,共奏益气养阴、宁心安神之功,顾护心之气阴。甘麦大枣汤中浮小麦养心安神,生甘草补脾和中,大枣补中益气、养血安神,全方意在养心安神、和中缓急。加用竹叶清热除烦、生津利尿,栀子泻火除烦、清热利湿,淡豆豉解表除烦,三药合用,可清泻内扰之虚火;生地黄清热凉血,丹参活血祛瘀、通经止痛、清心除烦,此三味药既能滋养阴血,又能活血,以防气血瘀滞加重病情。

二诊时患者仍夜寐欠安,故加用酸枣仁养心补肝、宁心安神、敛汗,可增强养心安神之力。

第二节　胸痹心痛

一、概述

胸痹心痛是指以胸部闷痛,甚则胸痛彻背,喘息不得卧为主症的一种心系疾病。轻者仅感胸闷如窒,呼吸欠畅;重者则有胸痛,严重者心痛彻背,背痛彻心。

胸痹心痛主要与西医学中的冠状动脉粥样硬化性心脏病关系密切,临床上常见的心包炎、心肌炎、慢性阻塞性肺气肿等出现胸闷胸痛、短气喘息等症状时亦可参照本节内容辨证论治。

二、病因病机

1. 病因

胸痹心痛的病因主要有寒邪内侵、饮食失调、情志失节、年迈体虚等多种因素引起。

(1)寒主收引:既可抑制阳气,又可使经脉拘急,血行瘀滞,导致心脉痹阻发为本病。《素问·调经论》曰:"寒气积于胸中而不泻,不泻则温气去,寒独留,则血凝泣,凝则脉不通",素体阳虚,胸阳不振,阴寒之邪乘虚侵袭,寒凝气滞,痹阻胸阳,而成胸痹。

(2)饮食不节:饮食偏嗜膏粱厚味或者饥饱无常,损伤脾胃,运化失司,饮食不能生化气血,聚湿成痰,上犯心胸,阻遏心阳,气机不畅,心脉痹阻。痰浊留恋日久,痰瘀交阻,病情转顽。

(3)忧思伤脾:脾失健运而生痰,郁怒伤肝,肝郁气滞,气郁或阻,都可使气血运行不畅,不通则痛,发为胸痹。《杂病源流犀烛·心病源流》曰:"七情除喜之气能散外,余皆足令心气郁结而为心痛也。"

(4)年迈体虚:多见于中老年人,年过半百,肾气自半,精血渐衰,脏腑功能衰退,在本虚的基础上形成标实,导致寒凝、血瘀、气滞、痰浊,使胸阳失运,心脉阻滞,发为胸痹。

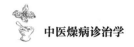

2. 病机

胸痹心痛主要病机为心脉痹阻,病位在心,与肝、脾、肾三脏关系密切,心主血脉,心病不能推动血脉,血行不畅则瘀滞;肝失疏泄,则气郁血瘀;脾失健运,不能运化水湿,聚生痰浊,气血乏源;肾阴亏虚,心血失荣,肾阳虚衰,君火失用,均可引起心脉痹阻,胸阳不振,发为胸痹。《金匮要略·胸痹心痛短气病脉证并治》说:"阳微阴弦,即胸痹而痛,所以然者责其极虚也。"明确指出本病的病理变化为本虚标实,虚实夹杂。其本虚可有气、血、阴、阳虚,标实为气滞、寒凝、痰浊、血瘀。也可相兼为病,急性发作期以标实为主,缓解期以本虚为主。

胸痹发展趋势主要是由标及本,由轻转剧。胸痹病机转化可因虚致实,也可由实致虚。痰居心胸,胸阳痹阻,病延日久,可耗气伤阳,向心气不足或者阴阳共损证转化;阴寒凝结,气失温煦,可向心阳虚证转化;痰瘀阻络,血行不畅,瘀血不去,新血不生,留瘀日久,心气痹阻,心阳不振心气不足,鼓动无力,则气滞血瘀;心肾阴虚,阳偏盛则炼液为痰;心阳亏虚,寒邪侵袭,则寒痰凝络。

近年,随着全球气温变暖,燥邪在胸痹心痛的发病中起着越来越多的作用。

三、 诊断要点

(1) 以心前区疼痛、憋闷、短气为主症。部位多在胸骨后或胸部,疼痛性质可以是绞痛、刺痛或隐痛。可有向左肩背、左臂内侧、颈、喉等部位放射痛。疼痛一般持续数十秒至几十分钟,休息或服药后可缓解。

(2) 多伴有心悸怔忡、短气乏力、呼吸不畅,甚则喘促、面色苍白、自汗等。

(3) 发作时多有劳累过度、七情过激、气候变化、狂饮饱食等诱因,但也存在无明显诱因或安静时发病者。

(4) 可通过生化检查、心电图、超声心动图、冠状动脉造影检查明确诊断。

若疼痛剧烈,持续时间长(30 分钟以上),含化硝酸甘油片后难以缓解,可见汗出肢冷、面色苍白,唇甲青紫,手足青冷至肘膝关节处,甚至旦发夕死、夕发旦死,相当于急性心肌梗死,常合并心律失常、心功能不全及休克,多为真心痛表现,应配合心电图动态观察及血清酶学、白细胞总数、血沉等检查,以进一步明确诊断。

四、 辨证论治

本病总属本虚标实证,辨证当辨虚实。标实应区别气滞、寒凝、痰浊、血瘀的不同,本虚应辨别气血阴阳亏虚的不同。标实者,闷重痛轻,兼见胁肋胀痛、善太息等表现者,多属气滞;疼痛如绞,遇寒则发,或得冷加剧者,多属寒凝;胸部闷窒而痛,伴痰多腻者,多属痰浊;痛如针刺,痛有定处,舌紫暗或有斑点者,多属血瘀。本虚者,心胸隐痛,遇劳而发,兼见心慌、气短、乏力等症者,多属气虚;绞痛兼见胸闷气短、四肢厥冷者多属心阳不振;隐痛时发时止,缠绵不休伴口干,舌淡少苔,脉沉细而数者,多属气阴两虚。

一般燥邪引发的胸痹心痛多有以下特征:①燥性干涩,易伤津液,故患者除胸闷、心痛、短气、喘息不得卧外,还兼见各种干燥、滞涩等症状,如口鼻干燥,口干咽干,皮肤干涩,甚则皲裂,毛发不荣,小便短少,大便干结等;②阴虚为本,燥热为标。具体表现如下。

1. 心肾阴虚证

临床表现:心痛憋闷,心悸盗汗,虚烦不寐,腰酸膝软,头晕耳鸣,口干咽干,大便秘结,舌红少津,脉细数或促代。

辨证分析:水不济火,虚热内灼,则见虚烦不寐,盗汗,腰酸膝软,头晕耳鸣,口干便秘等;心失所养,血脉不畅,则见心痛憋闷,虚烦不寐,心悸等。

治法:滋阴清火,养心和络。

方药:天王补心丹加减。

加减:若阴不敛阳,虚火内扰心神,虚烦不寐,舌尖红少津,可用黄连阿胶汤合酸枣仁汤;若心肾阴虚,兼见头晕目眩,腰酸膝软,遗精盗汗,心悸不宁,口燥咽干,用左归饮。

2. 气阴两虚证

临床表现:心胸隐痛,时发时止,心悸气短,动则益甚伴倦怠乏力,声音低微,易汗出,口干便秘,舌淡红,少津,胖大边有齿痕,少苔或无苔,脉虚细缓或结代。

辨证分析:心气不足,阴血亏耗,血行瘀滞,故见心胸隐痛,时发时止;心脉失养,则心悸不安;气虚则见气短,动则益甚,伴倦怠乏力,声音低微,易汗出等。

治法:益气养阴,活血通脉。

方药:生脉散合人参养营汤加减。

加减:偏于气虚,可用生脉散合保元汤;偏于阴血虚,可用生脉散合炙甘草汤;心脾两虚,纳呆、失眠,加茯苓、茯神、远志、半夏曲健脾和胃,柏子仁、酸枣仁收敛心气,养心安神。

五、护理与调摄

调情志,慎起居,适寒温,饮食调治是护理与调摄的重点。情志异常可导致脏腑失调,气血紊乱,尤其与心病关系较为密切。《灵枢·口问》云:"悲哀愁忧则心动",后世进而认为"七情之由作心痛",故防治本病必须高度重视精神调摄,避免过于激动或喜怒忧思无度,保持心情平静愉快。气候的寒暑晴雨变化对本病的发病亦有明显影响,《诸病源候论·心痛病诸候》记载:"心痛者,风凉邪气乘于心也。"故本病调摄应慎起居,适寒温,居处必须保持安静、通风。

饮食调摄方面,不宜过食肥甘,应戒烟酒,宜低盐饮食,多吃水果及富含纤维食物,保持大便通畅,饮食宜清淡,食勿过饱。发作期患者应立即卧床休息,缓解期要注意适当休息,坚持力所能及的活动,做到动中有静,保证充足的睡眠。发病时医护人员还应加强巡视,观察舌脉、体温、呼吸、血压及精神情志变化,做好各种抢救设备及药物准备,必要时给予吸氧、心电监护及保持静脉通道。

六、病案举例

于某,男,50岁。主诉:间断憋气、气短4个月,加重1周。

患者因急性下壁、后壁心肌梗死,先后分两次于前降支、回旋支及右侧冠状动脉共置入支架5枚。后规律口服抗血小板聚集药、利尿药等药物,仍间断出现活动后喘憋,伴乏力、夜间卧位呼吸困难。近1周上述症状加重,伴双下肢凉麻感、足趾关节刺痛,睡眠不佳,大便

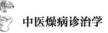

通,小便少,舌质红,苔薄少,脉沉细弱。查体:血压 106/72 mmHg,心率 65 次/分,律齐。双侧足踝微肿。心脏彩超:主动脉硬化,左室壁节段性运动异常,二尖瓣中度反流,三尖瓣轻度反流,左心功能减低,EF 43%。冠脉造影示三支病变。

西医诊断:冠心病,心绞痛,陈旧性心肌梗死;中医诊断:胸痹心痛病(气阴两虚兼血瘀证)。

处方:太子参 10 g,麦冬 10 g,丹参 20 g,川芎 10 g,醋香附 10 g,醋延胡索 10 g,桃仁 10 g,红花 10 g,炒酸枣仁 15 g,制远志 10 g,首乌藤 15 g,陈皮 10 g,茯苓 10 g,炙黄芪 20 g,白术 10 g,柏子仁 10 g,酒黄精 10 g,酒萸肉 6 g,烫水蛭 3 g,干石斛 10 g,冬瓜皮 15 g。7 剂,水煎服。

二诊:患者服药后诉憋气、气短稍有缓解,夜间卧位呼吸困难,尿量稍少,双下肢凉麻感,足趾关节刺痛,舌质红,苔薄少,脉沉细弱。上方去干石斛,加地龙 15 g 以活血通络。

三诊:患者自觉近 1 周憋气、气短明显,尤以夜间为甚,大便偏稀,小便稍少,舌红苔薄少,脉沉细弱,双侧足踝微肿。上方去太子参、酒萸肉、白术,加党参 10 g,山药 10 g,炒白术 6 g 以益气健脾。

四诊:患者诉憋气、双下肢凉麻感缓解,夜间卧位憋气未出现,足趾关节刺痛,口干口渴,睡眠好转,午后小便偏少,舌红苔薄少,脉沉细弱,双侧足踝微肿。上方去酒黄精、醋香附、山药,加葶苈子 15 g,泽泻 6 g,猪苓 10 g 以利尿消肿,干石斛 10 g 以益胃生津。

五诊:憋气较前明显缓解,仍气短,夜寐较前好转,舌红苔薄白,脉沉细弱,双侧足踝不肿,守原方。

六诊:患者诉夜间卧位呼吸困难较前明显缓解,活动后气短较前缓解。纳可,夜寐好转,大便通畅,小便量较前增多,舌质红,苔薄白,脉沉细弱。守原方。

【按语】患者其间断憋气、气短伴乏力、夜间卧位呼吸困难,乃心功能受损,气血运行不畅,心肺功能失司所致。双下肢凉麻感、足趾关节刺痛,为血瘀痹阻脉络,肢体失于温通、濡养之象。结合舌脉辨证为气阴两虚证。气阴不足,无力推动血行,则血行瘀滞;而瘀血内阻,又进一步影响气血的正常运行与脏腑功能,互为因果,发为胸痹心痛之病。治以益气养阴、活血化瘀之法。方中太子参益气健脾、生津润肺;麦冬养阴生津、润肺清心,两者合用,为方中顾护气阴之要药。丹参活血祛瘀、通经止痛、清心除烦;川芎活血行气、祛风止痛;醋香附、醋延胡索行气止痛;桃仁、红花活血化瘀,诸药相伍,增强活血化瘀之力,以通利血脉,改善心脉瘀阻之态。炒酸枣仁、制远志、首乌藤养心安神;陈皮理气健脾、燥湿化痰,茯苓利水渗湿、健脾宁心,两者合用加强益气健脾之力,以培补后天之本,助气血生化。柏子仁养心安神、润肠通便;酒黄精补气养阴、健脾、润肺、益肾;酒萸肉补益肝肾;烫水蛭破血逐瘀、通经;干石斛益胃生津、滋阴清热;冬瓜皮利水消肿,全方既注重益气养阴以扶正,又着力活血化瘀以祛邪,兼顾安神、利水等,契合气阴两虚兼血瘀的病机。

第三节　心力衰竭

一、概述

心力衰竭是以心悸、气喘、肢体水肿为主症的一种病症。此病为多种慢性心系疾病反复发展,迁延不愈的最终归宿。临床上,轻者可仅表现为气短、不耐劳累;重者可见喘息心悸,不能平卧,或伴咳吐痰涎,尿少肢肿,或口唇发绀,胁下痞块,颈脉显露,甚至出现端坐呼吸、喘悸不休、汗出肢冷等厥脱危象。

西医学中的冠状动脉粥样硬化性心脏病、病毒性心肌炎、肥厚型或扩张型心肌病、心瓣膜病、肺源性心脏病等导致的急、慢性心力衰竭均可参照本节进行辨证论治。

二、病因病机

1. 病因

心力衰竭的发生,多因久患心痹、真心痛或先天性心脏疾患,日久不复,引起心气内虚,而因复感外邪、情志刺激或劳倦过度更伤心体所致。

(1)久病耗伤:心系疾病反复迁延必损及心之体用,或血脉瘀阻,心体失荣;或外邪伏留,中伤心体;或劳倦内伤,心气耗散,诸内外因均可导致心之体用俱损,阳气亏虚,进而加重心血瘀阻,脏腑失养,水液内聚之证。

(2)感受外邪:心气内虚,复感六淫、疫毒之邪,乘虚内犯于心,如清代叶天士《温热论》云:"温邪上受,首先犯肺,逆传心包。"《素问·痹论》云:"风寒湿三气杂至,合而为痹。"痹证日久,内舍于心。心力衰竭常因外感燥邪诱发而加重心气虚无以祛邪外出,日久则心体受损,心气愈虚不复,加之外邪首犯肺卫,肺主治节失司,则进一步加重心血瘀阻,而致脏腑失养,水津外泄。

(3)七情所伤:情志失调,七情内伤,致脏腑气机紊乱,血行受扰。暴怒伤肝,疏泄失职,心血为之逆乱;忧思伤脾,血行滞缓,化源不足,不能上资心阳,则心气内虚。七情皆通过其所应之脏影响心之气血运行,致心脉闭阻,心体失养,水饮内生。

(4)劳倦内伤:劳力过度伤脾或房劳伤肾,气血生化乏源,心体失养,而致心气内虚劳倦内伤是心力衰竭加重的关键诱因。《素问·举痛论》云:"劳则喘息汗出,外内皆越,故气耗矣。"已虚之体,骤然气耗,则虚者愈虚,运血无力,血脉瘀滞,水津外泄。

总之,心力衰竭的外因有风、寒、湿、热、燥,以及疫毒之邪内舍于心;内因有情志内伤、饮食失节、劳逸失度、脏腑功能减退等。

2. 病机

心力衰竭的基本病机系心气不足,心阳亏虚。病位在心,其发生发展与肺、肝、脾、肾密切相关。临床表现多为本虚标实,虚实夹杂之证。本虚有气虚、气阴两虚及阳虚;标实主要为血瘀、痰浊、水饮。病变早期主要为心肺气虚,运血无力,瘀血内停;中期因气虚不复,瘀血日久,生新不足,脏腑失荣而呈气阴两虚之象;后期气虚及阳,瘀血愈甚,迫津外泄,抑制水津回流而致水湿泛滥,瘀血贯穿始终。在发病过程中,心气虚是基础,心阳虚是病情发展的标志瘀血是其病理产物,痰浊和水饮是主要病理产物。瘀从气虚来,水由阳虚生,血瘀气亦虚,水泛阳更损,这在心力衰竭的病机发展过程中形成了恶性循环。

燥有外燥和内燥之别。①外燥:感受燥热邪气,多从口鼻而入,首犯肺卫,卫气被伤,燥邪乘虚而入,内舍于心,加重心气虚无以祛邪外出,日久则心体受损,心气愈虚不复,加之外邪首犯肺卫,肺主治节失司,则进一步加重心血瘀阻,而致脏腑失养,水津外泄。②内燥:劳力过度伤脾或房劳伤肾,气血生化乏源,心体失养,而致心气内虚,劳倦内伤是心力衰竭加重的关键诱因。气虚不复,瘀血日久,生新不足,脏腑失荣而呈气阴两虚。

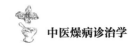

三、诊断要点

(1) 多有慢性心系疾患病史,反复发作,时轻时重,经久难愈。

(2) 临床轻者可仅表现为气短和运动耐量下降;重者可见喘促、心悸,不能平卧,或伴咳痰,尿少肢肿,或口唇发绀,胁下痞块,颈脉显露,甚至出现端坐呼吸、喘悸不休、汗出肢冷等厥脱危象。

(3) 常因外感、劳倦、情志等刺激诱发。

(4) 相关血液生化检查及影像学检查有助于诊断。

四、辨证论治

心力衰竭总属本虚标实之证,辨证首先辨别标本虚实,标实当泻,尤重活血利水;本虚宜补,尤重补心气,温肾阳。其次要辨病情轻重顺逆,一旦发现脱证之先兆,尽早益气固脱。治疗过程中应分清标本缓急,攻补兼施。

1. 燥邪侵袭,内舍于心证

临床表现:心悸、胸闷,气喘,口鼻干燥,咽干口渴,皮肤干涩,甚则皲裂,毛发不荣,小便短少,大便干结,苔薄黄少津,脉沉细。

辨证分析:外燥之邪,从皮毛口鼻而入,首先犯肺,心肺同居上焦,内舍于心,心神不安则见心悸;燥邪内阻,气机不畅则见胸闷;燥气伤肺,耗津灼液,肺失清肃故口鼻干燥、咽干口渴,皮肤干涩,甚则皲裂;小便短少、大便干结、苔薄黄少津,脉沉细均是燥邪伤津的表现。

治法:清宣外燥。

方药:桑杏汤合保元汤加减。

2. 气阴两虚,脏腑失荣证

临床表现:胸闷气短,心悸,动则加剧,神疲乏力,口干,五心烦热,两颧潮红,或胸痛,入夜尤甚;或伴腰膝酸软,头晕耳鸣;或尿少肢肿;舌暗红少苔或少津,脉细数无力或结、代。

辨证分析:气阴两虚,心失所养,心神不宁,则心悸,心烦,失眠;心气虚,则气短,乏力;心阴亏虚,津液不足,则口干咽燥,小便短赤;虚内热,则潮热盗汗;肾气亏虚,气化不行,则尿少肢肿。

治法:益气养阴,活血化瘀。

方药:生脉散合血府逐瘀汤。

加减:阴虚严重者可加二至丸或黄精、石斛、玉竹等;内热之象明显或由外感诱发者,可酌加连翘、白花蛇舌草、重楼等;若伴肺热壅盛、咳吐黄痰者,可加清金化痰汤或越婢加半夏汤加减。

五、护理与调摄

心力衰竭每因外感、情志或过劳等因素诱发或加重,故应调摄精神,避免情绪过激,保持心情平和;冬春季节交替,气候骤变时应注意增减衣服,佩戴口罩,预防感冒;同时须劳逸结合,避免劳累造成心气骤然耗散。

平素饮食清淡,不过食咸味及膏粱之品,限烟限酒,并可适度进行有氧运动,以提高心肌对缺氧的耐受能力。做到勤监护(呼吸、尿量)、频调理、长维持、促进病情的长期稳定。

六、病案举例

黄某,女,76 岁。主诉:气喘、心慌胸闷 20 余天,加重伴双下肢水肿 1 天。

患者无明显诱因出现气喘,伴心慌、胸闷,喘气动则尤甚,经休息后稍有改善,夜间端坐呼吸,不能平卧,伴乏力、两颧潮红、口唇发绀、口燥咽干,呈持续性。1 天前心慌气喘加重,并伴有双下肢水肿,精神、纳食欠佳,大便秘结,小便正常,舌红,苔少,脉沉细数。查体:双肺听诊呼吸音粗,双下肺闻及细湿啰音,心界向两侧扩大,血压 170/100 mmHg,心率 100 次/分,心律绝对不齐,第一心音强弱不等,双下肢凹陷性水肿。心电图:心房颤动;ST-T 改变;左束支阻滞。心房钠尿肽(BNP)5 612;血气分析示 PCO_2 35.9 mmHg, PO_2 97 mmHg。心脏彩超:左房增大;二尖瓣大量反流;三尖瓣中量反流;主动脉瓣少量反流;EF 56%;心律不齐;左室舒张功能下降。

西医诊断:慢性心力衰竭,心功能Ⅲ级,心房颤动。中医诊断:心力衰竭(气阴两虚、心血瘀阻证)。

治法:益气养阴、活血化瘀。

处方:生脉散合血府逐瘀汤加减(党参 20 g,麦冬 15 g,五味子 15 g,生地黄 10 g,黄精 10 g,玉竹 10 g,桃仁 12 g,红花 10 g,当归 10 g,川芎 10 g,赤芍 10 g,黄芪 15 g,茯苓 12 g,猪苓 10 g,紫苏子 10 g,火麻仁 10 g)。7 剂,水煎服。

二诊:夜间喘气稍加重,晨起恢复平稳,能平卧,心慌胸闷减轻,双下肢水肿减轻,食欲欠佳,二便调,舌红,舌尖无苔。原方加用连翘 10 g,黄连 10 g,生地黄加至 15 g,减桃仁、红花。

三诊:患者喘气、心慌、胸闷明显减轻,可平卧,双下肢水肿消退。上方去连翘、黄连。

【按语】患者夜间端坐呼吸、不能平卧,乏力、两颧潮红、口唇发绀、口燥咽干,结合舌红、苔少、脉沉细数,乃气阴两虚,阴虚生内燥之征。气阴不足,心肺失养,鼓动无力,则心慌胸闷;虚火内生,上炎于面,则两颧潮红;阴液亏虚,不能上承滋润,则口燥咽干。大便秘结,亦为阴虚肠燥之故。治以益气养阴、活血化瘀为法,方选生脉散合血府逐瘀汤加减。生脉散中党参代人参,大补元气,补脾益肺;麦冬养阴生津,润肺清心;五味子敛肺滋肾,生津敛汗,三药合用共为君药。黄精、玉竹加强滋阴润燥之力,辅助麦冬、五味子滋养心肺之阴,为臣药。血府逐瘀汤中桃仁、红花、当归、川芎、赤芍活血化瘀,行气止痛,其中当归尚可养血,使活血而不伤正;黄芪补气升阳,利水消肿,与党参相伍,增强益气之功,且助茯苓、猪苓利水消肿,以除双下肢水肿;紫苏子降气平喘,化痰止咳,针对气喘之症;火麻仁润肠通便,缓解阴虚肠燥之便秘。诸药合用,共奏益气养阴、活血化瘀之效。

二诊时患者阴虚之象未除,且有化热之势,故生地黄加量,增强滋阴清热之力,减去桃仁、红花,以防活血太过,耗伤正气。三诊时患者虚热之象已减,故去连翘、黄连,以防苦寒太过,伤阴败胃。

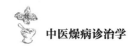

第四节 不 寐

一、概述

不寐,亦称失眠,是由心神失养或心神不安所致,以经常不能获得正常睡眠为特征的一类病症。主要表现为睡眠时间、深度的不足及睡后不能消除疲劳、恢复体力与精力。轻者入寐困难,或寐而不酣,时寐时醒,或醒后不能再寐;重者彻夜不寐。

西医学的神经症、更年期综合征、抑郁症及焦虑症等疾病,临床上以失眠为主要表现时均可参考本节内容辨证论治。

二、病因病机

1. 病因

不寐的发生多因情志失常,饮食不节,劳逸失调,病后或年迈体虚等,以致气血阴阳亏损,心神失养,心神不安,或痰、饮、火阻滞心脉,扰乱心神。

(1)情志失常:情志不遂,肝气郁结,肝郁化火,邪火扰动心神,心神不安而不寐;或由五志过极,心火内炽,心神扰动而不寐;或由暴受惊恐,导致心虚胆怯,神魂不安,夜不能寐。

(2)饮食不节:暴饮暴食,脾胃受损,宿食停滞,壅遏于中,胃气失和,阳气浮越于外而卧寐不安。或由过食肥甘厚味,酿生痰热,扰动心神而不眠,如《张氏医通·不得卧》云:"脉滑数有力不得卧者,中有宿滞痰火,此为胃不和则卧不安也。"或由饮食不节,脾胃受伤,脾失健运,气血生化不足,心血不足,心失所养而失眠。

(3)劳逸失调:思虑劳倦太过伤脾,过逸少动亦耗气,脾气虚弱,生化乏源,营血亏虚不能奉养心神。

(4)病后或年迈体虚:久病血虚,产后失血,年迈血少等,引起心血不足,心失所养,心神不安而不寐。若素体阴虚,或房劳过度,肾阴耗伤,不能上奉于心,心肾不交,心火独亢,扰乱心神,如《景岳全书·不寐》所说:"总属其阴精血之不足阴阳不交,而神有不安其室耳。"

2. 病机

不寐的病因虽多,但其病机总属阴阳失交:一是阴虚不能纳阳,二是阳盛不得入阴。其病位在心,与肝、胆、脾、胃、肾关系密切。如心之气血不足,心失滋养,搏动紊乱;或心阳虚衰,血脉瘀滞,心神失养;或肾阴不足不能上制心火,水火失济,心肾不交;或肾阳亏虚,心阳失于温煦,阴寒凝滞心脉;或肝失疏泄,气滞血瘀,心气失畅;或脾胃虚弱,气血乏源,宗气不行,血脉凝滞;或脾失健运,痰湿内生,扰动心神;或热毒犯肺,肺失宣肃,内舍于心,血运失常等均可引发心悸。

不寐的病理性质主要有虚实两方面。虚者为气、血、阴、阳虚,使心失滋养,心神失养而致不寐;实者多由痰火扰心,水饮上凌或心血瘀阻,气血运行不畅所致。不寐久病可表现为虚实兼夹。

三、诊断要点

（1）轻者入睡困难，或寐而不酣，时寐时醒，或醒后不能再寐，重则彻夜不寐。
（2）常伴有头痛头昏、心悸健忘、神疲乏力、心神不宁、多梦等。
（3）经各系统及实验室检查，未发现有妨碍睡眠的其他器质性病变。

四、辨证论治

不寐的主要病位在心，由于心神失养或不安，神不守舍而不寐，但与肝、胆、脾、胃、肾的阴阳气血失调相关。如急躁易怒而不寐，多为肝火内扰；遇事易惊，多梦易醒，多为心胆气虚；面色少华，肢神疲而不寐，多为脾虚不运，心神失养；嗳腐吞酸，脘腹胀满而不寐，多为胃腑宿食，心神被扰；胸闷，头重目眩，多为痰热内扰心神；心烦心悸，头晕健忘而不寐，多为阴虚火旺，心肾不交，心神不安等。不寐虚证，多属阴血不足，心失所养，临床特点为体质瘦弱，面色无华，神疲懒言，心悸健忘，多因脾失运化，肝失藏血，肾失藏精所致；实证为火盛扰心，临床特点为心烦易怒，口苦咽干，便秘溲赤，多因心火亢盛或肝郁化火所致。

一般燥邪引起的不寐多有以下特征：①具有季节性，多在夏末、秋季及冬季发作。②燥性干涩，易伤津液，故患者除入睡困难，或寐而不酣，时寐时醒，或醒后不能再寐外，还兼见各种干燥、涩滞的症状，如口鼻干燥，咽干口渴，皮肤干涩，甚则皲裂，毛发不荣，小便短少，大便干结等。③阴虚为本，燥热为标。

本节主要讨论肝火扰心、心肾不交两证，具体表现如下。

1. 肝火扰心证

临床表现：不寐多梦，甚则彻夜不眠，急躁易怒，伴头晕头胀，目赤耳鸣，口干而苦，不思饮食，便秘溲赤；舌红苔黄，脉弦而数。

辨证分析：本证多因恼怒伤肝，肝失条达，气郁化火，上扰心神则不寐。肝气犯胃则不思饮食。肝郁化火，肝火乘胃，胃热则口渴喜饮。肝火偏旺，则急躁易怒、胸闷胁痛、头痛面红。火热上扰，故目赤口苦。小便黄赤，大便秘结，舌红，苔黄，脉弦而数，均为热象。

治法：疏肝泄热，镇心安神。

方药：龙胆泻肝汤加减。

加减：若胸闷胁胀，善叹息者，加香附、郁金、佛手；若肝胆实火，肝火上炎之重症出现头痛欲裂、大便秘结，可服当归龙荟丸。

2. 心肾不交证

临床表现：心烦不寐，入睡困难，心悸多梦，伴头晕耳鸣，咽干少津，男子遗精，女子月经不调；舌红少苔，脉细数。

辨证分析：本证以肾阴虚、心火旺为特征。在生理状态下，心火下达肾水，肾水上济心火，使肾水不寒，心火不亢，则水火互济，心肾相交。若肾水不足，心火失济，则心火偏亢，或心火独炽，下吸肾水，则肾阴暗耗，以致肾水亏于下，心火亢于上而心肾不交。

心火偏亢，则心烦不寐，心悸不安，健忘；肾水不足，髓海空虚则眩晕，耳鸣，腰膝酸软；阴虚生内热，则五心烦热，咽干口燥，舌红，脉细数；虚火内扰精室则遗精、带下。

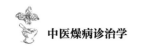

治法：滋阴降火，交通心肾。

方药：六味地黄丸合交泰丸加减。

加减：若心阴不足为主者，可用天王补心丹；若心烦不寐彻夜不眠者，加朱砂、磁石、龙骨、龙齿。

五、 护理与调摄

养成良好的生活习惯，如按时睡觉，不经常熬夜，睡前不饮浓茶、咖啡和吸烟等，保持心情愉快及加强体质锻炼等对失眠的防治有重要作用。

本病因属心神病变，故尤应注意精神调摄，做到喜恶有节，解除忧思焦虑，保持精神舒畅；养成良好的生活习惯，并改善睡眠环境；劳逸结合等对提高治疗失眠的效果均有促进作用。

六、 病案举例

石某，女，67岁。主诉：睡眠障碍10年余，加重1周。

患者入睡困难，睡眠时间短，入睡10余分钟至1小时即醒，醒后难以入睡，彻夜反复；精神差，头痛呈胀痛、头晕，夜间思虑较甚，自觉心慌、心悸烦躁，腰膝酸痛；纳差，食欲欠佳，口中无味，二便调；舌红，苔少偏黄，脉细。

中医诊断：不寐（心肾不交证）。

治法：益肾安神、交通心肾。

处方：益肾镇魂汤加减（熟地黄10 g，山茱萸10 g，山药10 g，郁金10 g，石菖蒲15 g，合欢花10 g，首乌藤30 g，酸枣仁30 g，生牡蛎30 g，生龙骨30 g，麦冬10 g，五味子5 g，建曲10 g，茯神30 g，百合10 g）。7剂，水煎服。

1个月后随访，患者可不服用安眠药入睡，心慌心悸改善，纳可。

【按语】心主神明，肾藏精生髓，心肾相交，水火既济，则睡眠正常。患者老年女性，肾阴渐亏，肾水不能上济于心，心火独亢，扰乱心神，故见睡眠障碍，以及心慌、心悸、烦躁等心神不安之症；肾阴不足，腰府失养，则腰膝酸痛；阴液亏虚，脾胃运化失司，故而纳差、口中无味。舌红苔少偏黄、脉细亦符合阴虚之象。治以益肾安神、交通心肾，选用益肾镇魂汤加减，方中熟地黄、山茱萸、山药，取其滋补肾阴之功，为益肾之基础用药，以补肝肾之阴，充养肾水，使肾水充足得以制约心火；郁金、石菖蒲可理气化痰、开窍醒神；合欢花、首乌藤、酸枣仁皆为安神之良药，合欢花能解郁安神，首乌藤养血安神，酸枣仁养心补肝、宁心安神，三药合用，增强宁心安神之力；生牡蛎、生龙骨重镇安神，可平肝潜阳、收敛固涩，镇惊安神以定悸；麦冬滋阴润肺、益胃生津、清心除烦，合五味子，两者酸甘化阴，既能增强滋阴之力，又可收敛心气，使心神内守；建曲健胃和中；茯神健脾宁心安神；百合润肺止咳、清心安神。诸药配伍，共奏益肾安神、交通心肾之效，标本兼治，契合患者心肾不交之病机。

第五节　眩　晕

一、概述

眩晕是以目眩与头晕为主要表现的病症。目眩是指眼花或眼前发黑;头晕是指头昏不清,头胀,头重脚轻等症,头晕甚者,感觉自身或外界景物旋转。两者常同时并见,故统称为眩晕。轻者闭目即止,重者如坐车船,旋转不定,不能站立,或伴有恶心、呕吐、汗出,甚则仆倒等症状。

西医学中的椎-基底动脉供血不足、高血压、体位性低血压、低血糖、贫血、梅尼埃病、神经衰弱、脑外伤后遗症临床上以眩晕为主症者,均可参考本节辨证论治。

二、病因病机

1. 病因

眩晕的发生主要与情志不遂、年老体弱、饮食不节、久病劳倦、跌仆坠损及外感六淫等因素有关,内生风、痰、瘀、虚,导致风眩内动、清窍不宁或清阳不升,脑窍失养而突发眩晕。

(1)情志不遂:肝为刚脏,体阴而用阳,其性主升主动。若长期忧思恼怒,肝气郁结,气郁化火,风阳扰动,发为眩晕。例如,《临证指南医案·眩晕》华岫云按语:"经云:诸风掉眩,皆属于肝。头为六阳之首,耳目口鼻皆系清空之窍。所患眩晕者,非外来之邪,乃肝胆之风阳上冒耳,甚则有昏厥跌扑之虞。"

(2)年老体弱:肾为先天之本,主藏精生髓,脑为髓之海。若年高肾精亏虚,不能生髓,无以充养于脑,或房事不节,阴精亏耗过甚;或体虚多病,损伤肾精肾气均可导致肾精亏耗,髓海不足,而发眩晕。例如,《灵枢·海论》载有"脑为髓之海……髓海有余,则轻劲多力,自过其度;髓海不足,则脑转耳鸣,胫酸眩冒,目无所见,懈怠安卧"。

(3)饮食不节:若平素饮酒无度,暴饮暴食,或过食肥甘厚味,损伤脾胃,以致健运失司,水谷不化,聚湿生痰,痰湿中阻,则清阳不升,浊阴不降,致清窍失养而引起眩晕。例如,《丹溪心法·头眩》曰:"头眩,痰夹气虚并火,治痰为主,夹补气药及降火药。无痰则不作眩,痰因火动,又有湿痰者,有火痰者。"

(4)久病劳倦:脾胃为后天之本,气血生化之源。若久病不愈,耗伤气血;或失血之后气随血耗;或忧思劳倦,饮食衰少,损伤脾胃,暗耗气血。气虚则清阳不升,血虚则清窍失养,皆可发生眩晕。例如,《灵枢·口问》曰:"故上气不足,脑为之不满,耳为之苦鸣,头为之苦倾,目为之眩。"

(5)跌仆坠损:素有跌仆坠损而致头脑外伤或久病入络,瘀血停留,阻滞经脉,而使气血不能上荣于头目,清窍失养而发眩晕,且多伴见局部疼痛、麻木固定不移,或痛如针刺等症。

(6)外感六淫:因"高巅之上,唯风可到",风邪与寒、热、湿、燥等诸邪,皆可导致经脉运行失度,挛急异常,使清窍失养而发眩晕。

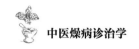

2. 病机

眩晕病位在脑,病变与肝、脾、肾三脏密切相关。病机概括起来主要有风、痰、虚、瘀诸端,以内伤为主。因于风者,多责之情志不遂,气郁化火,风阳上扰;因于痰者,多责之恣食肥甘,脾失健运,痰浊中阻,清阳不升所谓"无痰不作眩";因肾虚者,多责之年高体弱,肾精亏虚,髓海空虚或久病劳倦,饮食衰少,气血生化乏源,甚合"无虚不作眩";若风、痰虚日久,久病入络,或因跌仆外伤,损伤脑络,皆可因瘀而眩。在临床上,上述诸因常相互影响,或相兼为病。

病性有虚、实两端,临床以虚证居多。脾胃不足,肾虚髓空,皆可导致脑窍失养而作眩,是为虚证;若痰浊上蒙清窍,或瘀血痹阻经脉,导致清窍不利而作眩,是为实证。本病临床亦可见本虚标实之证。正如《类证治裁·眩晕》所言:"肝胆乃风木之脏,相火内寄,其性主动主升。或由身心过动,或由情志郁闷,或由地气上腾,或由冬藏不密,或由高年肾液已衰,水不涵木,以致目昏耳鸣,震眩不定。"

燥邪有外燥与内燥之分。①外燥:感受燥热邪气,多从口鼻而入,首犯肺卫,卫气被伤,燥邪乘虚而入,可导致经脉运行失度,挛急异常,使清窍失养而发眩晕。②内燥:体虚、久病、失血、劳倦过度,肾为先天之本,藏精生髓,若先天不足,肾精不充,或者年老肾亏,或久病伤肾,或房劳过度,导致肾精亏虚,不能生髓,而脑为髓之海,髓海不足,上下俱虚,而发生眩晕。

三、 诊断要点

(1) 头晕目眩,视物旋转,轻者闭目即止,重者如坐车船,甚则仆倒为主要临床表现。
(2) 可伴有恶心、呕吐、汗出、耳鸣、耳聋、心悸,以及面色苍白、眼球震颤等表现。
(3) 多见于 40 岁以上人群,起病较急,常反复发作,或慢性起病逐渐加重。
(4) 多有情志不遂、年高体虚、饮食不节或跌仆损伤等病史。
(5) 测血压、颈椎 X 线片、经颅多普勒超声、颅脑 CT、MRI 扫描、血常规及血液系统检查等有助于对本病病因的诊断。

四、 辨证论治

眩晕乃风眩内动、清窍不宁或清阳不升,脑窍失养所致,其病位在脑,与肝、脾、肾三脏功能失调相关,但与肝关系尤为密切。若为肝阴不足者,兼见目睛干涩、五心烦热、潮热盗汗;肝阳上亢者,兼见头胀痛、面色潮红、急躁易怒、腰膝酸软;肝风内动者,兼见步履不稳、肢体震颤、手足麻木等表现。凡眩晕反复发作,症状较轻,遇劳即发,伴两目干涩、腰膝酸软,或面色㿠白、神疲乏力、形羸体弱、脉偏细弱者,多属虚证,由肾精不足或气血亏虚所致;实证眩晕,有偏痰湿、瘀血及肝阳、肝风、肝火之别。若眩晕较重,或突然发作,视物旋转,伴呕恶痰涎、头沉头痛、形体壮实、苔腻脉滑者,多属痰湿所致;眩晕日久,伴头痛固定不移、唇舌紫暗、舌有瘀斑、脉涩者,多属瘀血所致;肝阳风火所致者,眩晕、面赤、口苦、烦躁易怒、肢麻震颤,甚则昏仆,脉多弦数有力。总之,临证眩晕虚证多关乎气、血、精;实证多关乎风、痰、瘀。

1. 燥邪侵袭证

临床表现:头晕目眩,视物旋转,轻者闭目即止;重者如坐车船,甚则仆倒,口鼻干燥,咽干口渴,皮肤干涩,甚则皲裂,毛发不荣,小便短少,大便干结,苔薄黄少津,脉沉细。

辨证分析:燥邪乘虚而入,可导致经脉运行失度,挛急异常,使清窍失养而发眩晕;外燥之邪,从皮毛口鼻而入,首先犯肺,心肺同居上焦,内舍于心,心神不安则见心悸;燥邪内阻,气机不畅则见胸闷;燥气伤肺,耗津灼液,肺失清肃,故口鼻干燥、咽干口渴、皮肤干涩,甚则皲裂;小便短少、大便干结、苔薄黄少津、脉沉细均是燥邪伤津的表现。

治法:清宣外燥止眩。

方药:桑杏汤合血府逐瘀汤加减。

2. 气血亏虚证

临床表现:眩晕动则加剧,劳累即发,面色㿠白,神疲自汗,倦怠懒言,唇甲不华,发色不泽,心悸少寐,纳少腹胀,舌淡苔薄白,脉细弱。

辨证分析:气虚则清阳不展,血虚则脑失所养,故眩晕且动则加重;心主血脉,其华在面,气血虚则面色㿠白,唇甲不华;血不养心,心神不宁,故心悸少寐;气虚则神疲懒言,纳少腹胀;舌淡,脉细弱均是气血两虚之象。

治法:补气养血,健运脾胃。

方药:归脾汤加减。

加减:若气短乏力,神疲便溏者,可合用补中益气汤;若自汗时出,易于感冒,当重用黄芪,加防风、浮小麦;若脾虚湿盛,腹胀纳呆者,加薏苡仁、扁豆、泽泻等;若兼见形寒肢冷,腹中隐痛,可加肉桂、干姜;若血虚较甚,面色㿠白,唇舌色淡者,可加熟地黄、阿胶;兼见心悸怔忡,少寐健忘者,可酌加柏子仁、酸枣仁、首乌藤、龙骨、牡蛎。

3. 肾精亏虚证

临床表现:眩晕日久不愈,精神萎靡,腰酸膝软,少寐多梦,健忘,两目干涩,视力减退,或遗精滑泄,耳鸣齿摇,或颧红咽干,五心烦热,舌红少苔,脉细数;或面色㿠白,形寒肢冷,舌淡嫩,苔白,脉沉细无力,尺脉尤甚。

辨证分析:精髓不足,不能上充于脑,故眩晕,精神萎靡;肾虚,心肾不交,故少寐多梦,健忘;腰为肾之府,肾虚则腰膝酸软;肾开窍于耳,肾虚故时时耳鸣;精关不固,则见遗精;偏阴虚则生内热,故五心烦热,舌红,脉弦细数;偏阳虚则生外寒,故四肢不温,形寒怯冷,舌淡,脉沉细无力。

治法:滋养肝肾,填精益髓。

方药:左归丸加减。

加减:若见五心烦热,潮热颧红者,可加鳖甲、知母、黄柏、牡丹皮等;若肾失封藏固摄,遗精滑泄者,可加芡实、莲须、桑螵蛸、紫石英等;若兼失眠,多梦,健忘者,加阿胶、鸡子黄、酸枣仁、柏子仁等;若阴损及阳,见四肢不温,形寒怕冷,精神萎靡者,加巴戟天、淫羊藿、肉桂,或予右归丸(《景岳全书》);若兼见下肢浮肿,尿少等症可加桂枝、茯苓、泽泻等;若兼见便溏,腹胀少食,可酌加白术、茯苓、薏苡仁等。

五、护理与调摄

保持心情愉悦,饮食有节,注意养生保护阴精,有助于预防本病。

患者的病室应保持安静、舒适,避免噪声,光线柔和。保证充足的睡眠,注意劳逸结合。

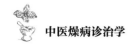

保持心情愉快,增强战胜疾病的信心。饮食以清淡易消化为宜,多吃蔬菜、水果,忌烟酒、油腻、辛辣之品,少食海腥发物,虚证眩晕者可配合食疗,加强营养。眩晕发作时应卧床休息,闭目养神,少作或不作旋转、弯腰等动作,以免诱发或加重病情。重症患者要密切注意血压、呼吸、神志、脉搏等情况,以便及时处理。

六、 病案举例

周某,男,66 岁。主诉:眩晕发作 3 天。

患者 3 天前躺下及起床时有眩晕发作,天旋地转,持续数秒,无意识障碍,无耳鸣及听力下降,无畏光畏声,无一过性昏蒙。睡眠欠佳,时有头痛,纳食尚可,二便调,舌淡红苔薄白,脉沉细。既往史:2 年前有耳石症病史,未服药治疗后好转。体格检查:双侧外耳道通畅,鼓膜完整。辅助检查:电测听未见明显异常,声导抗 A 型。颅脑磁共振、颈动脉 CTA 未见明显异常良性位置性眩晕检查。Dix-Hallpike 试验*表现为右耳向下时向上扭转性眼震,持续 10 秒左右,滚转试验(roll test)未见明显眼震。眩晕残障程度(dizziness handicap inventory,DHI)评定量表评分 64 分,视觉模拟评分法(visual analogue scale, VAS)评分 7 分。予 Epley 手法复位 2 次后眼震消失,患者无明显天旋地转,稍有头晕,起身时稍有漂浮感。

中医诊断:耳眩晕(气血亏虚证)。

治法:补益气血,安神止眩。

处方:五味子合剂加减(山药 10 g,当归 10 g,醋五味子 10 g,炒酸枣仁 10 g,龙眼肉 10 g)。7 剂,水煎服。

【按语】本案患者年逾六旬,脏腑气血渐虚。眩晕呈天旋地转之感,结合其舌淡红苔薄白、脉沉细,当属中医耳眩晕之气血亏虚证。头晕及起身漂浮感,此为气血亏虚、清窍失养未复之象。气血不足,不能上荣头目,脑髓失养,则发眩晕。治疗选用五味子合剂加减,方中以山药补脾养胃、生津益肺、补肾涩精,资生气血生化之源;当归补血活血,使补而不滞;醋五味子敛肺滋肾、生津敛汗、涩精止泻、宁心安神,助酸枣仁、龙眼肉养心安神之效,以定眩止晕。诸药合用,共奏补益气血、安神止眩之功。全方旨在培补气血,使气血充盈,上荣清窍,以巩固手法复位之疗效,改善头晕、漂浮感等不适。同时,患者睡眠欠佳,时有头痛等伴随症状,亦可随气血渐旺而得以缓解。

（第六节）　中　风

一、 概述

中风是以突然昏仆、半身不遂、口舌㖞斜、言语謇涩或不语、偏身麻木为主要临床表现的

---

* Dix-Hallpike 试验是诊断垂直半规管良性阵发性位置性眩晕(benign paroxysmal positional vertigo, BPPV)的金标准。

病症。病轻者可无昏仆而仅见口舌喝斜、半身不遂等症状。

中风是一个独立的疾病，与西医学中急性脑血管病相近，又称脑卒中，是一组以急性起病、局灶性或弥漫性脑功能缺失为共同特征的脑血管疾病，主要包括短暂性脑缺血发作、脑梗死(包括脑血栓形成、脑梗死及腔隙性梗死)、脑出血、蛛网膜下腔出血等。不论是出血性还是缺血性脑血管病，均可参考本节辨证论治。

二、病因病机

1. 病因

脏腑功能失调，气血亏虚是发病的基础，劳倦内伤、忧思恼怒、饮食不节、用力过度或气候骤变等多为发病诱因。在此基础上痰浊、瘀血内生，或阳化风动，血随气逆，导致脑脉痹阻或血溢脑脉之外，脑神机受损而发为中风病。

(1) 气血亏虚：气血不足，脉络空虚，尤其在气候突变之际，风邪乘虚入中，气血痹阻，或痰湿素盛，形盛气衰，外风引动内风，痰湿闭阻经络，而致喝僻不遂。

(2) 劳倦内伤：《素问·生气通天论》曰："阳气者，烦劳则张。"烦劳过度，耗气伤阴，易使阳气暴张，引动风阳上旋，气血上逆，壅阻清窍；纵欲过度，房事不节，亦能引动心火，耗伤肾水，水不制火，则阳亢风动。

(3) 饮食不节：嗜食肥甘厚味、辛香炙烤之物，或饮酒过度，致使脾失健运，聚湿生痰，痰湿生热，热极生风，终致风火痰热内盛，窜犯络脉，上阻清窍。此即《丹溪心法·论中风》所言："湿土生痰，痰生热，热生风也。"

(4) 情志所伤：五志过极，心火暴甚，可引动内风而发卒中，其中以郁怒伤肝为多。平素忧郁恼怒，情志不畅，肝气不舒，气郁化火，则肝阳暴亢，引动心火，气血上冲于脑，神窍闭阻，遂致卒倒无知。或长期烦劳过度，精神紧张，虚火内燔，阴精暗耗，日久导致肝肾阴虚，阳亢风动。此外，素体阳盛，心肝火旺之青壮年，亦有遇怫郁而阳亢化风，以致突然发病者。

2. 病机

中风基本病机为阴阳失调，气血逆乱，其病位在脑，与心、肾、肝、脾密切相关。具体病机有风(肝风)、火(肝火、心火)、痰(风痰、湿痰)、虚(阴虚、气虚)、气(气逆)、血(血瘀)六端，此六端多在一定条件下相互影响、相互作用。病性多为本虚标实，上盛下虚。在本为肝肾阴虚，气血衰少；在标为风火相煽，痰湿壅盛，瘀血阻滞，气血逆乱。若肝风夹痰，横窜经络，血脉瘀阻，气血不能濡养机体，则见中经络之证，表现为半身不遂，口眼喝斜，不伴神志障碍；若风阳痰火蒙蔽神窍，气血逆乱，上冲于脑则见中脏腑重证，络损血溢，瘀阻脑络，而致猝然昏倒，不省人事。

发病之初，邪气鸱张，风阳痰火炽盛，气血上菀，故以标实为主；如病情剧变，在病邪的猛烈攻击下，正气急速溃败，可以正虚为主，甚则出现正气虚脱。而后期因正气未复而邪气独留，可留有后遗症。

三、诊断要点

(1) 具有突然昏仆，不省人事，半身不遂，偏身麻木，口眼喝斜，言语謇涩等特定的临床表现。轻症仅见眩晕，偏身麻木，口眼喝斜，半身不遂等。

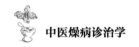

（2）发病急骤,有渐进发展过程。

（3）病发多有诱因,发病前常有头晕、头痛、肢体麻木、力弱等先兆症。

（4）年龄多在40岁以上,常嗜好烟酒、膏粱厚味及素有肝阳上亢,痰湿素盛等,每因恼怒、劳累、酗酒、受凉等因素诱发。

（5）血压、脑脊液检查、眼底检查、颅脑CT、MRI等检查,有助于诊断。

四、辨证论治

中风病性为本虚标实。

急性期多以标实证候为主,根据临床表现注意辨别病性属火、风、痰、血的不同。①平素性情急躁易怒,面红目赤,口干口苦发病后甚或项背身热,躁扰不宁,大便秘结,小便黄赤,舌红黄则多属火热为患;②若素有头痛、眩晕等症,突然出现半身不遂,甚或神昏、抽搐、肢体痉强拘急,属内风动越;③素来形肥体丰,病后咳痰较多或神昏,喉中痰鸣,舌苔白腻,属痰浊壅盛为患;④若素有头痛,痛势较剧,舌质紫暗,多属瘀血为患。

恢复期及后遗症期,多表现为气阴不足,阳气虚衰。如肢体瘫痪,手足肿胀,口角流涎,气短自汗,多属气虚;若兼有畏寒肢冷,为阳气虚衰的表现;若兼有心烦少寐,口干咽干,手足心热,舌红少苔,多属阴虚内热。

1. 络脉空虚,风燥入中证

临床表现:手足麻木,肌肤不仁,或突然口眼㖞斜,语言不利,口角流涎,甚则半身不遂。或兼见恶寒发热,肢体拘急,关节酸痛、口干咽燥、大便秘结等症,舌苔薄白,脉浮弦或弦细。

辨证分析:因正气不足,营血虚弱,脉络空虚,风邪乘虚入中,气血痹阻,经络不畅,加之血弱不能养筋,故口眼㖞斜、手足不能运动、舌强不能言语;风燥之邪外袭,邪正相争,故或见恶寒发热、口干咽燥、大便秘结、脉浮等。

治法:祛风通络,养血和营。

方药:大秦艽汤加减。

2. 肝肾不足,阴虚风动证

临床表现:半身不遂,口舌㖞斜,手足拘挛或蠕动,言语謇涩或不语,感觉减退或消失,眩晕耳鸣,手足心热,咽干口燥,舌质红而体瘦,苔少或无,脉弦细数。

辨证分析:肝肾不足为酿成中风的根本,肝肾之阴不足,则筋脉失养,故见肢体麻木。阴虚则阳亢,故见眩晕耳鸣。风从内生,风主动,故口舌㖞斜、手足拘挛或蠕动。虚火内生,内扰神明,故心烦失眠。舌脉亦为阴虚内热之象。

治法:滋阴息风。

方药:镇肝熄风汤加减。

加减:挟有痰热者,加天竺黄、竹茹、川贝母以清化痰热;心烦失眠者,加黄芩、莲子以清心除烦,加珍珠母、龙齿、首乌藤、茯神以镇心安神;头痛重者,加生石决明、夏枯草以清肝息风。

五、护理与调摄

中风的重症患者多不会翻身、咳痰、说话、进食,大小便也不能自主。故要严密观察病情,精心护理,积极抢救以促使病情向愈,减少后遗症。

（1）认真观察病情变化:患者神志由昏迷转清醒为顺,反之为逆;手足由逆冷转温者为顺,反之为逆。后遗症半身不遂,本属气虚脉缓者,骤然见脉弦劲而数,多有复中的可能。

（2）饮食宜忌:中风患者的饮食以清淡为宜,忌食醇酒厚味。

（3）预防压疮:为防止压疮的发生,必须做到勤翻身,对神昏患者要检查皮肤、衣服、被单是否干燥和平整,当受压皮肤发红时,应用手掌揉擦,或外搭红花酊。

（4）功能锻炼:在瘫痪肢体不能自主运动时,应帮助患者被动运动,进行肢体按摩,同时做大小关节屈伸、旋转、内收、外展等活动,以促进气血运行。当患者瘫痪的肢体可以抬举时,应加强自主运动。对中风不语的患者,应耐心教患者发音,以期逐步恢复语言功能。

中风多为突然发生,一般容易早期发觉,故年岁较大的人,如常有头昏眩晕、手指麻木等,常为中风的先兆,或过于肥胖,也易于引起本病,应注意检查,及早防治,要避免情志波动,在日常生活中,防止失足跌仆,平时少吃肥肉、动物内脏等食物,选食芹菜、荠菜、海蜇,以及新鲜蔬菜等。

六、 病案举例

陈某,男,68岁,主诉:左侧肢体活动不利6月。

6月前无明显诱因突发左侧肢体活动不利,步态不稳,跌倒在地,伴言语欠利,口角流涎。头颅MRI示脑桥、右侧基底节区多发脑梗死;脑占质变性。治疗4周后逐渐出现左上肢屈曲紧张、伸展活动受限,左下肢呈伸直状态。刻下:左上肢屈曲痉挛,左下肢屈曲困难,左踝关节外翻,行走困难,纳寐可,二便调,舌红体瘦无苔、脉弦细弱。神经系统查体:左侧上下肢肌力均为3级,肌张力呈折刀样增高,膝反射(＋＋＋),踝反射(＋＋＋),左侧巴宾斯基征(＋);右侧肢体肌力及肌张力正常,生理反射存在,病理反射未引出。

西医诊断:脑梗死后遗症期,脑卒中后痉挛性偏瘫;中医诊断:中风病恢复期(阴虚风动证)。

处方:增液柔筋汤,每日1剂,早晚分服。15剂。

二诊:服药后下肢肌张力稍降低,踝关节外翻症状改善,舌红苔前光,脉细涩,效不更方,继续服用15剂。

三诊:患者肌张力增高状态明显改善,膝反射(＋＋),踝反射(＋＋),左侧巴宾斯基征(＋),舌质红、体稍大、苔薄,脉细。

【按语】此医案患者为脑脉痹阻、神机受损之候。经前期治疗后,出现左上肢屈曲紧张、下肢伸直僵直之痉性偏瘫表现,结合其舌红体瘦无苔,脉弦细弱,当属阴虚风动之证。

阴虚则筋脉失养,虚风内动,风痰瘀血阻滞经络,筋脉拘挛而发为痉。治以增液柔筋汤,方中用药旨在增液滋阴以濡养筋脉,息风止痉以缓其拘挛。经15剂治疗后,下肢肌张力稍降,踝关节外翻改善,舌红苔前光,脉细涩,提示阴液未复,筋脉仍欠濡润,但已有收效之象,故效不更方,续进15剂。

至二诊时,患者肌张力增高状态明显好转,膝反射、踝反射减弱,舌象转为体稍大、苔薄,脉细。此乃阴液渐充,筋脉得以滋养,风动之势渐缓之象。然左侧巴宾斯基征仍为阳性,提示脑部病损尚未完全修复,肢体功能恢复仍需时日。

第十一章　脾胃系燥病

第一节　胃　痛

一、概述

　　胃痛，又称胃脘痛，是以上腹胃脘部近心窝处发生疼痛为主的病症。

　　胃痛的记载，首见于《黄帝内经》。例如，《素问·六元正纪大论》载："木郁之发……民病胃脘当心而痛。"《素问·举痛论》又载："寒气客于胃肠之间，膜原之下，血不得散，小络引急故痛。"在病机上，《景岳全书·心腹痛》指出："惟食滞、寒滞、气滞最多。""因寒者常居八九，因热者十惟一二。"尤其强调气滞为重要致病因素，故其治疗"当以理气为主"。《杂病源流犀烛·胃病源流》曰："胃痛，邪干胃脘病也。胃禀冲和之气，多气多血，壮者邪不能干，虚则着而为病。"阐明了病邪犯胃，必以胃虚为前提。

　　胃痛既是一个独立的病症，又是脾胃系多种疾病的一个症状。现代医学的急、慢性胃炎，胃、十二指肠溃疡病，胃痉挛，胃神经症，胃癌等以上腹胃脘部疼痛为主症者，均可参照胃痛辨证论治。

二、病因病机

　　胃痛的病位在胃，但与肝、脾的功能失调密切相关。胃痛初起以实证为主，常由外邪、饮食、情志所致，以气机郁滞为主，病位较浅，多在气分；日久由经入络，气郁血瘀，病位较深，多为气血同病。胃痛病延日久，寒邪损伤脾阳，湿热耗气伤津，食伤脾胃，肝气郁滞而木郁乘脾土，多见虚实夹杂证，亦有因后天脾胃不足，致脾胃虚证，表现为胃阴虚和脾胃阳虚之虚寒证。

　　本节所论胃痛多因肝火胃热过盛，或因嗜食辛辣之品，或因过服温燥之药，化燥伤阴，使胃失润养，不荣则痛。阳明胃腑，喜润恶燥，若胃阴不足，失于濡养，则胃失和降，气机不畅，而致气滞；胃阴不足，胃气易伤，每致气阴两虚；或由阴津不足，血液质稠，而致血瘀。故胃阴不足，常可继而伴见气滞、气虚、血瘀。

三、诊断要点

　　（1）胃脘疼痛为主症，有胀痛、刺痛、隐痛、剧痛等不同性质，可伴有上腹部压痛。本节所论多表现为隐隐灼痛。

（2）常伴见饥不欲食，腹胀，恶心呕吐，嘈杂，泛酸，嗳气等上消化道症状。本节所论者可见口干咽燥，舌红少苔等症状。

（3）常有反复发作病史。

（4）胃镜、上消化道钡餐等理化检查有明确的胃十二指肠疾病，并排除其他引起上腹部疼痛的疾病。

四、辨证论治

胃痛首辨虚实：实证多起病急、病程短，疼痛剧烈且拒按，如寒邪客胃、饮食伤胃等；虚证起病缓、病程长，痛势绵绵喜按，如脾胃虚寒、胃阴不足。其次辨寒热：寒证胃痛遇寒加重，得温痛减，口淡不渴，泛吐清水；热证胃脘灼痛，痛势急迫，口干口苦，喜冷饮。

本病初起多以气滞为主，疼痛多表现为胀痛、窜痛，部位不固定，且与情绪相关；久病入血，多为血瘀，痛如针刺、刀割，痛处固定，夜间加重。其中燥病相关的证型为胃阴不足证，具体临床表现如下。

临床表现：胃脘隐隐灼痛，心烦嘈杂，似饥而不欲食，口燥咽干，大便干结，舌红少津，苔少或光剥无苔，脉细数。

辨证分析：胃痛日久，郁热伤阴，胃失濡养而胃脘隐隐灼痛；虚热上扰，故心烦嘈杂；胃阴亏虚，不能消谷，故似饥而不欲食；阴虚津少，无以上承，故口燥咽干；无以下溉，则肠道失润而大便干结。舌红少津，苔少或光剥无苔，脉细数均为阴虚内热之象。

治法：养阴益胃，润燥止痛。

方药：一贯煎合芍药甘草汤加味。

加减：若兼气滞，症见脘腹胀痛，时作干呕者，加佛手、竹茹以行气止呕；若兼气虚，症见神疲气短，倦怠乏力者，加太子参、黄芪以补益气阴；若兼血瘀，症见胃痛如刺，舌见瘀斑者，加丹参、延胡索、桃仁、牡丹皮以活血化瘀；若肠失濡润，大便秘结者，加火麻仁、郁李仁、生首乌以养阴润便。

五、护理与调摄

（1）保持精神愉快，避免忧愁、郁怒，以防伤肝犯胃。

（2）饮食有节，切忌饥饱不调，饮食要定时定量。对于舌苔厚腻者，应禁食肥甘厚味；对于舌红少苔者，要忌食辛辣烈酒。

（3）病情较重者，应卧床休息，并防止不良的精神刺激。

（4）如患者恶心欲呕，在服药前可让患者嚼食生姜，汤药当少量频服。

（5）胃痛初愈，饮食宜清淡易消化。

（6）对合并呕血、便血的患者，应高度重视，注意观察出血量的多少及其颜色，并及时救治。

六、病案举例

曹某，男，43岁。汽车司机。1993年5月31日初诊。

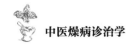

患者胃脘疼痛十年有余,近两年来发作频繁,病势加重。年初曾到某医院做胃镜检查并治疗,诊断为胃窦炎,经用西药治疗,病情不见好转,特求中医治疗。现胃脘疼痛胀满。患者形体消瘦,面色不华,心烦急躁,舌质红,舌苔薄腻,脉弦细。

西医诊断:胃窦炎;中医诊断:胃痛(肝胃不和,胃阴不足证)。

治法:滋阴养胃,舒肝理气,和胃止痛。

处方:自拟沙参养胃汤(北沙参15 g,麦冬10 g,生地黄10 g,当归10 g,石斛10 g,杭芍15 g,枳壳10 g,陈皮10 g,延胡索10 g,砂仁10 g,焦三仙*各12 g,甘草3 g)。12剂,水煎服。医嘱:忌辛辣、油腻。服清淡食物,宜少食多餐;保持心情舒畅。

二诊(1993年6月15日):服上药5剂,胃脘疼痛减轻,食欲有所增加,舌脉如前。药已中病,原方继服6剂后,胃脘疼痛仅小发作1次,且痛势较为轻,吃硬食物仍觉不舒,下肢无力,舌淡红,舌苔薄白,脉弦细。处方:自拟香砂温中汤加味(白术10 g,云苓15 g,山药20 g,扁豆10 g,沙参15 g,杭芍15 g,延胡索10 g,枳壳10 g,香附10 g,砂仁10 g,焦三仙各12 g,鸡内金10 g,甘草3 g)。12剂,水煎服。

三诊(1993年6月28日):胃脘不再疼痛,诸症基本消失,饮食转为正常;舌质淡红,舌薄白,脉缓。处方:香砂六君子丸。每次6 g,每日3次,口服。

服药后,胃痛痊愈,诸症消失,饮食正常,舌质淡红,苔薄白,脉转和缓。

3个月后追访。胃痛未再发作。

【按语】本案患者胃脘疼痛十年有余,病久且近两年来发作频繁、加重,虽经西医治法干预,然病情未见好转。观其形体消瘦、面色不华,伴心烦急躁,舌象为舌红、苔薄腻,脉象弦细,综合辨证属肝胃不和、胃阴不足之胃痛。治以滋阴养胃、疏肝理气、和胃止痛为法,自拟沙参养胃汤投之。方中北沙参、麦冬、生地黄、石斛等滋养胃阴,当归养血活血,杭芍柔肝止痛,枳壳、陈皮理气和胃,延胡索行气止痛,砂仁化湿醒脾,焦三仙消食健胃,甘草调和诸药,全方共奏标本兼治之功。

二诊时,自拟香砂温中汤加味,以白术、茯苓、山药、扁豆健脾益气之品,兼顾脾胃,增强运化之力,进一步巩固疗效,使胃脘疼痛发作次数更少且痛势更轻。至三诊,改以香砂六君子丸善后,调理脾胃功能,巩固治疗成果。

第二节 痞 满

一、概述

痞满是由中焦气机阻滞,脾胃升降失司引起的,以自觉脘腹痞塞,满闷不舒为主要临床表现的病症。张仲景在《伤寒论》提出了"痞"的病名,指出本病是正虚邪陷,升降失调,创半夏泻心汤、生姜泻心汤、甘草泻心汤、大黄黄连泻心汤等寒热并用,辛开苦降。张景岳《景岳全书》将胃痞分为虚实两端,言有邪有滞为实,无物无滞为虚,实者可消可散,虚者宜大加温补。

---

* 焦三仙:焦麦芽、焦山楂、焦神曲。以下同。

西医学中的慢性胃炎、胃神经症、胃下垂、功能性消化不良等以脘部痞塞、满闷不舒为主要表现者属于本病范畴,可参照本病辨证论治。

二、 病因病机

痞满病位主要在胃,与肝、脾关系密切。以中焦气机不利,脾胃升降失司为基本病机。其成因有虚实之分,实证由外邪入里,食滞内停,痰湿中阻,气机阻滞所致;虚证由脾胃虚弱,中虚不运引起。

病机转化主要有以下几种:一是虚实转化,实邪所以内阻,多为中虚不运,升降无力;反之,中焦转运无力,最易招致实邪的侵扰,两者常常互为因果。二是寒热转化,寒热之间可相互转化,亦可形成寒热错杂之证。三是各种病邪之间的转化,如食积、痰阻可致气滞,气滞日久,还可深入血分,形成复合或兼夹证候。痞满日久不愈,气血运行不畅,脉络瘀滞,血络损伤,可见吐血、黑便,亦可产生胃痛、积聚或噎膈等变证。

三、 诊断要点

(1)临床表现以胃脘痞塞、满闷不舒为主要症状,并有按之柔软,压之不痛,望无胀形的特点。

(2)起病缓慢,时轻时重,呈反复发作的慢性过程。

(3)发病常与饮食、情志、起居、寒温失调等诱因有关。

(4)上消化道钡餐造影、胃液分析、纤维或电子胃镜检查、胃黏膜活检、B超、Hp检测、粪便隐血试验等有助于本病的诊断。同时除外胃癌及肝胆胰疾病等其他病症中出现的痞满。

四、 辨证论治

痞满有虚实之异,有邪者为实,无邪者为虚,故首当辨别邪之有无。如伤寒表邪未解,邪气内陷,阻遏中焦所成之痞属有邪;食饮无度,积谷难消,阻滞胃脘所成之痞属有邪;情志不遂,气机郁滞,升降失调而成之痞属有邪。若脾胃气虚,运化无力,升降失司所成之痞,则属虚证。其次辨虚实寒热。若痞满不能食,食少纳呆,喜揉喜按,大便溏薄者为虚;痞满能食,食后痞甚,按之满甚,大便闭结者为实。痞满急迫,渴喜冷饮,口苦便秘,舌红苔黄,脉数者多为热;痞满缠绵,得热则舒,口淡不渴,舌淡苔白,脉沉迟者多属寒。本节所论胃阴不足证,具体表现如下。

临床表现:脘腹痞闷,嘈杂不适,饥不欲食,恶心嗳气,口燥咽干,大便干结,舌质红,苔少,脉细数。

辨证分析:痞闷嘈杂、饥不欲食为胃阴亏虚,失于濡润,和降失司;恶心嗳气为胃气上逆;口燥咽干,大便干结为胃阴亏虚,津不上承,肠道液亏。舌红苔少,脉细数多为胃阴亏虚之象。

治法:养阴益胃,调中消痞。

方药:益胃汤加减。

加减:若阴伤重者,加石斛、天花粉生津;若腹胀较著者,加枳壳、厚朴花理气消胀;若食积者加谷芽、麦芽消食导滞;若便秘者加火麻仁、芒硝润肠通便。

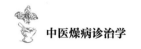

五、护理与调摄

（1）饮食有度，不宜过饥过饱，饮食宜清淡、新鲜、容易消化，禁忌辛辣油炸、肥甘厚味之品，勿过度吸烟与饮酒，以免损伤脾胃，滞气酿痰。

（2）保持心情舒畅，避免精神刺激，以免导致气机郁滞。

（3）适当参加体育锻炼，增强体质，起居有常，避免受寒，防止湿热之邪外袭。

六、病案举例

林某，女，60岁，2005年12月6日初诊。

患者患胃病3年，常服木香顺气丸，症状可稍缓。近因琐事心情不畅，症状加重1周。现胃脘痞闷，热灼似痛，口干不欲饮，饥而不欲食，心烦失眠，头晕耳鸣，手足心热，喜凉，大便秘结，自服牛黄上清丸不效，症状反而加重。胃镜检查提示慢性萎缩性胃炎，幽门螺杆菌阳性。舌质红，苔少，脉弦细。

西医诊断：慢性萎缩性胃炎；中医诊断：胃痞（胃阴亏虚证）。

治法：养阴清热，和胃消痞，理气通降。

处方：拟养阴消痞汤加减（沙参30 g，麦冬15 g，石斛20 g，乌梅7.5 g，丁香3 g，生麦芽30 g，炒枣仁20 g，白术15 g，枳实15 g，丹20 g，甘草6 g）。14剂，每日1剂，水煎，分早晚服，同时辅以养阴生津益胃之药膳养胃粥（处方：石斛12 g，玉竹8 g，大枣5枚，粳米100 g。用法为将石斛、玉竹煎汤去渣取汁，与淘洗干净的大枣、粳米一同放入锅中，再加入适量的清水煮粥服）。

药后患者诸症好转，胃脘胀闷热灼、口干、便秘均缓解，睡眠好转，但时感多食胀闷、噫气，头晕乏力，舌质红，苔薄白，脉细。此乃虚火得降，胃阴得复，但仍存气阴两虚之象。拟益气养阴，和胃消痞法治之，方拟益气调胃汤。处方：黄芪20 g，太子参20 g，山药20 g，黄精20 g，玉竹20 g，白术15 g，枳实15 g，丹参20 g，炙甘草6 g。取14剂，日1剂，水煎服。药后临床显效，病几乎痊愈。

按语：本案患者久患久罹胃病，胃镜检查提示慢性萎缩性胃炎、幽门螺杆菌阳性，常服辛香理气之品，劫伤胃阴。又因情志因素致病情加重，肝郁化火，火热伤胃，胃阴不足，虚火上犯，脉络失养，而致胃脘痞闷，热灼似痛，兼见心烦失眠，头晕耳鸣等。自服牛黄上清丸，苦寒伤胃，故症状反而加重。首诊以养阴消痞汤滋阴清热、和胃消痞，配合药膳滋养。药后阴复热减，又针对气阴两虚，转用益气调胃汤扶正，标本兼顾，终使病情痊愈。

第三节　呕　　吐

一、概述

呕吐，又名吐逆，是指食物或痰涎、水液等由胃中上逆而出的病症。前人以有物有声谓之呕；有物无声谓之吐；无物有声谓之干呕，只吐涎沫谓之吐涎。临床上呕、吐、干呕和吐涎常可间作，故不易截然划分，而合称为呕吐。本病乃胃失和降，气逆于上而引起。

呕吐既可单独发生，亦是临床常见的一个症状，可伴见于多种急慢性疾病之中。西医学中的神经性呕吐、急慢性胃炎、贲门痉挛、幽门痉挛、肝炎、胆囊炎、胰腺炎及某些急慢性传染病或梗阻等病如以呕吐为主者，皆可参照本篇辨证论治。

二、病因病机

呕吐病变脏腑在胃，涉及肝、脾。其病理表现不外虚实两类：实证因外邪、食滞、痰饮、肝气等原因，导致胃气郁滞，失于通降，气逆作呕；虚证为脾胃气阴亏虚，运化失常，不能和降，又有阳虚、阴虚之别。

病机为胃失和降、胃气上逆。一般初病多实。若呕吐日久，损伤脾胃，脾胃虚弱，可由实转虚；亦有脾胃素虚，复因饮食所伤，而出现虚实夹杂之证。暴病呕吐一般多属邪实，治疗较易，预后良好。若呕吐不止，饮食难进，易生变证，预后不良。本节所论胃阴不足致呕吐有热病后期伤津，或肝郁化火伤津所致。

三、诊断要点

（1）以呕吐宿食、痰涎、水液或黄绿色液体，或干呕而无物为主症，一日数次或数日一次不等，持续或反复发作。

（2）常伴有脘腹不适，恶心纳呆，泛酸嘈杂等胃失和降之表现。

（3）起病或急或缓，常先有恶心欲吐之感，多由饮食、情志、寒温不适、嗅到不良气味等因素而诱发，也有因服用药物、误食毒物等所致者。临床上可行电子胃镜、上消化道钡餐检查了解胃及十二指肠黏膜及蠕动功能的改变。若呕吐不止，伴有腹胀，矢气减少或无大便，应做腹部透视及腹部B超，以排除肠梗阻。若面色萎黄，呕吐不止，伴有尿少、浮肿，应及时检查肾功能，以排除肾衰竭、尿毒症所致呕吐。若暴吐呈喷射状，应行头颅CT或MRI检查以排除颅内占位病变。伴腹痛者也可行腹部B超，必要时结合血常规、血尿淀粉酶检查了解胆囊及胰腺的情况呕吐不止者，需监测电解质，防止出现电解质紊乱。育龄期妇女应查尿妊娠试验排除早孕反应。

四、辨证论治

呕吐首辨虚实，实证呕吐多由外邪、饮食、情志所致，起病较急，病程较短，呕吐量多，甚至呕吐如喷，呕吐物多伴酸腐臭秽，或伴表证，脉实有力；虚证呕吐，常因脾胃虚寒、胃阴不足所致，起病缓慢，或见于病后，病程较长，吐物不多，酸臭不甚，呕吐无力，常伴精神萎靡、倦怠乏力等虚弱证候。其次根据呕吐物特点辨别病因病机，胃阴不足所致呕吐物多为少量黏沫，具体表现如下。

临床表现：呕吐反复发作，或时作干呕，恶心，似饥而不欲食，胃脘嘈杂，口干，舌红少津苔少，脉细数。

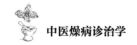

辨证分析:呕吐反复发作,时作干呕为胃热不清,耗伤胃阴,以致胃失和降;似饥而不欲食为胃阴亏虚,胃失濡润,受纳无权;口干咽燥为津液耗伤,不能上承。舌红少津,苔少,脉细数乃胃阴不足之象。

治法:滋阴养胃,降逆止呕。

方药:麦门冬汤加味。

加减:若呕吐频作者,可加枇杷叶、竹茹;热病后期,余热未尽者,加竹叶、生石膏;兼脾胃郁热之象者,加白芍、牡丹皮、栀子;便干者,加瓜蒌仁、火麻仁;气虚者,加山药、太子参;胃阴大亏者,加玉竹、石斛、沙参;阴阳两虚者,加用理中汤。

五、 护理与调摄

(1) 避免风寒暑湿之邪或秽浊之气的侵袭,避免精神刺激,避免进食腥秽之物,不可暴饮暴食,忌食生冷辛辣香燥之品。

(2) 呕吐剧烈者,应卧床休息。

六、 病案举例

王某,女,18 岁。就诊节气:惊蛰。

患呕吐已 1 年余,食后胃中不舒,渐渐吐出不消化物,无酸味,吐尽方舒,吐后又觉饥嘈,略进饮食,泛吐如前,形体消瘦,大便艰难(胃肠 X 线检查无异常发现),口干,舌质红,脉细弱。

辨证:患者受精神刺激,饥饱失调,引起久吐不止,导致气阴两虚,上逆之气,从肝而出,损伤脾胃。

诊断:呕吐。

治法:顺气降逆,泻肝养胃。

处方:煅赭石 12 g,北沙参 9 g,麦冬 9 g,川楝子 9 g,半夏 9 g,陈皮 6 g,姜竹茹 9 g,谷芽 12 g,枳壳 4.5 g。3 剂,水煎服,每日 1 剂,分两次服。

二诊:服药后,呕吐略减,胃嘈如前,前方再加黄连 1.5 g,又继续服药 2 周,呕吐已止大便亦通,饮食渐进,胃中较舒,但神疲,舌红无苔,脉细。可见脾胃已伤,气阴未复再与益气生津、健脾和胃之法,方用麦门冬汤(《金匮要略》)加减,巩固疗效,并注意饮食不宜过量,以防复发。

【按语】本案患者饱受呕吐困扰 1 年有余,且伴形体消瘦、大便艰难等症,虽经胃肠 X 线检查无异常发现,但观其口干、舌质红、脉细弱之象,结合因精神刺激、饥饱失调而致久吐不止的病史,可知病久已致气阴两虚,肝气上逆犯胃,脾胃受损。首诊时,紧扣顺气降逆、泻肝养胃之法拟方。方中煅赭石质重降逆,以平上逆之气;北沙参、麦冬滋养胃阴,顾护已伤之阴液;川楝子疏泄肝气,条达气机;半夏、陈皮理气化痰、和胃降逆;姜竹茹清热化痰、止呕除烦;谷芽消食健胃,助脾胃运化;枳壳行气导滞,使气顺而呕止。服药 3 剂后,呕吐略减,初见成效,然胃嘈仍存,故加黄连以清热和胃,续服 2 周后,呕吐得止,大便通畅,饮食渐增,胃中较舒,可见用药对证。

至二诊时,虽诸症好转,但仍有神疲,舌红无苔,脉细之象,提示脾胃已伤,气阴尚未完全恢复,遂改以麦门冬汤(《金匮要略》)加减,施以益气生津、健脾和胃之法以巩固疗效。

第四节 噎膈

一、概述

噎膈是以吞咽食物梗噎不顺,甚则食物不能下咽,食入即吐为主要表现的一种病症。"噎",即塞,指吞咽之时梗噎不顺;"膈"为格拒,指饮食不下,格拒不入。噎虽可单独出现而又每为膈的前驱,故往往以"噎膈"并称。噎膈中"膈"之病名首见于《黄帝内经》,唐宋以后始将"噎膈"并称。

根据噎膈的临床表现,西医学中的食管肿物、贲门痉挛、贲门炎、食管憩室、慢性食管炎、食管狭窄、食管贲门失弛缓症等,均可参照本节内容辨证论治。

二、病因病机

噎膈的病因有外因和内因两方面。外因多由感受外邪;内因多因忧思暴怒、饮食伤脾而致。病机有虚、实之别,实者多为气滞、痰凝、瘀血;虚者多与阴津亏乏,气虚阳微有关,虚实之间互有关联。本节所论"噎膈"因阴津亏乏,气郁化火伤津;或恣食辛辣炙煿伤津;或热病后伤津;以及素体肾阴不足所致。

病位在于食管,属胃气所主,故其病变脏腑关键在胃,又与肝、脾、肾有密切关系。脾为胃行其津液,若脾失运,可聚湿生痰,阻于食管。胃气之和降,赖肝之条达,若肝失疏泄,则胃失和降,气机郁滞,甚则气滞血瘀,食管狭窄。中焦脾胃赖肾阴、肾阳的濡养和温煦,若肾阴不足,失于濡养,食管干涩,均可发为噎膈。病理性质总属本虚标实。病初以标实为主,为气交阻于食管胃腑,故吞咽时梗噎不顺,梗塞难下;继则痰、气、瘀三者交互搏结,胃之通降阻塞,饮食难下;久则气郁化火,或瘀痰生热,伤阴耗液,病情由标实转为正虚,而以津亏热结为主。如阴津日益枯槁,胃失所养;或阴损及阳,脾肾阳气衰败,痰气郁结更甚,证情危重。

三、诊断要点

(1)初起咽部或食管内有异物感,进食时有停滞感,继则咽下梗噎,甚至食不得入或食入即吐。

(2)常伴有胃脘不适,胸膈疼痛,甚则形体瘦,肌肤甲错,精神疲乏等。

(3)轻症患者主要为胸骨后不适,烧灼感或疼痛,食物通过有滞留感或轻度梗阻感,咽部干燥或有紧缩感;重症患者见持续性、进行性吞困难,咽下梗塞即吐,吐出黏液或白色泡沫黏痰,严重时伴有胸骨后或背部肩胛区持续性钝痛,进行性消瘦。

(4)患者常有情志不畅、酒食不节、年老肾虚等病史。

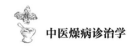

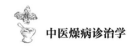
具备以上临床表现,结合起病形式、诱因、年龄即可诊断为"膈"。结合影像学检查(上消化道钡餐 X 线或食管镜检)可明确诊断。

上消化道钡餐 X 线检查可显示食管或贲门部痉、狭窄、肿瘤等病变;食管镜检作组织病理活检,或食管脱落细胞检查,可明确病变部位及性质。

四、 辨证论治

噎膈以"吞咽梗阻、饮食难下"为主症。辨证首辨虚实:初起以标实为主,多为痰气交阻、瘀血内结等;后期以正虚为主,如阴津亏乏、气虚阳微等。其次辨标本主次:标实者要分辨气、痰、瘀的不同,正虚者需区分阴津、阳气亏虚的差异,其中阴津亏乏也可致使津亏热结。同时,要明确标本的孰轻孰重及相互转化。本节所论阴津亏乏及津亏热结证具体表现如下。

1. 阴津亏乏证

临床表现:吞咽梗塞,饮水可下,食物难进,形体消瘦,肌肤枯燥,口干咽燥,欲饮冷水,五心烦热,或潮热盗汗,性情急躁,大便干结,舌红而干,或有裂纹,少苔,脉弦细而数。

辨证分析:阴津亏乏,食管失于濡润,则吞咽梗塞,饮水可下,食物难进;肌肤肌肉失于滋养濡润,则见肌肤枯燥,形体消瘦;五心烦热,潮热盗汗,脉细数乃阴津亏虚之象;胃肠失润,传化涩迟,故大便干结;阴不制阳,燥热内生,故口干咽燥,欲饮冷水,舌红而干。

治法:滋养阴津,润燥畅膈。

方药:六味地黄汤合五汁安中饮加减。

加减:阴津亏乏之噎膈常挟燥热实证,对燥热实证兼证的治疗,宜润降,忌用苦寒攻下,以防津亏更甚。

2. 津亏热结证

临床表现:吞咽梗塞而痛,水饮可下,食物难进,入而复出,心烦口干,胃脘灼热,形体消瘦,肌肤枯燥,大便干结,舌质光红,干裂少津,脉细数。

辨证分析:胃津亏耗,食管失于濡润,则吞咽梗塞而痛;胃肠津亏热结,则心烦口干,胃脘灼热,大便干结;胃不受纳,无以化生精微,故形体消瘦,肌肤枯燥。舌质光红,干裂少津,脉细数,均属津亏热结之象。

治法:滋阴补血,清肺润燥。

方药:沙参麦冬汤加减。

加减:可加石斛、生地黄、熟地黄等,双补胃肾之阴,以增加疗效,用法宜少量多次;若大便干结,可加火麻仁、全瓜蒌、郁李仁润肠通便;食物难进,入而复出,可用竹叶石膏汤加大黄泻热存阴;若瘀结成毒、气阴两虚,乏力咽干,呃逆,呕吐,痰涎黏稠者,可用麦门冬汤加减,或加浙贝母、连翘、莪术、薏苡仁、白花蛇舌草等。

五、 护理与调摄

(1) 养成良好的饮食习惯,保持愉快的心情,为预防之要。

(2) 进食不宜过快,不吃过烫、辛辣、变质、发霉食物,忌饮烈性酒;多吃新鲜蔬菜、水果;宜进食营养丰富的食物。

（3）起居有常,勿妄作劳,避触秽浊之气。

六、病案举例

侯某,女,62岁。1979年5月初诊。

从1978年10月起进食作噎,曾服药治疗未见好转,至1979年4月赴某医院CT摄片,诊断为食管癌,CT片中见食管中段3.5 cm左右的区域狭窄。食管拉网细胞学检查及胃镜检查亦诊断为食管癌(鳞癌)。建议手术。因年高体弱不愿手术而要求用中药治疗。诊查:吞咽困难(仅能吃半流质食物),胸前区及背部常感闷胀隐痛,咳嗽不爽,痰多黏腻,大便干燥,舌苔薄腻,质偏红绛,脉细弦。

诊断:噎膈(肾水不足,阴液亏耗证)。

治法:滋阴养胃,活血消肿。

处方:南沙参24 g,北沙参24 g,生地黄24 g,熟地黄24 g,天花粉24 g,麦冬12 g,茯苓24 g,牡丹皮12 g,瓜蒌皮24 g,乌梅肉9 g,生薏苡仁24 g,熟薏苡仁24 g,土茯苓24 g,天龙3条,石见穿12 g,石打穿12 g,八月札12 g,女贞子24 g,橘李12 g,五味子6 g,三棱12 g,莪术12 g,稽豆衣12 g。

二诊:患者服药半年左右,右胸前区及背部胀闷、疼痛消失,吞咽困难逐渐减轻,大便基本正常。

连续服药至1980年9月,X线片复查食管中段癌未见进展。嗣后经常服药迄今6年左右,病情稳定,未见明显进展。1985年4月11日在某医院复查,食管双重造影:食管中段可见3 cm左右的食管呈狭窄表现,但钡剂仍能顺利通过,狭窄部上方食管略扩张,与老片比较基本相似。结论:食管中段癌,与老片相比,未见明显进展。

【按语】本案患者侯某,年逾六旬,初诊时,仅能进半流质食物,且伴有胸前区及背部闷胀隐痛、咳嗽不爽、痰多黏腻、大便干燥等症,舌苔薄腻,质偏红绛,脉细弦,辨证当属肾水不足、阴液亏耗之证。遂治拟滋阴养胃、活血消肿之法。方中南沙参、北沙参、生地黄、熟地黄、天花粉、麦冬等大队滋阴药,旨在滋养肾水、补充亏耗之阴液,以润养食管,改善吞咽困难症状;茯苓健脾利湿,牡丹皮清热凉血化瘀;瓜蒌皮化痰宽胸理气,以除胸前区之闷胀;乌梅肉酸涩敛阴,生薏苡仁、熟薏苡仁健脾利湿、清热排脓;土茯苓解毒除湿;天龙、石见穿、石打穿、八月札等活血消肿、软坚散结、攻逐癌肿;女贞子滋补肝肾,橘李理气和中,五味子收敛肺气、滋肾生津,三棱、莪术破血行气、消积止痛,稽豆衣滋阴清热。全方攻补兼施,标本兼顾。

患者服药半年左右,即见右胸前区及背部胀闷、疼痛消失,吞咽困难逐步减轻,大便恢复基本正常,疗效初显。持续服药至1980年9月,X线片复查癌肿未见进展,后续坚持服药约6年,病情始终稳定,未见明显变化,复查结果亦显示与之前的X线片相比,癌肿未有明显进展。可见此用药方案紧扣病机,通过滋阴养胃扶正以固本,活血消肿祛邪以抗癌,长期服用,使机体与癌肿处于相对稳定状态。

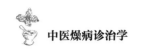

第五节　呃　逆

一、概述

呃逆是由胃气上逆动膈引起的,以气逆上冲喉间,呃呃连声,且声短而频令人不能自制为主要临床表现的病症。轻证偶然发作,持续时间短,可自愈。历代医籍对本病记载颇多,如《素问·宣明五气》载"胃为气逆为哕"即指本病。张仲景在《金匮要略》中提及虚热也是其病因之一,并且将其分为三种:实证采用利法、寒证采用橘皮汤、虚热采用橘皮竹茹汤进行治疗,为后世寒热虚实辨证分类奠定了基础。至元代朱丹溪《格致余论》始称"呃逆"。

西医学中的胃肠神经症、胃炎、胃扩张、胸腹腔肿瘤等所引起的膈肌痉挛之呃逆属于本病范畴,可参照本节辨证论治。

二、病因病机

呃逆的病因有内因和外因两方面:外因多由感受外邪所致;内因多因饮食所伤、情志郁怒、脾肾阳虚、胃阴不足所致。内外有别,而又相互关联。其基本病机是胃气上逆动膈而成。病位在膈,病变关键脏腑在胃,并与肺、肝、肾、脾有关。

本节所论胃火上逆型呃逆或因嗜食辛辣炙煿及醇酒厚味之品,或过用温补药物,或五志过极化火犯胃,胃火上冲,气逆动膈所致。胃阴不足证或因胃阴不足,润降失常,或因热病伤及胃阴,或吐下太过耗伤胃阴,以致胃失濡润,虚火上炎,则气逆动膈,而生呃逆。

三、诊断要点

(1) 以气逆上冲,喉间呃呃连声,声短而频,不能自止为主症,其声或高或低,或疏或密,间歇时间不定。

(2) 常伴有胸膈痞闷,脘中不适,情绪不安等症状。

(3) 多有受凉、饮食不调、情志不畅等诱发因素,起病多较急。

呃逆诊断以临床表现为主,诊断并不困难,但必要时可行胃肠钡剂 X 线透视、内镜检查、肝肾功能,以及 B 超、CT 检查,有助于进一步明确诊断。

四、辨证论治

呃逆治疗要首辨虚实,再辨寒热。例如,呃逆声高,气涌有力,连续发作,多属实证;呃逆时断时续,气怯声低乏力,多属虚证。呃声洪亮,冲逆而出,多属热证;声沉缓有力,得寒则甚,得热则减,多属寒证。

1. 胃火上逆证

临床表现：呃声洪亮，冲逆而出，口臭烦渴，多喜冷饮，脘腹满闷，便结尿赤，舌红苔黄，脉滑数。

辨证分析：胃火上逆，气冲动膈，故呃声洪亮；胃热伤津，肠间燥结，则口臭烦渴而喜冷饮，便结尿赤。舌红苔黄，脉滑数，皆为胃热内盛之象。

治法：清胃泄热，降逆止呃。

方药：竹叶石膏汤加减。

加减：腑气不通，痞满便秘者，可用小承气汤通腑泄热，使腑气通，胃气降，呃逆自止；若胸膈烦热，大便秘结，可用凉膈散以攻下泻热；若呃逆较重，可加竹茹、丁香、柿蒂以助降逆止呃之力。

2. 胃阴不足证

临床表现：呃声短促而不连续，口干舌燥，烦躁不安，大便干结，舌质红而干或有裂纹，脉细数。

辨证分析：由于热病耗伤胃阴，胃气上逆，则呃声短促；胃失养，则口干，大便干结；阴虚内热，故烦躁不安。舌质红干或有裂纹，脉细数，为津液亏耗之象。

治法：养胃生津，降逆止呃。

方药：益胃汤合橘皮竹茹汤加减。

加减：呃逆较甚者，加枇杷叶、柿蒂以增和胃降逆之功；口干咽燥，阴虚火旺者，可加石斛、芦根以养阴清热。

五、 护理与调摄

（1）避免暴饮暴食，饮食宜清淡、易消化，忌过食辛辣刺激、肥甘厚味之品；保持心情舒畅，避免暴怒过喜等情志波动刺激。

（2）一时性呃逆无其他兼症，属暂时生理现象，可自愈。若发生在其他急慢性疾病过程中，应积极治疗原发病。危重患者出现呃逆为凶险征兆，应及时抢救。

六、 病案举例

张某，男，32岁，1987年3月9日初诊。主诉：顽固性呃逆1个月。

刻下：呃声频频而急促洪亮，大便不干但不爽，睡眠不佳，梦多而浅，口干舌燥，舌红苔薄少，脉细数。

诊断：呃逆（肝阴不足，中虚热邪上逆证）。

治法：酸甘化阴，益胃清热。

处方：芍药甘草汤合益胃汤化裁（生白芍15 g，炙甘草10 g，黄连1.5 g，北沙参15 g，玉竹15 g，麦冬10 g，绿萼梅后下6 g，佛手花后下6 g）。10剂，水煎服，日1剂。

二诊：服药10剂后，呃逆即止，口舌燥亦渐除。

【按语】本案患者张某呃声频频且急促洪亮，伴大便虽不干却不爽利，睡眠欠佳、多梦易醒，以及口干舌燥等症，观其舌红苔薄少，脉细数，综合辨析当属肝阴不足，中虚热邪上逆证。

初诊时,以酸甘化阴、益胃清热之法论治,选用芍药甘草汤合益胃汤化裁。方中生白芍味酸,与炙甘草配伍,酸甘化阴,滋养肝阴,缓急止痛,以治呃逆之急迫;黄连清热泻火,针对中虚而生之热邪,折其上逆之势;北沙参、玉竹、麦冬滋养胃阴,使胃中阴液得充,虚热自除;绿萼梅、佛手花芳香理气,和胃降逆,且后下取其轻清之性,以助调理气机,降逆止呃。诸药合用,共奏酸甘化阴、益胃清热、降逆止呃之功。

第六节　腹　痛

一、概述

腹痛,是由脏腑气机郁滞,络脉痹阻,或经脉失养引起的,以胃脘以下、耻骨毛际以上部位发生的疼痛为主要临床表现的病症。《黄帝内经》最早提出腹痛的病名,《素问·气交变大论》曰:"岁土太过,雨湿流行,肾水受邪,民病腹痛……"历代医籍对本病记载甚多,如《黄帝内经》从寒气客与肠胃阐述其病机。《金匮要略·腹满寒疝宿食病脉证治》提出按之痛与否,辨腹痛之虚实,并创立了附子粳米汤及大建中汤等方治疗,初步建立了腹痛辨证论治体系。

西医学中的肠易激综合征、消化不良、急慢性胰腺炎、胃肠痉挛、不完全性肠梗阻、肠粘连等疾病,均属于本病范畴,亦可参照本病辨证论治

二、病因病机

腹痛多因外感时邪,饮食不节,情志失调,跌仆手术及禀赋不足,导致气机郁滞,脉络痹阻或经脉失养,而致不通则痛或不荣则痛。其病变脏腑主要在脾、胃、肝、大肠、小肠,并与足少阳、足三阴、手足阳明、冲脉、任脉、带脉等相关。其病理性质有寒热、虚实之分,且可互相转化。病理因素主要有寒凝、热郁、食积、气滞、血瘀。本节所论腹痛或因六淫化热入里,或因饮食不节,食滞内停,湿热蕴结,壅积肠腑,腑气不通则痛。

三、诊断要点

(1) 凡是以胃脘以下,耻骨毛际以上部位的疼痛为主要表现者,即为腹痛。腹痛起病有急有缓,其痛发或加剧常与饮食、情志、受凉等因素有关。若病因外感,突然剧痛,伴发症状明显者,属于急性腹痛;病因内伤,起病缓慢,痛势缠绵者,则为慢性腹痛。

(2) 常伴有腹胀、矢气,以及饮食、大便异常等脾胃症状。

(3) 急性腹痛应做血常规,血、尿淀粉酶检查,腹部 X 线、消化道钡餐造影、B 超、胃肠内镜检查等,以助明确病变部位和性质;必要时可行腹部 CT 检查以排除外科、妇科疾病及腹部占位性病变。

四、辨证论治

腹痛首辨病性,其中腹痛拘急,疼痛暴作,痛无间断,坚满急痛,遇冷痛剧,得热则减者,为寒痛;腹痛急迫,痛处有热感,或伴有便秘,得凉痛减者,为热痛;腹痛时轻时重,痛处不定,攻冲作痛,伴胸胁不舒,腹胀,嗳气或矢气则胀痛减轻者,为气滞痛;腹部刺痛,痛无休止,痛处不移,痛处拒按,夜间加剧,伴面色晦暗者,为血瘀痛;因饮食不慎,脘腹胀痛,腐吞酸,嗳气频作,嗳气后腹痛稍减,痛甚欲便,便后痛减者,为伤食痛。暴痛多实,伴腹胀、呕逆、拒按等;久痛多虚,痛势绵绵,喜揉喜按。其次辨腹痛的部位,其中痛在两侧少腹、胁腹,多为肝经病症;痛在大腹,多为脾胃病症;痛在脐腹,多为大小肠病症;痛在脐以下小腹,多为肾、膀胱、胞宫病症。本节所论湿热壅滞证具体表现如下。

临床表现:腹痛拒按,胀满不舒,烦渴引饮,大便秘结或溏滞不爽,身热汗出,小便短赤,舌质红,苔黄燥或黄腻,脉滑数。

辨证分析:腹痛拒按,胀满不舒为湿热内结,气机壅滞,腑气不通所致;烦渴引饮为湿热之邪耗伤津液所致;大便秘结或溏滞不爽为大肠传导功能失司而成;身热汗出为湿热交蒸,热迫津液外出所致。小便短赤,舌红,苔黄燥或黄腻,脉滑数,皆为湿热之象。

治法:泄热通腑,行气导滞。

方药:大承气汤加减。

加减:若燥热不甚,湿热偏重,大便不爽者,可去芒硝,加栀子、黄芩;若痛引两胁,可加郁金、柴胡疏肝理气止痛。如心下满而痛,腹痛剧烈,寒热往来,恶心呕吐,大便秘结者,改用大柴胡汤清解郁热,通腑泄实。

五、护理与调摄

(1)腹痛多与饮食失调有关,平素宜饮食有节,要养成良好的饮食习惯,饭前洗手,细嚼慢咽,饭后不宜立即参加体育活动。

(2)虚寒者宜进热食,热证者宜进温食,食积腹痛者宜暂时禁食或少食。

(3)医生须密切注意患者的面色,腹痛部位、性质、程度、时间,腹诊情况,二便及其伴随症状,并须观察腹痛与情绪、饮食寒温等因素的关系。

(4)如见患者腹痛剧烈、拒按、冷汗淋漓、四肢不温、呕吐不止等症状,须警惕出现厥脱证,须立即处理,以免贻误病情。

六、病案举例

孙某,女,65 岁。1975 年 10 月 20 日初诊。

1975 年 10 月 14 日自觉左上腹部剧烈疼痛,体有发热,恶心呕吐。前往某医院急诊,查尿淀粉酶 256 U/L。诊断为急性胰腺炎。留院观察 4 天,因治疗无效而自动出院查:目前发热 38℃左右,脘腹胀痛,多日未进食,大便秘结,环唇麻木。今晨测体温 38.5℃,血压 100/70 mmHg。胸部 X 线片示左肋角有少量积液。既往有高血压病史,曾高达 240/

120 mmHg。脉细,苔黄厚腻。

诊断:急性胰腺炎。

治法:清热导滞。

处方:柴胡9g,炒黄芩9g,生大黄9g(药汁泡),玄明粉9g(冲),枳实9g,木香4.5g,蒲公英15g,紫花地丁15g,败酱草30g,炸酱草30g,连翘12g。

二诊:1975年10月22日。药后得便3次,身热较退(今日测体温37.4℃),腹痛已减,胸闷好转,食欲渐振,每餐吃稀饭1碗;脉沉细,苔黄腻较退。再拟原法加减。原方去生大黄、玄明粉、木香;加金银花9g,柴胡9g改为6g,赤芍9g。

三诊:1975年10月24日。身热尽退,今日测体温35.8℃,精神好转,纳谷亦增,睡眠已酣;脉细,苔薄腻。治拟和胃化湿,理气清热。处方:佩兰梗、藿香梗各9g,赤苓9g,半夏6g,陈皮6g,泽泻12g,丹参9g,香附9g,娑罗子9g,蒲公英15g,紫花地丁15g,谷芽15g,麦芽15g。

前后服药7剂,自觉症状完全消失,精神亦振,纳谷已香。

【按语】本案患者孙某,年逾花甲,初诊之际,患者仍饱受诸多不适困扰,发热持续,脘腹胀痛难耐,多日未能进食,大便秘结不通,更兼环唇麻木之象。加之既往有高血压病史,血压曾高达240/120 mmHg,观其苔黄厚腻,脉细,综合辨析,当属湿热内蕴、腑气不通之证。故治以清热导滞之法,遣方用药颇具匠心。取大柴胡汤加味,通腑泄热,泻下开结而治之。方中柴胡、炒黄芩两者配伍,和解少阳、清热燥湿,使邪气得解,湿热得清;生大黄以药汁泡用,取其缓下之力,与玄明粉相须为用,共奏通腑泄热、荡涤积滞之功,旨在使腑气通畅,引热邪、积滞从大便而出,以解脘腹胀痛与便秘之苦;枳实、木香协同,行气消胀,助力通腑,促使气机调畅;而蒲公英、紫花地丁、败酱草、连翘诸药,皆具清热解毒之效,合力清解体内蕴结之热毒。诸药合用,紧扣病机,共成清热导滞之妙方。

二诊时,药后显效,大便通畅,次数达3次,身热有所减退,腹痛、胸闷等症均获缓解,食欲亦开始恢复,每餐可进稀饭一碗,且苔黄腻之象渐退。此乃腑气已通,热势随之减轻之佳兆。鉴于病情变化,遂果断调整用药,去峻下之生大黄、玄明粉及行气之木香,以防攻伐太过;加金银花,旨在进一步增强清热解毒之力,以清余邪;将柴胡用量由9g改为6g,以防其疏泄过度;另添赤芍,取其凉血化瘀止痛之效,使气血通畅,瘀滞得消。如此守原法而灵活加减,用药丝丝入扣,与病情变化相得益彰。

至三诊,诸症进一步好转,身热尽退,体温恢复正常,精神状态明显改善,饮食量稳步增加,睡眠质量亦佳,苔转薄腻,病势渐趋平稳。此时,根据病情转归,适时调整治法为和胃化湿、理气清热,以善其后。

第七节 痢 疾

一、概述

痢疾是邪客肠腑,气血壅滞,肠道传导失司引起,以大便次数增多,腹痛,里急后重,痢下赤白脓血为临床表现的病症。本病或具有传染性,多发于夏秋季节。《黄帝内经》称本病为"肠澼""赤沃"。《难经·五十七难》称之为"大瘕泄"。汉代张仲景在《伤寒论》《金匮要略》中将痢疾与泄泻统称为"下利",其治疗痢疾的有效方剂白头翁汤等一直为后世沿用。

西医学中的急、慢性细菌性痢疾,阿米巴痢疾均属于本证范畴。另外,非特异性溃疡性结肠炎等以大便次数增多、腹痛、里急后重、痢下赤白脓血为主要表现者,可参照本节辨证论治。

二、病因病机

痢疾的病机主要为邪蕴肠腑,气血壅滞,传导失司,脂络受伤。病位在肠,与脾、胃密切相关,日久及肾。病理因素以湿热疫毒为主,病理性质有寒热虚实之分。本病初期多为实证,外感湿热或饮食不节,湿热内蕴,成湿热痢;疫毒内侵,毒盛于里,发为疫毒痢;外感寒凉或过食生冷,中阳受阻,寒湿内蕴,而成寒湿痢。下痢日久,可由实转虚或虚实夹杂。疫毒之邪或湿热伤及阴血,则成为本节所论阴虚痢;脾胃素虚又感受寒湿之气,损伤中阳,易患虚寒痢,如湿热、疫毒之气上攻于胃,或久痢伤正,胃虚气逆,实属危象;如痢疾失治迁延,正虚邪敛,或治疗不当,闭门留寇,可发展为休息痢。

三、诊断要点

(1)临床表现以腹痛、里急后重、大便次数增多、泻下赤白脓血便为主症。

(2)暴痢起病急,病程短,可伴有恶寒、发热等症;久痢起病缓慢,反复发作,迁延不愈;疫毒痢病情严重而病势凶险,以儿童为多见,起病急骤,在腹痛、腹泻尚未出现之时,即有高热神疲,四肢厥冷,面色青灰,呼吸浅表,神昏惊,而痢下、呕吐并不一定严重。

(3)多有饮食不洁史。急性起病多发生在夏秋之交,久痢则四季皆可发生。

(4)痢疾重者全腹可有压痛,尤以左下腹压痛明显;左下腹可触及条索状的乙状结肠。重型痢疾和中毒性痢疾可出现血压下降。

(5)血常规检查可示白细胞及中性粒细胞增多,慢性细菌性痢疾患者血常规可见轻度贫血。大便常规及培养可见大量脓细胞和红细胞,并有巨细胞,培养出致病菌是确诊的关键。肠阿米巴病的新鲜大便可有阿米巴滋养体或包囊。乙状结肠镜检查可见急性期肠黏膜弥漫性充血、水肿、大量渗出、有浅表溃疡,有时有假膜形成。慢性期的肠黏膜呈颗粒状,可见溃疡或息肉形成。慢性期患者,可见肠道痉挛、动力改变、袋形消失、肠腔狭窄、肠黏膜增厚,或呈节段状。X线钡剂、结肠镜检查有助于溃疡性结肠炎、克罗恩病、放射性肠炎的诊断,亦可排除直肠肿瘤等疾病。

四、辨证论治

痢疾辨证以虚实寒热为纲,紧抓痢下脓血、里急后重和腹痛三大主症。

一辨虚实:暴痢起病急,病程短,腹痛胀满,痛而拒按,痛时窘迫欲便,便后里急后重暂时减轻者为实;久痢发病缓,病程长,腹痛绵绵,痛而喜按,便后里急后重不减,坠胀甚者久痢,病性多为虚中夹实;反复发作之休息痢,常为虚中夹实。

二辨寒热:大便排出脓血,色鲜红,甚至紫黑,浓厚黏稠腥臭,腹痛,里急后重感明显,口渴喜冷,口臭,小便黄或短赤,舌红苔黄腻,脉滑数者属热;大便排出赤白清稀,白多赤少,清淡无臭,腹痛喜按,里急后重感不明显,面白肢冷形寒,舌淡苔白,脉沉细者属寒。

三辨在气在血:下痢白多赤少,为湿邪伤及气分;赤多白少,或以血为主者,为热邪伤及血分。

痢疾初起之时忌用收涩止泻之品,以免关门留寇。若痢疾复发,病势由缓转急,以湿滞邪毒内盛为主,治疗应急则治其标,以祛邪导滞为首务;若久痢虚证,脾胃亏损,阳气不振,甚至脾肾两虚,关门不固,滑脱不禁者,则应重以温补之法,兼以收涩固摄,不可攻伐,以免重伤正气。总之,应权衡邪正,既要重视余邪积滞未尽之一面,又要时刻顾护正气,特别应将顾护胃气贯穿于治痢疾的始终。

本节所论阴虚痢具体表现如下。

临床表现:痢下赤白脓血,或下鲜血黏稠,脐腹灼痛,虚坐努挣,食少,心烦口干,舌红绛,苔少,或舌光红乏津,脉细数。

辨证分析:素体阴虚,或久痢伤阴致阴虚痢;痢下赤白脓血,或下鲜血黏稠为邪滞肠间,阴血不足所致;阴亏热灼致脐腹灼痛、虚坐努挣;胃阴亏虚致食少,口干;阴虚火旺致心烦;舌红绛少,或舌光红乏津,脉细数,皆为阴血耗伤之象。

治法:养阴和营,清肠化湿。

方药:驻车丸加减。

加减:若虚热灼津而见口渴、尿少、舌干者,可加沙参、石斛以养阴生津;如痢下血多者,可加牡丹皮、旱莲草凉血止血;若湿热未清,有口苦、肛门灼热者,可加白头翁、秦皮清解湿热。

五、 护理与调摄

(1) 注意饮食卫生,不食生冷、不洁及变质食物,饮食有节,不宜过食辛辣、肥甘及腥膻之品。

(2) 起居有常,调情志,防过劳。

(3) 患病后尽快治疗,防止病情恶化。

六、 病案举例

患者痢下多日不愈,全为血便,有时赤白相兼,脉沉细数,舌红苔少。

诊断:阴虚血痢。

治法:养阴增液,败毒泻火,清热凉血。

处方:金银花30 g,生地榆10 g,干生地黄15 g,黄芩10 g,杭白芍15 g,生首乌24 g,生甘草10 g,麦冬10 g,南沙参15 g,玉竹15 g,旱莲草15 g,茜草根10 g,阿胶15 g另烊冲。

【按语】本案痢下日久而不愈,全为血便或赤白相兼,脉沉细数,舌红苔少,系阴液耗伤、虚热内生,湿热毒邪伤及血分,乃阴虚为本、热毒为标的虚实夹杂证。治以养阴增液扶正,选用干生地黄、麦冬、阿胶等滋其阴;辅以金银花、黄芩等败毒泻火,生地榆、茜草凉血止血,标本同治,使阴复热清,痢血得止。

（第八节） 便 秘

一、概述

便秘是由大肠传导功能失常引起的,以大便秘结,排便周期延长;或周期不长,但便质干结排出艰难;或便质不硬,欲大便而艰涩不畅为主要临床表现的病症。其证有虚、实、寒、热之别,常互相兼挟,又有演变。

西医学的功能性便秘属于本病的范畴,同时肠易激综合征、肠炎恢复期之便秘、药物性便秘内分泌及代谢性疾病所致便秘,以及神经系统疾病所致的排便困难等,可参照本病辨证论治。

二、病因病机

便秘的病因归纳起来有药食不当、情志失调、劳逸过度、年老体虚、感受外邪、病后、产后及腹部手术后等。病机主要是热结、气滞、寒凝、气血阴阳亏虚,导致大肠传导功能失常,病位主要在大肠,同时与肺、脾、胃、肝、肾等脏腑关系密切。便秘的病性可概括为寒、热、虚、实四方面。

本节所论热秘为热邪壅积肠胃,灼伤津液。热邪燥屎结于肠道,腑气不通而致。所论血虚秘或因热病后期,或汗、吐、下、利小便太过,或因久病、产后失血过多,血虚阴亏,大肠失于濡润,糟粕涩滞难行所致。如热秘久延不愈,津液渐耗,损及肾阴,致阴津亏虚,肠失润,病情由实转虚;气血不足者,多易受饮食所伤或情志刺激,则可虚实相兼。

三、诊断要点

（1）主要表现为排便次数减少,排便周期延长;或便质干硬,排出困难;或便质虽不干硬,但排出无力,艰涩不畅。

（2）常伴腹胀、腹痛、口臭、脘闷嗳气、食欲不振、头晕、神疲乏力、夜寐不安、心烦等。

（3）查体时腹肌软,左下腹有时可扪及条索状粪块,排便后可消失;腹部可有压痛,但无反跳痛;肠鸣音活跃或减弱。

（4）多为缓慢起病,病程多迁延反复。发病常与外邪、饮食、情志、劳倦、久病失调、坐卧少动、年老体弱、腹部手术及神经系统损伤等因素有关。

根据以上临床表现,结合病史、诱因等即可诊断便秘。对初诊的慢性便秘患者应在详细采集病史和进行体格检查的基础上有针对性地选择辅助检查。

四、辨证论治

便秘首辨虚实:实者大便坚硬,排便困难,腹胀腹痛,嗳气频作,面赤口臭;虚者粪质不

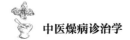

干,欲便不出,便下无力,心悸气短,腰膝酸软。其次辨寒热:热秘者乃肠胃积热,耗伤津液,肠道失润所致。故见大便干结,腹胀腹痛,面红身热,口干口臭,心烦不安,小便短赤,舌红苔黄燥,脉滑数。治以祛邪为主,据热秘、冷秘、气秘之不同,分别施以泻热、温通、理气之法,辅以导滞之品,邪去便通。冷秘多因阴寒内盛,凝滞胃肠,传导失常而致。故见大便艰涩,腹痛拘急,胀满拒按,手足不温,呃逆呕吐,舌苔白腻,脉弦紧。治以养正为先,按阴阳气血亏虚的不同,用滋阴养血、益气温阳之法,酌加甘温润肠之药,标本兼治。

本节所论肠胃积热证属热秘,血虚证属虚秘,具体表现如下。

1. 肠胃积热证

临床表现:大便干结,腹胀或痛,口干口臭,面红心烦,小便短赤;舌红,苔黄,脉滑数。

辨证分析:肠胃积热,耗伤津液,肠道失润致大便干结;腹胀或痛,口干口臭为腑气不通,浊气上逆所致;面红心烦,小便短赤为里热证。舌红,苔黄燥,脉滑数为里热津伤之象。

治法:泻热导滞,润肠通便。

方药:麻子仁丸加减。

加减:若津液已伤,大便燥结,可加生地黄、玄参、麦冬、郁李仁、柏子仁等滋阴润肠;若肺热气逆咳喘便秘者,可加瓜蒌仁、杏仁、芦根、鱼腥草清肺润肠以通便;若兼郁怒伤肝,伴急躁易怒,目赤肿痛,可用更衣丸清肝通便;肝火盛者,用当归龙荟丸;若燥热不甚,或药后大便不爽者,可用青麟丸。

2. 血虚便秘证

临床表现:大便干结,面色无华,头晕目眩,心悸气短,口色淡;舌淡白,脉细弱。

辨证分析:大便干结为血虚津亏,肠道失荣;面色无华,头晕目眩,口唇色淡为血虚不荣;心悸气短为血虚气弱,心失所养。舌淡苔白,脉细弱为气血亏虚之象。

治法:养血滋阴,润燥通便。

方药:润肠丸加减。

加减:若面白眩晕,血虚甚者,加黄芪、熟地黄、阿胶、制何首乌、枸杞子、白芍养血润肠;若阴血已复,便仍干燥,可配五仁丸以润肠通便。

五、 护理与调摄

(1)避免过食辛辣、油炸、寒凉和生冷之品,勿过度吸烟与饮酒,多食粗粮蔬菜、水果,多饮水。

(2)避免久坐少动,宜多活动,以疏通气血;养成定时排便的习惯避免过度刺激,保持精神舒畅。

(3)便秘不可滥用泻药,使用不当,反可使便秘加重。

六、 病案举例

张某,女,38 岁。1987 年 4 月 6 日初诊。

原病月经量过多,其后日渐虚弱,心常悸动不安,继而大便困难,数日才一行,医药已多,多以补虚兼以攻导为法,但大便始终未能自调。稍一攻导,则大便溏滑,数日后依然便秘,如是病已历时 2 年左右。诊查：面色萎黄无泽，微浮，贫血貌，头目空痛，稍劳即感胸闷气短，口唇无血色；大便难，常数日一解；查血红细胞、血红蛋白、血小板计数均低，脉象虚大。

　　诊断：血虚便秘。

　　治法：养血润肠通便。

　　处方：当归 15 g，生地黄 15 g，熟地黄 15 g，生黄芪 30 g，牡丹皮 10 g，生首乌 20 g。

　　【按语】本案患者张某，年近不惑，因月经量过多而后渐趋虚弱，继而出现心悸、大便困难等诸多不适，病程长达 2 年。此前虽经多方医治，多采用补虚兼攻导之法，然大便始终未能正常。稍用攻导之药，便溏滑不止，数日后又复便秘，可见病情棘手。初诊患者面色萎黄无泽且微浮，呈贫血貌，头目空痛，稍劳即胸闷气短，口唇无血色，大便仍难解，数日一行，且查血可见红细胞、血红蛋白、血小板计数均低，脉象虚大，综合诸症，当属血虚便秘之证。盖因女子以血为本，月经过多耗伤阴血，血亏则肠道失于濡润，传导无力，故而便秘。

　　治疗时以养血润肠通便为治法，用药精当。方中当归味甘、辛，性温，既能养血，又可润肠通便，为治血虚肠燥便秘之要药；生地黄、熟地黄并用，滋阴养血，增强补血之力，使肠道得润，推动糟粕下行；生黄芪补气升阳，气旺则能生血，且可助推动之力，与养血药相伍，气血双补，以助改善血虚之态；牡丹皮清热凉血，活血散瘀，以防气血瘀滞，且可制约诸药之温性；生何首乌功擅补肝肾、益精血、润肠通便，滋养阴血以润肠道，使大便得通。

第十二章 肝胆系燥病

第一节 胁 痛

一、概述

胁痛是以一侧或两侧胁肋部疼痛为主要表现的病症。胁，指侧胸部，为腋部以下至第十二肋骨尽处的总称。胁痛最早见于《黄帝内经》，如《灵枢·五邪》曰："邪在肝，则两胁中痛。"本病的发生主要与肝、胆相关。

西医学中的急、慢性肝炎，急、慢性胆囊炎，胆结石，肝内胆管、肝及胆囊肿瘤，胆道蛔虫，肋间神经炎等，凡以胁痛为主要表现者，均可参照胁痛辨证论治。

二、病因病机

胁痛主要是情志不遂、饮食不节、跌仆损伤、久病体虚等导致肝气郁结，气滞、湿热、瘀血阻滞厥阴、少阳两经，日久郁而化热或肝阴不足，络脉失养而发。其病变脏腑主要在于肝、胆。基本病机为肝络失和，不荣则痛。

胁痛初病在气，由肝郁气滞，气机不畅而致。气滞日久，血行不畅，则转为血瘀，或气滞血瘀并见。气滞日久，易于化火伤阴；或因饮食所伤，肝胆湿热，日久亦可耗伤阴津，两者皆可因肝阴耗伤，脉络失养，而转为虚证或虚实夹杂证。

三、诊断要点

（1）以一侧或两侧胁肋疼痛为主要临床表现。疼痛性质表现为隐痛。

（2）可伴见胸闷、腹胀、嗳气呃逆、口干咽燥，心中烦热，头晕目眩。

（3）常有饮食不节、情志内伤、感受外湿、跌仆闪挫或劳欲久病等病史。

（4）肝功能、肝炎病毒指标、EB病毒指标、柯萨奇病毒指标、血脂、肿瘤相关抗原检测，以及肝胆脾胰肾的B超、CT、MRI，肠胃镜等均有助于本病的诊断。

四、辨证论治

胁痛辨证首辨在气在血，气滞以胁肋胀痛为主，且游走不定，痛无定处，时轻时重，症状的轻重与情绪变化有关;血瘀以刺痛为主,痛处固定不移,疼痛持续不已,局部拒按,入夜尤甚。其次辨属虚属实。实证之中以气滞、血瘀、湿热为主,多病程短,来势急,症见疼痛较重而拒按,脉实有力。本节所论为虚证,多属阴血不足,脉络失养,症见其痛隐隐,绵绵不休,病程长,来势缓,并伴见全身阴血亏耗之证,具体表现如下。

临床表现:胁肋隐痛,悠悠不休,遇劳加重,口干咽燥,心中烦热,头晕目眩;舌红少苔,脉细弦面数。

辨证分析:肝郁日久化热,耗伤肝阴,或久病体虚,精血亏损,不能濡养肝络,故胁肋隐,悠悠不休,遇劳加重;阴虚易生内热,故口干咽燥,心中烦热;精血亏虚,不能上荣,故头晕目眩。胁肋隐痛,遇劳加重为本证的辨证要点。

治法:养阴柔肝。

方药:一贯煎。

加减:若兼心烦不寐,为心神不宁,加酸枣仁、栀子、合欢皮;若头晕目眩明显,为肝肾阴虚,头目失养,加菊花、女贞子、熟地黄;若盗汗、遗精,为阴虚火旺,配黄柏、知母、地骨皮。

五、护理与调摄

（1）调摄情志,保持精神愉快,使情绪稳定,气机条达。

（2）注意休息,劳逸结合,起居有常。

（3）忌嗜酒过度,过食辛辣肥甘、生冷不节之品。不宜长期或过量服用香燥理气之品。

六、病案举例

王某,女,60 岁,杭州人,2011 年 5 月 15 日初诊。

两胁下痛,目睛干涩,口干,咳嗽有痰;左关脉弦,舌红少苔。

诊断:胁痛。

治法:滋阴疏肝。

处方:一贯煎(北沙参 12 g,麦冬 15 g,生地黄 20 g,当归炭 6 g,枸杞子 12 g,川楝子 6 g,炒白芍 15 g,炙甘草 6 g,川贝母 6 g,瓜蒌皮 12 g)。7 剂。

二诊:2011 年 6 月 5 日。目睛已舒适,胁下疼痛大减,咳嗽亦少;左关脉弦,舌红苔薄腻。再守方主之。处方:初诊方加茯苓 15 g。7 剂。

【按语】本案患者以两胁下痛为主诉前来就诊,伴目睛干涩、口干、咳嗽有痰等症,左关脉弦,舌红少苔。综合辨析当属肝肾阴虚、肝气不舒之胁痛。

初诊时,选用一贯煎滋阴疏肝。方中北沙参、麦冬、生地黄滋养肺胃之阴,以补肝肾阴液之不足,使水足则木得涵养;当归炭养血活血,且炒炭后减其滑润之性,以防碍脾;枸杞子滋补肝肾,益精养血,增强滋阴之功;川楝子疏肝理气,泄热止痛,顺达肝气,为佐使之药,在大队滋阴药中,既能疏泄肝气,又无劫阴之弊;加炒白芍柔肝止痛,与炙甘草配伍,酸甘化阴,缓急止痛;川贝母清热化痰止咳,瓜蒌皮清热化痰、宽胸理气,兼顾咳嗽有痰症状。全方滋阴与疏肝并用,补中有行,标本兼顾。

服药 7 剂后,二诊时可见疗效显著,目睛已感舒适,胁下疼痛大幅度减轻,咳嗽亦减少,

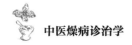

然仍有左关脉弦,舌红苔薄腻之象,提示病情虽好转,但仍需巩固。故守原方之意,加茯苓15 g,取其健脾利湿化痰之功,既有助于化解体内尚存之痰湿,又可通过健脾以防滋阴药物滋腻碍脾,使全方在继续滋阴疏肝的同时,兼顾调理脾胃、化痰祛湿,进一步巩固疗效。

第二节　黄　疸

一、概述

黄疸是各种原因引起的以目黄、身黄、小便黄为特征的疾病,其中目黄尤为本病诊断的重要依据。

本病症可涉及西医学中肝细胞性黄疸、阻塞性黄疸和溶血性黄疸。临床常见的急慢性肝炎、肝硬化、胆囊炎、胆结石、钩端螺旋体病及某些消化系统肿瘤出现黄疸者,也均可参照黄疸辨证论治。

二、病因病机

黄疸的病因与外感湿热、内伤饮食及病后有关。感受暑湿或湿热之邪,由表入里,内蕴中焦,湿郁热蒸,不得泄越,可致发病;嗜酒无度,或过食肥甘厚腻,或饮食污染不洁,脾胃损伤,运化失职,湿浊内生,郁而化热,湿热熏蒸,胆汁泛溢也可发病;胁痛、癥积或其他疾病之后,瘀血阻滞,湿热残留,日久损肝伤脾,湿遏瘀阻,胆汁泛溢肌肤,亦可发病。其基本病机为湿邪困遏,脾胃运化失健,肝胆疏泄失常,胆汁泛溢肌肤。病理性质有阴阳之分,本节讨论主要为阳黄,因于湿热所伤或过食甘肥酒热,或素体胃热偏盛,则湿从热化湿热交蒸;或湿热瘀结胆腑,通降失司,胆汁不循常道,则见胆腑郁热证。

三、诊断要点

(1) 以目黄、身黄、小便黄为主症,其中目黄为最早出现、最晚消失的症状,最具诊断价值。

(2) 常伴食欲减退,恶心呕吐,倦怠乏力,胁痛腹胀等症状。

(3) 常有胁痛、癥积等病史。肝脏可肿大或缩小,可有触叩痛,脾脏可肿大,甚至出现腹水,有时右上腹压痛明显或扪及包块。

(4) 实验室检查血清胆红素可增高。总胆红素、非结合胆红素含量增高见于溶血性黄疸,总胆红素、结合胆红素含量增高见于阻塞性黄疸,而三者均增高见于肝细胞性黄疸。尿胆红素及尿胆原检查亦有助于鉴别。

四、辨证论治

黄疸辨证先辨急黄、阳黄、阴黄。本节所论证型均属阳黄,乃湿热为患,起病急,病程短,黄色鲜明如橘色,常伴口干、发热、小便短赤、大便秘结、舌苔黄腻、脉弦数等热证实证的表现,若治疗及时,一般预后良好。其次辨阳黄湿热偏胜。

1. 热重于湿证

临床表现:身目俱黄,黄色鲜明,发热口渴,心烦,腹部胀闷,胁痛,口干而苦,恶心呕吐,小便短少黄赤,大便秘结,舌苔黄腻,脉弦数。

辨证分析:湿热熏蒸,困遏脾胃,壅滞肝胆,胆汁泛溢,故见身目黄色鲜明,身热口渴心烦;湿热蕴结,脾胃运化失健,气机阻滞,见纳差,恶心,脘胀胁痛;湿热下注,腑气不通,则小便短赤,大便秘结。身目黄色鲜明,发热口渴为本证的辨证要点。

治法:清热通腑,利湿退黄。

方药:茵陈蒿汤。

加减:热较重者加黄柏、连翘、垂盆草、蒲公英清热泻下;湿较重者加茯苓、滑石、车前草利湿清热,使邪从小便而去。兼见胁痛较甚,为肝郁气滞,加柴胡、郁金、延胡索;兼见身热心烦,为热毒内盛,加黄连黄芩、龙胆;兼见恶心呕吐,为胃气上逆,加橘皮、竹茹、法半夏。

2. 胆腑郁热证

临床表现:身目发黄,黄色鲜明,上腹右胁胀闷疼痛,牵引肩背,身热不退,或寒热往来,口苦咽干,呕吐呃逆,尿黄赤,大便秘,舌红苔黄,脉弦滑数。

辨证分析:湿热或砂石阻滞胆腑,通降失司,胆汁不循常道,身发黄疸而胁痛;胆经热炽身热,口干,口苦,咽干,或见寒热往来;胆胃不和,恶心呕吐,纳呆;腑气不通,膀胱不利,则腹胀,便秘,尿赤。身发黄疸而胁痛,身热口苦为本证的辨证要点。

治法:疏肝泄热,利胆退黄。

方药:大柴胡汤。

加减:若胆郁明显可以加用茵陈、栀子疏肝利胆退黄;胆道砂石阻滞,加金钱草、海金沙、鸡内金、玄明粉(另溶);兼见恶心、呕逆明显,为胃气上逆,加厚朴、竹茹、陈皮。

五、护理与调摄

(1)讲究饮食卫生,避免病邪从口而入传染,对生产经营食品人员应定期查体持健康证上岗。

(2)对有急性传染性肝炎患者(甲型、戊型等),从发病之日起隔离至产生保护性抗体,一般为30~45天,并注意餐具消毒使用碗筷,防止传染他人。

(3)血行传染的病毒性肝炎(乙型、丙型、丁型等)注射用具及手术器械必须严格消毒,尽量使用一次性注射用具及铺单,避免血制品的污染,防止血液途径传播。对于易感人群,主张注射疫苗(甲、乙型肝炎疫苗)。

(4)患者饮食要富于营养而易消化,避免暴饮暴食,阳黄勿食辛热甘肥煎炸的食物,戒烟戒酒。

(5)本病发病初期,应卧床休息,急黄患者须绝对卧床;恢复期和转为慢性病情稳定者,可适当运动,增强抗病能力。保持心情舒畅,以利疾病恢复。

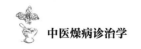

六、病案举例

邵某,男,30 岁。2007 年 4 月 29 日初诊。

曾患戊型肝炎,住杭州市某医院治疗,效果不明显。总胆红素 295 μmol/L。目睛黄,小便黄,大便日 3 行,前两行为稀水,后一行为干粪,腹胀满。左关脉弦,右关脉实;苔薄黄腻,舌边有瘀斑。

诊断:黄疸(湿热兼夹瘀滞证)。

治法:清热利湿退黄,通利大便。

处方:茵陈蒿汤(茵陈 30 g,黑栀子 10 g,制大黄 9 g^{后下},赤芍 30 g,丹参 30 g,平地木 20 g,虎杖 30 g,广郁金 12 g,车前子 15 g^{包煎},六一散 20 g^{包煎})。7 剂。

二诊:2007 年 5 月 6 日。5 月 5 日在浙江省某医院行生化检查示谷丙转氨酶 120 U/L、谷草转氨酶 104 U/L、γ-谷氨酰转肽酶 107 U/L、总胆红素 262.79 μmol/L、直接胆红素 164.19 μmol/L、间接胆红素 98.6 μmol/L、总胆汁酸 147.25 μmol/L。小便黄,目睛黄;大便日 3 行,已无稀水;腹胀满感减轻,饮食已馨。左关脉弦,右关脉实;舌苔薄腻,舌上有小瘀斑。治拟前法。拟初诊方平地木改为 30 g。7 剂。

三诊:2007 年 5 月 13 日。复查总胆红素 151 μmol/L。小便淡黄,目睛黄已淡;时有咳嗽;大便日 3 行,偏稀;饮食增多。左关脉弦,右关脉已缓;舌苔薄,舌边有小瘀斑。再守方加味。拟二诊方制大黄改为 6 g^{后下},加浙贝母 10 g。14 剂。

2008 年 5 月 31 日,邵某携其弟来诊,云上方服至 2007 年 5 月底,病即瘥。

【按语】本案患者邵某,初诊时,总胆红素指标颇高,且伴有目睛黄、小便黄等黄疸典型症状,大便性状异常,日行 3 次,前两行为稀水,后一行为干粪,又有腹胀满之感。其左关脉弦,右关脉实,苔薄黄腻,舌边有瘀斑,综合判断当属黄疸之湿热兼夹瘀滞证。方选茵陈蒿汤清热利湿退黄、通利大便为基础方,随症加减用药。方中茵陈为退黄要药,用量 30 g,功擅清热利湿,利胆退黄,使湿热从小便而去;黑栀子清热泻火,通利三焦,助茵陈清利湿热;制大黄后下,取其泻下攻积、清热泻火之力,通利大便,使湿热之邪从大便排出,三药合用,为治疗湿热黄疸之经典配伍。赤芍、丹参用量皆达 30 g,两者活血化瘀,针对舌边瘀斑所体现的瘀滞之象,改善肝脏气血瘀滞状态,且能凉血清热。平地木清热利湿、活血化瘀;虎杖利湿退黄、清热解毒、散瘀止痛,两者协同增强清热利湿化瘀之功。广郁金行气解郁、凉血破瘀,有助于疏通气机,使气血流畅,利于黄疸消退。车前子包煎,利水通淋,渗湿止泻;六一散包煎,清暑利湿,两者共助利湿之功,使湿热之邪从小便分消。全方紧扣湿热兼瘀滞的病机,多药配伍,共奏清热利湿、化瘀退黄之效。

二诊时,生化检查相关指标虽仍有异常,但部分症状已有改善,小便黄、目睛黄仍在,然大便已无稀水,腹胀满感减轻,饮食渐佳,舌象亦有变化。鉴于病情好转且治法对证,故守前法,仅将平地木用量改为 30 g,以进一步加强清热利湿化瘀之力,巩固疗效。

三诊时,复查总胆红素明显下降,小便颜色变淡,目睛黄染亦减轻,时有咳嗽,大便次数仍为日行 3 次但偏稀,饮食进一步增多,脉象右关已缓,病情持续向好。此时在二诊方的基础上,将制大黄改为 6 g^{后下},以防泻下太过,加浙贝母 10 g 以化痰止咳,应对新增咳嗽症状,继续守方加味治疗,体现了随症灵活用药的特点。

第三节　鼓　胀

一、概述

鼓胀是以腹部胀大、绷急如鼓、伴皮色苍黄、腹壁脉络显露为特征的病症。鼓胀病名最早见于《黄帝内经》,《灵枢·水胀》载:"腹胀,身皆大,大与肤胀等也,色苍黄,腹筋起,此其候也。"

西医学中的肝硬化腹水,如病毒性肝炎、血吸虫病、胆汁性疾病、营养不良性疾病、代谢性疾病、自身免疫性疾病等多种原因导致的肝硬化腹水,可参照本节辨证论治。其他疾病如结核性腹膜炎、丝虫病、腹腔内晚期恶性肿瘤、肾病综合征等出现腹水者,亦可参照本节内容,同时结合辨病处理。

二、病因病机

鼓胀多因酒食不节、情志失调、虫毒感染、病后续发等,导致肝脾肾受损,气滞血结,水停腹中而发。本节所论鼓胀多因肝疾日久失治、误治,病久正虚,肝失疏泄、脾失健运、肾失气化,水液内停,输布失调;或久泻久痢,气阴耗伤,肝脾受损,生化乏源,气血滞涩,水湿停留。

鼓胀的病位主要在肝、脾,久则及肾。基本病理变化总属肝、脾、肾受损,气滞、血瘀、水停腹中。初起,肝脾先伤,肝失疏泄、脾失健运,两者互为影响,乃致气滞湿阻,以实为主;进而湿浊内蕴中焦,阻滞气机,可从寒或从热化;久则气血凝滞,瘀结水留更甚。肝脾日虚,病延及肾,肾火虚衰,无力温助脾阳,蒸化水湿,且开阖失司,气化不利,而致阳虚水盛;若阳伤及阴,或湿热耗伤阴津,则见肝肾阴虚,阳无以化,水津失布,故后期以虚为主。因气血水互结,邪盛而正衰,病情易于反复,治疗较为棘手。例如,阴虚血热,络脉瘀损,可致鼻衄、齿衄、甚或大量呕血、便血;或肝肾阴虚从热化,蒸液生痰,痰火扰心,引动肝风,则见神昏谵语、痉厥等;如脾肾阳虚,湿浊内蒙,蒙蔽心窍,亦可导致神昏厥逆。若终末期邪陷正虚,气阴耗竭,由闭转脱,病情极为险恶。

三、诊断要点

(1)以腹部胀大、绷急如鼓,伴皮色苍黄,腹壁脉络显露为特征,重者脐孔突起。

(2)常伴消瘦、乏力、纳差、尿少及齿衄、鼻衄、皮肤紫斑等,亦可见面色萎黄、黄疸、手掌殷红、面颈胸部红丝赤缕、蜘蛛痣及蟹爪纹等。

(3)常有酒食不节、情志失调或黄疸、胁痛、癥积等病史。

(4)实验室检查,以及影像学检查参见胁痛、黄疸。B超可见腹腔内有液性暗区,必要时行腹腔穿刺液检查以进一步鉴别腹水的成因。结核性腹膜炎、丝虫病、腹腔内晚期恶性肿瘤肾病综合征、心源性疾病等出现腹水者,则需按照各个疾病特性做不同检查来排查。

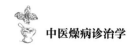

四、 辨证论治

本病为本虚标实之证,其标实有气滞、血瘀、水停的侧重,本虚有气虚、阳虚、阴虚及气阴两虚的不同。其中鼓胀初起,新感外邪,腹满胀痛,腹水壅盛,腹皮青筋暴露显著时,多以实证为主;鼓胀久延,外邪已除,腹水已消,病势趋缓,见肝脾肾亏虚者,多以虚证为主。

以腹部胀满,按压腹部,按之即陷,随手而起,如按气囊,鼓之如鼓等症为主者,多以气滞为主;腹胀大,内有积块疼痛,外有腹壁青筋暴露,面、颈、胸部出现红丝赤缕者,多以血瘀为主;腹部胀大,状如蛙腹,按之如囊裹水,或见腹部坚满,腹皮绷急叩之呈浊音者,多以水停为主。

鼓胀者"阳虚易治,阴虚难调"。水为阴邪,得阳则化,故阳虚者温阳利水后,腹水易消。阴虚水停,利水易伤阴,滋阴又助湿。临证可选甘寒淡渗之品,以滋阴生津不助湿;亦可在滋阴药中少佐温化之品,既有助于通阳化气,又可防止滋腻太过。

1. 鼓胀前期

以阴虚水停为主,具体表现如下。

临床表现:腹大胀满,或见青筋暴露,面色晦滞,唇紫,口干而燥,心烦失眠,时或鼻衄,齿衄小便短少,舌质红绛少津,苔少或光剥,脉弦细数。

辨证分析:肝肾阴虚,津液失布,水湿内停,故腹大胀满,甚至青筋暴露,面色晦滞,小便短少;阴虚内热,热伤阳络,心烦失眠,衄血。

治法:滋肾柔肝,养阴利水。

方药:六味地黄丸合一贯煎。

加减:兼见潮热、烦躁,为阴虚内热,加地骨皮、白薇、栀子兼见齿鼻衄血,为虚火上炎,加鲜茅根、藕节、仙鹤草;兼见面赤、颧红、耳鸣,为阴虚阳浮,加龟甲、鳖甲、牡蛎。

2. 鼓胀后期

肝脾肾受损,水湿瘀热互结,正虚邪盛。若药食不当,或复感外邪,病情可迅速恶化,导致大量出血、昏迷、虚脱多种危重证候。

若见骤然大量呕血、血色鲜红、大便下血、暗红或油黑,多属瘀热互结、热迫血溢,可用犀角地黄汤加参三七、仙鹤草、地榆炭、血余炭、大黄炭;若大出血之后,汗出如油、四肢厥冷、呼吸微弱、脉细微欲绝,为气随血脱,阳气衰微,可用大剂量独参汤加山茱萸或参附汤加味;若神识昏迷、烦躁不安、四肢抽搐颤动、口臭、便秘,舌红苔黄,脉弦滑数,为痰热内扰、蒙蔽心窍,可用安宫牛黄丸合龙胆泻肝汤;若静卧嗜睡、语无伦次、神情淡漠,舌苔厚腻,为痰浊壅盛、蒙蔽心窍,可用苏合香丸合菖蒲郁金汤;若病情继续恶化,昏迷加深、汗出肤冷、撮空理线、两手抖动、脉细微弱者,为气阴耗竭、正气衰败,可予生脉散、参附龙牡汤。

五、 护理与调摄

(1) 饮食有节,宜低盐饮食,禁食生冷、不洁、辛辣、油腻及粗硬食物。
(2) 宜调情志,安心休养,避免过劳。
(3) 鼓胀危重症,病势重笃,密切关注病情,及时予以处理或抢救。

六、病案举例

汪某,男,44 岁。

发热历半月始退,而腹部亦随之逐渐胀大。近来自汗多,纳谷不香,尿少,腹胀,头昏,大便秘结,每周仅 2~3 次,睡眠差;脉细弦,苔光剥,舌紫红,舌上和口腔满布糜点。

诊断:鼓胀(阴虚湿稽,浮火上炎证)。

治法:清热养阴,淡渗利湿。

处方:生地黄 12 g,玄参 15 g,木通 3 g,玉米须 15 g,白茅根 30 g,淡竹叶 15 g,北沙参 10 g,路路通 10 g,麦冬 6 g,车前子 15 g[包煎]。5 剂,水煎服,每日 1 剂,早晚服。

二诊:服药后,小便量增多,腹胀减轻,但仍有肝区疼痛,纳谷欠香,头昏,乏力,寐浅易醒,大便转为日行一次,自汗尚多,手足心热;脉弦细而数,口舌糜点已脱,舌质紫红,有瘀斑。诊断为阴伤未复,水湿稽留。拟方从原方去玄参,加五味子 3 g,黑料豆 30 g,楮实子 12 g,泽兰 10 g。10 剂后一直以上方稍作加减进治,患者服药并无间断,3 月后症状已近消失。

【按语】本案患者汪某,年逾不惑,发热半月后出现腹部渐胀大之症,伴诸多不适。自汗多、纳谷不香、尿少、腹胀、头昏、便秘及睡眠差等情况并存,脉细弦,苔光剥,舌紫红且满布糜点,口腔亦有糜点,综合辨析当属鼓胀之阴虚湿稽、浮火上炎证。初诊时,治以清热养阴、淡渗利湿之法。方中生地黄清热凉血、养阴生津,玄参滋阴降火、解毒散结,两者共奏清热养阴之功,以滋亏损之阴液,清上浮之虚火;木通清热利水通淋,玉米须、白茅根、淡竹叶、车前子皆具淡渗利湿之效,使水湿之邪从小便而出,以消腹胀尿少之患;北沙参、麦冬滋养肺胃之阴,辅助生地黄、玄参增强养阴之力;路路通利水通络,助水湿之排泄。全方配伍,清热与养阴、利湿并行,契合病机。

服药 5 剂后,二诊可见初效,小便量增多,腹胀有所减轻,然又出现肝区疼痛,仍纳差、头昏、乏力、睡眠欠佳等,且自汗、手足心热,口舌糜点虽已脱,但舌质紫红现瘀斑,此时诊断为阴伤未复、水湿稽留之态。故治从原方去玄参,以防其寒凉太过,加五味子收敛止汗、益气生津,黑料豆滋阴补肾、平肝明目,楮实子补肾清肝、利水消肿,泽兰活血化瘀、行水消肿,在继续顾护阴液、利湿消肿的基础上,兼顾缓解肝区疼痛、改善瘀血之象等,进一步调整机体阴阳气血之偏颇。

第四节　瘿　病

一、概述

瘿病是以颈前喉结两旁肿大或结块为主要临床特征的疾病。古医籍中又有气瘿、瘿气、瘿瘤、瘿囊、肉瘿、石瘿、影袋等名。春秋战国时期,《山海经》中已有关于"瘿病"的记载。《肘后备急方》首先用昆布、海藻治疗瘿病,是世界上最早用含碘食物治疗甲状腺疾病的记录。

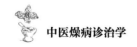

西医学中的单纯性甲状腺肿、甲状腺功能亢进症、桥本甲状腺炎、甲状腺结节、甲状腺肿瘤等疾病,可参照本节辨证论治。

二、 病因病机

瘿病的病因主要是情志内伤、饮食及水土失宜,但也与体质因素有密切关系。愤郁恼怒或忧愁思虑日久,使肝失于条达,气机郁滞,津液不得正常输布,凝聚成痰,痰凝气滞,壅结颈前,形成瘿病;体质及禀赋因素妇女的经、孕、产、乳等生理特点与肝经气血有密切关系,遇有情志、饮食等致病因素,常引起气郁痰结、气滞血瘀及肝郁化火等病理变化,故女性易患瘿病。另外,素体阴虚之人,痰气郁滞之后易于化火,阴伤更甚,常使病程缠绵,病情愈加复杂。

基本病机是气滞、痰凝、血瘀壅结颈前。初期多为气机郁滞,津凝痰聚,痰气搏结颈前所致;日久引起血脉瘀阻,气、痰、瘀三者合而为患。在本病的病变过程中,常发生病机转化。如痰气郁结日久可化火,形成肝火亢盛;火热内盛,耗伤阴津,导致阴虚火旺,其中以心肝阴虚最为常见。若阴虚火旺日重,出现烦躁不安、高热、脉疾,为病情危重的表现。

三、 诊断要点

(1)颈前喉结两旁肿大或结块,且结块可随吞咽动作而上下移动。初起如樱桃或指头大小,可逐渐变大;有的如囊状,触之多柔软、边缘光滑,一般进展缓慢;有的进展较快,边缘不清;有的日久成为硬块,固定不移。

(2)早期多无明显的伴随症状,后期可见面部低热多汗、心悸、多食易饥、口苦、眼球突出、双手震颤、脉数等表现。

(3)本病一般病情较轻,预后多好;但若结块在短期内迅速增大,质地硬,表面凹凸不平;或出现高热,大汗,烦躁,谵妄,神志淡漠,脉疾或微细欲绝者,均为重症。

(4)女性多见,且常有饮食不节,情志不舒的病史,发病有一定的地区性、家族性。

(5)血清甲状腺功能相关检查、甲状腺彩超、甲状腺放射性核素扫描、甲状腺 CT 和甲状腺穿刺组织学检查等有助于瘿病的诊断。

四、 辨证论治

本病首辨虚实:初期多实,以气滞、痰凝、血瘀为主,表现为颈部肿块质地较硬,伴有胸胁胀痛、吞咽不适等;后期多虚实夹杂,在上述实证基础上,出现气阴亏虚,有神疲乏力、眼干目涩等。其次辨火旺与阴伤:火旺者,有烦热多汗、性急易怒、眼球突出、手指颤抖等;阴伤者,以阴虚为主,见心悸失眠、眼目干涩、舌红少苔。

本节所论心肝阴虚证,具体表现如下。

临床表现:病起较缓,瘿肿结块或大或小,质软,心悸不宁,心烦少寐,易出汗,双手震颤,眼干,目眩,倦怠乏力,舌质红,舌体颤动,脉弦细数。

辨证分析:痰气郁结颈前,故渐起瘿肿;火郁伤阴,心阴亏虚,心失所养,故心悸不宁,心烦少寐;肝开窍于目,肝失所养,则眼干、目眩;肝阴亏虚,虚风内动,则双手震颤,舌体颤动。颈前喉结两旁肿块质软、心悸少寐、眼干手颤为本证的辨证要点。

治法:滋养阴精,宁心柔肝。

方药:天王补心丹。

加减:若双手震颤、舌体颤动明显,为虚风内动,加钩藤、白蒺藜、白芍;兼耳鸣、腰酸膝软,为肾阴虚,加龟甲、桑寄生、牛膝、菟丝子;兼大便稀溏、便次增加,为脾虚,加炒白术、怀山药、薏苡仁、麦芽;若病久后兼妇女月经量少或闭经,男子阳痿,为正气伤耗,精血不足,加黄芪、山茱萸、熟地黄、枸杞子。

五、护理与调摄

(1) 注意饮食调摄。患者应吃富有营养的食物及新鲜蔬菜,避免肥甘辛辣之品。居住在远离海洋的山区人群,由于缺碘而瘿病多发,可经常食用海带等海产品,或煎服海藻、昆布等药品,烹饪时宜用含碘食盐。

(2) 保持精神愉快,防止情志内伤,以免诱发或加重病情。

(3) 对于因甲亢而导致的瘿病则应忌碘,食用无碘盐,而且含碘高的海产品也要禁忌食用,如海带、海藻、昆布。

(4) 对瘿病患者出现发热、心悸、汗出、消瘦、易饥、脉弦数等表现时,证候多有变证,应多休息,及早给予理化检查,针对病因治疗,以防病情转变与恶化。

(5) 对于瘿肿或结块,在治疗期间应观察瘿肿形状、表面是否光滑、质地、大小及颈围变化,定期检查肿块硬度及活动度,以及通过尽早超声、影像学检查等察觉转化为"石瘿"的征兆。

六、病案举例

患者,女,27岁,就诊节气:立秋。

患者平时多思且性情急躁。2年前颈前正中出现一肿块,逐渐增大,质软无压痛,至某医院检查诊断为甲状腺瘤,需手术治疗。因有顾虑而要求中药治疗。就诊时症见烦躁不安,心悸不宁,手指颤动,时有汗出,眼干,目眩,倦怠乏力,夜寐多梦,二便可,舌质红,苔白,脉弦细数。既往无特殊。专科检查:颈前正中触及约有鸽蛋大肿块,质软无压痛,边缘清楚。甲状腺彩超结果示甲状腺右侧叶低回声结节。

西医诊断:甲状腺肿大;中医诊断:瘿病(心肝阴虚证)。

治法:滋阴降火,宁心柔肝。

处方:天王补心丹加减(天冬 10 g,麦冬 10 g,生地黄 20 g,玄参 10 g,茯苓 10 g,人参 10 g,五味子 10 g,当归 10 g,远志 10 g,柏子仁 10 g,酸枣仁 10 g,丹参 10 g,钩藤 20 g^{后下},白芍 10 g)。15 剂,水煎服,每日 1 剂,分 3 次口服。

经适当休息,舒畅心情,服药半月后,患者心悸、手颤、睡眠等逐渐改善,嘱继续服用 2 月,保持心情舒畅,避免忧思郁怒,长期随访,颈下结节已开始缩小,烦躁易怒、倦怠乏力等情况明显缓解,病情趋于好转。

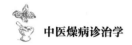

【按语】本案患者为 27 岁女性,平素多思且性情急躁,此乃情志因素为病之端倪。颈前正中渐起肿块,质软无压痛,经医院诊断为甲状腺瘤,因顾虑手术而求治于中医。就诊时,除见颈前肿块外,更伴有烦躁不安、心悸不宁、手指颤动、时有汗出、眼干目眩、倦怠乏力、夜寐多梦等诸多不适,二便尚调,舌质红,苔白,脉弦细数,综合诸症及体征,辨为瘿病之心肝阴虚证。盖情志不舒,气郁化火,耗伤阴血,致心肝之阴亏虚,虚火内扰,故而诸症丛生。

处方选用天王补心丹加减,旨在滋阴降火、宁心柔肝,颇为契合病机。方中天冬、麦冬滋阴润燥,生地黄清热凉血、养阴生津,玄参滋阴降火、解毒散结,三者合力滋养阴液,以降虚火,补心肝之阴亏;茯苓健脾宁心,人参补气生津,使气阴得补,气旺则能生血,亦有助于机体功能恢复;五味子收敛心气,宁心安神,且能生津止汗;当归养血活血,补而不滞;远志、柏子仁、酸枣仁养心安神,助改善睡眠多梦之症;丹参活血凉血,清心安神;钩藤后下,取其平肝息风之功,以止手指颤动;白芍养血柔肝,缓急止痛,平抑肝阳。全方用药,滋中有清,补中有行,共奏滋阴降火、宁心柔肝之效。

第十三章 肾膀胱燥病

第一节 淋 证

一、概述

淋证是指小便频急,淋沥不尽,尿道涩痛,小腹拘急,或痛引腰腹为主要临床表现的一类病症。

西医学中的泌尿系急、慢性感染,泌尿系结核,泌尿系结石,急、慢性前列腺炎,前列腺肥大,乳糜尿,急性尿道综合征等病见有淋证特征者,均可以参照本节辨证论治。

二、病因病机

淋证病因分为外感、内伤两方面,外感多为湿热秽浊之邪所致;内伤常与饮食、劳倦、病后、情志有关,内外病因又互有关联。

"诸淋者,由肾虚而膀胱热故也。"淋证的病位在肾与膀胱,且与肝、脾有关。其病机主要是肾虚,膀胱湿热,气化失司。肾与膀胱相表里,肾气的盛衰,直接影响膀胱的气化与开合。

病理因素主要为湿热之邪,湿热导致的病理变化不同,临证时分为六淋。若湿热客于下焦,膀胱气化不利,小便灼热刺痛,则为热淋;若膀胱湿热,灼伤血络,迫血妄行,血随尿出,以至小便涩痛有血,或肾阴不足虚火扰动阴血,乃成血淋;若湿热久蕴,熬尿成石,遂致石淋;若湿热蕴久阻滞经脉,脂液不循常道,小便浑浊不清,或肾虚下元不固,不能摄纳精微脂液,而为膏淋;若肝气失于疏泄,气火郁于膀胱,或中气不足,气虚下陷膀胱气化无权,则为气淋;若久淋不愈,湿热留恋膀胱,由腑及脏,继则由肾及脾,脾肾受损,正虚邪弱,遂成劳淋。

三、诊断要点

(1)小便频急,淋沥涩痛,或伴有灼烧感,小腹拘急,腰部酸痛为淋证的主症,是诊断淋证的主要依据。

(2)病久或反复发作者,常伴有排尿无力,小腹坠胀、腰部酸痛,疲乏无力等症。

(3)多见于已婚女性,每因疲劳、情志变化、房事不节而诱发;或见于绝经期后妇女,天癸已绝,肾气亏虚,膀胱气化不利。

(4)尿常规、中段尿细菌培养、尿亚硝酸盐试验、尿沉渣找抗酸杆菌或结核杆菌培养、直肠指检前列腺及前列腺液常规检查、泌尿道超声、静脉肾盂造影、腹部影像学、尿中找脱落细

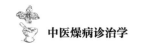

胞、膀胱镜检查等,有助于诊断。

四、 辨证论治

主要辨淋证类别:起病急,症见小便热痛,痛甚者不敢排尿,淋沥而出,尿道灼烧,且小便频急,尿色深黄,来势急骤,症状明显,每日小便可达数十次为热淋;尿道中积有砂石,砂石阻塞于尿道或客于肾脏致排尿不畅,尿流突然中断,尿道疼痛,常致腰腹绞痛难忍,甚至排出血尿,若砂石较小可见随尿液排出者为石淋;小腹胀满明显,小便艰涩疼痛,尿后余沥不尽者为气淋;尿中带血或夹有血块,并有尿路疼痛者为血淋;淋证见小便浑浊如米泔或滑腻如脂膏者为膏淋;久淋,小便淋沥不已,时作时止,小腹坠痛,遇劳即发者为劳淋。六淋可相互转换及兼而有之,应辨别主次,明确主要病症。本病临证多见热淋,具体表现如下。

临床表现:小便频急短涩,尿道灼热刺痛,尿色黄赤,少腹拘急胀痛,或有寒热,口苦,呕恶,或腰痛拒按,或有大便秘结;苔黄腻,脉滑数。

辨证分析:湿热蕴结,下焦不利,湿热蕴结下焦,燥化伤阴。膀胱气化失司,是热淋的主要病机,故见小便短数,灼热刺痛,溺色黄赤;腰为肾之府,若湿热之邪侵犯于肾,则腰痛拒按;若湿热内蕴,邪正相争,可见寒热起伏、口苦、呕恶;热甚波及大肠,则大便秘结。苔黄腻,脉濡数,均系湿热之象。

治法:清热解毒,利湿通淋。

方药:八正散加减。

加减:若大便秘结,腹胀者,可重用生大黄,并加枳实以通腑泄热;若腹满便溏,则去大黄;若伴见寒热,口苦,呕恶者,可合用小柴胡汤以和解少阳;若湿热伤阴者,去大黄,加生地黄、牛膝、白茅根以养阴清热;若小腹胀满,加乌药、川楝子行气止痛;若热毒弥漫三焦,入营入血,又当急则治标,用黄连解毒汤合五味消毒饮,以清热泻火解毒;若头身疼痛,恶寒发热,鼻塞流涕,有表证者,加柴胡、金银花、连翘等宣透热邪。

五、 护理与调摄

所谓"正气存内,邪不可干",基于"治未病"的原则,对于尿路感染的易感人群,如绝经期妇女、体质亏虚、反复应用抗生素治疗及基础病较多的人群,应防患于未然。对于特殊人群,如妊娠及产后妇女,对于机体抵抗力较弱的状态,尤其要注意防范外邪的入侵,防止子淋、产后淋的发生。必须预防淋证发病及病情反复,平素应增强体质,加强运动,调节情绪,防止情志内伤,同时消除各种外邪入侵和湿热内生的有关因素,如忍尿、过食肥甘、纵欲过劳和外阴不洁等。对于基础疾病较多的患者,尤其是消渴、痨瘵等疾患,应治疗及控制原发病,提高自身体质。生活中多饮水,饮食宜清淡,忌肥甘厚味、辛辣之品;房事后注意个人卫生;注意适当休息,有助于早日恢复健康及避免反复发作。

六、 病案举例

患者,女,28岁。主诉:尿频、尿急、尿痛1年余。

近 1 年来反复尿路感染,查尿常规:白细胞(＋＋＋),曾用多种抗生素无效。症见:尿频、尿急、尿痛,小腹部不适,腰部酸痛,口干,带下量多色黄,大便干,舌苔黄腻,质偏红,脉细滑。

西医诊断:尿路感染;中医诊断:淋证(湿热蕴结,脾肾亏虚证)。

治法:清利湿热,益肾健脾。

处方:二妙散合八正散加减(萆薢、苍术、知母、生地黄、苦参各 10 g,黄柏 6 g,瞿麦、车前草各 12 g,萹蓄、老鹳草、凤尾草、荠菜花、半边莲、蒲公英、白茅根各 15 g)。7 剂,水煎服,早晚分服。

二诊:腰酸痛减轻,尿中有絮状物排出,仍尿频、尿急,约半小时一次。改黄柏 10 g,加乌药 10 g,酢浆草、金毛狗脊各 15 g。28 剂,煎服同法。

三诊:药后尿频、腰酸痛减轻,排尿约 1 小时一次,排尿不适减轻,复查尿常规:白细胞(一)。方药加桑寄生 15 g。28 剂,煎服同法。

四诊:尿频、尿急、尿痛均无,夜尿 1 次,晨起尿黄,大便正常,遂继予清利湿热、益肾健脾之品巩固疗效。

【按语】患者尿频、尿急、尿痛,伴小腹部不适,此乃淋证的典型表现。同时,腰部酸痛提示病久可能累及肾脏;口干一症反映体内有燥热之邪伤津之象;带下量多色黄,为湿热下注之证;大便干结,亦与体内湿热蕴结、津液耗伤相关。结合舌脉可辨证为湿热蕴结、脾肾亏虚之淋证。湿热之邪蕴结下焦,膀胱气化失司,故而出现尿频、尿急、尿痛等尿路刺激症状;脾肾亏虚,则腰府失养,运化功能失常,且无力运化水湿,使得湿热之邪更易稽留,形成恶性循环,导致病情迁延难愈。

治以清利湿热、益肾健脾,方选二妙散合八正散加减。二妙散中苍术辛、苦、温,燥湿健脾;黄柏苦寒,清热燥湿、泻火解毒、退虚热,两者相伍,共奏清热燥湿之功,为清除下焦湿热的基础用药。八正散中瞿麦、萹蓄、车前草清热利水通淋,可使湿热之邪从小便而出,增强清利下焦湿热之力。加用萆薢利湿去浊,祛风除痹;苦参清热燥湿、杀虫止痒;知母清热泻火、滋阴润燥;生地黄清热凉血、养阴生津;老鹳草、凤尾草、荠菜花、半边莲、蒲公英、白茅根皆有清热解毒、利湿通淋之效。多药合用,全方位清利下焦蕴结之湿热,又兼顾滋阴清热,以防热邪伤阴太过。诸药协同,契合湿热蕴结的病机,同时兼顾到病久可能存在的阴液耗损情况。

第二节　癃　闭

一、概述

癃闭是以小便量少,排尿困难,甚则小便闭塞不通为主症的一种病症。其中小便不畅,点滴而短少,病势较缓者称为癃;小便闭塞,点滴不通,病势较急者称为闭。由于两者均属排尿困难,小便不通的病症,故多合称为癃闭。

本病与西医学多种病因所致的尿潴留和少尿、无尿相近,可涉及西医学中前列腺增生、炎症或肿瘤,尿路结石、肿瘤、损伤、狭窄,膀胱张力减弱、括约肌痉挛、神经原性膀胱、脊髓炎

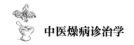

所致的膀胱尿潴留,以及急性肾损伤、慢性肾脏病之尿少尿闭等以排尿困难、少尿无尿为主要表现的疾病,均可参照本节辨证论治。

二、 病因病机

癃闭病因分为外感、内伤两方面,外感多属感受湿热或温热毒邪所致;内伤常与饮食不节、情志失调、尿路阻塞及体虚久病导致肾与膀胱气化功能失调有关。

癃闭的病位在肾与膀胱,与肺、脾、肝密切相关。基本病理变化是膀胱气化不利。其病理因素有湿热、热毒、气滞、瘀血。病理性质有虚实之分,膀胱湿热、肺热壅盛、肝郁气滞、浊瘀阻塞,膀胱气化不利者为实证;脾气不升、肾阳衰惫,膀胱气化无力者为虚证。但虚实之间,常互相关联,或彼此兼夹,如肝郁气滞可化火伤阴;湿热久恋不愈,易灼伤肾阴;肺热壅盛损津耗液严重,病性由实转虚;脾肾虚衰,无力推动气血运行而兼夹气滞血瘀而见虚实夹杂之证。

三、 诊断要点

(1) 临床表现为小便量少,排尿困难,甚或小便闭塞不通。其中小便不畅,点滴而短少为癃;小便闭塞,点滴不通为闭。

(2) 可伴有少腹胀急疼痛,但无尿道疼痛感。

(3) 多见于老年男性、产后妇女及腹部手术后患者,常有淋证、水肿病史。

(4) 有外感病史,或既往有水肿、淋证、消渴等病史。

(5) 血常规、血肌酐、尿素氮、血钙、血磷、超声、X线影像学、静脉肾盂造影、尿比重、尿渗透压、尿钠浓度、尿钠排泄分数等,有助于诊断。

四、 辨证论治

尿热赤短涩,舌红苔黄,脉数者属热;口渴欲饮,咽干,气促者,多为热壅于肺;口渴不欲饮,小腹胀满者,多为热积膀胱;时欲小便而不得出,神疲乏力者,多属虚;年老排尿无力,腰膝酸冷者,为肾虚命门火衰;小便不利兼有小腹坠胀,肛门下坠者,为脾虚中气不足;尿线变细或排尿中断,腰腹疼痛,舌质紫暗者,属尿道瘀阻。本病发为两型,具体如下。

1. 湿热久恋,灼伤肾阴证

临床表现:小便点滴不通,或量极少而短赤灼热,小腹胀满,口苦口黏,或口干咽燥,潮热盗汗,手足心热,或口渴不欲饮,或大便不畅秘结,舌质红或光红,苔黄腻,脉数。

辨证分析:湿热蕴结膀胱,阻塞尿道,故小便不利而热赤,甚则闭而不通。湿热互结,膀胱气化不利,故小腹胀满。湿热内盛,故口苦口黏。津液不布,故但口渴而不欲饮。湿热久恋,灼伤肾阴,故口干咽燥,潮热盗汗,手足心热。苔根黄腻,舌质红,脉数或大便不畅,均因下焦膀胱湿热化燥伤阴所致。

治法:清湿热,利小便,滋肾阴。

方药:八正散合滋肾通关丸加生地黄、车前子、川牛膝等。

加减：若舌苔厚腻者，可加苍术、黄柏，以加强其清化湿热的作用；若兼心烦，口舌生疮糜烂者，可合导赤散，以清心火，利湿热；若因湿热蕴结日久，三焦气化不利，症见小便量极少或无尿，面色晦滞，舌质暗红有瘀点、瘀斑、胸闷烦躁、小腹胀满、恶心泛呕，口中尿臭，甚则神昏等，系浊毒入血，上攻于清空，治宜降浊和胃，清热化湿，通闭开窍，佐以活血化瘀，方用黄连温胆汤加大黄、丹参、生蒲黄、泽兰、白茅根、川木通等。

2. 肺热壅盛，耗伤气阴证

临床表现：小便不畅或点滴不通，咽干，烦渴欲饮，呼吸急促，或有咳嗽，口干咽燥，口渴引饮，神疲气短，舌红，苔薄黄，脉数。

辨证分析：热邪郁积于肺，肺失宣降，水道不利；肺热壅盛，失于肃降，不能通调水道，下输膀胱，故小便涓滴不通。肺热上壅，气逆不降，故呼吸短促或咳嗽。烦渴、苔黄、脉数，都是里热内郁之象；口干咽燥，口渴引饮，神疲气短皆是内燥耗伤气阴之象。

治法：清泄肺热，通利水道。

方药：清肺饮合生脉散加减。

加减：若见心胸烦热，舌尖红，口舌生疮，加黄连、竹叶等以清泻心火；若大便不通，可加杏仁、大黄以宣肺通便，通腑泄热；若兼表证而见头痛，鼻塞，脉浮者，可加薄荷、桔梗以解表宣肺。

五、 护理与调摄

锻炼身体，增强抵抗力，保持心情舒畅，切忌忧思恼怒；消除诸如忍尿，压迫会阴部，外阴不洁，过食肥甘辛辣，过量饮酒，贪凉，纵欲过劳等外邪入侵和湿热内生的有关因素；积极治疗淋证和水肿、尿路及尿路周边肿瘤等疾病，对防治癃闭均有重要意义。

六、 病案举例

患者，男，52岁。主诉：小便点滴不畅1年余，加重伴小腹急胀2天。

患者1年前饮酒后出现小便点滴而出，排尿不畅，曾诊断为前列腺增生，予以解痉、抗增生、消炎等治疗后症状缓解，后症状反复出现。2天前患者再次饮酒后症状加重，小腹胀满。刻下症见小腹急胀，排尿滴沥，小便色黄，点滴而出，尿频量少，口干口苦，面色红，息粗气促，大便2天未解；舌红，苔黄厚腻，脉滑数。B超示前列腺增生伴钙化，残余尿量60 mL。

西医诊断：前列腺增生；中医诊断：癃闭（肺气闭阻，湿热下注证）。

治法：开郁宣肺，清热利湿。

处方：清肺饮加减（黄芩9 g，栀子12 g，麦冬12 g，车前子9 g^{包煎}，鱼腥草15 g，知母12 g，淡竹叶12 g，桔梗9 g，茯苓30 g，炙紫菀15 g，桑白皮9 g，生大黄10 g，甘草6 g）。7剂，水煎服。

二诊：患者诉排尿点滴症状已明显改善，小腹急胀症状基本消失，大便一日1～2行；舌质偏红，苔微黄腻，脉滑。予前方去栀子、大黄，续服7剂。

三诊：患者诉排尿基本通畅；舌淡红，白腻，脉细数。复查B超示残余尿量基本消失。

【按语】本案患者小腹急胀，排尿滴沥，小便色黄且量少，尿频，此皆因湿热下注，膀胱气

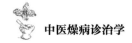

化失司，水道不利所致。口干口苦、面色红、息粗气促，以及舌红、苔黄厚腻、脉滑数等，提示体内有湿热之邪，且热邪较盛，湿从燥化，气血运行不畅。辨证为肺气闭阻、湿热下注之证。肺主气，通调水道，下输膀胱，肺气闭阻则水道通调失常，加重排尿不畅的情况，与下焦湿热相互影响，共同导致病情发作及加重。治以开郁宣肺、清热利湿之法，选用清肺饮加减。方中黄芩清热燥湿、泻火解毒，栀子泻火除烦、清热利湿，两者相伍，可清泻下焦湿热之热邪，使热势得减；麦冬养阴润肺，清热兼顾护阴，以防热邪伤阴太过；车前子清热利尿通淋；鱼腥草清热利尿通淋；知母清热泻火、滋阴润燥，清热同时滋养阴液；淡竹叶清热除烦、生津利尿；桔梗开宣肺气，恢复肺气通调水道之功；茯苓利水渗湿祛除体内水湿之邪；炙紫菀调理肺气；桑白皮泻肺利水，助肺气下行，通调水道；生大黄清热泻火，可通腑气，腑气通则全身气机更易通畅；甘草调和诸药。全方用药，兼顾开郁宣肺与清热利湿两方面，使肺气通畅，湿热得清，水道通利，从而改善癃闭症状。

第十四章 气血津液燥病

第一节 郁 证

一、概述

"郁"有广义、狭义之分,前者包括外邪、情志等各种因素所致之气机郁滞;后者仅指情志不舒所致之郁。本节所论述内容属于狭义之"郁"范畴,是以情绪不宁、心情抑郁、胸部满闷、胁肋胀痛,或易怒易哭,或咽中如有异物梗阻等为主要临床表现的病症。

《黄帝内经》中将情志失调所引起的人体脏腑、经络、气血、津液的结滞不通等病变归属于"郁",如《素问·举痛论》言:"思则心有所存,神有所归,正气留而不行,故气结矣。"及《灵枢·本神》言:"愁忧者,气闭塞而不行",并提出了"五气之郁"的治疗法则,即《素问·六元正纪大论》云:"木郁达之,火郁发之,土郁夺之,金郁泄之,水郁折之",《素问·至真要大论》云:"疏其血气,令其调达,而致和平。"汉代张仲景《金匮要略·妇人杂病脉证并治》中所论述的脏躁、梅核气可归属于本病范畴,使用半夏厚朴汤、甘麦大枣汤等方剂治疗,如"妇人咽中如有炙脔,半夏厚朴汤主之。""妇人脏躁,喜悲伤欲哭,象如神灵所作,数欠伸,甘麦大枣汤主之。"郁证作为独立的病症名称,首先见于明代虞抟《医学正传》。此后所论述郁证主要是指情志之郁,如《古今医统大全·郁证门》云:"郁为七情不舒,遂成郁结,既郁之久,变病多端。"张景岳在《景岳全书·杂证谟·郁证》中将情志之郁称为"因郁而病",着重论述了怒郁、思郁、忧郁三种郁证的证治。清代李用粹在《证治汇补·内因门·郁证》提出郁证当以顺气为首要,即"郁病虽多,皆因气不周流,法当顺气为先,开提为次,至于降火、化痰、消积,犹当分多少治之。"清代叶天士注意到情志疗法对郁证的指导作用,如《临证指南医案·郁》云:"郁症全在病者能移情易性。"

西医学中的神经衰弱、焦虑症、抑郁症、神经症、癔症、围绝经期综合征及反应性精神病,符合郁证临床特征者,可参照本节辨证论治。

二、病因病机

郁证的发生总由情志所伤而导致肝失疏泄、脾失健运、心失所养。

（1）情志失调:七情过极,情志刺激持久作用于机体,超过其调节能力而致病。肝主疏泄,喜条达,恼怒伤肝,肝失疏泄,气机郁滞为先,而后气郁化火、血行不畅、水湿不行、食糜不化而成火郁、血郁、湿郁、痰郁、食郁;肝气横逆犯脾,或忧思伤脾,思则气结,一方面中焦升降

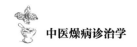

失职而产生痰湿等病理产物,即痰郁、湿郁;另一方面影响中焦运化而致食郁,再者气血生化乏源,形成心脾两虚之证;更有甚者,肝郁化火,灼伤心肾之阴而出现阴虚火旺或心肾阴虚之证。"心者,君主之官,神明出焉",各种负面情绪刺激强度过大或持续时间过长,均可损伤心神,致使心之气血阴阳亏损,甚至心神失守而致精神惑乱。

(2) 体质因素:素体虚弱,情志不舒,肝郁抑脾,不思饮食,气血生化乏源,日久心脾失养;或素体阴虚肝旺,复加情志刺激,郁火暗耗心之阴血,久之心病及肾,而致心肾阴虚。

郁证病变脏腑以心、肝为主,涉及脾、胃、肾,基本病机是肝失疏泄、气机郁滞。郁证初起,常以气滞为主,兼血瘀、化火、痰结、食滞,六郁互为因果,又互相兼杂,多属实证;病久则由实转虚,或虚实夹杂,而有阴虚火旺、心脾两虚、心肾阴虚之不同。需注意郁证起病,气郁为先,如《类证治裁·郁证》所云:"七情内起之郁,始而伤气,继必及血,终乃成劳"。

郁证源于情志内伤,但其是否导致郁证,除与精神刺激强度及持续时间长短有关,还与机体自身对情绪的适应调节能力密切相关,诚如《杂病源流犀烛·诸郁源流》所云"诸郁,脏气病也,其原本由思虑过深,更兼脏气弱,故六郁之病生焉",说明"脏气弱"是郁证发病的内因。

三、诊断要点

(1) 临床可见情绪低落,忧愁焦虑,或易哭易怒,或咽中如有炙脔,吞之不下,咳之不出,胸胁胀满,甚至精神恍惚等表现。

(2) 患者大多曾经历过忧愁、焦虑、悲哀、恐惧、愤懑等不良情绪刺激,且与病情反复发作密切相关。

(3) 多发于青中年女性。

(4) 相关检查:以咽部如有炙脔,吞之不下、咳之不出者,需做咽部检查、食管 X 线及内镜检查。或借助于颅脑 MRI、CT 等排除颅内病变所致的精神异常。除外明确诊断的器质性疾病,各系统检查及实验室检查通常是正常。此外,抑郁量表、焦虑量表的测定有助于本病诊断。

四、辨证论治

郁证先辨证候虚实,六郁病变均属实证,病程较短,病已迁延日久,可见心脾两虚、心肾阴虚等实中夹虚、虚中夹实的复合证候。其次辨所郁脏腑,肝失疏泄、气机郁滞虽为郁证之始因,但所影响脏腑各有侧重。一般而言,气郁、血郁、火郁责之于肝;食郁、湿郁、痰郁责之于脾;而虚证则与心、脾关系最为密切。

理气开郁、调畅气机是郁证基本治则。早期即应注意疏通气机,如《医方论·理气之剂》所云:"凡郁病必先气病,气得流通,郁于何有"。针对六郁实证,首当理气开郁,并根据兼证而分别使用活血、降火、祛痰、化湿、消食诸法;虚证则施以养心安神、补益心脾、滋养肝肾等;虚实夹杂者,则当视其偏重而两者兼顾之。

1. 气郁化火证

临床表现:性情急躁易怒,胸胁胀满,口苦咽干,或头痛,目赤,耳鸣,或胃脘灼痛,嘈杂吞酸,大便秘结;舌质红,苔黄,脉弦数。

辨证分析:肝气疏泄不利,气机郁结化火,火性炎上,扰乱清窍,故性情急躁易怒,胁肋胀满、头痛、目赤、耳鸣;肝火犯胃,胃肠积热,则口苦咽干,胃脘灼痛,嘈杂吞酸,大便秘结;舌红苔黄,脉弦数,皆为气郁化火之象。

治法:疏肝解郁,清肝泻火。

方药:丹栀逍遥散加减。

加减:若兼见大便秘结之热势较甚者,加龙胆草、大黄以泄热通腑;若兼见胁肋疼痛、口苦、嘈杂吞酸、嗳气呕吐之肝火犯胃者,加黄连、吴茱萸以清泻肝火、降逆止呕;若兼见头痛、目赤、耳鸣之肝火上炎者,加菊花、钩藤、刺蒺藜以清热平肝;若兼见舌红少苔、脉细数之热盛伤阴者,去温燥之当归、白术、生姜,酌加生地黄、麦冬、山药以滋阴健脾。

2. 心肾阴虚证

临床表现:虚烦少寐,惊悸多梦,头晕耳鸣,口咽干燥,健忘,腰膝酸软,五心烦热,盗汗,男子遗精,女子月经不调;舌红,少苔或无苔,脉细数。

辨证分析:五志过极,或思虑太过,气郁化火,郁火耗伤心肾之阴,在上则心神失养、神不守舍,在下则精关不固,故见虚烦少寐,惊悸多梦,遗精;阴虚而髓海失充,则头晕耳鸣,健忘;肾虚腰府失养,则腰膝酸软;阴虚内热,则五心烦热,盗汗,口咽干燥;肝肾失调,冲任空虚,故女子月经不调;舌红,少苔或无苔,脉细数均为阴虚火旺之象。

治法:滋养心肾。

方药:天王补心丹加减。

加减:若兼见心烦失眠、多梦遗精之心肾不交者,可合用交泰丸以交通心肾;若兼见遗精较频之肾虚不固者,加芡实、莲须、金樱子以补肾固涩。

五、 护理与调摄

(1)正确认识个人能力和对待身边事物,根据自身情况,选择合适的工作及生活方式。在日常生活中尽量保持积极乐观的生活态度,避免大怒大悲,以及长时间处于忧思郁怒等不良情绪中。适当加强运动锻炼,饮食注意营养均衡,保证充足睡眠,培养个人兴趣爱好,学会适当放松调节,劳逸结合,及时疏泄不良情绪。

(2)医者应当深入了解患者病史并进行详细检查,对待患者态度诚恳,耐心解释病情并鼓励其战胜疾病的信心。了解患者情志致病的根本原因,鼓励其积极配合药物治疗及参加文体、社交活动,以达到"移情易性"的目的。亲属应最大限度地接受患者发病事实,做好情绪安抚工作,以接纳和包容为主,避免批评和指责,以免加重患者精神负担而导致病情反复或加重。此外,可尝试针灸推拿康复疗法。

六、 病案举例

某女,44岁。

1个月前因其母病故,患者精神抑郁,纳差,恶心,腹胀,病情逐渐加重。就诊时症见:神情紧张,表情抑郁,善太息,胸胁胀满,纳呆,周身乏力,心烦意乱,失眠多梦,小便调,大便干,

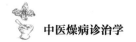

舌质暗红,边有齿痕,苔黄腻,脉弦数。

中医诊断:郁证(肝郁脾虚、心神失养证)。

治法:疏肝健脾,养血安神。

处方:牡丹皮10 g,焦栀子10 g,柴胡10 g,白芍20 g,当归10 g,茯苓30 g,白术30 g,薄荷10 g,陈皮15 g,白豆蔻12 g,首乌藤30 g,远志10 g,酸枣仁20 g,甘草6 g。

二诊:服7剂后精神症状及睡眠明显好转,但仍纳食不香,上方去首乌藤、远志,加焦三仙*各30 g,继服10剂,诸症俱消。

【按语】本案患者经历丧母之痛,情绪受挫,肝气郁滞,进而影响脾胃运化功能,而形成肝郁脾虚、心神失养之象,故初诊选择丹栀逍遥散为基础方,加陈皮理气解郁,白豆蔻醒脾开胃,首乌藤、远志、酸枣仁养心安神定志,方证合拍,故首诊后患者精神及睡眠状况显著改善。复诊时仍有食欲不佳,考虑患者脾胃功能尚未完全恢复,加焦三仙以健脾消积导滞,最终肝气得疏,脾气健运,病情痊愈。

第二节 血 证

一、概述

血证是火热熏灼或气虚不摄而导致血液不循常道,自九窍排出体外,或渗溢于肌肤的一类出血性疾患。根据出血部位不同,常见有鼻衄、齿衄、咳血、吐血、便血、尿血、紫斑之分。在古代医籍中亦称之为血病或失血。

《黄帝内经》中即有"卒然多食饮则肠满,起居不节,用力过度则络脉伤。阳络伤则血外溢,血外溢则衄血;阴络伤则血内溢,血内溢则后血。""脉至而搏,血衄身热者死。"等与出血病症相关的论述。汉代张仲景《金匮要略》中将数种血证与有关病症列为一个篇章,并最早记载了泻心汤、柏叶汤、黄土汤等治疗吐血、便血的方剂,沿用至今。隋代巢元方《诸病源候论·血病诸候》中较为详细论述了吐血、呕血、唾血、二便出血的病机,并最早提出"鼻衄"之病名(《诸病源候论·鼻病诸候·鼻衄候》)。犀角地黄汤出自唐代孙思邈《备急千金要方》,至今仍是临床治疗血证的有效方剂。明代虞抟《医学正传·血证》首次将吐血、衄血、咳血、便血等以"血证"之名概之,并提出各自因机证治。缪希雍《先醒斋医学广笔记·吐血》针对胃络瘀血、肝阴不足、胃气上逆分别提出了"宜行血不宜止血""宜补肝不宜伐肝""宜降气不宜降火"之治吐血三要法。张景岳《景岳全书·杂证谟·血证》指出"凡治血证,须知其要,而血动之由,惟火惟气耳。故察火者,但察其有火无火,察气者但察其气虚气实",归纳了治火、治气、治血三原则,并注意辨别火、气两端。清代唐宗海《血证论》是论述血证的专著,其中提出的止血、消瘀、宁血、补血之治血四法,至今仍有临床指导意义。

临床凡以出血为见症的内科病症,均可归属于血证。西医学中多种急慢性疾病所引起的鼻衄、咳血、吐血,均可参考本节辨证论治。

---

* 焦三仙:焦麦芽、焦山楂、焦神曲。

二、病因病机

血证病因不外乎外感、内伤两方面。外因多由风、热、燥、火、湿、毒等邪气侵袭;内因则由情志、饮食、劳倦所伤。各种病因导致络脉损伤,血液不循经脉运行,溢出脉外,则成血证。

(1)感受外邪:外感六淫或时邪疫毒,均可损伤脉络而引起出血。损伤上部脉络则见衄血、咳血、吐血;损伤下部脉络则见尿血、便血;若邪气侵入营血,迫血妄行,血溢脉外而渗于肌肤之间,则可见皮肤紫斑。此外,外邪亦常为慢性疾病出血的诱因。《临证指南医案·吐血》曰:"若夫外因起见,阳邪为多,盖犯是症者,阴分先虚,易受天之风热燥火也"。

(2)饮食不节:恣食辛辣炙煿肥厚,或嗜酒无度,湿热蓄积胃肠,灼伤胃络,热迫血逆,而为吐血、齿衄、鼻衄;或热郁肠道而为便血;或湿热下注肾与膀胱发为尿血;或湿热入营动血,而致皮下出血。

(3)情志过极:凡七情刺激,郁火内燔,皆可动血。若郁怒伤肝,气郁化火,横逆犯胃,损伤胃络,而为吐血;木火刑金,而为咳血、鼻衄;忧思劳心,心火亢盛,耗伤肾阴,热移膀胱,可致尿血。

(4)劳倦内伤:心主神明,神劳伤心;脾主肌肉,身劳伤脾;肾主藏精,房劳伤肾。劳倦过度,可致心、脾、肾三脏之气阴损伤;气不摄血,或阴虚火旺,均可致血溢脉外而发为血证。

(5)久病热病:久病或热病之后,一则可损耗阴津而致阴虚火旺,火迫血行而致出血;二则正气损伤,气不摄血,血溢脉外而致出血;三则久病入络,瘀血阻滞,血不循经,因而出血。

火热熏灼、迫血妄行及气不摄血、血溢脉外,是血证的基本病机。其中火有虚实,气有盛衰。气火亢盛,血热妄行者为实;阴虚火旺,灼伤血络及气虚不摄者为虚。病理演变多由实证向虚证演化。或开始为火盛气逆,迫血妄行,而后反复出血致阴血亏损,虚火内生;或因出血过多,血去气伤,以致气虚阳衰,不能摄血,甚至有气随血脱之虞。此外,出血之离经之血,蓄结于体内而为瘀血;反之,又会妨碍新血的生成及气血的正常运行,使出血反复难止。

三、诊断要点

(1)鼻衄:血从鼻腔溢出,而且排除外伤和女子倒经所致者。

(2)咳血:血由肺或气道而来,经咳嗽而出,血色鲜红,间夹泡沫,或痰中带血,多有慢性咳嗽、喘证或肺痨等肺系疾患病史。胸部X线、胸部CT、支气管内镜、痰找抗酸杆菌等检查有助于咳血的诊断。

(3)吐血:吐血前多有恶心、胃脘疼痛不适、嗳气、反酸、头晕等先兆症状。血从胃或食管而来,随呕吐而出,常夹有食物残渣,血色呈咖啡色或紫暗色,呕血量大且急者也可呈鲜红色;大便色黑如柏油样或呈暗红。常有胃痛、黄疸等病史。呕吐物、大便隐血试验,以及上消化道钡餐造影、纤维胃肠镜和肝胆脾胰B超等检查有助于其诊断。

四、辨证论治

血证辨证,一是辨病症之不同:从口中吐出的血液,有吐血与咳血之分;二是辨脏腑病变

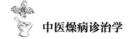

之异：鼻衄有病在肺、胃、肝之不同，吐血有病在胃、肝之别；三是辨证候之虚实：一般初病多实，久病多虚，由火热迫血所致者属实，由阴虚火旺、气不摄血所致者属虚。

血证治疗可归纳为以下三个原则。其一为治火：火热熏灼，损伤脉络，实火当清热泻火，虚火当滋阴降火；其二为治气：气为血之帅，气能统血、行血，如《医贯·绛雪丹书·血证论》所云："血随乎气，故治血必先理气"，实证当清气降气，虚证当补气益气；其三为治血：《血证论·吐血》云："存得一分血，便保得一分命"，审因论治，病急者先止血，包括凉血止血、收敛止血或祛瘀止血等。

1. 鼻衄

鼻衄多由胃热炽盛，迫血妄行所致，具体表现如下。

临床表现：鼻出血，或兼牙龈出血，血色鲜红，口臭，鼻燥，口干咽燥，口渴，烦躁，便秘，舌红苔黄，脉滑数。

辨证分析：足阳明胃经上交鼻部、齿龈，胃火上炎，热迫血行，故见鼻衄、齿衄，血色鲜红；胃火消灼胃肠津液，故见鼻干，口干咽燥，口渴引饮，便秘；胃热循经扰心，则见烦躁。舌红苔黄，脉滑数，均为胃热炽盛之象。

治法：清胃养阴，凉血止血。

方药：玉女煎加减。

加减：若火热较盛者，加栀子、牡丹皮、黄芩清热泻火；若兼见便秘之伤津耗液者，加大黄、瓜蒌通腑泄热；若兼见口渴、舌红少苔、脉细数之热盛伤阴者，加天花粉、石斛、玉竹以滋阴清热。

2. 咳血

（1）燥热犯肺证

临床表现：发热，或身热恶风，头痛，喉痒咳嗽，咳痰带血，或咳出血块，口干鼻燥，咽痛，舌质红，少津，苔薄黄，脉数。

辨证分析：风热燥邪侵袭肺卫，肺卫失调，肺失清肃，则发热恶风，喉痒，咳嗽，咳痰；肺络受伤，则痰中带血，或咳出血块；燥伤津液，故口干鼻燥。舌红少津，苔薄黄，脉数，为燥热犯肺、津液损伤之象。

治法：清热润肺，宁络止血。

方药：桑杏汤加减。

加减：若兼见发热、咽痛之风热犯肺者，加金银花、连翘、牛蒡子以辛凉解表；若兼见鼻燥咽干、干咳无痰，或痰黏不易咳出之燥伤津液较甚者，加麦冬、天冬、石斛、玉竹、天花粉以生津润燥；若兼见身热、咳痰黄稠、舌红苔黄腻、脉滑数之痰热壅盛、迫血妄行者，以清金化痰汤加大蓟、小蓟、侧柏炭、茜草以清肺化痰、凉血止血；若咳血量多之燥热伤及肺络较甚者，加连翘、黄芩、白茅根、芦根，并冲服云南白药或三七粉。

（2）阴虚肺热证

临床表现：咳嗽少痰，痰中带血，或反复咳血，经久不愈，血色鲜红，口干咽燥，两颧潮红，潮热盗汗，舌质红，苔少，脉细数。

辨证分析：阴虚肺热，肺失清肃，肺络受损，则咳嗽少痰，痰中带血，反复发作，经久不愈；阴虚火旺，津液不能上承，则潮热盗汗，两颧潮红，口干咽燥。舌红少苔，脉细数，为阴虚有热之象。

治法：滋阴润肺，降火止血。

方药：百合固金汤加减。

加减：若兼见反复咳血不止，需加阿胶、三七粉及时收敛止血；若兼见颧红、潮热之虚热外浮者，加青蒿、地骨皮、鳖甲、白薇以清退虚热。

3. 吐血

（1）胃热壅盛证

临床表现：胃脘灼热作痛，吐血，色红或紫暗，夹杂食物残渣，脘腹胀闷，嘈杂不适，恶心呕吐，口臭口干，便秘，或大便色黑，舌质红，苔黄干，脉滑数。

辨证分析：胃为水谷之海，胃中积热，损伤胃络，胃失和降，故恶心呕吐，吐血色红或紫暗，夹杂食物残渣；热结中焦，气机不利，则胃脘灼热作痛，脘腹胀闷，嘈杂不适；胃热损耗大肠津液则便秘；溢于胃络之血，随糟粕下走大肠，故大便色黑。舌红，苔干黄，脉滑数，为内有积热之象。

治法：清胃泄热，凉血止血。

方药：泻心汤合十灰散加减。

加减：若兼见口干而渴、舌干红、脉细数之胃热伤津者，加南沙参、麦冬、石斛以滋养胃津；若兼见恶心呕吐之胃气上逆者，加旋覆花、代赭石、竹茹以和胃降逆。

（2）肝火犯胃证

临床表现：吐血色红或紫暗，脘胀胁痛，烦躁易怒，目赤，口干口苦，或寐少多梦，舌质红绛，苔黄，脉弦数。

辨证分析：肝郁化火，横逆犯胃，络伤血溢，故吐血色红或紫暗；肝胃失和，胃气上逆，则脘胀胁痛，恶心呕吐；肝火旺盛，扰动心神，故烦躁易怒，寐少多梦；肝火耗伤津液，故目赤口干。舌质红绛，苔黄，脉弦数，为肝火亢盛、耗伤胃阴之象。

治法：清肝泻火，凉血止血。

方药：龙胆泻肝汤加减。

加减：若兼见胁痛明显之肝气郁滞者，加延胡索、香附以疏肝解郁止痛；若兼见寐少梦多之肝火上扰心神者，加磁石、龙齿、珍珠母、远志以安神定志；兼见便秘之肠道津液耗伤者，加麦冬、玄参、南沙参以滋阴润肠；若吐血不止、口渴不欲饮、胃脘刺痛之瘀血阻络、血不归经者，先急用十灰散、白及粉、三七粉以收敛止血。

五、护理与调摄

（1）调摄饮食起居。宜进食清淡、易消化、富有营养的食物，如新鲜蔬果、鱼肉、瘦肉、蛋类、牛奶等；忌食辛辣香燥、油腻之品，戒除烟酒；忌暴饮暴食，或饥饱无常；虚邪贼风，避之有时，适寒温，慎起居，劳逸有度；避免情志过极、纵欲过度。

（2）血证患者要注意精神调摄，消除其紧张、恐惧、忧虑等不良情绪，注意休息，病重者应卧床。吐血量或咯血量较大或频繁吐血、咯血的患者，应取头低脚高侧卧位，保持呼吸道通畅和口腔清洁。出血量多者，应严密观察患者精神意识、面色、血压、脉搏、呼吸、二便等变化，以防产生厥脱之变。

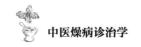

六、 病案举例

某女,27 岁。

近两年来,行经时阴道仅少量出血而鼻出血。近月鼻出血加剧并吐鲜血,已 6 天,经查:经期已至,鼻出血,时有吐鲜血,胸中烦热,乳房胀痛,头昏目眩,急躁,易怒,小便黄赤,脉弦数,舌红苔黄。

中医诊断:经逆上行(肝经实火上逆,引动经血逆上)。

治法:泻肝经实火,导血下行。

处方:龙胆泻肝汤化裁(龙胆草、川牛膝、泽兰、炒栀子各 12 g,柴胡 6 g,生地黄 20 g,黄芩、木通、泽泻各 10 g,白茅根、全当归各 15 g,生甘草 3 g)。水煎服,每日 1 剂,2 剂后吐血大减,3 剂后不再吐血,鼻也不再出血,阴道少量出血、挟有血块。继以丹栀逍遥散、当归精调理善后而愈。

【按语】本案患者为经行吐衄。肝藏血,主疏泄,若肝火亢盛,扰及心神,血海不宁,遂致经血失常,乃至上涌而出。治宜清泻肝火,引血下行。方选龙胆泻肝汤为基础,佐以炒栀子清热泻火,川牛膝、泽兰引血下行,白茅根凉血止血,全方刚柔并济,力专而不峻猛。初服即效,2 剂后吐血大减,3 剂竟得止血,彰显了方药对症准确,迅速控制了急性出血症状。待急症缓解,病情平稳后,再调和气血,行气以止血。

第三节 悬 饮

一、 概述

悬饮多因肺气虚弱、外邪侵袭而导致肺失宣降,气不布津,以致水饮停聚在胸胁,出现胁肋胀满不适、气急、咳嗽或呼吸时胸胁牵引作痛的一种病症。汉代张仲景在《金匮要略·痰饮咳嗽病脉证并治》中云"饮后水流在胁下,咳唾引痛,谓之悬饮。""脉沉而弦者,悬饮内痛。""病痰饮者,当以温药和之。""病悬饮者,十枣汤主之。",指出本病的成因、主症、主脉、基本治则和方药。本病发生发展过程中,初起可表现为温病证候,如《温病条辨》中有"伏暑、湿温胁痛……或竟寒热如疟状"的论述。

西医学中的炎性或癌性胸腔积液、结核性渗出性胸膜炎等疾病,可参照本节进行辨治。

二、 病因病机

悬饮的发生与肺气不足和外邪侵袭两方面密切相关。肺居上焦,为水之上源,肺气郁滞,则气不布津,水饮停于胸胁,留而成饮。

(1)肺气虚弱:素体虚弱,或劳倦太过,或久病不愈,导致肺气亏耗,一方面肺主卫,机体卫外防御功能下降,外邪易于侵袭;另一方面肺失宣降,不能正常输布水液。两方面协同作用,最终导致水饮积聚于胸胁。

（2）外邪侵袭：外邪如温热之邪侵犯肺卫,影响肺的宣降功能,进而导致水液失于正常布散而留于胁下,如《温病条辨·下焦篇》言："按伏暑、湿温,积留支饮,悬于胁下,而成胁痛之证甚多"。

悬饮的基本病机为正虚外感,肺失宣降,肺气郁滞,气不化津,津液输布失调而停积于胸胁为患。气郁日久,一方面可见化热伤阴之象；另一方面气病及血,可见胸痛经久不愈。

三、 诊断要点

（1）病初或可见发热恶寒,但常以咳唾胸胁引痛为主症。积饮形成后,胸痛、胸闷可减轻,但严重者可出现喘促不能平卧,甚至呼吸困难。积饮消退后,常遗留胸胁疼痛,迁延不愈。

（2）体格检查：若积饮量少,听诊患侧可闻及胸膜摩擦音。若积饮量多,病侧呼吸运动受限,胸廓饱满,肋间隙增宽,叩诊呈实音或浊音。

（3）相关检查：血白细胞总数正常或偏高,血沉增快；胸部X线检查可见肋膈角变钝或消失,积饮多时可见患侧密度均匀致密阴影；胸腔积液检查呈透明黄色或微浑浊,甚至血性,或结核菌培养为阳性。

（4）鉴别诊断：悬饮属于广义痰饮病范畴。因饮邪具有流动性,停于不同部位则发为不同病症,如饮停于胃肠,则为痰饮；流于肢体,则为溢饮；聚于胸膈,则为支饮。本节所论述之悬饮为饮留于胁下。

四、 辨证论治

悬饮多为虚实相兼之候,可从起病时间、禀赋强弱等权衡虚实盛衰；水饮虽为阴寒之邪,但亦有郁久化热者。

"病痰饮者,当以温药和之",是治疗悬饮的基本法则。同时应当区分表里虚实以论治,如水饮壅盛者,应祛饮以治标；邪在表者,当温散发汗；在里者,应温化利水；正虚者补之；邪实者攻之；邪实正虚者,则当消补兼施；饮热相杂者,又当温清并用。尤需注意使用性质峻烈的攻逐水饮药物时,中病即止,以免损伤胃气。

悬饮日久,化热伤阴,而见阴虚内热之象,具体表现如下。

临床表现：呛咳时作,咳吐少量黏痰,不易咳出,口干咽燥,午后潮热,颧红,心烦,手足心热、盗汗,或胸胁闷痛,病久不复,形体消瘦,舌质偏红,少苔,脉细数。

辨证分析：饮阻肺气,气郁化热伤阴,阴虚肺燥,故呛咳时作,咳吐少量黏痰,口干咽燥；阴虚则午后潮热,颧红盗汗；虚热内扰,则心烦,手足心热；痰饮伏胸,胸阳不展,故胸胁闷痛。舌红少苔,脉细数,为阴虚内热之象。

治法：滋阴清热。

方药：沙参麦冬汤合泻白散加减。

加减：若兼见潮热显著之阴虚劳热者,加鳖甲、功劳叶以清虚热；若兼见咳嗽、咳痰较多之虚热灼津、肺失宣降者,加百部、川贝母以清热化痰；若兼见胸胁闷痛之络脉不畅者,加瓜

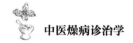

蒌皮、广郁金、丝瓜络以通络止痛;若日久积液未尽者,加牡蛎、泽泻以利水化饮;若兼见神疲、气短、易汗之气阴受伤者,加太子参、黄芪、五味子以益气敛汗。

五、 护理与调摄

(1)悬饮证的发生与个人体质有关。应积极参加体育锻炼,增强体质,抵御外邪侵袭。凡里有饮证者,应注意饮食调摄,如虚寒饮停,宜进食温补化饮之品;若饮邪化热,宜进食清热养阴之物。体虚易感者,平素应注意防寒保暖。

(2)积极治疗导致饮邪内停的原发病,如心衰、肺痨(即肺结核)、肿瘤等。由感染"痨虫"(即结核杆菌)所致者,必须按照规定疗程服药,参照肺结核措施进行调护。若进行胸腔或心包腔穿刺抽液、置管、注药等有创操作,须严格按照操作规范进行。

六、 病案举例

张某,男,70岁。1982年5月10日初诊。

曾患肺结核,经治痊愈,1980年回乡探亲,途中劳累,倦怠乏力,时有午后潮热,偶或干咳,痰少稀白,症状时现时消,未加注意。1981年9月因骨折卧床月余,治愈后仍体虚绵绵,午后发热。1982年4月9日因洗澡后感冒,始见恶寒发热,头痛鼻塞,咳痰白,量少,继之热度陡高,体温高达40℃以上,自服退热药(药名不详),体温持续波动于38~39℃,数日后,胸部隐痛,气短,咳吐黏白痰,痰中带血丝,在省某医院诊断为肺结核,经医院用抗痨、消炎药未效。就诊时症见:发热头晕,干咳,吐少量稀白痰,时带血丝,胸痛不明显,气急喘促,倚息不得卧,时有汗出,五心烦热,面赤颧红,舌红苔白润,脉沉细数。查体:体温38.5℃,肌肤扪之灼手、胸部尤甚,左侧肋间隙增宽,呼吸音减低,无湿性啰音,叩诊呈实音。1982年4月20日左侧胸腔穿刺抽液化验:草黄色微浊,比重1.020,黏蛋白定性试验(Rivalta test)(+),蛋白定量4.51 g/d,白细胞15×10⁹/L,以淋巴细胞占多数;1982年5月3日胸腔穿刺抽出脓液10 mL,经检验有铜绿假单胞菌。

西医诊断:结核性渗出性胸膜炎并发脓胸;中医诊断:悬饮(阴虚肺燥,饮热蕴结证)。

治法:滋阴润燥,化饮清热。

处方:辽沙参20 g,前胡10 g,百部10 g,牡丹皮12 g,地骨皮15 g,黄芩10 g,干姜10 g,紫苏子10 g,细辛5 g,葶苈子24 g,生桑白皮15 g,葛根15 g,白及10 g,杏仁10 g,桔梗10 g,鱼腥草20 g,知母12 g,甘草3 g。

二诊:服上方1剂后热退,体温降至36.5℃,迭进5剂,诸症悉减,午后仍五心烦热,汗出干咳,吐少量黏白痰,痰中无血丝,苔白,脉沉细。原方减葶苈子为20 g,葛根为12 g,加五味子8 g以敛汗,炙紫菀10 g,橘红10 g以敛肺化痰止咳。

三诊:服上方5剂,诸症基本消失,生活基本能自理,亦可做一些轻微的家务劳动,守上方,减牡丹皮、地骨皮、白及、百部、知母,加枸杞子10 g,茯苓15 g,半夏10 g,炙款冬花10 g,菊花12 g,嘱其多服,随诊2次已愈。

【按语】本案患者本有肺结核病史,倦怠乏力、午后潮热、干咳等提示患者气阴不足,后又不慎外感。肺为水之上源,外邪袭肺,失于宣降,不能通调水道,而见水停胸胁,与原本之阴虚内热蕴结,热腐成脓,加重肺气郁滞,故见胸痛、气急喘促、倚息不得卧,属本虚标实、虚实错杂之证。故治疗以沙参、百部、地骨皮、知母等滋肺阴、润肺燥,是为治其本;以干姜、细辛温化水饮,以葶苈子、桑白皮泻肺利水,以鱼腥草、桔梗、甘草清肺排脓,此皆为治其标。标本兼治,故能获效。

第四节　消　渴

一、概述

消渴是以多饮、多食、多尿,日久乏力、体重减轻,甚至消瘦为主症的病症。其中以多饮为主症者称为上消,以多食为主症者称为中消,以多尿为主症者称为下消。

《黄帝内经》首载消渴之名,并有消瘅、肺消、膈消、脾瘅、消中之称。《素问·奇病论》中指出消渴的病因病机是过食肥甘而致内热炽盛,即"有病口甘者,病名为何?何以得之?岐伯曰:'此五气之溢也,名曰脾瘅……此肥美之所发也,此人必数食甘美而多肥也,肥者令人内热,甘者令人中满,故其气上溢,转为消渴。'"《灵枢·五变》指出五脏虚弱、情志失调亦是引起消瘅的原因,如"五脏皆柔弱者,善病消瘅。""怒则气上逆……转而为热,热则消肌肤,故为消瘅。"等论述。东汉张仲景《金匮要略》设专篇论述,指出本病以"渴欲饮水,口干舌燥""消谷引食,大便必坚,小便即数"为主症,可以肾气丸治之,"男子消渴小便反多,以饮一斗,小便一斗,肾气丸主之。"唐代孙思邈《备急千金要方·消渴第一》云:"其所慎者有三:一饮酒,二房室,三咸食及面。"指出本病防治的生活调摄。金代刘完素《黄帝素问宣明论方·燥门·诸燥总论》云:"周身热燥怫郁,故变为雀目或内障,痈疽疮疡,上为咳嗽喘,下为痔利。"指出燥热消渴产生并发症的种类和病机。元代朱丹溪《丹溪心法·消渴》提出渴乃阴虚所致,即"真水不竭,安有所谓渴哉。"明代王肯堂《证治准绳·杂门·消瘅》依据主症规范三消分类,即"渴而多饮为上消(经谓膈消),消谷善饥为中消(经谓消中),渴而便数有膏为下消(经谓肾消)。"此分类法延续至今。张锡纯《医学衷中参西录·消渴方》云:"消渴之证,多由元气不升,此方乃升元气以止渴者也",使用黄芪、山药、葛根为主以益气生津止渴。

西医学中的糖尿病、尿崩症、精神性多饮多尿等疾病,凡见以口干多饮、多食、多尿,或伴体重减轻甚至消瘦为主症者,均可参照本节辨证论治。

二、病因病机

消渴常因先天禀赋不足、饮食不节、情志失调和劳逸失度,以致阴津亏耗、燥热偏盛而发病。

(1)禀赋不足:先天五脏功能不足,则易发消渴,如《灵枢·五变》云:"五脏皆柔弱者,善病消瘅。"其中脾肾两虚是本病发生的重要因素,如清代陈士铎《辨证录·消渴门》云:"夫消渴之症,皆脾坏而肾败。脾坏则土不胜水,肾败则水难敌火。两者相合而病成。倘脾又不坏,肾又不败,宜无消渴之症矣。"

（2）饮食不节：过食肥甘燥热、醇酒厚味及辛辣香燥之品，导致脾胃运化失职，痰湿壅滞，化热化燥伤及津液而发为消渴，如《圣济总录·消渴门·消渴统论》云："消瘅者，膏粱之疾也。肥美之过积为脾瘅，瘅病既成，乃为消中。"

（3）情志失调：长期过度精神刺激，如忧思恼怒、劳心竭虑，皆可致肝气郁结，日久化火，消灼肺胃阴津而渴，如《临证指南医案·三消》云："心境愁郁，内火自燃，乃消症大病。"

（4）劳逸失度：过于安逸，或纵欲过度，而致阴精耗损，虚火内生，上炎肺胃，终致肾虚肺燥胃热，发为本病，如《外台秘要·渴后小便多恐生诸疮方》云："房室过度，肾气虚耗故也，下焦生热，热则肾燥，肾燥则渴。"

消渴的基本病机为阴虚燥热，以阴虚为本，燥热为标，且两者互为因果，属本虚标实。病变脏腑为肺、胃、肾，尤以肾为关键。上消在肺，肺燥津伤，则口渴多饮；中消在胃，胃热消灼胃液，则多食善饥；下消在肾，肾虚火旺，失于封藏，则尿多而渴。"三消"常互相影响，终致肺燥、胃热、肾虚同时存在，多饮、多食、多尿等"三多"之症并见。消渴迁延日久，阴虚燥热病机转化，阴损及阳，可见气阴两伤、肾阳虚衰或阴阳两虚之候，常兼挟痰浊、瘀血等实邪，可产生肺痨、雀目、耳聋、痈疽、脱疽、胸痹、中风等诸多变证，使病情错综复杂，治疗难度增加。

三、 诊断要点

（1）隐匿起病，以口干多饮、多食、多尿，或体重减轻甚至形体消瘦为主症，多有家族遗传史。久病可出现四肢麻木疼痛、胸痹心痛、眩晕、雀目、中风、痈疽、水肿等并发症。

（2）相关检查：空腹血糖及餐后 2 小时血糖、口服葡萄糖耐量试验、糖化血红蛋白、C 肽释放试验、尿糖、尿蛋白等检查，有助于本病诊断。病情较重时，需进行血尿素氮、血肌酐以了解肾功能，血钾、钠、钙等以了解电解质情况，血酮体有助于酮症酸中毒的诊断。

四、 辨证论治

本病首辨病位，肺燥津伤之突出多饮者为上消，胃热炽盛之突出多食者为中消，肾虚之突出多尿者为下消。临床亦可见"三消"特征不明显者。次辨阴虚与燥热主次，初病常以燥热为主，继之多阴虚与燥热互见，日久则以阴虚为主，进而阴损及阳，导致阴阳两虚。再辨本证与并证、变证，以消渴本证为主，并证、变证为次。一般来说，患者出现本证，随病情的发展而出现痈疽、坏疽、雀目等并证、变证。

消渴治疗原则是三消分治，以及防治并证和变证。基本治法是养阴生津、清热润燥。三焦分治可参考《医学心悟·三消》之所云："治上消者，宜润其肺，兼清其胃……治中消者，宜清其胃，兼滋其肾……治下消者，宜滋其肾，兼补其肺。"同时也需注意，消渴久病常发生血脉瘀滞、痰瘀互结、浊毒内闭、气阴两虚、阴损及阳等病机转化，以及胸痹、中风、癃闭、痈疽等并证、变证，故临证时合理选用活血化瘀、涤痰通络、解毒泄浊、益气养阴、滋阴补阳等药物，标本虚实兼顾。

1. 肺热津伤证
临床表现：烦渴多饮，尿多，多食，烦热，口干舌燥，舌质红，苔薄黄，脉数。
辨证要点：燥热伤肺，肺失宣降，津液输布异常，则烦渴多饮；肺为水之上源，肺中燥热，热灼三焦,气化失职,津液直趋下行膀胱则多尿;肺胃热盛,则多食、烦热。舌红苔黄燥,脉数,为内有燥热之象。

治法:清热润肺,生津止渴。

方药:消渴方或清燥救肺汤加减。

加减:若烦渴甚者,加天花粉、石斛以加强清热生津之力;若兼见呼气灼热、气息急促之火热盛者,加黄芩、地骨皮、知母以清热泻火;若兼见口干燥甚者,加生地黄、葛根、芦根以生养津液;若兼见痰多者,加贝母、瓜蒌以清肺化痰;若兼见苔黄燥、烦渴引饮、消谷善饥、脉洪大且数之肺胃热盛、耗损气阴者,以白虎加人参汤清泻肺胃、生津止渴,标本兼治;若兼见烦渴不止、脉数乏力之肺热津亏、气阴两伤者,可选用玉液汤或玉泉丸;若兼见形体肥胖、脘腹胀满、心烦口苦之痰热互结者,可用小陷胸汤。

2. 气阴两虚证

临床表现:精神不振,倦怠乏力,口渴引饮,或饮食减少,或便溏,舌质淡,苔少而干,脉细弱。

辨证分析:燥热内盛,日久损耗气阴,则口渴引饮,倦怠乏力;脾气亏虚,则精神不振;脾失运化,则便溏,或饮食减少。舌淡,苔少而干,脉细弱,为阴伤气弱之象。

治法:健脾益气,生津养胃。

方药:生脉散合七味白术散加减。

加减:若兼见口干咽燥、干咳少痰之燥热伤肺者,加地骨皮、知母、黄芩以清肺泄热;若兼见气短易汗之气阴两虚、津液失于固摄者,加五味子、山茱萸以收敛固涩;若兼见食少腹胀之脾虚气滞者,加砂仁、佛手以理气消滞。

3. 肾阴亏虚证

临床表现:尿频量多,混浊如脂膏,或尿甜,腰膝酸软,乏力,头晕耳鸣,口干唇燥,皮肤干燥,或瘙痒,舌红苔少,脉细数。

辨证分析:肾阴亏虚,封藏失司,失于固摄,水谷精微直趋膀胱,则尿频量多,混浊如脂膏;腰为肾之府,膝为筋之府而为肝所主,肝肾同源,肝肾阴虚,不能濡润清窍和周身皮肤,则腰膝酸软,头晕耳鸣,乏力,口干唇燥,皮肤干燥。舌红少苔,脉细数,为阴虚内热之象。

治法:滋阴固肾。

方药:六味地黄丸加减。

加减:若兼见五心烦热、盗汗、失眠之阴虚火旺者,加知母、黄柏以清泻相火;若兼见气短乏力、困倦之气阴两虚者,加太子参、黄芪以益气养阴;若兼见烦渴、头痛、唇红舌干、呼吸深快,为阴伤阳浮,可用生脉散加天冬、鳖甲、龟甲;若见神昏、肢厥、脉微细等阴竭阳亡之危象,可用人参、熟附子、煅龙骨、煅牡蛎以回阳固脱、收敛元气。

五、 护理与调摄

(1) 饮食清淡且富有营养,严格限制肥甘厚味、过咸、辛辣刺激等食品的摄入,以及戒烟戒酒;养成有规律的生活习惯,动静结合,劳逸适度,保持体重;避免情绪过激,保持心境平和;节制房事,以及避免过服温燥壮阳之品而损及肾之阴精。有糖尿病家族史的患者尤应注意早期预防。

(2) 既病之后,根据病情轻重,配合适当体育锻炼。尤须重视饮食治疗,控制糖类、淀粉

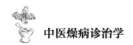

类食物的进食量。肥胖者尚须控制体重的增加。一般以进食蔬菜、豆类、瘦肉、鸡蛋、植物油为宜。病情控制后应坚持长期随诊,定期复查。

六、 病案举例

刘某,男,53岁。1973年9月25日初诊。

患者自诉烦渴多饮、多尿、疲倦已1年余。自1972年2月始,自感口渴,饮水增多,排尿频数,尿量增多,体重下降,疲乏无力。同年3月6日检查空腹血糖16.7 mmol/L,尿糖(+++),诊断为糖尿病。开始控制饮食,同时使用胰岛素治疗,并服用维生素、葡醛内酯片,肌内注射维生素 B_{12}、胎盘组织液,病情好转后改用口服降糖药物。住院1年多,于1973年7月7日出院,当时空腹血糖9.44~2.77 mmol/L,尿糖(+)~(++)。同年9月25日复诊,证见:口干思饮,尿多,易疲乏,饮食尚需控制,大便如常,舌红少苔,两脉弦细而滑。

西医诊断:糖尿病。中医诊断:消渴(肾虚阴亏,肠胃蕴热,津液消灼)。

治法:补肾育阴,清胃生津。

处方:生黄芪15 g,北沙参15 g,五味子12 g,杭白芍30 g,生甘草12 g,生地黄12 g,熟地黄12 g,当归10 g,乌梅10 g,淫羊藿15 g,葛根10 g,玉竹10 g,天花粉12 g,石斛30 g,麦冬10 g。

以上方为主,偶有加减(口渴重时加生石膏30~60 g)连续服用130余剂,并停用西药。至1974年5月,空腹血糖稳定在5.55~6.66 mmol/L,尿糖(-),诸症好转。随访至1974年11月,自觉情况良好,空腹血糖6.1 mmol/L,尿糖(-),能坚持一般工作。

【按语】本案为当代著名中医学家关幼波医案,关老认为消渴治疗应当以补益肾气为本,生津止渴为标,故取生黄芪益气、白芍"强五脏,补肾气"(《药性本草识》);乌梅、甘草酸甘化阴以生津液;葛根除烦止渴;淫羊藿补益命门精气,以上为关老治疗消渴的基本方,合生脉散、生地黄、玉竹、天花粉、石斛加强益气养阴、生津止渴之力。方证合拍,故能奏效。

第五节 内伤发热

一、概述

内伤发热是指非外感因素直接导致的以发热或自觉发热而体温并未升高为主要临床表现的一类病症。一般起病缓慢,病程较长,热势轻重不一,但以低热为多见。

《黄帝内经》中已认识到气虚、阴虚、瘀血可引起内伤发热,如"气虚身热"(《素问·刺志论》)、"阴气不足则内热"(《灵枢·刺节真邪》)、"血脉不行,转而为热"(《灵枢·五变》)。汉代张仲景《金匮要略·血痹虚劳病脉证并治》以小建中汤治疗虚劳之"手足烦热",开创了甘温除热法治疗发热的先河。宋代钱乙在《小儿药证直诀·脉证治法》中提出心热用导赤散、肝热用泻青丸、脾热用泻黄散、肺热用泻白散,并将金匮肾气丸化裁为治疗阴虚内热的六味地黄丸。金元时期,李东垣在《内外伤辨惑论·暑伤胃气论》中提到"饥困劳役"所致血虚发热,《温热经纬》曰:"证象白虎,惟脉不长实有辨耳,误服白虎汤必死",当用当归补血汤治之。王纶在《明医杂著·医论·内伤发热》中明确提出将"内伤发热"作为病症名称,指出阳虚发热、阴虚发热的病机和治法方药,即"内伤发热,是阳气自伤不能达,降下阴分而为内热,乃阳虚也,故其脉大而无力,属肺脾。阴虚发热,是阴血自伤不能制火,阳气升腾而为内热,乃阳旺也,故其脉数而无力,属心肾。"故阳虚发热者,宜用补中益气汤以升补阳气;阴虚发热者,宜用六味地黄丸以培补阴血。清代李用粹《证治汇补·外体门·发热》详细罗列出包括郁火、阳郁、骨蒸、内伤、阳虚、阴虚、血虚、痰证、伤食、瘀血、疮毒所致发热的症状、病机和治法方药。

西医学中的功能性低热、肿瘤、血液病、结缔组织疾病、部分慢性感染性疾病、内分泌疾病、慢性疲劳综合征等引起的发热,以及心因性和某些原因不明的发热,排除外感因素所致者,均可参照本节进行辨证论治。

二、病因病机

内伤发热常因久病体虚、饮食劳倦、情志失调、外伤出血、用药不当等,导致脏腑气血阴阳失衡而发热,或气郁、血瘀、湿郁壅遏日久化热。

（1）体质虚弱:素体亏虚,或久病失治误治、失于调理而致体虚,导致脏腑气血阴阳损耗,阴阳失衡而发热。中气不足则阴火内生,可引起气虚发热;久病心肝血虚,或脾虚气血生化乏源,或长期慢性失血,以致阴血耗伤而无以敛阳,导致血虚发热;素体阴虚,或热病日久伤津耗液,或误用、过用温燥药物,以致阴精亏虚,水不制火,阳气偏盛则发热;寒证日久,或久病气虚,气损及阳,或脾肾阳虚,火不归原,虚阳外浮而致阳虚发热。

（2）饮食劳倦:饮食失宜损伤脾胃,劳倦过度则耗气,均可致使脾气虚而失健运,中气不足则阴火内生;或不能化生阴血而发热;或痰湿内生,郁而化热,如王纶《明医杂著·发热论》所言:"若夫饮食、劳倦,为内伤元气,此则真阳下陷,内生虚热",嗜欲无度,则损耗肾之精气,无以制火则虚热内生;若损及肾阳,则虚阳浮越而发热,如喻嘉言《医门法律·虚劳门·虚劳脉论》所言:"若劳心好色,内伤真阴,阴血既伤,则阳气偏盛而变为火矣"。

（3）情志失调:情志抑郁,肝气失于条达,气郁化火;或忧愁思虑过度,损耗心脾气血而发热,如汪绮石《理虚元鉴·虚劳内热骨蒸论》所言:"虚劳发热,皆因内伤七情而成。"

（4）久病失血:①外伤出血,或久病慢性失血,一方面阴血不足,无以敛阳而致发热;另一方面久病入络,血脉瘀滞,气血壅遏不通而引起发热,如喻嘉言《医门法律·虚劳门·虚劳论》所言:"血痹则新血不生,并素有之血,亦瘀积不行,血瘀则荣虚,荣虚则发热"。②内伤发热,大体可归为虚、实两类,前者责之中气不足、血虚失养、阴精亏虚及阳气虚衰,其基本病机是气血阴阳亏虚,脏腑功能失调;后者责之于气郁化火、瘀血阻滞及痰湿停聚,其基本病机为气郁、血瘀、湿郁,壅遏化热。在发病过程中,可由一种或多种病因同时致病,如气郁血瘀、气阴两虚等。久病则由实转虚,或见虚实兼夹,如久病瘀血而损及气血阴阳,则可分别兼见气虚、血虚、阴虚或阳虚。

三、诊断要点

（1）临床可出现持续发热,或时发时止,或发有定时,或发无定时。多为低热,或自觉发

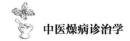

热而体温并未升高。自觉发热者表现不一,如手足心热、五心烦热、骨蒸潮热、面部烘热,以及部分患者躯干、肢体局部发热等。大多数患者发热而不恶寒,或虽有怯冷,但得衣被则温;或发生于劳作之后;或随情绪波动而起伏。

(2) 起病缓慢,病程较长,常有忧愁思虑过极、久病失于调养或慢性失血、从事劳苦工作等影响机体气血阴阳的病史,常兼有头晕、神疲、自汗、盗汗、脉弱等症状。

(3) 非外感因素所致的头身疼痛、鼻塞、流涕、脉浮等症状。

(4) 慢性发热可涉及多系统疾病,需借助于相关检查以明确诊断。除血、尿、粪便三项常规,血沉,心电图,X 线等检查外,若怀疑结缔组织疾病时,可作链球菌溶血素 O 效价测定、血中狼疮细胞检查,以及相关血清免疫学检查;若怀疑肝脏疾病时,可做肝功能检查;若怀疑甲状腺疾病时,作基础代谢检查;有未能解释原因的严重贫血时,还需做骨髓象检查。

四、 辨证论治

内伤发热首辨虚实。虚者应辨脏腑气血阴阳之不足;实者应辨气滞、血瘀、痰湿之不同。因虚致实或邪实伤正而表现为正虚邪实、虚实夹杂者,应分清其标本主次。本病次辨病情轻重。一般病程较长、持续发热、热势较高、久治不愈,或反复发作者,常导致胃气衰败,病情较重;反之则病情较轻。

实火宜清、虚火宜补是内伤发热的基本治法。虚证当分气虚、血虚、阴虚及阳虚的不同,分别补之以消虚火;实证宜视气郁、湿阻及瘀血之异,分别施以行气、化湿、活血之法以清其热;虚实夹杂者,则又需分清主次而标本兼顾。诚如《景岳全书·杂证谟·火证》中所言:"实火宜泻,虚火宜补,固其法也。然虚中有实者,治宜以补为主,而不得不兼乎清;实中有虚者,治宜以清为主,而酌兼乎补。"切勿不可一见发热,便用发散解表及苦寒泻火之剂。

久病损耗阴液,水不制火而见热,属阴虚发热,具体表现如下。

临床表现:发热以午后或夜间为甚,手足心热,或骨蒸潮热,心烦少寐,多梦,颧红盗汗,口干咽燥,大便干结,小便量少色黄,舌质干红或有裂纹,无苔、剥脱苔或少苔,脉细数。

辨证分析:素体阴虚,或热证日久伤及阴液,或误用、过用温燥药物,均可导致阴液亏虚而无以敛阳,阳气偏亢而生热,其病在阴分,故见发热以午后或夜间为甚,手足心热,骨蒸潮热;虚火上炎,扰乱心神,则见颧红,心烦少寐,多梦;内热逼迫津液外泄,则见盗汗;阴虚火旺,津亏失润,故见口干咽燥,便干尿少。舌质干红或有裂纹,无苔、剥脱苔或少苔,脉细数,为阴虚内热之象。

治法:滋阴清热。

方药:清骨散加减。

加减:若虚热较甚者,加黄柏、玄参以增强滋阴泻火之力;若盗汗较甚之玄府失固者,去青蒿,加煅牡蛎、浮小麦以加强固表敛汗;若兼见少寐之心神失养者,加酸枣仁、柏子仁、首乌藤以养心安神;若兼见头晕气短、体倦乏力之气虚者,加北沙参、麦冬、五味子以益气养阴;若兼见心悸怔忡、舌尖痛、尿赤等心阴虚合并心火旺者,以天王补心丹合导赤散加减;若兼见腰膝酸软、咽痛、遗精等肾阴虚兼相火旺者,以大补阴丸合三才封髓丹化裁。

五、护理与调摄

（1）体质虚弱者，要根据自身阴阳气血的不足情况进行及时调补，以保持正气充沛。如因情志失调或跌仆瘀阻而致发热，则应审因论治。因劳役太过所致发热者，要注意劳逸结合，必要时使用补气药物治疗。积极治疗各种热病、出血性疾病等，并注重病后调摄，防止久病耗伤脏腑气血阴阳，或产生水湿、痰饮、血瘀等有形病理产物而蓄积于体内。

（2）热势较高者应卧床休息，并注意补充水分；长期低热者可适当进行户外活动锻炼，以增强机体免疫功能。饮食宜清淡且富于营养，避免进食辛辣香燥之物而耗散气血、助热动火，以及生冷寒凉之物败坏胃阳、肥甘醇酒厚味之品生湿助热。对伴有自汗、盗汗者，天气变化时注意增添衣物，保暖、避风，防止外邪侵袭。

六、病案举例

刘某，男，17岁，1985年10月21日初诊。主诉：发热3个月余。

患者于7月中旬劳动后，淋浴感寒而致发热（体温39℃），诊断为感冒，经服用阿司匹林，注射青霉素未效。经胸部X线片称两肺门发现有钙化点，疑有肺结核，用异烟肼治疗2周，发热仍未退，后改用链霉素仍无效，而后住院治疗。住院期间，每日下午体温波动于38.5℃上下，体检及X线检查无异常发现。查血红蛋白11.1 g/L，白细胞（5.5～12.2）×10⁹/L，嗜酸性粒细胞36%～40%（最高一次60%），嗜酸性粒细胞直接计数1.814×10⁶/L，血涂片找病原虫（一），血沉26 mm/h，大便寄生虫卵（一），肝功能检查：谷丙转氨酶第一次205单位、第二次300单位，麝香草酚浊度试验2～6单位，血清布鲁氏杆菌凝集试验：40（＋），黑热病补体结合试验（一），血培养无细菌生长，胆汁引流基本正常，培养无细菌生长。肝脏超声波检查：肝内回声不均，仍未能明确诊断。住院1个月内曾服用四环素、维生素C，注射链霉素及其他治疗，发热仍未退。于10月21日来北京中医医院门诊。就诊时症见：每天下午4点至夜间2点发热（体温38.5℃）烧前先有恶寒，继而身热，无汗，伴有头晕，咽干，胸部偶觉隐痛，随后汗出热退，饮食尚可，二便一般，苔白厚，舌质红，脉细稍数，略见浮象。10年前患有肝炎史。

西医诊断：发烧待查；中医诊断：内伤发热（阴虚发热，营卫不和证）。

治法：养阴清热，调和营卫。

处方：青蒿10 g，鳖甲10 g，秦艽6 g，地骨皮12 g，玄参12 g，鲜生地12 g，金银花15 g，天花粉15 g，牡丹皮10 g，赤芍10 g，白芍10 g，僵蚕6 g，鲜石斛30 g，灯心草1.5 g，桂枝3 g，甘草6 g，鲜茅根30 g，银柴胡3 g。

二诊（1985年10月25日）：服上方4剂后，热势稍减，下午体温38.9℃，胸部时痛，舌苔白，脉滑稍数，仍宗前法，上方去桂枝，加常山3.5 g，改银柴胡为3.5 g，继服3剂。

三诊（1985年11月1日）：药后曾有2天体温正常，昨日又达38℃，苔白较厚，脉细数，患者日晡发热，属于阳明气机不畅，积热不消，上方加焦槟榔10 g，蝉蜕3.5 g。

四诊（1985年11月8日）：烧未大作，昨日体温37.5℃，右侧耳痛，流黄水（有中耳炎病史），别无不适，脉沉细稍数，舌苔白，上方再服4剂。

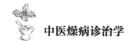

五诊(1985年11月12日):近日发烧未作,饮食睡眠正常,二便调。病已近愈,再进上方3剂停药。

【按语】本案患者午后发热3月余,经抗结核和抗生素治疗后热未退,西医未能明确诊断。根据患者出现夜热早凉、舌红咽干、脉细数之阴虚血热之象,故取青蒿鳖甲散、清骨散以滋阴清热,配伍玄参、天花粉、石斛、白茅根、地骨皮等清除阴分伏热。由于患者发病因外感而起,故合桂枝汤以调和营卫。二诊时脉滑,去辛温之桂枝,加常山以化痰结。三诊时见日晡潮热,舌苔白厚,加槟榔、蝉蜕行气导滞、宣通气机。诸药合用,滋阴清热、气机调畅,故热势渐轻。

第六节 虚 劳

一、 概述

虚劳又称虚损,是由多种原因导致的以脏腑功能衰退、气血阴阳亏损为病机,以五脏虚候为主要临床表现的总称,具有慢性虚弱、久虚不复的特点。

《黄帝内经》中已有对虚劳的认识。《素问·通评虚实论》以"精气夺则虚"概括虚证病机;《素问·调经论》云:"阳虚则外寒,阴虚则内热",明确虚证有阴虚、阳虚之异;《素问·至真要大论》提出虚证治则,即"劳者温之""损者温之"。汉代张仲景《金匮要略·血痹虚劳病脉证并治》首载虚劳之名,并列举食伤、忧伤、房劳伤、内有干血、亡血失精等所引起的"诸不足",是"五劳虚极"的根本原因,治疗可使用肾气丸、小建中汤、黄芪建中汤等方剂以温补脾肾,并创扶正祛邪、标本兼顾的薯蓣丸和大黄䗪虫丸。宋代严用和在《济生方·诸虚门·虚损论治》中收录了天地煎、双补丸、鹿茸丸等治疗虚损的有效方剂,并主张"补脾不若补肾"(《济生方·五脏门·脾胃虚实论治》)。金元时期以后,医家对虚劳的理论认识更加完善。李杲在《脾胃论·脾胃虚实传变论》中云:"脾胃之气既伤,而元气亦不能充,而诸病之所由生也。"以甘温补中法调理虚损。朱丹溪的《格致余论·序》提出"人之一身,阴不足而阳有余",擅长滋阴降火,创大补阴丸等滋阴诸方。明代张景岳深入阐发阴阳互根的理论,提出了"阴中求阳""阳中求阴"的治则,创专补肾之阴阳的左归丸(饮)、右归丸(饮)。明代汪绮石《理虚元鉴》是关于虚劳的专书,对虚劳的病因、病机、治疗、预防和护理均有较全面的论述。清代吴澄《不居集》系统汇集整理了历代虚劳论治的认识,治疗上尤重保护胃气,认为胃气存始能复真阳之不足。

西医学中自身免疫功能失调、多种慢性消耗性和功能衰退性疾病,如慢性肾衰竭(尿毒症期)、再生障碍性贫血、白血病、多发性骨髓瘤、各种肿瘤晚期等,出现慢性功能减退或虚性亢进等与虚劳相关的临床表现时,均可以参照本节辨证论治。

二、 病因病机

禀赋薄弱、烦劳过度、饮食不节、大病久病、失治误治等多种因素作用于人体,导致机体脏腑气血阴阳亏虚,日久不复而成虚劳。

(1)禀赋不足,因虚致病:母体多病,先天不足;或胎中失养;或后天喂养不当,水谷精气不充,以上均可致禀赋薄弱。体质较差之人,易罹患疾病,且病后难复,或反复发作,日久脏腑气血阴阳亏虚而发展为虚劳。

(2)烦劳过度,五脏损伤:忧郁思虑过极,劳神过度,损耗心脾气血,久之成劳。早婚多育,纵欲无度,致使肾中精气亏虚,久则成劳。

(3)饮食不节,损伤脾胃:饥饱无常,或暴饮暴食,或过食生冷、辛辣、油腻之品,或嗜酒,或嗜食偏食,均可影响脾胃化生水谷精微,久之脏腑经络失于濡养而形成虚劳。

(4)大病久病,失于调理:大病之后,或直接伤及气血阴精而致虚劳;或寒邪久留,伤气损阳;或热病日久,损耗阴津;或阳虚而瘀血留滞、新血不生;或阴虚火旺,灼津为痰,流注脏腑;或痰瘀互结阻滞于体内。久病迁延,失于调理,虚实夹杂,脏腑受损,正气难复,而致虚损。

(5)误治失治,损耗精气:用药不当,如过用苦寒损伤中阳、温燥太过消灼津液等,一方面延误治疗;另一方面导致人体阴阳失衡,阴精或阳气受损难复,久则可为虚劳。

虚劳主要为气、血、阴、阳的虚损。病损部位与五脏相关,尤以脾、肾两脏更为重要,因脾为后天之本,气血生化之源;肾为先天之本,五脏之根。由于气血同源、阴阳互根,因此虚劳发病过程中,常见一脏受损,累及他脏;或阴损及阳,阳损及阴;或气虚无以生血,血虚亦致气损;或气虚日久及阳,血虚阴精渐耗,致使阴阳气血俱损,病情虚实夹杂,症状复杂。虚劳多为久病痼疾,其预后与体质、脾肾盛衰、正邪关系、病因是否解除、调治是否正确等有密切关系。一般而言,凡脾肾未衰,元气未败,脉缓神清,饮食尚可,无喘息不续,能受补益者,为虚劳顺证,预后较好;反之,形神衰惫,骨痿肉脱,喘急气促,声哑息微,舌淡胖无华或光红如镜,脉急促细弱或芤,或内有实邪而不任攻,或诸虚并集而不受补,不思饮食,药食难进者,为虚劳逆证,预后不良。

三、诊断要点

(1)本病发生多有起居失调,或大病久病,失治误治,或失于调养等因素。五脏气血阴阳亏虚是虚劳发病的内在因素,故多为缓慢起病,临床表现错综复杂。

(2)虚劳临床表现根据脏腑气血阴阳偏衰而有侧重,如症见形寒肢冷,短气自汗,心悸气喘,身疲乏力,溏泄遗精,面色苍白,舌淡,脉沉细弱者,多为阳气虚;症见头晕耳鸣,口眼干涩,心烦失眠,潮热盗汗,舌红少津,脉沉细弦数者,多为阴血虚。

(3)望诊对于五脏虚劳重证的诊断有重要意义。面色㿠白,多伤及肺;浮阳外越,面红如妆,多伤及心;面色萎黄,多伤及脾;面色青紫,多伤及肝;面色黧黑,多伤及肾。

(4)相关检查,如血常规及肺、心、肝、肾功能等指标异常,提示机体免疫功能紊乱,内分泌功能异常。

四、辨证论治

本病辨证应以气血阴阳为纲,五脏虚候为目。虚劳证候繁多,但总不离乎五脏;而五脏之辨,又不外乎气血阴阳。诚如《杂病源流犀烛·虚损痨瘵源流》所云:"五脏虽分,而五脏所

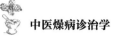

藏,无非精气,其所以致损者有四,曰气虚、曰血虚、曰阳虚、曰阴虚。"由于气血同源、阴阳互根、五脏相关,因此虚劳各因素往往互相影响,辨证时应加以注意。其次,应辨有无兼夹病症,如因病致虚、久虚不复者,应注意辨别原有疾病是否继续存在;因气虚瘀血、脾虚湿阻等,应注意辨别有无因虚致实的表现;虚劳患者,常因表卫不固而易受外邪,且感邪之后不易恢复,因此需注意辨别是否兼感外邪。

虚劳以本虚为主,故应遵循"虚者补之,损者益之"的原则,并重视补益脾肾。此外,虚劳患者常涉及多脏腑气血阴阳不足及虚中夹实,治疗时宜仔细分辨,分清主次,标本兼顾。

1. 肺阴虚证

临床表现:干咳或痰少而黏,甚则痰中带血,咽干甚或失音,潮热盗汗,颧红,舌红少津,脉细数。

辨证分析:肺阴亏虚,肺体失于濡润,宣降失常,虚火灼伤肺络,故干咳或痰少而黏,甚则痰中带血,咽干甚或失音;阴虚生内热,虚热上炎,故潮热盗汗、颧红。舌红少津,脉细数,为阴虚火旺之象。

治法:润肺止咳,清热养阴。

方药:沙参麦冬汤加减。

加减:若兼见咳嗽甚者,加百部、款冬花、枇杷叶以肃肺止咳;若咯血日久,加白及、仙鹤草、小蓟以凉血止血;若兼见颧红潮热之阴虚火旺、虚火内灼者,加地骨皮、银柴胡、秦艽、鳖甲以养阴清热;若兼见盗汗者,加牡蛎、浮小麦以固表敛汗;若兼见咽喉干痛、咳痰带血之肺阴亏虚、肺失濡润清肃者,可改用百合固金汤加减。

2. 心阴虚证

临床表现:心悸,心烦,失眠,潮热,盗汗,颧红,或口舌生疮,舌红少津,脉细数。

辨证分析:心阴不足,心失濡养,心神不宁,故心悸,失眠;阴虚生内热,故潮热,盗汗,颧红;心开窍于舌,虚火上蒸于口舌,故口舌生疮。舌红少津,脉细数,为阴虚内热、津液不足之象。

治法:滋阴清热,养心安神。

方药:天王补心丹加减。

加减:若见烦躁不安、口舌生疮之虚火偏盛者,去辛温之当归、远志,加黄连、通草、淡竹叶以清心泻火、导热下行;若见颧红潮热之阴虚火旺、虚火内灼者,加地骨皮、银柴胡以清退虚热;若见盗汗者,加牡蛎、浮小麦以敛汗。

3. 脾胃阴虚证

临床表现:口干唇燥,咽干,不思饮食,胃脘部灼热隐痛,干呕呃逆,面色潮红,大便干结,舌红少苔或无苔,脉细数。

辨证分析:脾胃阴虚,运化失司,津不上承,故口干唇燥,咽干,不思饮食;胃阴亏虚,胃失和降,则胃脘部灼热隐痛,干呕呃逆;津亏不润,无水舟停,则大便燥结。舌红少苔或无苔,脉细数,为阴虚内热之象。

治法:滋阴养液,调胃和中。

方药:益胃汤加减。

加减:若兼纳呆明显之脾气虚弱者,加麦芽、白扁豆、山药以益胃健脾;若兼呃逆之胃气上逆者,加柿蒂、竹茹、半夏以理气调中、和胃止呕;若兼大便干结之肠燥津亏者,加郁李仁、火麻仁以润肠通便。

4. 肝阴虚证

临床表现:头痛,眩晕,耳鸣,目干畏光,视物模糊,急躁易怒,肢体麻木,筋惕肉瞤,面色潮红,舌干红,脉弦细数。

辨证分析:肝阴不足,阴虚阳亢,上扰清窍,故头痛,眩晕,耳鸣;肝阴不能上荣于目,故两目干涩,视物模糊;阴虚阳旺,肝阳化风,故急躁易怒,肢体麻木,面色潮红;肝阴虚,筋脉失养,故筋惕肉瞤。

治法:滋养肝阴,养血柔肝。

方药:补肝汤加减。

加减:若兼头痛、眩晕、耳鸣较甚,或筋惕肉瞤之风阳内盛者,加石决明、菊花、钩藤、蒺藜以平肝潜阳;若兼目干畏光、视物不明之肝血亏虚者,加枸杞子、女贞子、决明子以养肝明目;若兼急躁易怒、尿赤便秘、舌红脉数之肝火亢盛者,加夏枯草、牡丹皮、黄芩、栀子以清肝泻火。

5. 肾阴虚证

临床表现:腰膝酸软,眩晕耳鸣,甚则耳聋,两足痿弱,失眠多梦,男子遗精,女子经少或闭经,五心潮热,盗汗,口干咽痛,颧红,尿黄便干,舌红少津,脉细数。

辨证分析:肝肾同源,肾之精血不足,筋骨失养,故腰膝酸软,甚则足痿,女子经少或闭经;肾虚髓海不足,脑府、清窍失养,故眩晕耳鸣,甚则耳聋;阴虚内热,水不济火,虚火上炎,故失眠多梦,五心潮热,盗汗,口干咽痛;阴虚火旺,精关不固,则男子遗精。舌红少津,脉细数,为阴虚火内热之象。

治法:滋补肾阴,强壮腰膝。

方药:左归丸加减。

加减:若兼耳聋足痿之精血枯竭者,加紫河车以填补精血;若兼遗精之阴虚火旺,精关不固者,加牡蛎、金樱子、芡实、莲须以固肾涩精;若兼潮热、口干咽痛、脉数之阴虚火旺者,去鹿角胶,加知母、黄柏、地骨皮,或用知柏地黄丸以滋阴泻火。

五、 护理与调摄

(1) 预防:根本措施是消除及避免导致虚劳的病因。病因包括避免烦劳过度、调节饮食、注意气候寒温变化等,以及积极正确的治疗和调理疾病,避免病久损耗机体阴阳气血而致虚。

(2) 生活调摄:生活调摄包括避风寒,适寒温;慎起居,远房事;调饮食,节情志;勿劳累,多锻炼;勤洗衣被,保持室内空气清新;禁止滥用药物,避免毒物刺激等。

六、 病案举例

于某,女,14 岁,1965 年 5 月 7 日初诊。

患者面色无华,身体消瘦,精神萎靡,午后潮热,脘腹常胀痛,食后加剧,口干唇燥,多食易饥,气短自汗,病已 2 年之久。舌质红,舌苔薄白中剥,脉沉细小数。

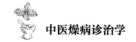

中医诊断：虚损（脾胃阴虚，肝木乘之）。

治法：调肝和胃，养阴增液。

处方：仿一贯煎加减（北沙参 6 g，麦冬 6 g，白芍 6 g，川芎 1 g，炒扁豆 6 g，延胡索 1.5 g，炒川楝子 1.5 g，地骨皮 4.5 g，青蒿 3 g，炒谷芽 4.5 g，甘草 3 g）。水煎服。

二诊（1965 年 5 月 10 日）：服药 3 剂，脘痛减轻，午后尚有微热（体温 37℃），舌苔薄白露质，边尖红，脉沉细小数。按上方去川芎、青蒿，加炒山药 6 g，石斛 6 g，当归 4.5 g。水煎服。

三诊（1965 年 5 月 13 日）：服药 4 剂，多食、易饥减少，胃脘及胁下痛轻，二便调，舌苔薄白，边尖红，脉沉细缓滑。此乃肝胃未和，虚热未清，宜再养阴和胃、疏肝理气。按二诊方去当归、炒山药、白芍、延胡索、炒川楝子，加丹参 6 g，炒砂仁 1.5 g，香附 3 g，天花粉 3 g。水煎服。

四诊（1965 年 5 月 17 日）：服药 4 剂，寐、食均好，脘胁痛止，按之不痛，精神好，体力增强，舌红已减，脉渐缓，病已基本痊愈。按三诊方去天花粉，加炒山药 9 g，炒谷芽 4.5 g。水煎服。

【按语】本案患者久病成虚。胃为水谷之海，脾主为胃行其津液，今因脾胃阴虚，水谷津液的化生和输布异常，而见身体消瘦、午后潮热、口干唇燥、舌红苔剥、脉细数等症状，土虚木乘，火热进一步消灼脾胃之阴。此乃脾胃阴虚，肝木乘之，故仿一贯煎之意，滋肝、脾胃之阴，并兼清肝、疏肝。后续治疗继续沿用养阴和胃、疏肝理气的思路，调整脏腑气血阴阳而病愈。

第七节 癌 病

一、概述

癌病是多种恶性肿瘤的总称，由于正气内虚，痰瘀、湿浊、热毒搏结于脏腑和机体而形成积块，以积块逐渐增大，表面不平，质地坚硬，或有疼痛，时有发热，乏力纳差，日渐消瘦为特征的病症。

《素问·玉机真脏论》中所云："大骨枯槁，大肉陷下，胸中气满，喘息不便，内痛引肩项，身热，脱肉破䐃，真脏见，十月之内死。"类似肺癌晚期，并明确指出其预后不良。汉代张仲景所创大黄䗪虫丸、鳖甲煎丸、桂枝茯苓丸等至今仍是治疗肿瘤的有效方剂。宋代东轩居士《卫济宝书》中首次见"癌"字，并将其作为痈疽五发之一。南宋杨士瀛《仁斋直指方论（附补遗）·癌·发癌方论》记载癌之症状，即"癌者，上高下深，岩穴之状，颗颗累垂，毒根深藏，穿孔透里……"金元时期，李杲强调"人以胃气为本""养正积自消"的观点，对于肿瘤的治疗具有指导意义。朱丹溪《丹溪心法》认为"凡人身上、中、下有块者，多是痰"，提出"治痰法，实脾土，燥脾湿，是治其本也。"沈金鳌《杂病源流犀烛·积聚癥瘕痃癖痞源流》云："邪积胸中，阻塞气道，气不宣通，为痰，为食，为血，皆得与正相搏，邪既胜，正不得而制之，遂结成形而有块。"精辟论述了肺癌的病因病机。

历代文献中的许多病症，虽无"癌"之名，但是如《黄帝内经》之"石瘕""肠覃""息贲""噎膈"；《难经》之"五积"；《诸病源候论》之"癥瘕""积聚""食噎"等，均属于癌病范畴。

癌病包括肺癌、大肠癌、肝癌、食管癌、胃癌、甲状腺癌、乳腺癌、肾癌、膀胱癌、脑瘤等。

二、病因病机

癌病多正气内虚,而外感六淫、内伤七情、饮食失调及久病正虚等,从而导致脏腑阴阳气血失调,产生气滞、血瘀、痰结、湿浊、毒聚等,蕴结于脏腑组织,聚而成积。

(1) 六淫邪毒:六淫邪气,由表入里犯肺;或工业废气、石棉、煤焦烟炱、放射性物质、吸烟、城市汽车尾气或雾霾等邪毒之气,直接由鼻吸入肺中。若肺气虚不能抗邪外出,客邪久留,脏腑气血阴阳失调,产生气滞、血瘀、痰浊、热毒等病邪,久则可形成结块。

(2) 内伤七情:七情怫郁,气机郁结,久则导致气滞血瘀;或气机郁结,气不布津,津凝为痰,血瘀、痰浊渐结而成块。

(3) 饮食失调:饮食不节,饥饱失常,嗜食腌制、熏制食物,酗酒,或食物过烫等,均能损伤脾胃,中焦之运,进而产生气滞、血瘀、痰浊、热毒等病邪,导致癌病发生。

(4) 宿有旧疾:大病后,失治误治,病邪久羁,损伤正气;或正气本虚,祛邪无力,气、痰、食、湿、水、血等阻滞于体内,壅结成块。

(5) 年老正虚:久病伤正,或年老体衰,致正气内虚,脏腑阴阳气血失调,气虚血瘀;或生活失于调摄,劳累过度,气阴耗伤,外邪反复乘虚而入,客邪久滞不去,气机不畅,终致血行瘀滞,结而成块。如《医宗必读·水肿胀满·积聚》所说:"积之成也,正气不足,而后邪气踞之"。

癌病的基本病机为正气亏虚,脏腑功能失调,产生气滞、血瘀、湿浊、痰结、毒聚等病理因素,日久而结成有形之肿块。病位与肝、脾、肾关系最为密切。病性总属本虚标实,正气亏虚、脏腑功能失调为本;气滞、血瘀、湿浊、痰结、热毒为标,故属于全身属虚、局部属实的一类病症。

三、诊断要点

(1) 肺癌:又称原发性支气管肺癌,是最常见的恶性肿瘤之一。肿瘤细胞起源于支气管黏膜或腺体,常有区域淋巴结转移和血行播散。早期常有刺激性咳嗽和痰中带血。根据肺癌的临床表现,可归属于中医古籍中所论述的"肺积""咳嗽""咯血""胸痛"等病症范畴。

1) 多发生于年龄≥40岁、有长期吸烟史的男性。

2) 近期出现不明原因的顽固性、阵发性、刺激性呛咳,持续数周不愈,或持续出现痰中带血或局限性哮鸣音,或反复发生气急、发热,或伴有进行性消瘦、疲乏等症状。

3) 相关检查,如胸部X线、CT检查及支气管碘油造影,有助于肺癌早期诊断。痰脱落细胞学检查是早期诊断肺癌的简单而有效的方法。纤维支气管镜检查可明确病变性质,最终确诊依靠病理组织检查。

(2) 肝癌:即原发性肝癌,是起源于肝细胞或肝内胆管上皮细胞的恶性肿瘤。根据肝癌的临床表现,可归属于中医学"肥气""积证""癥气""癖黄"等病症范畴。

1) 常有慢性肝病病史,原有肝区不适或疼痛加重,或肝脏进行性肿大,压痛,质地坚硬,伴全身乏力不适、食欲减退、发热、消瘦,甚至出现黄疸、腹水。

2) 典型肝癌临床诊断并不难,小肝癌的诊断可依赖于血清甲胎蛋白检测和影像学检查,必要时可借助肝穿刺活检。

（3）大肠癌：为结肠癌和直肠癌的总称，是常见的消化道恶性肿瘤之一。根据大肠癌的临床表现，可归属于中医学"脏毒""肠覃""肠风""锁肛痔"等病症范畴。

1）出现定位不明确的持续性腹部隐痛或胀满，且经过一般治疗后症状不缓解。

2）既往有或无肠道慢性炎症病史，近期出现排便习惯或粪便性状改变，如便秘、腹泻、脓血便、粪便变细等，伴贫血、消瘦、低热等，甚至右侧腹部出现质地较硬的结节状肿块。

3）直肠指检触及肠腔肿物或肠壁环行狭窄，指套常染有血液和黏液，有助于直肠癌的诊断；钡剂灌肠X线片，如见肠黏膜破坏、肠腔狭窄、肠壁僵硬等，对大肠癌有很大的诊断价值；纤维结肠镜可观察全部结肠病变的范围和出血情况，同时取活检做病理检查有助于确诊。

四、辨证论治

临床上常根据邪正盛衰，将癌病分为三期：早期以邪实为主，痰湿、气滞、血瘀与毒互结成块，而正虚不显；中期则正虚渐甚，癌块增大、变硬，浸润范围增加；晚期以正衰为主，邪气侵犯范围广泛，无处不到。癌病多为正虚邪实。正虚应首先明确虚之所在脏腑；其次分清气血阴阳亏虚及邪实之别，如气血阴阳亏虚应分清阳气虚、阴血虚之不同，邪实应分清痰结、湿阻、气滞、血瘀、毒聚的不同。癌病的治疗原则为扶正祛邪，攻补兼施。早期邪盛为主，正虚不显，当先攻之；中期宜攻补兼施；晚期正气大伤，不耐攻伐，当以补为主。扶正是分别采用补气、补血、补阴、补阳之法以补相关脏腑虚损；祛邪则是指理气、除湿、化痰、散结、祛瘀、清热解毒等法。

1. 肺癌

（1）阴虚毒热证

临床表现：呛咳无痰或少痰，或痰中带血，甚则咯血不止，胸部灼痛，低热甚或壮热不退，盗汗，心烦失眠，口渴，大便干结，舌质红，苔少或剥光，脉细数或数大。

辨证分析：热毒炽盛，火热刑金，肺阴亏虚，则呛咳无痰或少痰，低热甚或壮热不退，盗汗，口渴；阴虚火旺，灼伤肺络，则胸部灼痛，痰中带血，甚则咯血不止；肺与大肠相表里，阴虚毒热，肠道失润，则大便干结。舌红，少苔或剥苔，脉细数或数大，为阴虚毒热之象。

治法：养阴清热，解毒散结。

方药：沙参麦冬汤合五味消毒饮加减。

加减：若兼见咯血不止之热伤血络者，加生地黄、白茅根、仙鹤草、茜草以凉血止血；若兼见大便干结之阴虚肠燥者，加玄参、瓜蒌仁、桃仁以增液润肠。

（2）气阴两虚证

临床表现：神疲乏力，面色少华，自汗恶风；或盗汗，咳嗽，咳声低弱，痰稀而黏；或痰中带血，气短喘促；或有盗汗，口干少饮，舌质红或淡，苔薄少津，脉细弱。

辨证分析：热毒耗伤肺之气阴，肺失宣降，肌表不固，则咳嗽少痰，气短喘促，神疲乏力，咳声低弱，口干不多饮，自汗恶风或盗汗；热毒灼伤肺络，则痰中带血。舌质红或淡，苔薄少津，脉细弱，为气阴两虚之象。

治法：益气养阴，佐以解毒。

方药：生脉散合百合固金汤加减。

加减：若兼见咳痰不利、痰少而黏之阴虚痰热互结者，加贝母、百部、苦杏仁以清肺润燥、化痰止咳;若兼见腰膝酸软、夜尿多、小便清长之肺肾同病、阴损及阳者,加淫羊藿、巴戟天、肉苁蓉、补骨脂以温肾助阳;若乏力、自汗恶风之气虚症状明显者,加生黄芪、太子参、白术以益气健脾补肺。

2. 肝癌

肝癌晚期,热毒蕴蓄不解而损耗肝阴,甚或损及肾阴,而成肝肾阴虚证,具体表现如下。

临床表现:形体消瘦,潮热盗汗,五心烦热,头晕目眩,肝区隐痛,绵绵不休,腰膝酸软,甚至出现胁下痞块,质硬拒按,腹部胀大,青筋暴露,或鼻衄、齿衄、呕血、便血,舌红少苔或光剥有裂纹,脉细弦数或细涩。

辨证分析:久病体虚阴亏,形体失养,肝络亦失于精血的濡养,故见形体消瘦,肝区隐痛不休;虚风内动,故见头晕目眩;阴虚火炎,故见五心烦热,潮热盗汗;肝病及脾,脾不统血,或虚火灼伤脉络,则可见鼻衄齿衄,呕血便血;阴虚营血运行滞涩,瘀阻腹中,则见胁下痞块,质硬拒按,青筋暴露;肝病日久,气机疏泄失常,累及肺、脾、肾通调水道功能,水液输布异常而蓄积于腹中,则见腹部胀大。舌红少苔或光剥有裂纹,脉细弦数或细涩,均为营阴不足、营血滞涩之象。

治法:滋养肝肾,化瘀解毒。

方药:一贯煎加减。

加减:若兼见出血,加仙鹤草、白茅根、牡丹皮以清热凉血止血;若兼黄疸,合茵陈蒿汤以清热利胆退黄;若阴虚内热症状明显者,加生鳖甲、生龟甲、女贞子、旱莲草以滋肾阴、清虚热;若病情日久而兼见形寒怯冷、腹胀大、腰膝酸软等症,属肾之阴阳两虚者,以金匮肾气丸为主方进行加减化裁。

3. 大肠癌

大肠癌经过放疗、化疗后,损耗阴精气血,可发展为肝肾阴虚证,具体表现如下。

临床表现:形体消瘦,腹痛隐隐,或腹内结块,便秘,大便带血,腰膝酸软,头晕目眩,咽干耳鸣,五心烦热,盗汗,月经不调,舌红少苔,脉弦细数。

辨证分析:精血亏虚,形体失养,肠道失于濡润,则见形体消瘦,便秘;营血运行滞涩,瘀阻腹中,则见腹痛隐隐,或腹内结块;阴虚火旺,虚火上炎,则见头晕目眩,咽干耳鸣,五心烦热,盗汗;虚火灼伤血络,则见大便带血;肝肾阴血亏虚,腰部失养,则见腰膝酸软,月经不调。舌红少苔,脉弦细数,均为肝肾阴虚之象。

治法:滋肾养肝,清泻虚火。

方药:知柏地黄丸加减。

加减:若兼见腹部结块,加鳖甲、龟甲、三棱、莪术以活血化瘀、软坚散结;若兼见便秘,加火麻仁、杏仁、郁李仁以润肠通便;若兼见大便带血,加三七、茜草、仙鹤草以化瘀止血。

五、 护理与调摄

(1) 未病先防:癌病病因复杂,但脏腑气血阴阳失调是发病内因,故保养精气,养成早睡早起、劳逸结合、适度锻炼的生活习惯,以及戒除烟酒,少食腌制、烟熏、煎炸之物,勿食发霉、过期之物的饮食习惯,保持心情愉悦,可在一定程度预防本病发生。此外,加强年度体检,做到早发现、早诊断和早治疗,也是防治癌病的重要手段。

（2）既病防变：患者应树立战胜疾病的信心，积极配合治疗，起居有节，顺应四时气候变化，调畅情志。进食易消化而富于营养的新鲜食物，禁食生冷、辛辣、腌制、油炸、烧烤、熏制食物。手术后或放化疗期间的患者，由于脾胃虚弱不能受纳，或由化疗药物引起，常出现恶心、呕吐、食欲下降、腹泻等胃肠道症状，可配合中药治疗，发挥中医整体调治优势，缓缓图之，最大限度地延长患者生存期，减少痛苦、提高生活质量，起到辅助抗癌的作用。

（3）愈后防复：手术或放化疗后，处于恢复期的患者，气血损伤较重，脾胃之气尚未恢复，饮食应清淡且富有营养，切勿进食生冷、肉面等难以消化之物。此外，保持情志舒畅，适当功能锻炼（如太极拳、八段锦）等，可促使气血经脉流通，促进机体康复。应进行长期随访。

六、病案举例

梁某，女，47 岁。

患慢性肝炎病史 11 年，肝区隐痛时作，因肝区胀痛逐渐加剧半月，肝脏进行性增大，1972 年 1 月 20 日经某院检查：肝在肋下 5.5 cm，剑突下 6 cm，质硬，有结节感，甲胎球蛋白（AFP）阳性，碱性磷酸酶 17.3 U，超声波及同位素扫描均示肝右叶占位性病变，胸部 X 线片示右侧横膈有局限性膨隆。1972 年 2 月 1 日来院就诊。刻下：肝区胀痛，腰痛，口干，舌质红暗，脉细弦。

西医诊断：原发性肝癌；中医诊断：肝积（肝肾阴虚，气血瘀滞证）。

治法：滋阴柔肝为主，佐以理气化瘀，清热解毒。

处方：生地黄、北沙参各 30 g，麦冬 9 g，生鳖甲 12 g，八月札、川郁金各 15 g，川楝子 12 g，莪术 15 g，赤芍、白芍各 12 g，延胡索 15 g，漏芦、半枝莲、白花蛇舌草各 30 g，夏枯草 12 g，生牡蛎 30 g，西洋参 9 g^{煎汤代茶}。每日 1 剂，水煎汤，分 3 次服。

复诊：服药后肝区胀痛逐渐减轻，口干明显减轻，坚持服药。1973 年 4 月 15 日检查：肝脏缩小至肋下刚触及，剑突下 4.5 cm，AFP 阴性，同位素扫描及超声波检查，均未见明显占位性病变，全身情况良好，药已奏效，原方续服，并已恢复工作。以后多次检查，均未发现肝癌复发和转移征象。1975 年进行免疫测定，巨噬细胞吞噬率由 28%（吞噬指数 0.39）升高至 43%（吞噬指数 0.84）。

【按语】本案患者原有慢性肝炎病史，病程长，因半月来肝区胀痛逐渐加剧及肝脏进行性增大而就诊，经检查肝癌诊断明确。根据临床表现和舌脉辨为肝肾阴虚、气血瘀滞之证，治疗以生地黄、沙参、麦冬、鳖甲、白芍、西洋参养阴柔肝，以八月札、郁金、延胡索、川楝子理气止痛，以赤芍、漏芦、莪术、半枝莲、白花蛇舌草、夏枯草、生牡蛎活血化瘀，清热解毒，软坚散结。本病属本虚标实证，治疗攻补兼施，患者一直坚持服药，未发现复发和转移征象，疗效满意。

第十五章 肢体经络燥病

第一节 痿 证

一、概述

痿，一是同萎，犹如草木枯萎不荣，指肌肉萎缩；二是无力软弱，不能运动。痿证是指肢体筋脉弛缓，手足软弱无力，不能随意运动；或伴有肌肉萎缩，甚至瘫痪的病症。临床上以下肢痿弱不用较为多见，故称"痿躄"。"痿"即指肢体痿弱不用，"躄"即足弱无力，不能任地。

痿之名首见于《素问·痿论》，依据肺主皮毛、心主血脉、肝主筋膜、脾主肌肉、肾主骨髓所属关系，将痿证分为五痿，即肺热叶焦之痿躄、心气热之脉痿、肝气热之筋痿、脾气热之肉痿及肾气热之骨痿，并提出"治痿者独取阳明"的基本治则。《素问·生气通天论》云："因于湿，首如裹，湿热不攘，大筋软短，小筋弛长，软短为拘，弛长为痿。"指出湿热侵袭经络亦是痿证的病因之一。隋唐至北宋时期，对痿证较少进行专题讨论。至宋金元时期，医家各抒己见，如宋代陈言在《三因极一病症方论·五痿叙论》中指出痿躄是"脏气不足"之内因致病，即"若随情妄用，喜怒不节，劳逸兼并，致内脏精血虚耗，荣卫失度……使皮血、筋骨、肌肉痿弱，无力以运动"；金代张从正在《儒门事亲·指风痹痿厥近世差玄说二》中云："若痿作寒治，是不刃而杀之也。"强调"痿病无寒"，并从临床表现和病机认识方面对风、痹、痿、厥四证进行鉴别；元代朱丹溪认为，痿证治疗应遵从《难经》之"泻南方，补北方"及《黄帝内经》之"治痿独取阳明"之法，因痿证病因以太阴肺经及脾胃为主，创虎潜丸以治疗阴虚湿热成痿之重症者。明清以后对痿证的辨证论治日趋完善，如明代张景岳《景岳全书·杂证谟·痿证》指出精血虚耗是痿证之因，即"元气败伤，则精虚不能灌溉，血虚不能营养者，亦不少矣。若概从火论，则恐真阳亏败，及土衰水涸者，有不能堪。"清代李用粹在《证治汇补·腰膝门·痿躄》中根据痿证病因将其分为湿热痿、湿痰痿、气虚痿、血虚痿、阴虚痿、血瘀痿、食积痿和痢后痿。

西医学中的感染性多发性神经炎、慢性炎性脱髓鞘性多发性神经病、重症肌无力、运动神经元病、多发性硬化、肌营养不良症、脊髓病变、周期性瘫痪等疾病，出现痿证相关临床表现者，均可参照本节进行辨证论治。

二、病因病机

《证治准绳·杂病·痿痹门》云："若会通八十一篇而言，便见五劳、五志、六淫，尽得成五

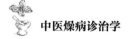

脏之热以为痿也"，可见痿之成因较为复杂。外感者，责之风、湿邪单独或相兼致病；内因者，责之先天不足，或失治、误治导致气血阴亏及情志不调；又有跌仆闪挫而致，是为不内外因。以上皆可致五脏精血亏耗，肌肉筋脉失养而发本病。

（1）外感六淫：风邪挟热或燥盛，致使肺热叶焦而津液不布，五体失养而发为痿证，如《古今医统大全·燥证门·病机叙论》所云："风、热、燥甚，而筋缓不收，为痿痹"；湿邪与风相搏，或与热相合，浸淫筋脉，致其气血运行受阻，筋脉失养而成痿，如"或居处卑湿，或冒风雨，留着经络，则纵缓不收，痿软之症作矣"（《症因脉治·痿症论·外感痿症》）、"湿热痿者，雨湿浸淫，邪气蒸脾，流于四肢"（《证治汇补·腰膝门·痿躄》）。

（2）饮食不节或内伤七情：饮食所伤，嗜酒辛辣，损伤脾胃运化，痰饮湿浊之邪客于经络而致痿，如《证治汇补·腰膝门·痿躄》所云："湿痰痿者，肥盛之人，血气不能运动其痰，致湿痰内停，客于经脉，使腰膝麻痹，四肢痿弱，脉来沉滑，此膏粱酒湿之故。"情志不调，或大怒导致气血奔走，伤于筋而为痿，或耗散正气，阴精亏耗，筋脉失养而为痿，如《证治汇补·内因门·气症》云："喜怒惊恐，属心胆肾经，病则耗散正气，为怔忡失志，精伤痿厥，不足之病。"

（3）瘀血阻滞：病久因虚致瘀，或气郁致瘀，或跌仆闪挫，瘀血内留，以致筋脉失养而四肢痿弱不用，如《证治汇补·腰膝门·痿躄》云："血瘀痿者，产后恶露未尽，流于腰膝；或跌扑损伤，积血不消，四肢痛而不能运动，致脉涩而芤者。"

（4）精血虚耗：先天禀赋不足，久病体虚，失治误治，劳役太过，房事不节，皆可损伤肝肾精血，不能濡养四肢百骸而发为痿证，如《景岳全书·杂证谟·非风》曰："凡非风口眼㖞斜，半身不遂，及四肢无力，掉摇拘挛之属，皆筋骨之病也。夫肝主筋，肾主骨，肝藏血，肾藏精。精血亏损，不能滋养百骸，故筋有缓急之病，骨有痿弱之病，总由精血败伤而然。即如树木之衰，一枝津液不到，即一枝枯槁，人之偏废亦犹是也。"

痿证病变部位在筋、脉、肌肉，发病总由气血、津液、精髓亏耗，或瘀血留着、新血不生，不能濡养肌肉筋脉所致，与肺之津液敷布、脾胃之生化、肝肾精血之藏收协调为用相关，但重点在于肝、肾，因肝藏血、肾藏精，病久势必损及肝肾精血，而致肌肉消瘦、筋骨痿弱不用。一般而言，痿证以热证、虚证为多，虚实夹杂者亦不少见。外感风邪、热邪、燥邪，起病之时因邪热偏重而阴伤不甚，故属实证；若邪留不去，久必伤正，如邪热耗伤肺胃津液、湿热损伤肝肾阴血等；终因阴精血气严重亏耗，病情虚实夹杂而以虚为主。此外，气血津液代谢异常，津凝为痰，血滞为瘀，痰瘀互结，脉道不利，筋脉失养，亦可发为痿证。

三、诊断要点

（1）下肢或上肢、一侧或双侧肢体筋脉弛缓不收、软弱无力，甚则瘫痪不用，部分患者可伴有肌肉萎缩。

（2）若病变累及眼部肌肉、声带及颈部肌肉，可见眼睑下垂、斜视或复视、声嘶低暗、抬头无力等，甚则出现呼吸、吞咽功能障碍。

（3）发病前有感冒、腹泻等病史，或有特殊用药史、家族遗传史或外伤史等。

（4）神经系统查体可见肌力降低、肌肉萎缩。血清酶学、乙酰胆碱受体抗体、脑脊液、肌电图、肌肉组织活检、CT、MRI等检查有助于本病诊断。

四、辨证论治

本病辨证重在审察病情虚实缓急及辨明病位。凡病情急迫,发展变化较快,肌肉萎缩不明显,而表现为肢体不用或拘急、麻木、疼痛,多为肺热津伤或湿热浸淫之证,病性属实。凡病情渐进发展,肢体运用迟缓,肌肉萎缩明显者,多属脾胃肝肾亏损之证,病性属虚,又常兼夹湿、热、瘀、痰而见虚中夹实。本病病位有在肺、脾胃、肝肾之不同。病初即见发热、咳嗽、咽痛,或在热病之后出现肢体软弱不用者,病多在肺;若四肢痿软、食少便溏、纳呆腹胀者,病在脾胃;若下肢软弱无力明显,甚则不能站立,兼见腰脊酸软、头昏眼花者,病在肝肾。

"治痿独取阳明"是本病治疗原则,并根据病情变化合用疏风散热、清热利湿、化痰活血等法。痿证日久累及肝肾,需注重使用滋肾清热之法,而治风之剂性多温燥,故不适用于精血虚耗者。

1. 肺热津伤证

临床表现:起病急,初起即见发热、头痛、身痛,热后突然或渐缓出现肢体软弱无力,皮肤干燥,咳呛少痰,咽干不利,心烦口渴,病重者甚至出现呼吸困难,小便短赤涩痛,大便干结,舌质红,苔黄,脉细数。

辨证分析:温热之邪犯肺,肺燥津伤,无以敷布濡养全身肌肉筋脉,故肢体软弱无力,皮肤干燥;肺热叶焦,失于宣降,故呼吸困难,咳呛少痰,咽干不利。心烦口渴,小便短赤涩痛,大便干结,舌红苔黄,脉细数,皆为邪热伤津耗液之象。

治法:清热润燥,养阴生津。

方药:清燥救肺汤加减。

加减:若身热未退、口渴有汗之肺热壅盛者,可重用生石膏,加金银花、连翘、黄芩以清气分之热;若咳嗽痰黄且多之痰热壅盛者,加瓜蒌皮、桑白皮、川贝母以清热化痰;若咳呛少痰、咽喉干燥之阴虚肺燥甚者,加桑白皮、天花粉、芦根以润肺清热;若身热已退、兼见食欲减退、口干咽干较甚之胃阴不足者,可合用益胃汤加石斛、山药、薏苡仁、麦芽补脾养胃。

2. 肝肾亏损证

临床表现:起病缓慢,逐渐出现肢体痿弱失用,尤以下肢明显,腰膝酸软,不能久立,甚至步履维艰,腿胫大肉渐脱,或伴脱发,眩晕耳鸣,舌咽干燥,夜尿频繁,遗精或遗尿,或女子月经不调,舌红少苔,脉细数。

辨证分析:肝肾精血虚耗,不能濡养肌肉筋脉,渐致成痿;肾主骨,腰为肾之府,精髓不足,故腰膝酸软,不能久立,甚则步履维艰,腿胫大肉渐脱;肝开窍于目,肾开窍于耳,发为血之余,肝肾精血亏虚,不能上注濡养耳目,故眩晕耳鸣,脱发,舌咽干燥;肾虚封藏固摄无权,故遗精,遗尿,夜尿频繁;肝肾亏虚,冲任失调,故女子月经不调。舌红少苔,脉细数,均为肝肾阴亏内热之象。

治法:补益肝肾,滋阴清热。

方药:虎潜丸加减。

加减:若病久阴损及阳,阴阳两虚而见神疲、形寒肢冷、夜尿频繁、男子阳痿早泄、女子月经不调、脉沉细无力者,宜去黄柏、知母等寒凉之品,加淫羊藿、鹿角霜、熟附子、肉桂、紫河车、巴戟天、杜仲等温肾壮阳;若面色萎黄、心悸怔忡、舌淡红、脉细弱之气血两虚者,加黄芪、

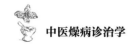

党参、当归、龙眼肉、鸡血藤以益气养血通络;若腰脊酸软、夜尿多之阳气虚寒者,可合用右归丸加续断、补骨脂、金樱子以加强补肾固摄之力。

五、 护理与调摄

(1) 避居湿地:本病发生常与久居湿地及湿热侵袭有关,故若冒雨涉水,应及时更换为干燥衣物,并饮服生姜茶饮等以祛寒湿。

(2) 生活调摄:病情进入稳定期或慢性期时,生活规律,劳逸结合,适寒温,及时添减衣物,避免外感六淫邪气;调畅情志,避免产生大怒、大喜、大悲等不良情绪,可配合心理疏导;饮食清淡,营养均衡,忌煎炸烤炙、辛辣油腻之物,避免导致脾胃运化功能失常。

(3) 适当锻炼:痿证患者常因肢体软弱无力而坐卧少动,气血不行,反之加重肌肉痿弱不用程度。因此,建议患者进行适当锻炼,病情较轻者,可选择五禽戏、太极拳、八段锦等;病情较重者,可用手或借助于工具轻拍患肢,以促进肢体气血运行,有利于病情康复。

(4) 加强护理:重症患者应加强日常护理,如双下肢软弱无力而行走困难者,应注意避免发生摔倒、磕碰等意外;吞咽困难者,进食时应注意避免食物误吸至气道,必要时可留置胃管;久病卧床不起,翻身困难,吞咽呛咳、呼吸困难者,注意保持肢体功能位及保暖,以防止肢体挛缩和关节僵硬,勤翻身拍背以帮助患者排痰,无法自主排痰者可进行吸痰,预防肺部感染和压疮。

六、 病案举例

杨某,女,39岁,1962年6月29日初诊。

两足跗肿胀窜痛,小腿如裂,艰于步履,已经月余。自觉热气由小腿上冲,冲则咳逆上气,心悸,夜寐不安。前天开始痰中带血,午后低热,小便少,大便秘结,舌质绛,苔黄。

中医诊断:痿躄。

治法:清泻肺火,凉血和络。

处方:桑白皮9g,地骨皮9g,生石膏15g^{先煎},牡丹皮6g,炒知母9g,炒百合9g,莲子心4.5g,生甘草梢3g,鲜芦根30g,9剂。

二诊:小腿痛势减轻,疼痛范围渐由上向下缩小,但仍艰于步履,继与原方出入。

三诊:气冲咳逆改善,两小腿似胀似酸,时如针刺,两足肿痛减而未除,但近来两趾变黑,足心发黄,步履仍艰,脉数,舌红少苔。拟清燥救肺汤:桑白皮9g,北沙参9g,火麻仁9g,生石膏15g^{先煎},麦冬9g,光杏仁9g,地骨皮9g,枇杷叶9g^{去毛,包煎},清炙甘草3g,陈阿胶9g^{烊化分二次冲}。

自转予清燥救肺汤治疗,1个月后两足疼痛、气冲咳逆、泛恶等症,俱见明显好转,且能撑棒行走。续治月余,病情基本稳定,两足趾变黑,足心发黄均消退,并能完全自由行走。

【按语】 本案患者遭受双足肿痛、心悸咳嗽、夜间不安之困,病情迁延月余,症状复杂多变,兼痰血、低热、便秘,舌象显现出火热征象。依据《黄帝内经》云:"诸病胕肿,疼酸惊骇,皆属于火""诸逆冲上,皆属于火",确定病因在于火邪上逆,累及肺与血脉,故初诊以泻白散合白虎汤为基本方,配伍百合、牡丹皮、赤芍、莲子心、鲜芦根以清心凉血,首诊即效,患者疼痛减轻,热气冲逆缓解,显现方药确中病机。次诊见气冲咳逆改善,但两足肿痛未除,且新现两趾变黑,提示病变深入,引用《黄帝内经》"肺热叶焦"理论,使用清燥救肺汤加减,恰中病机,故月余后病情痊愈,能正常自由行走。

第二节 颤 证

一、概述

颤证,又称为"振掉""颤振""震颤",是以头部或肢体摇动颤抖、不能自制为主要临床表现的病症。轻者可仅见头部摇动或手足微颤;重者可见头部振摇,肢体颤动不止,甚则肢节拘急而失去生活自理能力。

《黄帝内经》虽无"颤证"之名,但《素问·至真要大论》曰:"诸风掉眩,皆属于肝。"其"掉"字,即含"震颤"之义。唐宋元期间,"颤"作为病症而加以描述,如金代张从正在《儒门事亲·风形·因惊风搐一》中记载治疗"新寨马叟……成风搐已三年矣。病大发则手足颤掉,不能持物"的案例。至明代,楼英在《医学纲目·肝胆部·破伤风》中指出"颤,摇也。振,动也。风火相乘,动摇之象……此症多由风热相合,亦有风寒所中者,亦有风挟湿痰者,治各不同也",对颤证进行初步定义,并扩充了其病因病机。王肯堂在《证治准绳·杂病·诸风门》中云:"颤,摇也;振,动也。筋脉约束不住而莫能任持,风之象也""皆木气太过而兼火之化也""此病壮年鲜有,中年以后乃有之,老年尤多。夫老年阴血不足,少水不能制盛火,极为难治""病之轻者,或可用补金平木,清痰调气之法……中风手足瘫曳,星附散、独活散、金牙酒,无热者宜之;摧肝丸,镇火平肝,消痰定颤,有热者宜之;气虚而振,参术汤补之;心虚而振,补心丸养之;夹痰,导痰汤加竹沥;老人战振,宜定振丸。"详细论述了本病的发病和治法。清代医家对本病进一步全面总结,如张璐认为本病病因多为风、火、痰、瘀、虚,在《张氏医通·诸风门·颤振》中描述了颤证脉象,即"诊颤振之脉,小弱缓滑者可治,虚大急疾者不治。间有沉伏涩难者,必痰湿结滞于中之象。"高鼓峰在《医宗己任编·西塘感症(中)·感症变病》中指出"大抵气血俱虚不能荣养筋骨"是本病病因,故治疗"须大补气血,人参养荣汤或加味人参养荣汤;若身摇不得眠者,十味温胆汤倍加人参,或加味温胆汤"。

西医学中的震颤麻痹、肝豆状核变性、甲状腺功能亢进、特发性震颤等,凡具有颤证临床特征者,均可参照本节辨证论治。

二、病因病机

颤证的发生多由年老体虚、情志过极、饮食不节、劳逸失宜、病久脏腑虚损等综合因素而导致机体气血阴精亏虚,不能濡养筋脉;或痰浊、瘀血等有形之邪阻滞经脉,气血运行不畅而筋失所养;或热甚动风,风阳侵扰筋脉而致肢体拘急颤动。

(1)久病损耗,或年老体虚,或先天禀赋不足,气血衰少:久患沉疴痼疾,或病后失于调养,脏腑功能失调,心脾两虚,气血不足而致颤,如明代武之望《济阳纲目·病证·论颤振》所云:"若妇人产后颤振,乃气血亏损,虚火益盛而生风也,切不可以风论,必当大补,斯无误

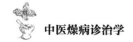

矣"。或年老体衰,肝肾阴精渐亏,或素体禀赋不足,精气不充,一方面不能充养筋脉,另一方面水不涵木,虚火内生而发为动摇之证,如《医碥·杂症·颤振》曰:"颤,摇也;振,战动也。亦风火摇撼之象,由水虚而然(水主静,虚则风火内生而动摇矣)。"

(2)五志过极,风阳内动,或脾胃虚弱,土虚木摇:郁怒伤肝,肝气郁结化火,风阳挟痰暴张上冲于头部,并窜扰经络而致头摇肢颤,如《张氏医通·诸风门·颤振》所云:"盖木盛则生风生火,上冲于头,故头为颤振。若散于四末,则手足动而头不动也";若思虑太过而致心脾气血损伤,筋脉失养而发为颤证,如《静香楼医案·内风门》所云:"四肢禀气于脾胃,脾胃虚衰,无气以禀,则为振颤。土虚木必摇,故头运也。"

(3)饮食不节,损伤脾胃,或气血不足,或痰浊阻络:饥饱无常,或过食生冷,损伤脾胃而致气血生化乏源,筋脉失养而发为颤证;或恣食膏粱厚味,中焦失运而聚湿生痰,痰浊阻滞经络而动风。

(4)劳逸失当,暗耗肝肾精血:行役劳苦,动作不休,肌肉筋膜损伤,或房劳太过而损耗肝肾阴精,虚风内动;或贪逸少动,气缓脾滞,气血生化乏源而致筋脉失养。

颤证病位在筋、脉,与肝、脾、肾相关,尤与肝关系密切。因肝为风木之脏,"主身之筋膜",故本病基本病机为肝风内动、筋脉失养。病理性质总属本虚标实,虚者责之气血阴精亏虚,实者责之风、火、痰、瘀留滞。本病早期若经积极治疗,震颤或可减轻;反之病情迁延,渐进加重,出现肝、脾、肾等多脏气血衰败,多为难治。

三、诊断要点

(1)头部及肢体颤抖、摇动,不能自制,甚者颤动不止,四肢强急。

(2)常伴表情呆滞,动作笨拙,活动减少,多汗流涎,语言缓慢不清,烦躁不寐等症状。

(3)多发生于中老年人,一般呈隐袭起病,逐渐加重,不能自行缓解。部分患者发病与情志有关,或继发于脑部病变。

(4)相关检查,如颅脑 CT、MRI 等影像学检查,有助于因脑部疾病所致头摇肢颤的诊断;血清 T3、T4 有助于因甲状腺功能亢进所致双手震颤的诊断。

四、辨证论治

本病重在辨标本虚实。本虚多责之肝肾阴虚,气血不足;标实多属风、火、痰、瘀为患,故标本兼顾是本病的治疗原则。在疾病初期阶段,本虚之象不明显时,治疗当以清热、化痰、息风为主;病情延至后期,本虚之象逐渐凸显,治疗当以滋补肝肾、益气养血为主,兼顾息风通络。本病多发于年高体衰者,故应重视补益肝肾精血之法。

1. 风阳内动证

临床表现:肢体颤动粗大、程度较重,不能自制,情绪易激动,心情紧张时颤动加重,眩晕耳鸣,面赤烦躁,伴有肢体麻木,口苦而干,言语不利,流涎,尿赤,便干,舌质红,苔黄,脉弦。

辨证分析:情志失调,郁怒忧思过极,肝郁化火,风阳内动,侵扰筋脉,故见肢体颤动、麻木,且情绪激动时症状加重;肝郁化火伤阴则见口干苦、尿赤、便干;风阳上扰头目则见眩晕耳鸣,面赤烦躁,言语不利,流涎。舌红苔黄,脉弦,为肝阳上亢、风阳内动之象。

治法：镇肝息风，舒筋止颤。

方药：天麻钩藤饮合镇肝熄风汤加减。

加减：若见颤动不止者，加僵蚕、全蝎以增强息风通络止颤之力；若见震颤而兼肢体拘挛僵硬者，加木瓜、葛根以舒筋缓急；若见焦虑心烦、面红目赤之肝火偏盛者，加龙胆草、夏枯草以清肝泻火；若咳吐痰涎之痰湿内蕴者，加竹沥、天竺黄以清热化痰；若见眩晕耳鸣之肾阴不足、虚火上扰者，加知母、黄柏、牡丹皮清泻相火；若见心烦失眠之心神不宁者，加炒酸枣仁、柏子仁、丹参补心安神。

2. 阴虚风动证

临床表现：形体消瘦，头摇舌颤，手足震颤或蠕动，持物不稳，五心烦热，潮热盗汗，腰膝酸软，眩晕耳鸣，两目干涩，视物模糊，失眠善忘，老年患者常见神识呆滞，咽干口燥，便干难解，舌质暗红，舌苔薄白、少，或红绛无苔，脉弦细数。

辨证分析：肝肾精血亏虚，四肢百骸失于滋养，故见形体消瘦；水不涵木，虚风内动而筋脉拘挛，故见头摇舌颤，手足抖动不能自制；阴虚则内热，故见五心烦热，潮热盗汗；肾阴不足，腰府失养，故见便干难解，腰酸腿软；阴虚头目失养，则眩晕耳鸣，两目干涩，咽干口燥，失眠健忘。舌质暗红，舌苔薄白、少，或红绛无苔，脉弦细数，皆为阴虚之象。

治法：填精补髓，育阴息风。

方药：龟鹿二仙胶合大定风珠加减。

加减：若肢颤剧烈、眩晕较重者，加天麻、全蝎、蜈蚣以息风止痉；若肢体麻木，拘急强直，加木瓜、僵蚕、地龙，以及重用白芍、甘草以舒筋缓急通络；若肢体躁动不安难以入眠者，加黄柏、知母、牡丹皮、玄参以清泄相火；若痴呆健忘者，加益智仁、石菖蒲、郁金以益肾化痰开窍。

五、护理与调摄

（1）颤证预防，应注意生活饮食起居调摄，包括保持情绪稳定、心情舒畅，避免忧思恼怒等不良精神刺激；饮食宜清淡而富有营养，改变暴饮暴食、嗜食膏粱厚味、吸烟饮酒等不良饮食习惯；适度进行体育锻炼，不妄劳作，节房事。合理用药，防止发生因药物因素而致震颤、强直。此外，避免颅脑损伤对预防颤证的发生也有重要意义。

（2）颤证患者常由于手足僵硬、震颤而影响日常生活，因此平时需注意加强肢体功能锻炼，鼓励参加力所能及的体育活动；外出活动时需由家人陪伴搀扶；肢体僵硬明显时需借助于他人帮助料理日常生活。对于肢体行动受限、卧床不起的患者，注意保持大便通畅，并勤翻身，进行肢体按摩，防止发生压疮。

六、病案举例

宋某，男，67岁。1988年12月16日初诊。

四肢震颤活动障碍半年。因手足颤抖不能自主，伴有僵直感，活动困难，语言迟钝，吞咽困难，在北京某医院诊断为帕金森病。曾给予服用金刚烷胺、左旋多巴、苯海索(安坦)等药物治疗，症状无明显好转，遂求治于高辉远老师。证见：老年貌，慢性病容，表情呆滞，慌张步态，言语迟涩，口角流涎，吞咽困难，四肢不自主抖动，头晕头痛，周身乏力，健忘多梦，下肢水

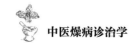

肿,二便尚可,舌质暗红,苔薄白中厚,脉细弦。

西医诊断:帕金森病;中医诊断:颤证(阴虚风动,风痰上逆,筋脉失荣)。

治法:滋阴柔肝,健脾祛痰,息风止颤。

处方:玉竹 10 g,天冬 10 g,白芍 10 g,葛根 10 g,山药 10 g,丹参 10 g,天麻 10 g,法半夏 10 g,白术 10 g,木瓜 15 g,龙骨 15 g,牡蛎 15 g。6 剂,每日 1 剂,水煎,分 2 次服。

二诊:药后无不良反应,精神好转,头晕头痛减轻,睡眠稍有改善,但仍肢体颤抖,步履不稳,言语迟钝,下肢水肿,舌脉同前。守原方加连皮茯苓 15 g,又进 12 剂后,震颤减轻,运动较前灵活。

高师谓治此等顽疾,非一日之功,仍宗原方出人,前后共服中药 108 剂,四肢震颤基本消失,已能缓慢行走,双手握力正常,头脑清醒,精神状态改观,表情正常,生活亦能自理。

【按语】本案患者中西医诊断明确,结合脉证,辨证为阴虚风动、风痰上逆,导致筋脉失养而发为颤证,故治疗以滋阴柔肝、健脾祛痰、息风止颤为主。处方以玉竹、天冬、白芍、葛根、山药、木瓜养阴柔肝,合半夏白术天麻汤祛风化痰,配伍牡蛎、龙骨潜阳息风。该方药性平和,兼顾补益与疏通,故复诊时病症好转。随后随证加减,总共服用 108 剂中药,震颤基本消失,生活能自理,疗效满意。

第三节　腰　痛

一、概述

背部十二肋骨以下、髂嵴以上为腰。腰痛又称"腰脊痛",是指因外感、内伤或闪挫导致腰部气血运行不畅;或失于濡养,引起腰脊或脊旁部位疼痛为主要症状的一类病症。

《素问·脉要精微论》云:"腰者,肾之府,转摇不能,肾将惫矣。"《素问·骨空论》云:"督脉为病,脊强反折。"说明了腰痛与肾和督脉相关,病理性质以虚为主。《金匮要略·五脏风寒积聚病脉证并治》言:"肾著之病,其人身体重,腰中冷,如坐水中……身劳汗出,衣里冷湿,久久得之,腰以下冷痛,腰重如带五千钱,甘姜苓术汤主之。"论述了寒湿腰痛的症状与治法。《金匮要略·血痹虚劳病脉证并治》用肾气丸治疗虚劳腰痛。宋代《太平惠民和剂局方》所载青娥丸至今仍是常用方剂之一。元代在《丹溪心法·腰痛附录》中说:"肾气一虚,凡冲寒、受湿、伤冷、蓄热、血涩、气滞、水积、堕伤,与失志、作劳,种种腰疼,叠见而层出矣。"指出腰痛以肾虚为本,在治疗上提倡"寒凉药不可峻用,必用温散之药"。清代《七松岩集·腰痛》指出:"然痛有虚实之分,所谓虚者,是两肾之精神气血虚也,凡言虚证,皆两肾自病耳。所谓实者,非肾家自实,是两腰经络血脉之中,为风寒湿热之所侵,闪肭挫气之所碍,腰内空腔之中为湿痰瘀血凝滞,不通而为痛。"将腰痛概括为虚实两类。李用粹《证治汇补·腰痛》提出治疗应分标本缓急,即"治惟补肾为先,而后随邪之所见者以施治,标急则治标,本急则治本,初痛宜疏邪滞,理经隧,久痛宜补真元,养血气"。《医学衷中参西录·腰痛》指出"肝主筋,肾主骨,腰痛为筋骨之病,是以肝肾主之""用补肾之剂,而引以入督之品。"

西医学中的腰肌软组织病变、强直性脊柱炎、腰椎骨质增生、腰椎间盘病变、腰肌劳损及某些内脏疾病等而见腰痛者,可参照本节辨证论治。例如,因外科、妇科疾患所致腰痛,不属本节讨论内容。

二、 病因病机

腰痛多因外感风、寒、湿、热之淫邪入于经络,经络痹阻不通;或跌仆闪挫,气滞血瘀,经脉不通而致腰痛;也有因内伤体虚,或年老精亏,或房劳伤肾,腰府失养所致。

(1)外感淫邪,阻滞经络:多由久居寒冷潮湿之处,或淋雨涉水而受风寒,或劳作汗出当风,或暑夏贪凉而露宿野外,均可致腰府失护,风寒湿邪乘虚留着腰部。寒邪凝滞收引,湿邪重着黏腻,寒湿郁而化热,或湿热交蒸,皆可阻滞腰部经脉气血运行而致腰痛。明代秦景明所著《症因脉治》一书中指出外感腰痛包括风湿腰痛、寒湿腰痛和湿热腰痛,如风湿腰痛病因为"或雨湿之年,风湿袭人肌表,则时行腰痛,此因岁气而致病者;或冲风冒雨,风湿感人;或以水为事,水舍皮肤,一人独病,此人自感冒而致病者也"。

(2)跌仆闪挫,瘀血留着:举重抬高,暴力扭转,坠堕撞击,或长期劳作而体位不正,腰部用力不当而损伤腰肌筋骨,导致腰部经络气血运行不畅,气血阻滞不通,瘀血留着而发生疼痛,如《景岳全书·杂证谟·腰痛》云:"跌仆伤而腰痛者,此伤在筋骨而血脉凝滞也。"

(3)年衰体虚,腰府失养:精藏于肾,而腰为肾之府。或先天禀赋不足,加之劳役负重,或久病体虚,或年老体衰,或房事过度,以致精力耗竭,腰脊空虚,发为腰痛。例如,《景岳全书·杂证谟·腰痛》言:"腰痛之虚证十居八九,但察其既无表邪,又无湿热,而或以年衰,或以劳苦,或以酒色斫丧,或七情忧郁所致者,则悉属真阴虚证。"

腰痛之病位在肾及诸经脉。腰为肾之府,有赖于肾精之濡养及肾阳之温煦;督脉循脊上项,足太阳经夹脊循行,带脉绕腰一周,足少阴经贯脊属肾,故腰痛与肾及诸经有关。腰痛之病性有虚实两端,实者为"不通则痛",虚者为"不荣则痛"。经络以通为常,外感腰痛缘于风、寒、湿、热之邪互相搏结,外伤腰痛则为气滞血瘀,皆可痹阻腰部经脉而致局部气血运行不畅,多为实证;内伤腰痛多由肾精亏虚而致腰府失养,病性多属虚。内外二因常相互影响,风寒湿热诸邪也常因肾虚而客于经脉,故肾虚是本病发病关键,诚如《杂病源流犀烛·腰脐病源流》所云"腰痛,精气虚而邪客病也。"

三、 诊断要点

(1)急性腰痛,病程较短,活动受限,轻微活动即可引起一侧或两侧腰部疼痛加重,脊柱两旁常有明显按压痛。

(2)慢性腰痛,病程较长,缠绵难愈,腰部多隐痛或酸痛。常因体位不当、劳累过度、天气变化等因素而加重。

(3)常有居处潮湿阴冷、涉水冒雨、跌仆闪挫或劳损、纵欲等相关诱因。

(4)腰痛致病因素较多,可借助于现代辅助检查以明确诊断。例如,行血常规、抗溶血性链球菌O、血沉、类风湿因子等检查,有助于风湿关节炎和类风湿关节炎等疾病的诊断;拍摄腰椎、骶髂关节X线或CT片有助于腰椎病变引起腰痛的诊断;部分内脏疾病也可引起腰痛,血、尿检查和泌尿系统影像学检查,有助于泌尿系统疾病引起腰痛的诊断;妇科检查可排

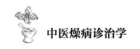

除妇科疾病引起的腰痛。

四、 辨证论治

临证腰痛有外感内伤之辨和病性虚实之别,总之为"不通则痛"和"不荣则痛"两类。邪从外受为实,治宜祛邪通络,并根据风湿、寒湿、湿热之邪气性质不同而分别施以温散或清利之法。外伤腰痛亦为实,治宜活血祛瘀、通络止痛;内伤腰痛多为虚,治宜补肾固本为主,又当兼顾温经通络,如肾阴虚之腰痛应重视补益肾精、调理气血之法;虚实兼见者,治宜辨清主次轻重,标本兼顾。

肾阴不足,精血亏虚,腰部肌肉、经络失养而见腰痛,具体如下。

临床表现:腰部隐痛或酸痛,腿膝酸软无力,喜揉喜按,病情缠绵不愈,遇劳则甚,卧则减轻,五心烦热,口燥咽干,颧红,潮热盗汗,形体消瘦;或兼遗精耳鸣、失眠健忘等,舌红少苔,脉弦细数。

辨证分析:腰为肾之府,肾主骨髓,肾之阴精不足,则腰脊失养,故腰部隐痛或酸痛,腿膝酸软无力,喜揉喜按,卧则减轻;肾阴亏虚,不能制火而虚热内生,故五心烦热,口燥咽干,颧红、潮热盗汗;清阳失养则见遗精耳鸣、失眠健忘。舌红少苔,脉弦细数,均为阴虚火旺之象。

治法:滋补肾阴,濡养筋脉。

方药:左归丸加减。

加减:若口干渴,溺黄,为虚火甚者,可用知柏地黄丸或酌加大补阴丸;若腰痛日久不愈,阴阳俱虚者,可用青娥丸。诚如张景岳所言:"凡肾水真阴亏损,精血衰少而痛者,宜当归地黄饮及左归丸、右归丸为最。若病稍轻,或痛不甚,虚不甚者,如青娥丸、煨肾散、补髓丹、二至丸、通气散之类,俱可择用。"若经脉气血痹阻严重而致腰痛甚者,可加鸡血藤、土鳖虫、全蝎以养血活血、通络止痛。

五、 护理与调摄

(1) 预防腰痛,应注意在日常生活中保持正确的坐姿和卧姿,避免久坐、久站。劳逸适度,体力活动前先做热身,避免强力负重和腰部跌仆、闪挫。不可久居湿地或坐卧湿地,暑季湿热郁蒸时,亦应避免夜宿室外,贪冷喜凉。涉水冒雨或劳作汗出后应立即擦身换衣。

(2) 急性腰痛应及早治疗,并注意卧床休息调养,以防延误病情而转成慢性。慢性腰痛除药物、针灸、推拿等综合治疗外,需注意腰部保暖,或加用腰托固护,尽量避免腰部用力过猛而造成二次损伤。

(3) 节制房事,避免纵欲过度而损耗肾之精气。适度活动腰部,可通过腰部自我按摩、打太极拳、练八段锦等,有意加强腰背部肌肉锻炼和腰椎稳定性,有助于腰痛缓解和康复。

六、 病案举例

陶某,女,24 岁。1964 年 8 月 18 日初诊。

疲乏纳滞,腰痛已久,近年为剧,头眩目花,晨起呕恶,月事行期较长。

处方:大豆卷 12 g,薏苡仁 12 g,姜竹茹 9 g,炒白芍 6 g,神曲 6 g,砂仁 3 g,省头草 6 g,甘菊 6 g,蔻仁 3 g,新会皮 4.5 g,3 剂。

二诊:疲乏无力,纳滞减轻,尚有腰酸,苔较薄。处以秦艽 6 g,桑枝 9 g,干地黄 9 g,泽泻 6 g,山药 9 g,山萸肉 3 g,鸡内金 6 g,茯苓 12 g,牡丹皮 3 g,杜仲 9 g,蔻仁 4.5 g,3 剂。

三诊:腰痛已减,晨间呕泛亦瘥,纳如常,苔薄,前方有效,续以原方进之。处以干地黄 12 g,秦艽 6 g,杜仲 9 g,福泽泻 6 g,山药 9 g,砂仁 3 g,生麦芽 15 g,茯苓 12 g,桑枝 9 g,牡丹皮 4.5 g,山萸肉 4.5 g,鸡内金 6 g,5 剂。

【按语】本案患者腰痛已久,又兼见疲乏、晨起呕恶、头眩目花、经期长,病位在肾,涉及肝、脾、胃,结合后面复诊见"苔薄",首诊时应见"苔腻",故以大豆黄卷、薏苡仁、砂仁、蔻仁等芳化湿浊为主,加白芍、甘菊兼顾平抑肝阳。后复诊时舌苔已化,湿浊已去,故以六味地黄丸加减以治其本。

第十六章　妇科燥病

第一节　月 经 先 期

一、概述

月经周期提前 7 日以上，甚至 10 余日一行，连续 2 个周期以上者，称为"月经先期"，亦称"经早"或"经期超前""经期先前"等，属于以周期异常为主的月经病，或伴有月经量过多或过少，严重者可发展为崩漏。《万氏妇人科·调经章》分别将"不及期而经先行""一月而经再行"等逐一辨证论治，为月经先期作为一个病症开创了先例。《妇人大全良方·调经门》中指出本病的病机是"过于阳则前期而来"。《普济本事方·妇人诸疾》进一步提出"阳气乘阴则血流散溢……故令乍多而在月前。"后世医家多宗"先期属热"之说。《景岳全书·妇人规》指出"若脉证无火而经早不及期者，乃其心脾气虚，不能固摄而然"，提出了气虚不摄也是导致月经先期的重要发病机制。

根据本病的症状特点，现代医学中"月经频发"可参照本病辨证治疗。

二、病因病机

本病的病因主要是气虚和血热。其中，血热则热扰冲任，伤及胞宫，血海不宁，迫血妄行。

（1）阳盛血热：素体阳盛，或过食温燥、辛辣之品，或感受热邪，热扰冲任胞宫，迫血下行，遂致月经提前而至。

（2）阴虚血热：素体阴虚，或由于失血、久病、房劳、多产等耗伤阴精，阴液亏损，蓄热内生，热扰冲任，血海不宁，致使月经先期而下。

（3）肝郁血热：素性抑郁，或情志所伤，肝气郁结，郁久则化热，热扰冲任，迫血下行，月经提前。

三、诊断要点

通常根据病史、症状和辅助检查来诊断。月经先期一般有血热病史或情志内伤、盆腔炎等病史。临床表现为月经提前来潮，周期不足 21 天，且连续出现 2 个月经周期以上，经期基本正常，可伴有月经过多。

四、辨证论治

本病的辨证重在观察月经量、色、质的变化,结合全身证候及舌脉,辨别虚、实、热。一般月经先期而至,伴有经量多或少、色红、质稠者属血热,其中兼有面色红、口干、尿黄、便结等属阳盛血热;兼有两颧潮红、手足心热者为阴虚血热;兼见烦躁易怒、口苦咽干等为肝郁血热。

本病的治疗原则重在调整月经周期正常,故须重视平时的调整,按照证候属性,具体治法或补或清。若脉证无火,则补虚;若为血热证,则应清热,清热又当"察其阴气之虚实",清热凉血,或滋阴清热,或疏肝清热。不论实热虚热皆不宜过用,以免损伤阴血。

1. 阳盛血热证

临床表现:月经周期提前,量多,色紫红或深红,质黏稠;或伴有心胸烦闷,面色赤红,口干,渴喜冷饮,小便短黄,大便燥结,舌红,苔黄,脉数或滑数。

证候分析:阳胜则热,热扰冲任胞宫,冲任不固,经血妄行,故月经提前来潮,经量多;血为热灼,故经色紫红,质黏稠;热扰心神,则心胸烦闷,面红;热盛伤津,故口干,渴喜冷饮,小便短黄,大便燥结;舌红苔黄脉数均为热邪内盛的表现。

治法:清热凉血调经。

方药:清经散。

加减:若兼见倦怠乏力、气短懒言等,为失血伤气,血热兼气血,酌加党参、黄芪健脾益气;若经血量多,则去茯苓以防渗利,酌加炒地榆、贯众炭,清热凉血止血;若热灼津伤,致使大便秘结,小便短赤,酌加牡蛎、全瓜蒌、大黄等;若经行腹痛经血夹瘀块,酌加茜草炭、蒲黄炭、三七以化瘀止血。

2. 阴虚血热证

临床表现:月经周期提前,经量少或量多,色鲜红,质稠;或伴有两颧潮红,手足心热,咽干口燥,舌红,少苔,脉细数。

证候分析:阴虚内热,热扰冲任胞宫,血海不宁,冲任不固,经血妄行,故月经提前而至;水亏火旺,冲任不足,则经血量少;若虚热伤络,血受所迫,则经量可增多;血为热灼,故色红,质黏稠;虚热上浮或内扰,则两颧潮红,手足心热,咽干口燥;舌红少苔,脉细数,均为阴虚内热之象。

治法:滋阴清热调经。

方药:两地汤。

加减:若月经量少者,加枸杞子、山茱萸、女贞子、旱莲草以填精养血;经血量多者色红者,加地榆炭、仙鹤草等凉血止血;手足心热甚者,加白薇、生龟甲以滋阴清热;心烦失眠者,加莲子心、酸枣仁等养心除烦;热灼血瘀,经血血块较多者,加炒五灵脂、炒蒲黄、茜草等活血祛瘀止血。

3. 肝郁血热证

临床表现:经期提前而至,经量多或少,色深红或紫红,质稠,或有经行不畅,有血块,经前乳房、胸胁、少腹胀痛,烦躁易怒,口苦咽干,舌红,苔薄黄,脉弦数。

证候分析:肝郁化热,热扰冲任,冲任不固,经血妄行,故经血先期而至;肝失疏泄,血海

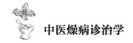

失调,故经量或多或少;热灼于血,故经色深红或紫红,质稠;气滞血瘀,则经行不畅,或有血块;肝郁气滞,肝络不畅,则烦躁易怒,胸胁、乳房、少腹胀痛;肝郁化火,则口苦咽干。舌红苔薄黄,脉弦数,均为肝郁化火之象。

治法:疏肝清热,凉血调经。

方药:丹栀逍遥散。

加减:若肝火犯胃,口干舌燥者,加知母、生地黄以养阴生津;经量多,加大蓟、小蓟、炒地榆;经行不畅者,加香附、丹参、泽兰;胸胁、乳房等胀痛较甚者,加瓜蒌、郁金、橘核等疏肝通络。

五、 护理与调摄

(1)忌服辛辣温燥之品,以免生热灼血,加重病情。

(2)平素保持心情舒畅,情绪稳定,以防气郁化火,迫血妄行。

(3)注意经期及产后卫生,避免产育过多,避免经期及产褥期同房,预防感染。

(4)月经前期或行经中不宜参加太重的劳动或剧烈运动,劳逸结合,切勿过劳。

六、 病案举例

李某,女,24岁,已婚。1962年10月2日初诊。

14岁月经初潮,以往周期正常,经量较多,色、质正常,每次5~6天即尽。两月前(1962年8月15日)返乡省亲,因途中太热,月经超前8天来潮(1962年8月19日),色深红,量更多。第一、二天时经血沿腿下流,出血8天始净,并伴口苦心烦。1962年9月10日月经又来,经量仍多,小腹微胀,偶见小血块,月经9天干净,仍有头晕口苦。昨日(1962年10月1日)晚上月经又来潮,色红不深,经质较清,自觉头晕、口苦、心悸怔忡,精神疲倦,气短懒言,舌质微红,苔薄微黄而干,脉浮数无力。

处方:河间生地黄散加味(生地黄、熟地黄、白芍、沙参、黄芪、天冬、枸杞子、升麻、地骨皮、阿胶、乌贼骨),2剂。

二诊:出血大减,精神好转,口微苦,头仍晕。原方去地骨皮,加淮山药、山萸肉,2剂。

三诊:服药后血止,口不苦,头微晕,原方去升麻,加女贞子、旱莲草,续服4剂后停药。次月月经恢复正常。

【按语】此患者辨证属于血热证。其热邪的来源是外感夏暑火热之邪。虽然此病例中火邪是主要问题,但患者已经历2次月经失血过多,热邪随血液排出,血液随经血流失,阴液因失血受损,气随血液流失而泄。因此,在就诊时,患者已表现为血虚气弱,而伏热尚未完全清除。所以,月经来时颜色红而不深,质地清稀,伴有心悸、气短、懒言、头晕、口苦等症状,舌质微红,舌苔微黄且干燥,这些都是伏热上扰、伤津液的表现。脉浮而无力,是气虚的征兆。因此,治疗上采用河间生地黄散加味,其中包括生地黄、熟地黄、白芍、天冬、枸杞子、阿胶、地骨皮等大量凉血滋阴养血的药物,以补充其损耗;同时使用沙参、黄芪、升麻来补其气虚;辅以乌贼骨以收敛止血。通过这样的治疗,使气血得到补充,阴液得以恢复,伏热得以抑制,气固血止,从而治愈疾病。

（第二节） 经 期 延 长

一、 概述

月经周期基本正常,行经时间超过 7 天,甚或淋漓半月方净者,称为"经期延长",又称"月水不断"或"经事延长"。《诸病源候论·妇人杂病诸候》即有"月水不断"的记载,指出其病史由劳伤经脉,冲任之气虚损,不能制约经血所致。《叶氏女科证治·调经》提到"经来十日半月不止乃血热妄行也,当审其妇曾吃椒姜热物过度",指出用清热补肾、养血调经之金狗汤治疗。《女科证治约旨·约候门》认为本病是因"气虚血热妄行不摄"所致。

现代医学异常子宫出血所引起的经期延长,可参照本病辨证治疗。宫内节育器和输卵管结扎后引起的经期延长也可参照治疗。

二、 病因病机

由于素体阴虚,或久病伤阴,或房劳多产等致使阴血亏损,阴虚内热,热扰冲任,血海不宁,经血妄行,致经期延长。

三、 诊断要点

经期延长可有饮食、起居、情志失调、盆腔炎等病史,或有上环手术史。临床表现:行经时间超过 7 天,甚至淋漓半月始净。月经周期基本正常,或伴有经量增多,慢性盆腔炎、子宫内膜炎、子宫内膜息肉、黏膜下肌瘤患者可伴有下腹痛,腰骶坠痛或白带增多或赤带、黄带等症。

四、 辨证论治

本病辨证以月经量、色、质为主,结合全身证候、舌脉综合分析。一般行经期超过 7 天,甚至半月方净,伴见月经量少、色鲜红、质稠,或兼有潮热颧红、手足心热等属于阴虚血热证。本病的治疗以固冲止血调经为大法,重在缩短经期,通常经期服药。气虚者益气摄血;阴虚血热者宜滋阴清热,安冲宁血;瘀血阻滞者以通为主。不可概用固涩之剂。本病多见阴虚血热证,具体表现如下。

临床表现:行经时间延长,月经量少,色鲜红,质稠;咽干口燥,或有潮热颧红,手足心热,大便燥结;舌红,苔少,脉细数。

辨证分析:阴血耗伤,阴虚内热,热扰冲任,冲任不固,经血失约,故经行时间延长;阴虚血少,血为热灼,故经量少,色鲜红,质稠;虚火灼津,津液不能上布,故咽干口燥。潮热颧红,手足心热,大便燥结,舌红少苔,脉细数,均为虚热之象。

治法:养阴清热,凉血调经。

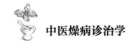

方药:两地汤合二至丸。

加减:若伴见倦怠乏力,气短懒言者,属气阴两虚,酌加党参、黄芪、山茱萸气阴双补;月经量少者,酌加丹参、枸杞子;潮热不退,加白薇、炙龟甲;咽干口燥甚,加麦冬、石斛养阴生津。

五、 护理与调摄

(1) 经期忌食辛辣温燥之品,以免生热灼血。

(2) 平时宜保持心情舒畅,情绪稳定,避免七情所伤。

(3) 注意经期及产后卫生,避免过劳,避免经期及产褥期同房,预防感染。

六、 病案举例

熊某,女,21岁,2007年8月7日初诊。

6年前因上高中,环境改变,学习紧张,遂出现月经不调,经期延长,淋漓量少。近来经期长至30天,颜色鲜红,无血块,无腹痛,带下正常。患者就诊时症见面色略潮红。月经量少,经期延长色红,无腹痛,纳可,寐安,二便调。偶有手足心热,出汗较多。既往2006年9月行乳腺纤维瘤手术;舌质淡红,苔薄白,脉弦细小滑。

西医诊断:功能性子宫出血;中医诊断:经期延长(气血亏虚,阴虚内热证)。

治法:益气健脾、滋阴清热。

处方:太子参12 g,五爪龙15 g,麦冬10 g,黄精12 g,生白术12 g,炒山药15 g,枇杷叶12 g,桑寄生15 g,茵陈12 g,艾叶8 g,炒杜仲12 g,仙鹤草15 g,醋香附10 g,阿胶珠[烊化]8 g,炮姜6 g,盐知母9 g,盐黄柏9 g,14剂。水煎服,每日1剂,每日2次。

复诊:药后17日行经停止。此次行经10~12天,现经虽停,手足心热,夜甚。前额两颧多湿疹,不痒,长期不断。近2日乳房胀(过去乳胀后经至),腰偶酸,纳寐可,小便正常,带下多,色黄,舌质淡暗,苔薄白,尖赤,脉沉弦小数。药用炒苍术15 g,盐黄柏9 g,炒薏苡仁30 g,炒苦杏仁10 g,炒白术15 g,五爪龙20 g,炒荆芥穗10 g,炒山药15 g,椿根皮10 g,鸡冠花12 g,地肤子15 g,徐长卿15 g,竹沥半夏12 g,车前子[包煎]15 g,土茯苓20 g,炒枳实15 g,芡实12 g,生龙骨[先煎]30 g,生牡蛎[先煎]30 g,14剂,水煎服,每日1剂,每日2次。

【按语】经期延长的发生与脏腑经脉的气血失调,冲任失其固摄,经血失于制约等有关。女子以肝为先天,而肝主藏血,且具有调节人体血量的重要作用。肝喜调达,主司情志,女性易受情志影响,使肝气郁结,郁久化热,邪热下扰冲任,迫血妄行,而有经血淋漓不止之象。病久则热邪必会损阴,故治疗时当以滋阴清热之法并用。

第三节 崩 漏

一、 概述

崩漏是指妇女经血非时暴下不止或淋漓不断,前者称为"崩中",后者称为"漏下"。临床中崩与漏常交替发作,相互转化,缠绵难愈,属于月经周期、经期、经量严重紊乱的疾病。"崩"首见于《素问·阴阳别论》:"阴虚阳博谓之崩。""漏下"首见于《金匮要略·妇人妊娠病脉证并治》,其曰"妇人有漏下者,有半产后因续下血不绝者,有妊娠下血者。"《诸病源候论》中讲到"忽然暴下,谓之崩中""非时而下,淋漓不断,谓之漏下",首次概括了崩中和漏下的病名含义。《傅青主女科·血崩》云:"冲脉太热而血即沸,血崩之为病,正冲脉太热也。"

西医学中无排卵性异常子宫出血与本病相似,生殖器炎证引起的不规则阴道出血也可参照本病辨证治疗。

二、 病因病机

崩漏的病因可概括为热、虚、瘀三方面,主要病机为劳伤血气,脏腑损伤,血海蓄溢失常,冲任二脉不能制约经血,致使经血非时而下。其中素体阳盛,肝火易动或素性抑郁,郁久化火;或感受热邪,或过食辛温香燥助阳之品,热伏冲任,扰动血海,迫血妄行而成崩漏。素体阴虚,或久病失血伤阴,阴虚内热,虚热内炽,扰动血海,加之阴虚失守,冲任失约,故经血妄行;血崩失血过多,则阴愈亏,冲任更伤,以致崩漏反复难愈。

三、 诊断要点

诊断崩漏要注意患者的年龄和月经史,尤其需要询问以往月经的周期、经期、经量有无异常,有无崩漏史,有无口服避孕药或其他激素类药物,有无宫内节育器及输卵管结扎术史等。此外,还需询问有无内科出血病史。主要临床表现为月经周期紊乱,行经时间超过半个月,甚至数月不休;亦有停闭数月又突然暴下不止或淋漓不尽;常伴有不同程度的贫血。

四、 辨证论治

崩漏的辨证有虚实之分,虚者多因脾虚、肾虚;实者多因血热、血瘀。临证时先辨属于出血期还是止血后。一般出血期多见标证或虚实夹杂证,血止后常显本证或虚证。出血期可根据出血的量、色、质辨明血证的属性,分清寒、热、虚、实。一般,经血非时暴下,血色辨证首先呈鲜红或深红,质地黏稠多属实热;淋漓漏下,血色紫红,质稠多属虚热。出血急骤多属气虚或血热,淋漓不断多属虚热或血瘀。崩漏一般热证多而寒证少,且虚热较多,发病初期可为实热,失血伤阴即转为虚热。出血期以塞流、澄源为主,止血后以复旧为主,结合澄源。本病证多见血热证,并可分为实热证、虚热证,具体表现如下。

1. 实热证
临床表现:阴道突然下血如崩,或淋漓日久忽又暴增,血色深红或鲜红,质稠或有血块;伴见唇红目赤,烦热口渴欲饮冷,小便黄,大便干结;舌红,苔黄或黄腻,脉滑数。

证候分析:阳盛血热,实热内蕴,灼伤冲任,血海不宁,迫血妄行,故血崩暴下或淋漓不尽;血热则色鲜红或深红;热灼阴津,故血质稠或有血块;热性炎上,血行加速,充盈于面,则

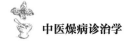

唇红目赤;热盛伤津,则烦热口渴欲饮冷,尿黄便结。舌红苔黄,脉滑数均属实热之象。

治法:清热凉血,止血调经。

方药:清热固经汤。

加减:若症见暴崩,发热,口渴,苔黄,脉洪大有力者,加贯众炭、蒲公英、马齿苋清热解毒,凉血止血;若兼见心烦易怒,胸胁或少腹胀痛,脉弦数者,加龙胆草、夏枯草、柴胡、香附等或合丹栀逍遥散疏肝清热;如实热已除,血减少而未止者,当根据证候变化塞流佐以澄源,随证遣方,酌加仙鹤草涩血止血,茜草、益母草化瘀止血。

2. 虚热证

临床表现:经血非时而下,量少淋漓,血色鲜红而质稠;心烦潮热,小便黄少,或大便干燥;舌红,苔薄黄,脉细数。

证候分析:阴虚生内热,热扰冲任血海,经血非时而下;热灼阴伤,血少色鲜红,质稠;心烦潮热,尿黄便干,舌红苔薄黄,脉细数,均为阴虚内热之象。

治法:养阴清热,止血调经。

方药:上下相资汤。

加减:暴崩下血者,加仙鹤草、乌贼骨涩血止血;久漏淋漓不断,多有瘀,加蒲黄、茜草、三七粉以化瘀止血;心烦少寐者,加炒酸枣仁、柏子仁、莲子心等养心安神;烘热汗出,眩晕耳鸣者,加龟甲、龙骨育阴潜阳;血流日久不止,面色苍白,心悸气短,血色淡质清者,加黄芪、枸杞子、当归益气养血。

五、 护理与调摄

(1) 及早治疗月经过多、经期延长、月经先期等出血性疾病,以防发展为崩漏。

(2) 重视经期卫生,尽量避免或减少宫腔手术。

(3) 饮食忌辛辣刺激之品,出血期间避劳累。

(4) 保持情志舒畅。

(5) 止血塞流稍易,调经复旧较难,其预后与年龄和治疗有关。

六、 病案举例

陈某,女,16岁,学生。1986年3月12日初诊。主诉:月经量多,经期延长年余。

14岁初潮,初潮后一年余,月经周期后延30～60天1次,每次月经量多,色红,行经8～10天。经某医院诊断为青春期功能失调性子宫出血,经多方治疗效果不佳。就诊时经水来潮已半月未止,形体消瘦,面色淡白,腰膝酸软,头晕耳鸣,舌质红,苔薄黄,脉细无力。

中医诊断:崩漏(肝肾阴虚,冲任不固,封藏失司)。

治法:滋补肝肾,固冲止血。

处方:六味地黄丸加减(生地黄15 g,熟地黄15 g,山茱萸10 g,山药15 g,茯苓15 g,旱莲草20 g,女贞子15 g,阿胶10 g,仙鹤草15 g,炒槐花15 g,重楼10 g)。日1剂,水煎服。

连服7剂,经血已止,精神好转。唯有疲乏无力,舌淡红,苔薄,脉细无力。续用此方去重楼,加党参15 g补脾益气,调理善后,诸症悉平,经追访2年余,经行正常。

【按语】患者年少禀赋不足,肝肾阴虚,冲任不固,血海失守,阴血泛滥则崩漏不止。故方以滋补肝肾,固冲止血之剂收效。此为"治病必求于本"。

第四节　闭　　经

一、概述

闭经是指年龄超过 14 岁,第二性征未发育,或年龄超过 16 岁,第二性征已发育,月经尚未来潮;或月经周期已建立后又中断 6 个月或 3 个周期以上者。前者称为原发性闭经,后者称为继发性闭经。因先天性生殖器官缺失,或后天器质性损伤而月经不来潮者,以及妊娠期、哺乳期、围绝经期或月经初潮 1 年内出现月经停闭者,都不属于闭经范畴。闭经在古代又被称为"经闭""不月""月事不来""经水不通"等。《灵枢·邪气脏腑病形》指出:"肾脉……微涩为不月。"《素问·评热病论》认为"有病肾风者……月事不来""月事不来,胞脉闭阻"。尤其《素问·腹中论》创妇科第一手方"四乌贼骨一蔍茹丸",治疗血枯经闭,至今常用。历代医家对本病的病因病机和治疗也有很多论述。

二、病因病机

月经的产生是脏腑、天癸、气血、冲任协调作用于胞宫的结果。肾、天癸、冲任、胞宫是产生月经的主要环节,其中任何一个环节失调都能导致血海不能满溢。而闭经产生的原因归纳起来不外乎虚实两端。其中,虚者多因肾气不足,冲任亏虚;或肝肾亏损,精血不足,或脾胃虚弱,气血乏源;还有一个重要因素是阴虚血燥,精亏血少,导致冲任血海亏虚,源断其流,无血可下。实者多为邪气阻隔,冲任阻滞,胞脉不通,经不得下。所以,燥病闭经主要是属经血亏少,由阴虚血燥所致。

三、诊断要点

了解病史,若无月经来潮或月经停止 6 个月或 3 个周期以上,即为闭经。其中,年逾16 岁尚未行经,或已行经而又月经稀发、量少,后逐渐停闭。需详细询问病史,结合体格检查,首先除外器质性病变,然后再进行其他辅助检查。

四、辨证论治

闭经辨证要以全身症状为依据,结合病史及舌脉,分清虚实。一般而言,年逾 16 岁尚未行经,或月经初潮偏迟,虽已行经而月经逐渐稀发,经量少,色淡质薄,渐至停经,或身体发育欠佳,尤其第二性征发育不良或体质弱,大病久病后,或有失血史、手术史及除闭经外还伴有腰膝酸软按、头晕眼花、五心烦热等,多属于虚证;如果既往月经正常,突然停闭不行,伴见胸

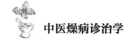

胁胀满,小腹疼痛,或者脘腹满闷,痰多,形体肥胖等,多属于实证。

关于闭经的治疗,虚者补而通之;实者泻而通之;虚实夹杂者当补中有通,攻中有养。同时需要注意用药不可过用辛温香燥之剂,易劫津伤阴。

本病多见阴虚血燥证,具体表现如下。

临床表现:经血量少,色红,质稠,渐至闭经;可伴见手足心热,午后潮热、盗汗,形体消瘦,头晕胸闷,口干,心烦燥热,大便干结,小便黄;舌红少苔,脉细数。

辨证分析:阴虚生内热,血海燥涩渐涸,故经血量少,且色红质稠,后逐渐发展为闭经;阴虚内热,故手足心热;虚热迫津外泄,则出现潮热盗汗;虚热内扰心神,故心烦燥热。形体消瘦,口干等均属于阴虚血燥之象。

治法:滋阴润燥,清热调经。

方药:加减一阴煎加减。

加减:如虚烦燥热甚者,加青蒿、鳖甲等;心烦不寐者,加柏子仁、丹参、珍珠母等养心安神;若为实火耗伤阴血致闭经,可适当加入大黄、黄柏等。

五、 护理与调摄

(1)经期、产后避免过食生冷,涉水,感受寒邪。
(2)已婚妇女加强避孕措施,避免多次人流刮宫,并预防产后出血不止。
(3)及时治疗引起闭经的其他疾病。
(4)饮食适宜,心情舒畅,劳逸结合。

六、 病案举例

张某,女,30岁。主诉:月经停闭5月余。

患者自述5个月前因工作压力大,经常熬夜加班,饮食不规律,随后出现月经量逐渐减少,直至停闭。其间伴有五心烦热、两颧潮红、盗汗、口干咽燥等症状,曾自行服用一些调经药物,但效果不佳。舌红苔少,脉细数。辅助检查:妇科B超未见明显异常。

中医诊断:闭经(阴虚血燥证)。

治法:养阴清热,润燥调经。

方药:加减一阴煎加减(生地黄15 g,熟地黄15 g,玄参10 g,麦冬10 g,阿胶珠10 g,白芍10 g,当归10 g,川芎6 g,炙甘草6 g,黄柏6 g,知母6 g)。7剂,水煎服,每日1剂,分早晚两次温服。

二诊:患者服上方后,五心烦热、盗汗症状有所减轻,但仍无月经来潮,口干咽燥症状依旧,舌脉同前。守上方加减,加强养阴润燥之力。上方加石斛10 g,天花粉10 g,去黄柏、知母。7剂,水煎服,每日1剂,分早晚两次温服。

三诊:患者服药后,口干咽燥症状明显改善,五心烦热、盗汗症状基本消失,月经仍未至,舌红苔薄白,脉细。继续养阴润燥,调经促血海充盈。上方加鸡血藤15 g,益母草15 g,以活血调经。7剂,水煎服,每日1剂,分早晚两次温服。

四诊:患者月经来潮,量少,色暗红,有少量血块,无明显腹痛,舌红苔薄白,脉细。治法:

调经养血,巩固疗效。药用四物汤加减(当归 10 g,川芎 6 g,白芍 10 g,熟地黄 15 g,阿胶珠 10 g,炙甘草 6 g,益母草 15 g)。7 剂,水煎服,每日 1 剂,分早晚两次温服。

【按语】本病案患者因长期熬夜加班,饮食不规律,导致阴虚内热,热燥血亏,血海渐涸而闭经。治疗上以养阴清热,润燥调经为法,方用加减一阴煎加减,并随症加减,最终使患者月经来潮,病情好转。在治疗过程中,需注意辨证论治,根据患者病情变化及时调整方药,以达到最佳治疗效果。

第五节　经行诸证

一、 概念

经行诸证是指行经前后或行经期间,周期性地出现明显不适的全身或局部症状者,以经前 2~7 天和经期多见,根据不同的主证,分别称之为"经行乳房胀痛""经行头痛""经行眩晕""经行浮肿""经行泄泻""经行吐衄""经行情志异常""经行口糜"等,也称经行前后诸证。本病的特点是周而复始地在月经前后或经期发病,可出现单一主证,也可二三证同时并见,常影响工作和生活。

西医学的"经前期综合征"可参考本病辨证论治。

二、 病因病机

经行诸证的发生与月经前后和经期的生理变化,以及患者情志因素、体质因素有密切关系,与肝、脾、肾三脏紧密相关。妇女在经前和经期,冲任、气血、子宫变化较平时急骤,气充而血流急,气血相对较壅滞;行经期和经后子宫由藏而泻,由盈而虚的变化,使全身已经偏虚的阴血更加不足而导致肝失血养。是否发病取决于患者的体质因素及阴阳气血的偏盛偏虚。若素体肝郁、脾虚、肾虚或气血素虚,这些内在因素会使月经前后、经期的机体平衡失常,出现某脏腑、气血功能暂时失调的月经前后诸证。经净后阴血逐渐恢复,气血调顺,脏腑、冲任、胞宫功能逐渐恢复平衡,诸证会随之消失。

本病常见的病因病机有肝郁、脾虚、肾虚、气血虚弱和血瘀,其中肝郁最为多见。

三、 诊断要点

本病的诊断可根据概念即可判断,辨证应根据各个经行前后病症的特点、性质、部位等,参考月经的期、量、色、质,结合兼证、舌、脉,以及患者的素体情况综合分析,以辨寒热虚实等。

四、 辨证论治

本病的治疗以调理肝、脾、肾及冲任、气血为主,尤其以调肝为要。治疗时,经前、经期针

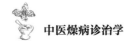

对主证治其标;平时辨证求因治其本,使脏腑功能如常,气血和顺,冲任相资,诸证自除。

1. 经行乳房胀痛

本病症多见肝肾阴虚证,具体表现如下。

临床表现:经行期或经后两乳作胀作痛,多为隐痛,按之柔软无块;伴见腰膝酸软,两目干涩,咽干口燥,五心烦热;月经量少,色淡或淡暗,舌淡或舌红少苔,脉细数。

辨证分析:素体肝肾不足,阴血亏虚,经行时阴血下注冲任胞宫,肝肾阴精愈加亏虚,乳络失去濡养,故经期或经后乳房隐痛但柔软无块。腰为肾之外府,肝开窍于目,肝肾阴虚精血不足,故腰膝酸软,两目干涩;阴津不足,津液不能上承咽喉,且有虚火,故咽干口燥;阴不能敛阳,故五心烦热;肝肾不足,冲任不充,故月经量少、色淡或淡暗。舌淡或舌红少苔,脉细数,均为肝肾阴虚之象。

治法:滋肾益肝,理气通络。

方药:一贯煎加减。

加减:若乳房胀甚者,加路路通、橘核、丹参、郁金等。

2. 经行发热

本病症多见阴虚证,具体表现如下。

临床表现:经期或经后,午后潮热,两颧潮红,咽干口燥,五心烦热,烦躁少寐,月经量少,色或暗红;舌红少苔,脉细数。

辨证分析:素体阴虚,经期或经后,阴血外泄,阴虚亦甚,阴不敛阳,阳气外越,故见午后发热,两颧潮红,五心烦热;阴虚津液亏少,不能上承,故咽干口燥;阴血虚损,心神失养,心神不宁,故心烦少寐;阴虚冲任不充,血为热灼,故月经量少,色暗红。舌红少苔,脉细数为肝肾阴血不足,阴虚内热之象。

治法:滋阴清热,凉血调经。

方药:两地汤。

3. 经行口糜

本病症多见阴虚火旺证,具体表现如下。

临床表现:经期口舌糜烂、生疮,口燥咽干,月经量少,色红或暗红,五心烦热,两颧潮红,头晕目涩,尿少色黄;舌红苔少,脉细数。

辨证分析:心开窍于舌,口为胃之门户,且冲脉隶属于阳明,若素体阴虚火旺,经期冲脉气胜,虚火随冲气上乘于心、胃,灼伤口舌,故经期口舌糜烂生疮;阴虚阴血不足,冲任不充,热灼血海,故月经量少、色红或暗红;阴津匮乏,不能上濡清窍,故头晕目涩,口燥咽干;阴虚内热,故手足心热,两颧潮红等;内热灼伤津液,则尿少色黄。舌红少苔,脉细数均为阴虚火旺之象。

治法:滋阴降火。

方药:知柏地黄丸加减。

加减:若胃火伤阴,症状见口舌生疮,口臭,牙龈肿痛或出血,烦热口渴,大便秘结,舌红苔干,脉细滑而数。治宜滋阴清胃火,方用玉女煎。

4. 经行吐衄

本病症多见肺肾阴虚证,具体表现如下。

临床表现:经前或经期吐血、衄血,量少,色暗红;月经或先期,且量少;平素可有头晕耳鸣,手足心热,两颧潮红,潮热,咳嗽,咽干口燥等;舌红或绛,苔花剥或无苔,脉细数。

症候分析:素体肺肾阴虚证,虚火上炎,经期冲脉气盛,冲气挟虚火上逆,灼伤血络,故血上溢,发为吐衄;阴血虚,故血量少且出血色暗红;虚火内盛,热伤胞络,故月经先期,量少;阴虚内热,故头晕耳鸣,手足心热,潮热,两颧潮红等;虚热灼肺伤津,则咽干,口渴,咳嗽。舌红绛,苔花剥或无苔,脉细数,均为阴虚内热之象。

治法:滋阴养肺。

方药:顺经汤加减。

加减:若咯血甚,可加白茅根、浙贝母、桔梗以滋肺镇咳止血。需要注意的是,出血量多时要及时止血。

五、 护理与调摄

(1) 调畅情志,保持良好心态。
(2) 饮食有节,忌辛辣刺激性食物。
(3) 注意经前及经期调护,排除其他疾病因素引起的经期诸证。

六、 病案举例

杜某,女,39 岁,已婚,医院职工,1973 年 6 月 29 日初诊。

患者曾足月顺产两胎。近年余经前后头顶痛,口舌生疮,经后面目虚浮,胃纳差,平素血压偏低,曾患梅尼埃病。月经周期常提前 4～5 天,量中等。末次月经时间:1973-06-24。现经水适净,面色较黄,舌质淡红,苔薄白,脉细弱。

辨证:血虚肝旺,虚火上炎,兼有脾虚。

治法:滋肾养肝为主,佐以健脾益气。

处方:熟地黄 15 g,生地黄 15 g,女贞子 15 g,淮山药 25 g,党参 15 g,太子参 15 g,甘草 6 g,生龙骨 30 g,3 剂。每日 1 剂。另:冰硼散 1 瓶,蜜调外涂口舌溃烂处。

二诊(1973 年 7 月 27 日):本次月经刚净 2 天,口舌生疮较前减轻,但头痛仍剧,至今未止,舌心红,脉弦细。治宜滋肾益阴,佐以平肝潜阳。处方:熟地黄 15 g,生地黄 15 g,黄精 30 g,枸杞子 15 g,白芍 12 g,淮山药 15 g,杭菊花 10 g,钩藤 15 g,4 剂,每日 1 剂。

三诊(1973 年 8 月 10 日):本次月经将潮,烦躁,口微苦,唇舌各有一溃疡面,巅顶痛稍减,舌苔微黄,脉弦细。治宜滋肾柔肝养血。处方:生地黄 25 g,黄精 30 g,桑椹 15 g,淮山药 20 g,白芍 15 g,郁金 12 g,桑寄生 20 g,制首乌 16 g,4 剂,每日 1 剂。

四诊(1973 年 10 月 6 日):近 2 月来,经前服上方加减五六剂,经前后头顶痛显著减轻,口舌生疮已除,仍守前法。处方:熟地黄 20 g,黄精 30 g,女贞子 15 g,白芍 12 g,制首乌 25 g,天麻 9 g,白芷 9 g,淮山药 20 g,陈皮 5 g,生龙骨 30 g,4 剂,每日 1 剂。

追踪 5 年未发。

【按语】杜某之病,乃血虚肝旺,虚火上炎,兼脾虚之症。初诊时,头顶痛、口舌生疮、面目虚浮、胃纳差、血压偏低、月经提前且量中等,包括舌脉表现皆属血虚肝旺、虚火上炎、脾虚之象。故治以滋肾养肝为主,佐以健脾益气;服后口舌生疮减轻,但头痛仍剧,舌心红,脉弦细,

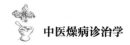

乃肝旺未平,虚火未降,故二诊改用滋肾益阴,佐以平肝潜阳之法;服后巅顶痛稍减,但烦躁、口微苦、唇舌溃疡、舌苔微黄、脉弦细,此为肝旺血虚,虚火上扰之象,故三诊治以滋肾柔肝养血。此病之治,首当明辨证候,抓住血虚肝旺、虚火上炎、脾虚之病机,随证加减,方能取得佳效。

<h2 style="text-align:center">第六节　绝经前后诸证</h2>

一、概念

妇女在绝经期前后,围绕月经紊乱或绝经出现明显不适证候,如烘热汗出、烦躁易怒、潮热面红、头晕目眩、耳鸣心悸、腰背酸痛、面浮肢肿,情志不宁等症状,称为绝经前后诸证,亦称"经断前后诸证"。这些证候往往两三种一起,轻重不一,参差出现,持续时间或长或短,甚至可影响生活和工作,降低生活质量,危害妇女身心健康。古代医籍中无专篇记载,对其症状的描述可散见于"脏躁""百合病""老年血崩"等病症中。

西医学中围绝经期综合征、双侧卵巢切除或放射治疗后卵巢功能衰竭出现绝经综合征表现者,可参照本病辨证治疗。

二、病因病机

本病的发生与妇女经断前后的生理特点密切相关。《素问·上古天真论》曰:"……七七任脉虚,太冲脉衰少,天癸竭。"七七之年,肾气渐衰,天癸渐竭,冲任二脉逐渐亏虚,月经将断而至绝经,在此生理转折时期,受身体内环境或外环境的影响,易导致肾阴阳失调而发病。本病发生的主要病机以肾虚为主,常见肾阴虚、肾阳虚和肾阴阳俱虚。并可累及心、肝、脾等,致使本病的证候复杂。治疗方法当以滋肾补肾,平衡阴阳为主,兼顾宁心疏肝,健脾调冲任。

三、诊断要点

44~55岁的妇女,出现月经紊乱或停闭,或40岁前卵巢功能早衰,或有手术切除双侧卵巢及其他因素损伤卵巢功能,出现月经紊乱或停闭,伴随烘热汗出、潮热面红、烦躁易怒、头晕耳鸣、心悸失眠、腰背酸楚、面浮肢肿、情志不宁等症状即为绝经前后诸证。

四、辨证论治

绝经前后诸证以肾虚为本,临证应主要根据临床表现、月经紊乱的情况及舌脉辨其属阴、属阳,或阴阳两虚。妇女一生经、孕、产、乳数伤于血,往往"有余于气,不足于血",所以临床上以阴虚证居多。治疗上应注重滋肾益阴,佐以扶阳,调养冲任、天癸,平调肾中阴阳。

临床表现:绝经前后,月经紊乱,月经先期或先后无定期,或崩漏,经色鲜红,阴道干涩;

头晕耳鸣,腰酸腿软,头面部阵发性烘热汗出,口燥咽干,五心烦热,足跟疼痛,失眠多梦,或皮肤干燥、瘙痒,尿少便结,舌红少苔,脉细数。

辨证分析:绝经前后,天癸渐竭,肾阴不足,冲任失调,血海蓄溢失常,则月经紊乱;肾阴虚,精血衰少,不能上荣头目脑髓,故头晕耳鸣;肾主骨生髓,腰为肾之府,肾阴虚,故腰酸腿软;肾阴不足,阴不敛阳,虚阳上越,故头部面颊阵发性烘热汗出,五心烦热;肾阴不足,阴虚生内热,灼伤津液,故口燥咽干,大便干结,小便短赤。舌红少苔,脉细数均为肾阴虚之象。

治法:滋肾益阴,育阴潜阳。

方药:左归丸合二至丸加制首乌、龟甲。

加减:若出现两目干涩等肝肾阴虚证时,以杞菊地黄丸加减,滋肾养肝,平肝潜阳;若头痛、眩晕较甚者,加天麻、钩藤、珍珠母以增加平肝息风之效;若肾水不足,不能上济心火,心肾不交,见心烦不宁,失眠多梦,甚至情志异常,治宜滋肾宁心安神,方用天王补心丹或百合地黄汤合黄连阿胶汤等加减。

五、 护理与调摄

(1) 定期参加体检、围绝经期健康教育,建立良好心态,正确面对。
(2) 进行盆腔手术时,应尽量保留或不损伤无病变的卵巢组织。
(3) 了解患者生活规律,劳逸结合,适当锻炼。
(4) 饮食少吃动物脂肪,忌烟酒辛辣之物,多吃新鲜水果蔬菜等。
(5) 40 岁前的妇女月经后期量少甚至闭经,需警惕卵巢早衰,及早诊治。

六、 病案举例

张某,女,48 岁,1995 年 5 月 16 日初诊。主诉:月经紊乱、精神抑郁 1 年余。

患者月经紊乱 1 年余,精神常忧郁,情绪不稳定。经某医院诊断为围绝经期综合征,经西医治疗无效,前来中医治疗。证见:头晕耳鸣,腰膝酸软,精神不振,失眠多梦,时欲哭泣,月经周期紊乱,时有潮热汗出,手足心发热,口干咽燥,小便短少,大便干结,舌质红,苔薄黄,脉细数。

辨证:肝肾阴虚,冲任失调。

治法:滋补肝肾,调养冲任。

处方:六味地黄丸加减(生地黄 15 g,熟地黄 15 g,山茱萸 10 g,山药 15 g,珍珠母 30 g,茯苓 15 g,牡丹皮 10 g,合欢皮 10 g,白芍 15 g,炒枣仁 15 g,天冬 10 g,麦冬 10 g,女贞子 15 g,生何首乌 15 g,制何首乌 15 g,浮小麦 30 g)。连服 12 剂。

二诊(1995 年 5 月 30 日):诸症均减,惟头晕,血压偏高,舌质红,苔薄黄,脉细数。前方加枸杞子 15 g,菊花 10 g,续服 30 余剂而告愈。

【按语】患者 48 岁,七七之年,肾气渐衰,天癸将竭,故发诸证。以六味地黄丸加味以滋肾补肝,调养冲任治之。从本案得知,临床只要辨证无误,选方正确,即可守方不变,巩固治疗效果。

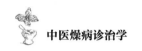

中医燥病诊治学

第七节　带下过少

一、概念

带下量明显减少，甚至全无，阴道干涩痒痛，伴有全身、局部症状者，称为带下过少。本病古代记载甚少，仅散见于绝经前后诸证、闭经、不孕、阴痒、阴萎等病症中。《女科证治准绳·赤白带下门》曰："带下久而枯涸者濡之。烦大补气血，皆所以濡之。"

西医学的早发型卵巢功能不全、双侧卵巢切除术后、盆腔放射治疗后、绝经综合征、希恩综合征、长期服用某些药物抑制卵巢功能等引起的阴道分泌物过少可参照本病辨证治疗。

二、病因病机

本病的主要病机是阴津不足，不能润泽阴道。原因有两点：一是肝肾亏损，阴精津液亏少，不能润泽阴户；二是瘀血阻滞冲任，阴液不能运达以润泽阴窍，均可导致带下过少。

其中肝肾亏损是患者先天禀赋不足，肝肾阴虚，或房劳多产，大病久病，耗伤精血，或年老体弱，神经亏损，或七情内伤，肝肾阴血暗耗导致；肝肾亏损，血少精亏，阴液不充，任带失养，不能滋润阴道，发为带下过少。

三、诊断要点

有早发性卵巢功能不全、双侧卵巢切除术后、盆腔炎症、反复流产史、产后大出血或长期服用某些药物抑制卵巢功能等病史，有阴道分泌物减少，阴道干涩甚至萎缩等症状，伴随烘热汗出，心烦失眠等，结合妇科检查和其他辅助检查即可以诊断为带下过少。

四、辨证论治

本病的辨证有虚实两种：虚者肝肾亏虚，兼见头晕耳鸣，腰膝酸软，烘热汗出，心烦不眠等；实证属血瘀津亏，常伴随小腹部或者少腹的疼痛拒按，心烦易怒，胸胁乳房胀痛等。治疗重在滋补肝肾之阴精，佐以养血、化瘀等。本病多见肝肾亏损证，具体表现如下。

临床表现：带下量少，甚至全无，无异味，阴道干涩灼痛或瘙痒，甚至阴部萎缩，性交干涩疼痛，头晕耳鸣，腰膝酸软，烘热汗出，烦热胸闷，夜寐不安，小便黄，大便干结，舌红少苔，脉细数或沉弦细。

辨证分析：肝肾亏损，阴液不充，任带失养，不能润泽阴道，发为带下过少；阴虚内热，灼伤津液，津液耗伤，则阴道干涩灼痛或瘙痒，甚或阴道不能被濡养而萎缩；精血两虚，清窍失养，则头晕耳鸣；肾虚外府失养，则腰膝酸软；肝肾阴虚，虚热内生，则烘热汗出，夜寐不安，小

182

便黄,大便干结。舌红少苔,脉细数或沉弦细等均为肝肾亏损之象。

治法:滋补肝肾,益精养血。

方药:左归丸。

加减:若阴虚阳亢,头痛甚者,加天麻、钩藤、石决明平肝息风止痛;心火偏甚者,加黄连、炒酸枣仁、龙骨清泻心火;皮肤瘙痒者,加蝉蜕、白蒺藜等祛风止痒;大便干结较甚者,加生地黄、玄参、何首乌润肠通便。

五、 护理与调摄

调畅情志,保持良好心态;饮食有节,注意养护脾胃;及早治疗,预防原发病症,早诊断早治疗可能导致卵巢功能下降的原发疾病。

六、 病案举例

刘某,女,40 岁,2003 年 4 月 7 日初诊。

患者带下稀少,阴道干涩,性交痛 2 年,虽经多方求治,疗效不显。患者 3 个月前,于外院内分泌各项检查均正常。刻下:经周第 10 天,阴道干涩,带下量少,伴见头晕胸闷腰酸乏力,心烦易怒,时汗出,纳谷尚可,夜寐欠安,二便自调,舌质偏红,苔少,脉细弦。妇科检查:外阴已婚经产式。阴道干燥,黏膜菲薄,见点状出血;宫颈光滑,无抬举痛;宫体及双侧附件未扪及异常。白带检查正常。宫颈防癌涂片:巴氏Ⅰ级。B 超示子宫附件未见异常。

辨证:肝肾亏虚证。

治法:滋补肝肾,清心生津。

处方:二甲地黄汤加减(炙龟甲 15 g,炙鳖甲 15 g,生地黄 12 g,熟地黄 12 g,淮山药 12 g,山萸肉 10 g,桑椹 10 g,生薏苡仁 10 g,炒牡丹皮 10 g,丹参 10 g,茯苓 10 g,麦冬 10 g,首乌藤 15 g,莲子心 3 g,合欢皮 9 g,钩藤 10 g)。每日 1 剂,水煎服,分 2 次服。

复诊:服药 1 周后自诉心烦见减,夜寐安,阴部津津然。药已中病守方随月经周期加减化裁,再服 21 剂。

经治 1 个月后,患者自诉性生活正常。后六味地黄丸常服,以巩固疗效。

【按语】本案患者带下稀少,阴道干涩,性交痛,妇科检查见阴道干燥,黏膜菲薄,点状出血,且患者头晕,腰酸乏力,心烦易怒,时汗出,夜寐欠安,舌质偏红,苔少,脉细弦,为肝肾亏虚,津液不足之象。肝肾同源,肾藏精,肝藏血,精血互生,肝肾亏虚则精血不足,阴液失养,故见阴道干涩,带下稀少。治宜滋补肝肾,清心生津。复诊时患者心烦减轻,夜寐得安,阴部润泽,说明药已中病,故守方随月经周期加减化裁,继续服用以巩固疗效。这体现了中医辨证论治的准确性和有效性。此案也说明,对于妇科疾病的治疗,应重视肝肾的调理,以滋养阴液,恢复其功能。

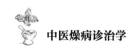

第八节　胎 萎 不 长

一、概念

妊娠四五个月后,孕妇腹形与宫体增大明显小于正常妊娠月份,胎儿存活而生长迟缓者,称为"胎萎不长",亦称"妊娠胎不长""妊娠胎萎"。本病始见于《诸病源候论·妊娠胎萎燥候》:"胎之在胞,血气资养,若血气虚损,胞脏冷者,胎则翳燥,萎伏不长。其状,儿在胎内都不转动,日月虽满,亦不能生,是其候也。而胎在内萎燥,其胎多死。"其中还指出了本病的病理、证候、转归。本病的特点是妊娠中晚期后,腹形明显小于妊娠月份,胎儿存活而生长缓慢。如不及时治疗,可致堕胎或过期不产,胎死腹中。

西医学中胎儿生长受限可参照本病辨证治疗。

二、病因病机

本病的主要病机是气血不足以荣养其胎,而致胎儿生长缓慢。主要病因有父母禀赋不足,或者孕后将养失宜,致使气血虚损、脾肾不足、血寒宫冷,胎养不足生长迟缓。

三、诊断要点

妊娠中晚期,其腹形明显小于相应妊娠月份,可伴有胎漏、胎动不安病史,或有妊娠高血压综合征、甲状腺功能亢进、慢性肝肾疾病、心脏病、贫血或营养不良的病史,或有烟酒嗜好、偏食史等。连续测定宫高、腹围及孕妇体重,若宫高明显小于相应孕周即为胎儿生长受限。

四、辨证论治

本病辨证以虚证为多。治疗原则:当求因治本,去其所病,重在补脾肾、养气血,使其精血充足,胎有所养。本病多见阴虚内热证,具体表现如下。

临床表现:妊娠中晚期腹形小于妊娠月份,胎儿存活,颧赤唇红,手足心热,烦躁不安,口干喜饮;舌质嫩红,少苔,脉细数。

证候分析:阴精不足,胎失所养,故胎萎不长;阴虚内热,故颧赤唇红,手足心热,烦躁不安;津液耗伤,故口干喜饮。舌质嫩红,少苔,脉细数,为阴虚内热之象。

治法:清热凉血,养阴育胎。

方药:保阴煎加减。

五、护理调摄

（1）忌烟、酒、吸毒，保持心情舒畅。

（2）加强营养，食用高热量、蛋白、维生素、叶酸、钙等营养丰富易于消化的食物。

（3）孕妇左侧卧位，增加子宫血流量，改善胎盘灌注，定期吸氧。

（4）积极治疗妊娠剧吐及妊娠合并症。

（5）定期产前检查，及早发现，及早治疗。

（6）适时分娩，一般不超过预产期。

（7）胎萎不长，经过调治，胎儿可继续顺利正常发育生长；若未及早诊治或调治不当，则会影响胎儿生长发育，甚至胎死腹中，或新生儿出生后预后不良。

六、病案举例

胡某，女，23岁，1973年8月就诊。

患者就诊时卧于担架，不能起坐，声低息微，唇红鼻干，肌肉削瘦，形体衰羸。询其病史，言婚后停经5个月，初觉呕吐厌食，心中烦，渐而诸症蜂起，五个月来，屡经治疗，终难取效。自觉口燥咽干，时时干呕，吞咽亦觉困难；心悸怔忡，潮热汗，手足心烦热，小便短少，大便5~7日不解，每次大便解燥屎数枚而肛门裂痛流血，痛苦不堪，舌绛而干，脉细而弱。查阅所用处方，或主以攻下，如桃仁承气汤、增液承气汤、调胃承气汤、玉烛散之类，或主以补养，如十全大补汤、补中益气丸、香砂六君子汤之类。

请妇科医生听患者之胎心音以进一步明确诊断，在其瘦瘪下腹部听到了较弱的胎心音。今病属内燥太甚、胎萎不长，当以滋补精血，生津增液之法图之，用加减复脉汤重剂，再加人参、当归、肉苁蓉、菟丝子治之。

处方：红参10 g，当归身12 g，肉苁蓉15 g，菟丝子15 g，大生地黄30 g，炙甘草10 g，白芍15 g，火麻仁20 g，麦冬30 g，生阿胶15 g^{烊化}。此方连进3剂，诸证好转，患者气色转佳。再进5剂，诸证痊愈。数月之后，产下一子，至今母子健康。

【按语】胎萎不长，多由妊妇气血亏损，胎儿失于滋养所致。《医学心悟》云："妊娠胎不长者，多因产母有宿疾，或不慎起居，不善调摄，以致脾胃亏损，气血衰弱，而胎不长也。"《医宗金鉴》亦云："胎萎不长失滋养，气血不足宜八珍。"明确提出治疗此病，大补气血。本案正是由精血津液亏损所致的胎萎不长，必须大补精血津液，伴化源充足，自然胎长母安。

第九节　子　晕

一、概念

子晕，又称妊娠眩晕，常发生在妊娠中晚期，出现以头晕目眩，状若眩冒为主证，甚或眩

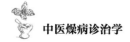

晕欲厥。轻者,除血压升高外无明显自觉症状;重者,头晕目眩伴有血压升高、面浮肢肿等症。子晕始见于《陈素庵妇科补解·胎前杂症门》:"妊娠头眩目晕,忽然视物不明……风火相搏,伤血动胎,热甚则头旋目晕,视物不明。"明清以前,本病多同在"子痫"病症中一起探讨。清代《叶氏女科证治》将子晕与子痫从病因论治上分别论述。《女科证治约旨》进一步明确地指出本病病因是"肝火上升,内风扰动"或"痰涎上涌"所致。

西医学的妊娠期高血压疾病引起的眩晕,可参照本病辨证治疗。

二、病因病机

本病的病机是阴血不足、肝阳上亢或痰浊上扰。《素问·至真要大论》曰:"诸风掉眩,皆属于肝。"又有"无风不作眩""无虚不作眩""无痰不作眩"。其中阴虚肝旺是由于素体阴虚,孕后血聚养胎,阴血愈不足,阴不潜阳,肝阳更亢,上扰清窍,故发眩晕。

三、诊断要点

本病主要发生在妊娠中晚期,初产妇多见;有营养不良、严重贫血、原发性高血压、糖尿病、羊水过多及葡萄胎等病史或怀有双胎,以头晕目眩为主,可伴随头痛、耳鸣、视物模糊、浮肿、胸闷等不适。需结合测量血压。

四、辨证论治

子晕以眩晕为主证,其实质是因孕而虚,属本虚标实证,应依据临床证候辨证。阴虚肝旺者,以头晕目眩为主;脾虚肝旺者,头晕胀重,伴肢肿呕恶;气血虚弱者,头晕眼花,神疲乏力。其病机特点主要是肝阳上亢,治宜育阴潜阳,随症加滋阴、化痰、补益气血之品,慎用温阳助火之剂。本病多见阴虚肝旺证,具体表现如下。

临床表现:妊娠中晚期,头晕目眩,视物模糊,心中烦闷,耳鸣失眠,颧赤唇红,口燥咽干,手足心热,甚或猝然昏倒,舌红,少苔,脉弦细数。

辨证分析:素体肝肾阴虚,孕后阴血下聚冲任以养胎,阴血愈加不足,水不涵木,肝阳偏亢,风阳易动,上扰清窍,则头晕目眩,视物模糊;阴虚内热,则颧赤唇红,口燥咽干,手足心热;热扰心神,则心中烦闷、失眠,甚至猝然昏倒。舌红少苔,脉弦细数,均为肝肾阴虚之象。

治法:滋阴补肾,平肝潜阳。

方药:杞菊地黄丸加减。

加减:若热像明显,酌加知母、黄柏滋阴泻火;若肝肾阴虚腰膝酸软甚,加杜仲、桑寄生、白芍补肝柔肝;若口苦心烦重,加黄芩、竹茹清热除烦。

五、护理调摄

(1)调情志,保持心情舒畅,避免精神刺激。

（2）注意营养，保持充足睡眠，环境安静，左侧卧位。

（3）重视孕期检查。

（4）经及时正确治疗，可控制病情，预后良好；病情发展可导致子痫，预后差。

六、病案举例

孙某，女，26岁。

2016年4月11日来院建立妇幼保健手册，末次月经时间：2016-01-18，预产期：2016-10-27，月经周期规律7～8/30，量可，色暗红，有血块，经期无特殊不适。否认心脏病、高血压、肝炎、结核病史，否认家族遗传病病史。孕期正常产检，颈后透明带扫描及唐氏综合征产前筛查结果未见异常。2016年6月16日来就诊，诉2天前无明显诱因出现头晕乏力，休息后可稍缓解，未服用药物治疗，自感口咽干燥，偶有手心发热，无腹痛腰酸、阴道流血，纳可寐差，多梦，小便调，大便偶有便秘，舌红苔薄黄，脉弦数。产检结果示宫高19 cm，腹围78 cm，胎心156次/分，血压145/82 mmHg，无水肿、视力模糊。急查血常规、尿常规、血生化、产科彩超，结果提示尿蛋白（－），其他未见异常。

诊断：子晕（肝肾阴虚证）。

治法：平肝滋肾，育阴潜阳。

处方：枸杞子12 g，菊花15 g，熟地黄15 g，牡丹皮12 g，山药30 g，山萸肉12 g，茯苓15 g，泽泻15 g，牡蛎15 g，石决明12 g，天麻15 g，钩藤15 g，7剂，水煎服，日1剂。嘱其低盐饮食，注意休息及环境安静，每日自测血压，如有不适随来就诊。

二诊：患者诉服药平妥，头晕乏力较前减轻，手心发热较前减轻，仍感口干，便秘，寐差，胎动好，无腹痛腰酸、阴道流血，舌红，苔薄白，脉数。产检结果示宫高21 cm，腹围81 cm，胎心152次/分，血压138/81 mmHg，无水肿、视力模糊。复查尿常规未见异常。上方加百合15 g，柏子仁15 g，麦冬15 g，沙参15 g，14剂，水煎服，日1剂。嘱其低盐饮食，注意休息及环境安静，每日自测血压，如有不适随来就诊。

三诊：患者诉服药平妥，头晕乏力症状已无，产检结果示宫高25 cm，腹围85 cm，胎心152次/分，血压维持在125～135/75～80 mmHg，复查尿常规未见异常，仍偶有便秘，纳寐可，舌红，苔薄白，脉数。上方去百合、沙参、麦冬，7剂，水煎服，日1剂。随访，2016年10月25日于医院顺产一足月女婴，体健，服用平肝滋肾方4个周期后血压稳定直至产后3月。

【按语】本案患者为青年初孕妇，孕期出现头晕乏力、口咽干燥、手心发热等症状，结合舌红苔薄黄、脉弦数之舌脉表现，辨证为肝肾阴虚型子晕。治疗以平肝滋肾、育阴潜阳为法，方选杞菊地黄丸加减。此案说明，对于孕期子晕患者来说，应根据其体质及症状辨证施治，平肝滋肾、育阴潜阳为重要治法，同时配合生活调摄，可取得良好疗效。

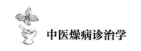

子 嗽

一、概念

妊娠期间,咳嗽不已,称为"妊娠咳嗽",亦称"子嗽"。若剧烈咳嗽或久咳不愈,可损伤抬起,导致堕胎或小产。本病的发生与发展和妊娠期特殊生理有关。《诸病源候论》中有"妊娠咳嗽候",认为本病的发生主要责之于肺,但随四时气候的变更,五脏应之,皆可令人咳。朱丹溪认为"胎前咳嗽,由津液聚养胎元,肺失濡润,又兼痰火上炎所致",治以润肺为主。清代张璐提出"妊娠咳嗽"宜以安胎为主的治疗方法。

二、病因病机

咳嗽离不开肺,也不止于肺;肺不伤不咳,脾不伤不久咳。妊娠咳嗽,久咳不已,病变部位在肺,关系到脾,总与肺、脾有关。

素体阴虚,肺阴不足,孕后阴血下聚养胎,因孕重虚,虚火上炎,灼肺伤津,肺失濡养,而致咳嗽。

三、诊断要点

子嗽一般有孕前肺气虚或有慢性咳嗽史,或孕后贪凉饮冷,以妊娠期间咳嗽不已为主要特征,但需与孕期外感而咳者相区别。并且结合辅助检查即可确诊。

四、辨证论治

本病病因不同,症状也不同。阴虚肺燥,则干咳无痰或少痰,口干咽燥;脾虚痰饮,则咳嗽痰多,胸闷气促。治疗以清热润肺、化痰止咳为主,重在治肺,兼顾及脾,治疗用药中遵循治病与安胎并举的原则。本病多见阴虚肺燥证,具体表现如下。

临床表现:妊娠期间,咳嗽不已,干咳无痰或少痰或痰中夹血丝,口干咽燥,手足心热,失眠盗汗,大便干结,舌红少苔,脉细滑数。

辨证分析:素体阴虚,孕后精血养胎,阴虚精亏甚,虚火内生,灼伤肺津,故干咳少痰;肺络受损则痰中带血;阴虚阳浮,则五心烦热。口燥咽干,失眠盗汗,舌红少苔,脉细滑数均为阴虚内热之象。

治法:养阴润肺,止咳安胎。

方药:百合固金汤加减。

加减:痰中带血者,加山栀子、黄芩、白茅根;若咯血较多,酌加藕节、仙鹤草、白茅根;若潮热较甚,加地骨皮;胎动不安者,加苎麻根、南瓜蒂。

五、护理调摄

妊娠期间勿贪凉或取暖太过,以免外邪伤肺。饮食宜清淡、新鲜且富有营养,勿暴饮暴食。素体阴虚孕妇,孕期忌辛辣燥热之品,可常用滋阴润肺之生梨、百合等进行食疗。同时保持心情舒畅。

六、病案举例

张某,女,28岁,已婚。主诉:妊娠6个月,咳嗽3月余。

患者3个月前,因感冒咳嗽,痰多,经中西药治疗效果不显著。近半月来咳嗽加剧,痰不多,伴恶心,声音嘶哑,咽痒,口干,但不欲饮水,食欲不佳,大便正常,小便微黄。检查:面色垢腻,体胖怠惰,声音嘶哑,鼻塞声重,胸廓外形无异常,虚里搏动不明显;上腹无痞块,下肢无浮肿;舌体正常,舌质边尖鲜红,苔薄黄,脉沉弦。

治法:润肺、止咳、降逆。

处方:黄芩知母汤加味(黄芩10 g,知母10 g,天冬15 g,百合10 g,柿蒂10 g,淡竹茹3 g,枳实10 g)。上药水煎2次,合成一中碗,微温服,每日1剂,连服3剂。

二诊:服药后,咳嗽减轻,夜间偶有咳嗽,但不影响睡眠,咽仍痒,声嘶,面垢腻。前方加白薇10 g,蝉蜕3个,煎服法同上,连服3剂。

三诊:咽痒轻,咳嗽愈,食纳仍呆滞,上腹痞满,大便不调,舌体胖大,苔白滑,改用二陈汤加味(陈皮15 g,半夏10 g,茯苓10 g,枳壳15 g,紫苏梗10 g,木香10 g,姜厚朴10 g),上药水煎3次,合成一中碗,饭后温服,每日3剂,连服3剂。3个月后随访不见咳嗽复发。

【按语】此病案患者妊娠咳嗽3月余。起因是感冒咳嗽、痰多,经中西药治疗未见显著效果。根据症状及舌脉表现,辨证为肺燥咳嗽兼胃气上逆。妊娠期间,阴血聚以养胎,易致肺燥咳嗽;同时,胃气不和,上逆于肺,加重咳嗽症状。治法以润肺、止咳、降逆为主。方用黄芩知母汤加味。此案说明,对于妊娠期间咳嗽的患者,应根据其体质及症状辨证施治,润肺止咳与和胃降逆并重;同时关注病情变化,保护胎儿,适时调整药方,以取得良好疗效。

第十一节　妊娠小便淋痛

一、概念

妊娠期间出现尿频、尿急、淋沥涩痛者,称为妊娠小便淋痛,亦称"妊娠小便难"或"子淋"。本病始见于《金匮要略·妇人妊娠病脉证并治》,其曰:"妊娠小便难,饮食如故,当归贝母苦参丸主之。"《诸病源候论·诸淋候》明确指出淋证病位在肾、膀胱,其发病机制是"淋者,

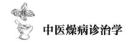

肾虚膀胱热故也"。《沈氏女科辑要笺正》指出本病"阴虚热炽,津液耗伤者为多。不比寻常淋证皆由膀胱湿热郁结也。非一味苦寒胜湿淡渗利水可治",进一步完善了本病的病因病机及治疗。

西医学的妊娠合并尿道炎、膀胱炎、肾盂肾炎等泌尿系统感染的疾病可参照本病辨证治疗。

二、 病因病机

本病主要病机是膀胱郁热,气化失司。其热有虚实之分,虚者阴虚津亏;实证由心火偏亢,湿热下注所致。

其中,素体阴虚,孕后阴血下注冲任养胎,阴血愈亏,阴虚火旺,灼伤津液,则小便淋沥涩痛。

三、 诊断要点

孕前有尿频、尿急、尿痛病史或有不洁性生活史。妊娠期间出现尿频、尿急、淋沥涩痛,甚至点滴而下,小腹坠胀疼痛等,或有腰痛,可辨病为本病。

四、 辨证论治

根据尿频、尿痛的情况及病程的长短等辨别虚实,结合兼症、舌脉综合分析。虚热者小便淋沥不爽,量少色淡黄;实热者小便艰涩刺痛,尿短赤。治疗上以清润为主,不宜过用苦寒通利,以免耗伤阴液,损伤胎元。本病多见阴虚津亏证,具体表现如下。

临床表现:妊娠期间,小便频数,淋沥涩痛,量少色黄;午后潮热,手足心热,大便干结,颧赤唇红,舌红,少苔或无苔,脉细数。

证候分析:素体阴虚,孕后阴血养胎,阴虚愈亏,阴虚火旺,津液亏耗,膀胱气化不利,故小便频数,淋沥涩痛,量少色淡黄;阴虚内热,故手足心热,午后潮热;虚热上浮,则颧赤唇红;阴虚津液不足,则大便干结。舌红,少苔或无苔,脉细数,均为阴虚津亏之象。

治法:滋阴清热,润燥通淋。

处方:知柏地黄丸。

加减:若潮热盗汗显著者,酌加麦冬、五味子、地骨皮滋阴清热;尿中带血者,加女贞子、旱莲草、小蓟滋阴清热,凉血止血。

五、 护理调摄

(1) 注意卫生,节制性生活,注意休息。

(2) 多饮开水,饮食宜清淡,不食煎炒燥热辛辣之品。

(3) 有发热者,在治疗室宜卧床休息。

(4) 治疗应及时、彻底,3次尿液培养均无细菌生长才可停药,可酌情结合西医治疗。

六、病案举例

刘某,女,30岁,2008年4月20日初诊。主诉:妊娠6月余,发热、尿频、尿急、尿痛伴腰痛10天。

患者1周前曾在某院检查尿常规:白细胞15个/每视野(高倍),诊断为妊娠合并泌尿系感染。经用氨苄西林等药无效。刻下:小便频数,淋沥涩痛,量少色淡黄,午后潮热,手足心热,大便干结,颧赤唇红,舌红少苔,脉细滑数。

中医诊断:妊娠小便淋痛(阴虚津亏证)。

治法:滋阴清热,润燥通淋。

处方:知母、山茱萸、山药各12 g,泽泻、茯苓、牡丹皮各9 g,熟地黄24 g,3剂,每日1剂,水煎服。

二诊:服上方3剂后,诸症好转,小便已不涩痛,遂以原方,加麦冬15 g,五味子、车前子^{包煎}各10 g。继服15剂后痊愈。

【按语】妊娠合并泌尿系感染为妇科常见病,其发生主要因素是妊娠期间雌激素明显增加,使输尿管、肾盂、肾盏及膀胱的肌层肥厚;大量的孕激素使输尿管平滑肌松弛,蠕动减弱;膀胱对张力的敏感性减弱易发生过度充盈;排尿不完全使残余尿增多为细菌在膀胱繁殖创造条件。中医认为,妊娠小便淋痛的病因总因于热,病机是热灼膀胱,气化失司,水道不利。该患者临床表现为阴虚津亏之象,故用知柏地黄丸加减,滋阴清热,润燥通淋。药证相合,诸症痊愈。

第十二节　产后大便难

一、概念

产后饮食如常,大便数日不解,或艰涩难以排出者,称为产后大便难,又称"产后大便不通""产后便秘"。本病始见于《金匮要略·妇人产后病脉证并治》,其曰:"新产妇人有三病,一者病痉,二者病郁冒,三者大便难……亡津液,胃燥,故大便难。"

西医学的产后便秘可参照本病辨证治疗。

二、病因病机

本病多因血虚津亏,肠道失润燥结;或脾肺气虚,传导无力;或阳明腑实,肠道阻滞。

其中血虚津亏是由于素体阴血亏虚,因产时或产后失血过多;或产后多汗,津液亏耗;或阴虚内热,热灼津伤,肠失濡润,无水行舟,故令大便难,甚至不通。

三、诊断要点

了解病史,有滞产或难产,产时或产后失血多或汗出过多史。新产后或产褥期,饮食如

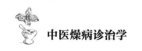

常,大便数日不解,或艰涩难下,或大便不坚,努挣难出。

四、 辨证论治

辨证重在辨别其在气、在血。大便干燥,艰涩难下者,多属阴血亏虚;大便不坚,努挣难解者,多属气虚;脘腹胀满,大便燥结不下,证属阳明腑实。治疗上,血虚以养血润燥通便为主;气虚证以补气润燥通便为主。本病多见血虚津亏证,具体表现如下。

临床表现:产后大便干燥,数日不解,或解时艰涩难下,腹无胀痛;饮食正常,或伴心悸少寐,肌肤不润,面色萎黄,舌淡,苔薄白,脉细弱。

证候分析:素体血虚,营阴不足,因产重虚,血虚津伤,肠道失于濡润,而致大便干燥,数日不解;非里实之症,故腹无胀痛;血虚不能上奉于心,心神失养,则心悸少寐;血虚不能外荣于头面肌肤,故面色萎黄,肌肤不润。舌淡苔薄白,脉细数,均为血虚津亏之象。

治法:滋阴养血,润肠通便。

方药:四物汤加减。

加减:若精神倦怠,气短乏力者,加白术、黄芪以益气;口燥咽干者,加玄参、麦冬、玉竹等养阴润燥;阴虚内热甚者,见产后数日大便难解,解时艰涩,伴有颧赤,口燥咽干,五心烦热,腹部胀满,小便黄赤等,选用两地汤合麻子仁丸。

五、 护理与调摄

(1) 产后多饮水,注意饮食调养,多食清淡,少食辛辣、煎炒炙烤之物。
(2) 产后尽早下床活动,促进肠蠕动。
(3) 产后多亡血伤津,身体较虚弱,慎用苦寒峻泻之品,养成定时排便习惯。

六、 病案举例

张某,女,31岁,2019年6月19日初诊。主诉:产后大便秘结1月余。

患者于3月前顺产一子后出现大便秘结,3~5日一行,解出困难,呈羊屎粒状,味臭,色黄,自服乳果糖口服液未见明显好转,伴心烦,纳寐可,小便可,舌质偏红,苔少,脉细弦。

中医诊断:产后大便难(血虚津亏证)。

处方:四物汤合增液汤加减(当归15 g,川芎10 g,熟地黄10 g,女贞子10 g,墨旱莲10 g,阿胶6 g,玄参10 g,麦冬15 g,北沙参15 g,瓜蒌10 g,郁金10 g,枳壳10 g,西洋参10 g,炙甘草6 g)。每日1剂,水煎服,早晚温服,共服7剂。

二诊(2019年6月26日):服上方后便秘症状改善,现大便2日一行,便质稍干,颜色正常。首方继服7剂,嘱其服药期间保持心情开朗,适当调整饮食结构。

三诊(2019年7月6日):便秘症状较之前显著缓解,现大便每日一行,色、质均可。守原方去女贞子、旱莲草,加枸杞12 g,制何首乌15 g,淮山药15 g,白芍15 g,继服7剂以巩固疗效。后续回访,患者诉便秘症状无复发。

【按语】患者产后大便秘结。辨证属产后气血亏虚、津损热燥、肠道失润所致。方中当归、川芎、熟地黄三味药为四物汤去芍药，而四物汤为滋补阴血之剂，方中熟地黄甘辛温，有滋阴补血之效。当归养血补血，且其质润，故有润肠作用，可用于治疗肠燥便秘。川芎活血行气，调畅气血，三者相配，可以达到补血而不滞血，活血而不伤血。女贞子、墨旱莲为二至丸，用于滋肝肾之阴，再加阿胶，共奏滋阴养血之效。玄参、麦冬润燥生津，其取增液汤之意，辅以北沙参、瓜蒌，有生津滋燥、润肠通便之功。郁金行气开郁，枳壳理气行滞，可帮助大肠传导畅通。再加西洋参具有益气扶正之功效，可使脾胃健运，推动有力，辅助促津液疏布功能恢复正常。诸药合用，则肠道通利润滑，便秘自然可恢复。

第十三节　产后恶露不绝

一、概念

产后血性恶露持续 2 周或 20 日以上，仍淋漓不尽者，称为"产后恶露不绝"，亦称"恶露不尽""恶露不止"。本病始见于《金匮要略·妇人产后病脉证并治》。《诸病源候论》中明确了本病的病因病机为"风冷搏于血""虚损""内有瘀血"。《医宗金鉴·妇科心法要诀》中提出根据恶露的色、质、气味辨别虚实的原则。

西医学因产后子宫复旧不全、胎盘胎膜残留、子宫内膜炎所致晚期产后出血及中期妊娠引产、人工流产、药物流产后表现为恶露不尽者，均可参照本病辨证治疗。

二、病因病机

恶露出于胞中，为血所化，而血源于脏腑，注于冲任。本病发病机制主要为冲任不固，胞宫藏泻失度，气血运行失常。若素体阴虚，因产后亡血伤津，营阴更亏，阴虚则内热；或素体阳盛，或产后感受热邪；或因情志不遂，肝郁化热，导致热扰冲任，迫血妄行，而致恶露不绝。

三、诊断要点

了解有无产程延长、组织残留及反复阴道流血的情况。产后血性恶露持续 2 周以上仍淋漓不止；或有臭秽味，或伴有神疲懒言，气短乏力，小腹空坠，或伴有小腹疼痛拒按等。

四、辨证论治

辨证应以恶露的量、色、质、味等，并结合全身症状辨别寒热、虚实。如恶露量多、色淡、质稀且无臭气，多为气虚；色红或深红，黏稠而臭秽者，多为血热；色暗有血块，多为血瘀。治疗遵循虚者补之、瘀者攻之、热者清之的原则，随证选加止血药，标本兼治。本病多见血热证，具体表现如下。

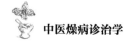

临床表现:产后恶露过期不止,量较多,色深红,质黏稠,或有臭味,口燥咽干,面色潮红,舌红,少苔,脉细数无力。

证候分析:产后营阴耗损,虚热内生,或气郁化热,或感热邪,热扰冲任,迫血妄行,故恶露过期不止,且量较多;阴虚热灼,则血色深红,质黏稠;虚热上浮,故面色潮红;阴液不足,口燥咽干。舌红少苔,脉细数无力,为阴虚内热之象。

治法:养阴清热,凉血止血。

方药:保阴煎加减。

加减:若肝郁化热,症见恶露量多或少,色深红有血块,两胁胀痛,心烦,口苦咽干,舌红苔黄,脉弦数者,治疗应疏肝解郁,清热凉血止血,方用丹栀逍遥散加生地黄、旱莲草、茜草等。若感受热毒之邪,症见恶露量多,色紫暗,舌红苔黄,脉滑数,治宜清热解毒,凉血止血,方用保阴煎去熟地黄,合五味消毒饮加败酱草、地榆、益母草等。

五、 护理与调摄

(1)加强早期妊娠检查及孕期营养调护。

(2)胎盘娩出后,必须仔细检查胎盘胎膜是否完整。

(3)产后适当休息,注意卫生,慎防风寒,加强营养,清淡饮食。

六、 病案举例

袁某,女,成都某信箱厂工人。1978年4月6日初诊。

患者产后20多天,腰酸痛,小腹痛,恶露淋沥不止,自汗出,口味不开,纳食少,睡眠差,梦多,小便色黄,口干喜饮水,舌质红,无苔,脉弦细。

中医诊断:产后恶露不绝(血热气滞,冲任空虚证)。

治法:养阴清热,理气调冲止血。

处方:自制方(王渭川验方:生地黄12 g,熟地黄12 g,白芍12 g,麦冬15 g,山药20 g,连翘12 g,制香附10 g,台乌10 g,木香6 g,女贞子20 g,旱莲草24 g,乌贼骨15 g,茜草根15 g,冬瓜仁20 g,砂仁3 g)。

上方连服6剂,诸症均解。

【按语】四诊合参患者诊断为产后恶露不绝,辨证为血热气滞,冲任空虚。针对此证,治则以养阴清热、理气调冲止血为主。采用自制方进行治疗,方中生地黄、熟地黄、白芍、麦冬、山药滋养阴血;连翘清热解毒;制香附、台乌、木香理气止痛;女贞子、旱莲草滋补肝肾,凉血止血;乌贼骨、茜草根收敛止血;冬瓜仁利湿排脓;砂仁行气和胃。全方共奏养阴清热、理气调冲止血之功。患者连服6剂后,诸症均解,说明该方对此证具有较好的疗效。此案表明,对于产后恶露不绝的患者,应根据其体质及症状辨证施治,采用合适的方药进行治疗,以达到止血、调理冲任、恢复体质的目的。

第十四节 盆腔炎性疾病

一、概念

女性上生殖道及其周围结缔组织、盆腔腹膜发生的炎症,称为盆腔炎性疾病。此类疾病主要包括子宫内膜炎、输卵管炎、输卵管卵巢炎、盆腔结缔组织炎及盆腔腹膜炎,其中最常见的是输卵管炎和输卵管卵巢炎。临床中将盆腔炎分为急性和慢性两类。中医古籍中无盆腔炎之名,根据其临床特点,可散见于"热入血室""带下病""经病疼痛""夫人腹痛""癥瘕""不孕"等病症中。

二、病因病机

盆腔炎性疾病中,急性盆腔炎多在产后、流产后、宫腔内手术处置后,或经期卫生保健不当,摄生不慎,邪毒乘虚侵袭,稽留于冲任及胞宫脉络,与气血相搏结,邪正交争,而发热疼痛,邪毒炽盛则腐肉酿脓,甚至泛发为急性腹膜炎、急性休克。

热毒炽盛多见于经期、产后、流产后,手术损伤,体弱胞虚,气血不足,房事不洁,邪毒侵袭,客于胞宫,滞于冲任,化热酿毒致高热腹痛不宁。

三、诊断要点

近期有经行、分娩、流产、宫腔内手术或房事不洁等致病因素。常见症状为小腹痛难忍,发热,赤白带下,或恶露量多甚至脓血,严重者可有寒战、高热。若有腹膜炎,可出现恶心、呕吐、腹胀、腹泻;或有脓肿形成,可出现排尿困难、尿频,或腹泻、里急后重和排便困难。

四、辨证论治

急性盆腔炎发病急,病情重,病势凶险。病因以热毒为主,兼有湿、瘀,故临证以清热解毒为主。治疗应及时彻底的治愈,以免病势迁延,转为慢性盆腔炎等。本病多见热毒炽盛证,具体表现如下。

临床表现:高热腹痛,恶寒或寒战,下腹部疼痛拒按,咽干口苦,大便秘结,小便短赤,带下量多,色黄,或赤白兼杂,质黏稠,如脓血,气臭秽,月经量多或淋沥不净,舌红,苔黄燥或黄腻,脉滑数而弦。

证候分析:热毒内侵,与冲任胞宫气血相搏结,邪正交争,营卫不和,故高热腹痛拒按;热毒损伤任脉、带脉,则带下量多如脓血,气臭秽;热毒灼伤津液,则口干渴,尿黄便结。舌红苔黄腻或黄燥,脉滑数而弦均为热毒壅盛之象。

治法:清热解毒,利湿排脓。

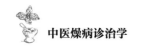

处方:五味消毒饮合大黄牡丹汤。

五、 护理与调摄

(1) 坚持经期、产后及流产后的卫生保健。
(2) 严格掌握妇产科手术指征,术前认真消毒,无菌操作,术后做好护理,预防感染。
(3) 对急性盆腔炎要彻底治愈,防止转为慢性而反复发作。
(4) 卧床休息,半卧位,饮食应清淡营养易消化。

六、 病案举例

吴某,女,35 岁,已婚,工人,2021 年 4 月 6 日初诊。主诉:取环术后 3 天,突然下腹疼痛剧烈,伴高热恶寒。

患者于取环术后 3 天,无明显诱因出现下腹疼痛剧烈,拒按,同时伴有高热恶寒,咽干口苦,赤白带下,量多,色黄,如脓血,味臭秽,小便短黄,大便秘结。遂来就诊。既往史否认有其他重大疾病史。体格检查:T 38.9℃,P 100 次/分,R 26 次/分,BP 120/80 mmHg。面红,下腹有压痛、反跳痛,轻度肌紧张。妇科检查:阴道分泌物量多,赤白相间,脓性,味臭秽,宫颈充血,有举痛,宫体稍大,活动受限,有压痛,附件区增厚伴压痛。辅助检查:血常规示白细胞 14.5×10^9/L,中性粒细胞 88%;阴道分泌物检查示大量白细胞,并可见红细胞;B 超示盆腔积液 4.5 cm×3.2 cm。尿妊娠试验阴性。

诊断:盆腔炎性疾病(热毒炽盛证)。

治法:清热解毒,利湿排脓。

处方:五味消毒饮合大黄牡丹汤加减(金银花 30 g,野菊花 30 g,紫花地丁 30 g,没药 10 g,陈皮 10 g,牡丹皮 15 g,大黄 10 g后下,桃仁 10 g,冬瓜仁 30 g,生薏苡仁 30 g),水煎服,每日 1 剂,分早晚 2 次温服。

患者经过中西医结合治疗,7 天后症状明显缓解。查体:腹软,下腹轻压痛,无反跳痛。妇科检查:阴道分泌物正常,子宫轻压痛,双附件区无压痛。病情好转,稳定,患者要求出院,准予出院。

【按语】盆腔炎性疾病是女性常见疾病,热毒炽盛证是其常见证型之一。治疗时,清热解毒、利湿排脓是关键,五味消毒饮合大黄牡丹汤加减是常用的方剂;同时,配合西医抗生素治疗,可提高疗效,缩短病程。在治疗过程中,还需注意观察患者病情变化,及时调整治疗方案。

第十五节 阴 痒

一、 概念

妇女外阴及阴道瘙痒,甚至痒痛难忍,坐卧不宁,或伴带下增多等,称为"阴痒",又称"阴门瘙痒"。

《肘后备急要方》首载治疗"阴痒汁出""阴痒生疮"的方药。西医学外阴瘙痒、外阴炎、阴道炎及外阴色素减退性疾病等出现阴痒症状者,均可参照本病辨证治疗。

二、 病因病机

本病主要发病机制有虚、实两方面。因肝肾阴虚、精血亏损、外阴失养而致阴痒者,属虚证;因肝经湿热下注,带下津渍阴部,或湿热生虫、虫蚀阴中致阴痒者,为实证。其中肝肾阴虚是由于素体肝肾不足,或产育频多;或房事过度,沥枯虚人;或年老体弱,肾气渐乏,天癸竭,阴精耗伤,肝肾阴血亏损,阴虚生风化燥,阴部皮肤失养而瘙痒不宁。

三、 诊断要点

阴痒有不良卫生习惯,带下量多,长期刺激外阴,或有外阴、阴道炎病史。表现为前阴部瘙痒时作,甚则难以忍受,坐卧不安,亦可波及肛门周围或大腿内侧。

四、 辨证论治

阴痒有虚实之分。生育期多实证,多见肝经湿热下注;绝经前后多虚证,多见肝肾阴虚,血燥生风。实证需清热利湿,解毒杀虫;虚证则补肝肾,养气血。本病多见肝肾阴虚证,具体表现如下。

临床表现:阴部干涩,瘙痒难忍,或阴部皮肤变浅白、增厚或萎缩、皲裂破溃,眩晕耳鸣,五心烦热,烘热汗出,腰酸腿软,口干不欲饮;舌红苔少,脉细数无力。

证候分析:肝肾阴虚,精血亏损,血虚生风化燥,肌肤失养,瘙痒干涩;阴虚生热,虚热熏灼则灼热;肝肾阴虚,精血不荣,皮肤失润则粗糙、皲裂,反复搔抓则破溃;虚热内扰则见头晕目眩,五心烦热;舌红少苔,脉细数无力,均为肝肾阴虚之象。

治法:调补肝肾,滋阴降火。

处方:知柏地黄丸加当归、栀子、白鲜皮。

加减:赤白带下,加白及、茜草、海螵蛸;白带量多,加马齿苋、土茯苓;烘热汗出甚,加牡蛎、黄芩;外阴干枯,加何首乌、木瓜、生甘草;瘙痒不止,加防风、徐长卿、薄荷。

五、 护理与调摄

保持会阴部的清洁卫生,及时更换内衣裤。瘙痒则避免使用肥皂水烫洗,以及搔抓等强刺激损伤。

六、 病案举例

王某,女,45岁,已婚,教师。主诉:反复外阴瘙痒5年余,加重1月。

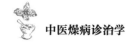

患者 5 年前开始出现外阴瘙痒,时轻时重,未予重视。近 1 月来,瘙痒明显加重,夜间尤甚,影响睡眠,外阴皮肤干燥,有皲裂,伴五心烦热,头晕目眩,时有烘热汗出,腰酸腿软。曾自行使用外用洗液等,效果不佳,遂来院就诊。体格检查:T 36.8℃,P 78 次/分,R 18 次/分,BP 120/80 mmHg。外阴皮肤干燥,有皲裂,无明显红肿,无阴道流血。妇科检查:阴道分泌物量少,色黄,无异味,宫颈光滑,宫体前位,大小正常,无压痛,双附件区未触及异常。辅助检查:阴道分泌物检查示少量白细胞,未见霉菌及滴虫;血常规、尿常规正常;B 超示子宫附件未见异常。

诊断:阴痒(肝肾阴虚证)。

治法:调补肝肾,滋阴降火。

处方:知柏地黄丸加减(熟地黄 15 g,山茱萸 10 g,山药 15 g,泽泻 10 g,茯苓 10 g,牡丹皮 10 g,知母 10 g,黄柏 10 g,制何首乌 15 g,白鲜皮 15 g),水煎服,每日 1 剂,分早晚两次温服。另结合外治法:冰硼散外用,即先用淡盐凉开水洗净外阴,然后将药末适量抹于外阴瘙痒处,早晚各一次。

治疗效果患者经过上述中西医结合治疗,1 周后症状明显缓解,外阴瘙痒减轻,皮肤干燥有所改善,五心烦热、头晕目眩等症状减轻。继续服药 2 周后,外阴瘙痒基本消失,皮肤干燥、皲裂明显好转,睡眠质量提高。

【按语】临证体会阴痒肝肾阴虚证是妇科常见病之一,治疗时需着重调理肝、肾、脾的功能,同时要注意"治外必本诸内"的原则,采用内服与外治、整体与局部相结合进行施治。知柏地黄丸加减是常用的方剂,能有效滋补肝肾之阴,清泻肝火,配合外用冰硼散,可增强疗效,缓解症状。在治疗过程中,还需注意观察患者病情变化,及时调整治疗方案。

第十六节　妇 人 脏 躁

一、概念

妇女无故悲伤欲哭,不能自控,精神恍惚,忧郁不宁,呵欠频作,甚则哭笑无常,称为脏躁。孕期发病者又称"孕悲"。《金匮要略·妇人杂病脉证并治》首先将妇人脏躁的证候特点描述为"喜悲伤欲哭,像如神灵所作,数欠伸。"其后历代医家沿袭仲景的论述,并以甘麦大枣汤或淡竹茹汤治疗。

二、病因病机

脏躁的发生主要是脏阴不足,有干燥躁动之象。其病因病机与患者体质因素有关。素体多抑郁,忧愁思虑,积久伤心,劳倦伤脾,心脾耗伤,化源不足,脏阴已亏。若因经孕产乳,精血内耗,五脏失于濡养,五志之火内动,上饶心神,发为脏躁。

三、诊断要点

脏躁有忧愁思虑,所愿不遂或数伤阴血等病史。表现为精神忧郁,善悲欲哭,喜怒无常,烦躁不宁,不能自控;或语无伦次,呵欠频作,常无器质性病变。

四、辨证论治

本病为内伤虚证,病在心、脾、肾,故虽有火不宜苦降、有痰不宜温化,当以甘润滋养法治之。

临床表现:情绪低落,精神不振,神志恍惚,心中烦乱,夜卧不眠,发作时自欲悲哭,默默不语,不能自主,呵欠频作,甚至哭笑五常;伴口干,大便燥结;舌红或嫩红,苔少,脉细弱而数或弦数。

证候分析:阴血内耗,心脾两虚,神不守舍,则神志恍惚;心血不足,不能养神,则表现神志异常,哭笑无常;心火上灼,情志波动不宁也会出现哭笑无常;五志之火内动,则心烦不得眠,脾虚神疲则呵欠频作;阴津失润则口干便秘。舌红少苔,脉细弱均为心脾两虚,阴血不足之象。

治法:养心安神,甘润健脾。

方药:甘麦大枣汤。

加减:若虚火上扰,心烦不眠甚,加黄连、竹茹;若心血不足,夜卧多梦,加炒酸枣仁、丹参、茯神、首乌;血虚生风,手足蠕动、振颤,加珍珠母、钩藤、生地黄、当归;咽干口燥甚,加天花粉、石斛、白芍。

五、护理与调摄

培养健康的心理状态,形成良好的人际关系,防止情志内伤。医护人员在用药治疗的同时,注重心理咨询疏导,解除患者的心理障碍,消除致病因素,使患者能正确对待疾病,以期早日康复。

六、病案举例

邓某,女,32岁。

头昏冒,喜欠伸,精神恍惚,时悲时喜,自哭自笑,默默不欲饮食,心烦失眠,怔忡心悸,多梦纷纭,喜居暗室,颜面潮红,舌苔薄白,脉象弦滑。

辨证:子脏血虚,受风化热,虚热相搏,扰乱神明。

治法:养心缓肝。

处方:金匮甘麦大枣汤与百合地黄汤加减(粉甘草18 g,淮小麦12 g,大红枣10枚,炒枣仁15 g,野百合60 g,生牡蛎30 g),水煎服,日服2剂,数剂见效,20剂痊愈。

【按语】根据症状及体征,诊断为脏躁血虚,受风化热,虚热相搏,扰乱神明。治法采用养心缓肝法,选用金匮甘麦大枣汤与百合地黄汤加减。甘麦大枣汤具有养心安神、和中缓急的功效,适用于脏躁;百合地黄汤则能养阴清热、润肺安神,对虚热扰神有良好效果。此案表明,针对脏燥血虚有热扰神的病症,采用养心缓肝、养阴清热的治法,配合适当的方药加减,能够取得良好的治疗效果。同时,也体现了中医在精神疾病治疗中的独特优势和疗效。

第十七章 儿科燥病

第一节 鼻鼽

一、概述

小儿鼻鼽是小儿时期常见的鼻部疾病。临床以突然和反复发作的鼻痒,喷嚏,清水样涕,鼻塞等为特征。常伴发过敏性结膜炎、湿疹、哮喘、腺样体肥大、鼻窦炎、鼻出血、中耳炎及睡眠呼吸障碍等疾病。本病相当于西医学的变异性鼻炎、血管运动性鼻炎、嗜酸性粒细胞增多性非变应性鼻炎等疾病。

二、病因病机

小儿乳食不节,食积化热,郁火内伏于肺经,燥热引动而发作,肃降失职,邪热上犯鼻窍,发为鼻鼽。

三、诊断要点

本病可常年发病,亦可呈季节性发作,春、秋、冬三季多发。具有反复发作的病史,部分患儿可有荨麻疹、湿疹、支气管哮喘等过敏性疾病史或家族史。

临床上,鼻痒、喷嚏、清水样涕、鼻塞等症状,出现 2 项及 2 项以上,每天症状持续或累计 1 小时以上。可伴有眼痒、结膜充血等眼部症状。症状严重的患儿可有所谓"变应性敬礼"动作,即为减轻鼻痒和使鼻腔通畅而用手掌或手指向上揉鼻。

发作期常见鼻黏膜苍白、灰白或浅蓝色,水肿,少数鼻黏膜充血,鼻甲肥大,鼻腔水样分泌物。症状严重的患儿可出现:①变应性黑眼圈,即由于下眼睑肿胀而出现的下睑暗影;②变应性皱褶,即由于经常向上揉搓鼻尖而在鼻梁皮肤表面出现横行皱纹。在间歇期以上特征不明显。

实验室检查中血常规示白细胞总数正常,嗜酸性粒细胞可增高。鼻腔分泌物嗜酸性粒细胞检查可呈阳性,鼻腔分泌物肥大细胞(嗜碱粒细胞)可呈阳性。皮肤点刺试验、血清总 IgE 检测、血清特异性 IgE 检测、血清学过敏原抗体检测均有助于本病的诊断。

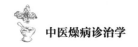

四、 辨证论治

本病治疗多从肺入手,兼顾脾、肾。分辨寒、热、虚、实而论治,如虚实夹杂、寒热并存者,应注意兼顾。发作期当消风通窍,攻邪以治其标;间歇期应补虚固表,扶正以治其本。本证属肺经伏热证,具体论治如下。

临床表现:鼻痒,喷嚏频频突发,流清涕或黏稠涕,鼻塞,嗅觉减退,可伴有咳嗽、咽痒、口干烦热,或见鼻衄,鼻黏膜偏红,鼻甲肿胀,鼻腔干燥,咽红,舌质红,苔黄,脉数。

辨证分析:邪热久郁肺经,肺失清肃,又复感燥热邪气,两邪相搏则发为鼻痒、喷嚏;燥热迫津外泄则流清涕或黏稠涕;燥热煎熬津液,故口干烦热。舌质红,苔黄,脉数为肺热之象。

治法:清宣肺气,通利鼻窍。

方药:辛夷清肺饮。

若鼻痒喷嚏者,加蒺藜、徐长卿;咽喉红肿者,加金银花、败酱草;鼻流浊涕者加黛蛤散、苍术;鼻流脓涕者,加胆南星、鱼腥草、龙胆草;咽痒者,加蝉蜕、牛蒡子;咳嗽者,加桔梗、前胡;鼻干无涕者,去石膏、知母,加南沙参、黄精、乌梅、五味子。

五、 护理与调摄

(1) 锻炼身体,增强免疫能力,防止受凉。

(2) 注意室内卫生,经常除尘去霉,勤晒被褥,避免与宠物接触。

(3) 注意观察,寻找诱发因素,若有发现,应尽量避免。出门戴口罩,减少和避免各种尘埃、天花粉的刺激;避免接触或进食易引起机体过敏之物,如鱼虾、海鲜、羽毛、兽毛、蚕丝等,忌辛辣刺激食物。

(4) 按揉迎香穴100遍,每日1次。

六、 病案举例

岳某,女,12岁。

患者鼻塞声重2～3年,屡治未愈。刻下:头两侧痛,大便秘结,数日一行,胃纳尚可,夜眠亦佳。经检查为慢性鼻炎。舌苔薄白,脉沉细弦数。

诊断:鼻鼽(肺胃郁热上干)。

治法:清热降气,通利鼻窍。

处方:辛夷3g,黄芩3g,连翘9g,浙贝母9g,杏仁9g,赤芍9g,火麻仁9g,栀子4.5g,薄荷4.5g,竹叶4.5g,枳壳4.5g,知母6g。

服3剂好转,再服3剂而愈。

【按语】本案属肺胃郁热上干,故治以清热降气,用黄芩、连翘、薄荷清泻肺热,配伍浙贝母、杏仁肃肺则肺气清顺;知母、栀子清胃,火麻仁利肠通便,则胃火得降;助以枳壳行气,疏理肺胃之气;辛夷芳香通鼻,引药直达病所;赤芍凉血活血,则鼻窍郁热难稽;淡竹叶利小便,与火麻仁以利下窍,下窍利则上窍通。全方合用,共奏清泻肺胃,通利鼻窍之功。

第二节 咳 嗽

一、概述

咳嗽是小儿常见的肺系病症,临床以咳嗽为主症。咳以声言,嗽以痰为名,有声有痰谓之咳嗽。咳嗽可分为外感咳嗽与内伤咳嗽,由于小儿肺常不足,卫外不固,很容易感受外邪引起发病,故临床上以外感咳嗽为多见。西医学的气管炎、支气管炎可参考本病诊疗。

二、病因病机

咳嗽之病名最早见于《黄帝内经》。《素问·阴阳应象大论篇》云:"肺主鼻,其在天为燥,在地为金,在体为皮毛,在肺为脏。"喻嘉言指出"燥气先伤上焦盖""诸气抑郁,诸呕喘鸣皆属于肺",秋燥咳嗽皆因燥邪伤肺,肺失治节所致,乃"燥证之极也"。小儿肺系功能尚未完善,故肺主气司呼吸、宣发肃降、主治节、通调水道等功能均处于不完善和不稳定状态,抗邪力弱,一旦受邪则肺气上逆发为咳嗽。燥咳以每年秋季多见,秋季气温逐渐下降,空气湿度较低,且北方气候干燥,更易感受燥邪,燥邪犯肺引起燥咳。风为百病之长,风邪犯肺,肺失宣降,肺气上逆而发风燥咳嗽。小儿体属纯阳,且喜食肥甘厚味及膨化食品,日久形成阴虚体质,患病以燥热为多,初秋时节夹温邪伤肺而发温燥咳嗽;晚秋时节夹寒邪而发凉燥咳嗽。燥邪犯肺可见干咳,痰少不易咯出,鼻燥咽干;燥邪伤肺,灼伤肺阴,津液亏少,肃降功能减弱,大肠传导无力,从而出现大便干燥症状。

三、诊断要点

(1)风燥咳嗽症见干咳痰少不易咯出,或痰中带有血丝,鼻燥咽干,咳甚则胸痛,或有恶寒,发热,舌尖红,苔薄黄欠润,脉浮数。

(2)温燥咳嗽症见发热,微恶风寒,头痛少汗,咳嗽少痰或痰黏少不易咯出,鼻燥热,咽干口渴,舌红干而少津苔薄黄,脉数大。

(3)凉燥咳嗽初起恶寒,头痛无汗,干咳无痰或少痰,鼻塞流涕,咽干或痒,口唇干燥,舌红而干苔白,脉数。

四、辨证论治

本病多见外感咳嗽,伴有表证,多属实证。在辨证过程中,首先审是否兼见风邪,如兼有风邪,以疏风解表,润肺化痰为主;其次,辨温凉。温燥咳嗽以清肺润燥、降气止咳为主;凉燥咳嗽多以温肺润燥、宣肺止咳为主。

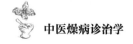

1. 风燥咳嗽

临床表现:干咳痰少不易咯出,或痰中带有血丝,鼻燥咽干,咳甚则胸痛,或有恶寒,发热,舌尖红,苔薄黄欠润,脉浮数。

辨证分析:本证为风燥咳嗽。风为百病之长,肺失宣降,肺气上逆而发风燥咳嗽。肺为风燥所犯,故见干咳,痰少不易咯出,甚或灼伤肺络则痰中带有血丝;燥邪伤津则鼻燥咽干;气机壅滞则胸痛;风邪侵袭,故见恶寒,发热之表证。舌尖红,苔薄黄欠润,脉浮数为风燥伤肺之象。

治法:疏风解表、润肺化痰。

方药:止嗽散。

加减:若头痛鼻塞、发热恶寒者,倍荆芥,加防风、紫苏叶、生姜以散邪;干咳无痰甚者,加瓜蒌、贝母、知母、柏子仁以润燥;咳而喘息有音,甚则唾血者,倍荆芥,加紫苏、赤芍、丹参。

2. 温燥咳嗽

临床表现:发热,微恶风寒,头痛少汗,咳嗽,少痰或痰黏少不易咯出,鼻燥热,咽干口渴;舌红干而少津苔薄黄,脉数大。

辨证分析:本证为温燥咳嗽。初秋燥邪主令,夹温邪而发温燥咳嗽。温邪侵袭人体,卫外失司,故见发热,微恶风寒,头痛少汗;肺经气不利则咳;燥邪致病易伤津液,故见少痰或痰黏少不易咯出,鼻燥热,咽干口渴。舌红干而少津苔薄黄,脉数大为温燥伤肺卫之象。

治法:清肺润燥、降气止咳。

方药:桑杏汤。

加减:若肺热甚者,加石膏、知母以清泻肺热;津伤甚者,加麦冬、玄参以养阴生津。

3. 凉燥咳嗽

临床表现:多初起恶寒,头痛无汗,干咳无痰或少痰,鼻塞流涕,咽干或痒,口唇干燥;舌红而干苔白,脉数。

辨证分析:本证为凉燥咳嗽。晚秋季节,多凉燥邪气致病。凉燥为次寒,侵袭人体,易致腠理郁闭,卫外失司,故见恶寒,头痛无汗,鼻塞流涕;燥胜则干,易伤津液,肺气失宣,故见干咳无痰或少痰,口唇干燥。舌红而干苔白,脉数为凉燥伤卫之象。

治法:温肺润燥、宣肺止咳。

方药:杏苏散。

加减:若无汗,脉弦甚或紧,加羌活以解表发汗;头痛兼眉棱骨痛者,加白芷以祛风止痛;热甚者,加黄芩以清肺热。

五、 护理与调摄

(1) 饮食以清淡为宜,忌食辛辣、鱼腥之品,以防燥物消灼肺金。

(2) 避免过食肥厚味,以防滋腻碍胃,助热灼津,影响脾胃运化。

(3) 室内注意调节温度与湿度,及时增减衣物。

六、病案举例

马某,女,2岁4个月,2010年10月1日初诊。主诉:咳嗽2个月。

患儿于2个月前无明显诱因始发热2天,咳嗽,喉间痰鸣。曾就诊于外院,诊断为肺炎支原体感染,予口服氨溴特罗口服溶液,静脉滴注红霉素、喜炎平针剂2周。仍咳嗽,痰少难咯,大便干,喑哑。既往反复呼吸道感染病史。查体:神情可,双肺听诊呼吸音粗,可闻及干鸣音,心音清晰,节律整。舌红,苔黄,指纹紫于风关。

诊断:咳嗽(温燥证)。

治法:清肺润燥,宣肺止咳。

处方:桑杏汤加减(桑白皮、炒杏仁、前胡、芦根、金银花、黄芩、麦冬、玄参、淡竹叶各10 g,桔梗、胖大海、牛蒡子、甘草各5 g,辛夷花6 g,生龙骨30 g^{先煎},生牡蛎30 g^{先煎})。6剂,每日1剂。

复诊(2010年10月7日):鼻塞,偶咳,呼吸平稳,神清,面色萎黄,盗汗,大便干,舌红,苔白厚腻。药以上方去金银花、胖大海、淡竹叶、牛蒡子,加荆芥7.5 g,茯苓、瓜蒌各10 g,山药15 g,每日1剂。6剂后痊愈。随访2个月,病情无反复。

【按语】本案以咳嗽,痰少难咯,大便干,舌红,苔黄,指纹紫于风关。辨证为温燥咳嗽,选方以清宣肺燥,润肺止咳之桑杏汤为主方,加前胡、桔梗宣肺气;玄参、芦根生津润肺;辛夷花、金银花疏散表邪;淡竹叶、牛蒡子、胖大海以清热利咽。二诊时患儿咳嗽减轻,但有脾虚之象,故山药、茯苓以健脾补中,加荆芥祛风解表,瓜蒌以清热润肠。

第三节　咳嗽变异性哮喘

一、概述

咳嗽变异性哮喘(cough variant asthma,CVA)是我国儿童慢性咳嗽的首要病因,又称隐匿性哮喘、咳嗽性哮喘,是以咳嗽为主要或唯一临床症状的一种特殊类型的哮喘,以凌晨和(或)夜间、运动后发作或加重的刺激性干咳为特点,不伴喘息等典型哮喘的症状,被认为典型哮喘的前驱阶段。在燥邪偏盛的西北地区,小儿咳嗽变异性哮喘多以"顽固性干咳"为主症。

二、病因病机

在燥邪偏盛的西北地区,小儿咳嗽变异性哮喘病位主要在肺经、肺络,病变涉及肺、胃、肝、肾。发作期燥、风等邪气或发物袭肺,与"伏风"相引作咳,以邪实为主;慢性持续期燥痰恋肺,痰瘀互结,肝木已伤,肺、胃、肾虚象已现,邪实正虚;缓解期肺肾阴虚,肝木失养,以正虚为主。"燥"为咳嗽变异性哮喘发病的核心病理因素。燥邪作为六淫之一,致病后有自身

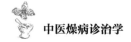

的发展演变规律。外感多由燥邪偏亢或风热过盛,初期伤上焦气分,继而入里,燥热耗气伤津,病久则肺胃阴伤;内伤多由精血下夺或偏食燥剂导致阴津精血不足。

三、 诊断要点

(1) 咳嗽持续＞4周,常在运动、夜间和(或)清晨发作或加重,以干咳为主,不伴有喘息。

(2) 临床上无感染征象,或经较长时间抗生素治疗无效。

(3) 抗哮喘药物诊断性治疗有效。

(4) 排除其他原因引起的慢性咳嗽。

(5) 支气管激发试验阳性和(或)呼气流量峰值(peak expiratory flow,PEF)日间变异率(连续监测2周)均值≥13％。

(6) 个人或一、二级亲属特应性疾病史,或变应原检测阳性。

四、 辨证论治

本病多以燥邪与风邪合邪致病,即风燥袭肺。遵"上燥治气,中燥增液,下燥治血"治疗大法,治疗上燥应宣肺、润肺,论治如下。

临床表现:干咳日久不愈,咽喉干痒,鼻燥,口渴,舌淡红苔白略干,脉右浮数。

辨证分析:肺为娇脏属金,喜润恶燥,西北地区燥气偏盛,燥亦属金,同气相求,可直接侵肺导致干咳;小儿阳常有余,阴常不足,脏腑娇嫩,肺常不足,卫外不固,更易感受燥邪燥主收引,滞涩气机,易致腠理闭塞,肺气郁而不宣,上逆而咳;燥邪耗伤肺津,津液不布,气道失润而出现鼻燥,咽干。

治法:润燥疏风,敛肺止咳。

方药:清燥救肺汤。

加减:若痰多难咳出者,加川贝母、瓜蒌以润燥化痰;身热较甚者,加水牛角、栀子以清热凉血;口干欲饮者,加沙参、玉竹以生津止渴;咯血,加侧柏叶以止血;大便秘结者加玄参、火麻仁以润燥通便。

五、 护理与调摄

(1) 避免接触过敏原。

(2) 保持家中充分通风,家居环境要卫生清洁。

(3) 避免进行剧烈运动。

六、 病案举例

患者,女,7岁,2021年6月6日就诊。主诉:咳嗽1个月余。

患儿1个月前偷食奶油蛋糕后出现咳嗽,呈阵发性、非犬吠样,每因咽痒诱发干咳,少痰,无发热,无声嘶,无喘促。家长先后自予肺力咳合剂等药物,患儿咳嗽缓解不明显,门诊求治。既往每次感冒后常咳嗽缠绵不愈,在西医院诊断为咳嗽变异性哮喘,过敏原:牛奶、鸡蛋(+)。曾规律口服孟鲁司特钠,停药后咳嗽如前。刻下:顽固干咳,痰少而黏,咽痒而咳,晨起、晚间、活动后加重,纳差,二便正常;舌淡红,苔白略燥,脉弦细。查体:体温 36.4℃,咽部充血,听诊双肺呼吸音粗糙,未闻及明显啰音。

中医诊断:哮咳(风燥袭肺,燥痰闭络,肝木已伤)。

治法:润燥疏风,化痰散结,佐以养肝。

处方:清燥救肺汤合贝母瓜蒌散加减(枇杷叶 10 g,桑叶 10 g,天花粉 10 g,石膏 10 g,玄参 10 g,白果 6 g,苦杏仁 6 g,瓜蒌 10 g,浙贝母 10 g,蜜百部 10 g,桔梗 6 g,荆芥 10 g,僵蚕 10 g,白芍 10 g,甘草 6 g)。5 剂,每日 1 剂,水煎服,早、中、晚分服。嘱杜绝接触过敏原。

二诊(2021 年 6 月 11 日):患儿干咳明显减轻,有痰,咽痒消失,饮食可,二便正常,舌淡红苔薄白,脉略细。查体:咽部无充血,听诊仅双肺呼吸音粗糙。此时表证解除,原方去荆芥,加地龙 8 g,增强通络之力。5 剂,煎服法同前。

三诊(2021 年 6 月 16 日):患儿咳嗽不显,多因痰而咳,或有清咽声,偶有咽干,饮食、二便可。查体未见明显异常体征。治以培土生金,金水相生,化痰通络。方用金水六君煎合增液汤合贝母瓜蒌散加减(陈皮 6 g,清半夏 6 g,茯苓 8 g,熟地黄 10 g,玄参 10 g,麦冬 10 g,瓜蒌 10 g,浙贝母 10 g,桔梗 8 g,白芥子 8 g,僵蚕 10 g,太子参 8 g,当归 6 g,甘草 3g)。7 剂,每日 1 剂,水煎服,早、晚分服。嘱若患儿咳嗽反复,要及时复诊。其后以三诊方为基础加减,共治疗 1 个月余,跟踪随访,"顽咳"至今未发。

【按语】本案系风燥袭肺,燥痰闭络,肝木已伤,故见顽固干咳,痰少而黏,咽痒而咳,以清燥润肺、养阴益气之清燥救肺汤与润肺清热、理气化痰之贝母瓜蒌散合方共奏润燥疏风,化痰散结之效。二诊时,表证解除,加地龙以增强通络之效。三诊时,诸症减轻,以顾护脾胃,培土生金为治疗原则进行善后调理。

第四节 秋季腹泻

一、概述

小儿秋季腹泻是由燥邪所致,在立冬至小雪之间,发病多是 6～18 个月龄的小儿,发病初起可有发烧、咳喘等肺系症状,吐泻兼作,伤阴急暴。本病轻证治疗得当预后良好;重证则预后较差,可出现气阴两伤,甚至阴竭阳脱;久泻迁延不愈,则易转为慢惊风或疳证。

二、病因病机

根据运气学说,"阳明燥金为五之气,主秋分至小雪。"立冬至小雪正为阳明燥金较盛之时,秋季腹泻集中在此时发病。小儿阳常有余,阴常不足,肝常有余,恰为燥邪易感之体,故多罹患本病。秋季腹泻为燥邪伤胃,胃气上逆,故病初多呕吐。《素问·六元正纪大论》:"燥极而泽",故燥气太过伤及胃肠即可引起泄泻。雷少逸《时病论·秋燥》:"燥气袭表,病在乎

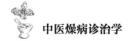

肺,入里则在肠胃。"故小儿秋季腹泻发病初期伴有发热、咳嗽等肺系症状,吐泻并作,伤阴明显。

三、诊断要点

(1) 发病季节多在立冬至小雪之间。
(2) 发病年龄多是6~18月龄之间。
(3) 发病初期伴有发热、咳嗽等肺系症状,吐泻并作,伤阴明显。

四、辨证论治

本病为燥邪侵袭所致,因患儿体质不同、地域有别及不同年份的气候差异,有温燥、凉燥之分,具体论治如下。

1. 温燥泄泻

临床表现:初见喷嚏、流涕、咳嗽、发热等燥邪袭表伤肺之象,随之发热加重,食入即吐,或泄泻相伴而至,吐物酸腐,泻下臭秽,小便黄赤而少,患儿身热烦躁,上吐下泻,口渴引饮,痛苦异常,舌红,苔黄,指纹紫滞。

辨证分析:温燥袭表伤肺,肺卫失和,肺气失宣,故见喷嚏,流涕,咳嗽,发热;邪气入里化热,导致脾胃升降失常,胃气上逆则呕吐;因有热,胃中腐熟过度则吐物酸腐;脾失健运,清浊不分,热邪下迫大肠则泄泻,热邪蕴结则大便臭秽;温燥性属阳,耗伤津液,故口渴引饮,小便黄赤而少。舌红,苔黄,指纹紫滞为温燥致病之象。

治法:升清降浊,清燥止泻。

方药:清燥止泻汤1号。

加减:若咳止,呕停者去紫苏叶;阴伤明显者,去紫苏叶、黄连,加葛根、白芍;泄泻不止去姜黄、大黄,加白术、扁豆、山药。

2. 凉燥泄泻

临床表现:初起鼻流清涕,喷嚏,轻咳,不发热,继之纳呆呕吐,每天泄泻3~5次,多为蛋花样便,气不甚臭,小便清,口不渴,精神可,舌淡,苔白有津,指纹淡红。

辨证分析:凉燥束表,肺气失宣,故见鼻流清涕,喷嚏,轻咳,不发热;邪气入里,脾胃运化功能失常,受纳失常,故见纳呆;胃气上逆则呕吐;清阳不升,水谷不化则每日泄泻3~5次,多为蛋花样便;凉燥属次寒,故大便气不甚臭,小便清。舌淡,苔白有津,指纹淡红为凉燥致病之象。

治法:升清降浊,温胃止泻。

方药:清燥止泻汤2号。

加减:若表解者去紫苏叶;呕止者去姜半夏;脾虚明显者加白术;泄泻超过7天者加公丁香。

五、护理与调摄

(1) 注意饮食卫生,保持饮食、食品清洁。

（2）注意气候变化，防止感受外邪，避免腹部受凉。

（3）适当控制饮食，减轻脾胃负担，对吐泻严重及伤食泄泻患儿可暂时禁食，随着病情好转，逐渐增加饮食量。忌食油腻，生冷及不易消化的食物。

（4）保持皮肤清洁干燥，勤换尿布。

（5）密切观察病情变化，及早发现泄泻变证。

六、病案举例

张某，男，1岁3个月，2009年11月16日初诊。

母代诉患儿昨天发热、咳嗽，社区医院诊为感冒，给予小儿感冒颗粒治疗。当晚即呕吐、腹泻，社区医院又给头孢克肟颗粒及止吐药，病情反而加重。症见：患儿烦躁不安，发热，体温38.1℃，时而呕吐，腹泻水样便，10小时内已泻8次；舌红，苔薄微黄，脉滑数，指纹紫。粪轮状病毒检测阳性。

中医诊断：秋季腹泻。

治法：升清降浊，清燥止泻。

处方：紫苏叶、姜黄、黄连各2 g，僵蚕5 g，大黄1 g，蝉蜕、乌梅、甘草各3 g。1剂，水煎，频频予之。

二诊（次日）：呕吐已止，发热退，腹泻次数减少，舌红，苔白。上方去紫苏叶，大黄，加陈皮3 g。2剂，如法煎服。

三诊（2009年11月19日）：其母甚喜，泻止纳增，舌淡红，苔薄白。嘱其控制饮食，避受寒凉，停药观察。

1周后随访，健康如常。

【按语】本案发病时间为立冬至小雪时，阳明燥金较盛，小儿阳常有余，阴常不足，肝常有余，恰为燥邪易感之体。《素问·六元正纪大论》有"燥极而泽"之论，故燥气太过伤及胃肠可引起秋季腹泻。治以升清降浊、清燥止泻。方中用僵蚕、蝉蜕、姜黄、大黄升清降浊；紫苏叶、黄连清热和胃止呕、乌梅、甘草酸甘化阴。诸药配伍，共奏升清降浊，清燥止泻之功效。

第五节　便　　秘

一、概述

便秘是指大便秘结不通，排便次数减少或间隔时间延长，或大便努挣难解的病症。可单独存在，也可继发于其他疾病的过程中。便秘为小儿常见的临床证候，一年四季均可发病。本病经过合理治疗，一般预后良好，但因大便干秘易并发肛裂，少数迁延不愈者可引起痔疮，脱肛等疾病。西医学的功能性便秘可参考本病。

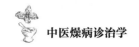

二、病因病机

便秘的病位在于大肠,以大肠传导功能失司为其基本病机。五脏、气血津液的亏损亦与便秘的发生有着密不可分的联系。

(1) 饮食不节:"小儿之病,伤食最多",小儿乳食无度不知自节,饮食偏颇是本病重要原因。或进食过多生冷肥甘等难以消化之物,或饮食无节制,时有过饥时有过饱,太阴脾土受损而运化不及,从而积滞于胃肠,引起消化道气机壅滞,大肠传导作用力缓,则大便燥结难出。

(2) 外感邪气:小儿肺脏娇嫩,形不足而气未盛,肌表腠理疏薄不密固,易受到外邪侵袭。小儿阳常有余,外感之邪易从阳化热,或感受燥热之邪,肺与大肠表里相传,肺脏有热乘于肠腑,热为阳邪,灼伤津液,致使津液亏虚,肠道干涩,则成便秘。

(3) 正虚不足:《景岳全书》曰:"形气俱不足,脾胃虚弱,津血枯涸而大便难。"气血津液是大肠传导功能的物质基础,故脏腑气血津液不足亦与便秘的发生密切相关。小儿脏腑娇嫩尚未发育完全,生理功能相对不足而气血未充。小儿形体不足,气虚则大肠力弱传导缓慢;血虚则肠道失于滋养濡润;阴津亏虚则肠道随之干涸枯涩;阳气不足则温煦无权,助运不力,肠道失于温润,故气血阴阳的虚损皆可致小儿肠腑传导失常,糟粕难行而致使便秘发生。

三、诊断要点

(1) 患儿可有喂养不当,饮食偏嗜,外感时邪,脏腑虚损等。

(2) 临床表现:①便干硬燥结,甚至坚如羊粪,排便困难,艰涩难排,便秘不通,数日不解。②身热面赤,腹部胀闷或疼痛,口唇干燥,口臭,口舌生疮,小便短赤。③舌质红苔黄燥,脉滑数或指纹紫滞。

(3) 部分患儿左下腹部可触及粪块。

(4) 辅助检查:多无阳性体征。

四、辨证论治

便秘的治疗首当辨别虚实寒热。小儿便秘初病以实证、热证为主可适当以寒凉攻下,泻热祛浊为主,但小儿脏腑娇嫩,须中病即止;如便秘迁延不愈者,多有津亏液损,以甘平柔润之品滑利大肠以通之。本证由燥热所致,具体论治如下。

临床表现:大便干结,排便困难,甚则便秘不通,面赤身热,腹胀或痛,小便短赤,或口干口臭,或口舌生疮;舌质红,苔黄燥,脉滑实,指纹紫滞。

辨证分析:或因素体热盛,或素有辛辣炙烤之品,肠道积热,故大便干结,甚至排便困难;腑气不通,秽浊熏蒸于上,则口臭,口舌生疮;热移膀胱,故小便短赤。舌质红,苔黄燥,脉滑实,指纹紫滞为燥热内结之象。

治法:清热润肠通便。

方药:麻子仁丸。

加减:若纳差口臭者,加莱菔子、山楂;津伤口干者,加南沙参、玄参、天花粉;腹胀痛者,加木香;身热面赤者,加葛根、黄芩;口舌生疮者,加黄连、栀子。

五、 护理与调摄

（1）合理饮食，适当进食蔬菜、水果，尤其是粗纤维类蔬菜，并注意适量多饮水。
（2）经常参加体育活动，避免久坐少动。
（3）对患儿进行排便训练，养成定时，专注排便习惯。
（4）大便干结临时对症处理，可用开塞露肛塞或肥皂条及蜜煎导纳入肛门通便。

六、 病案举例

刘某，男，2 岁半，2009 年 4 月 4 日初诊。

患儿素患便秘，大便 3～4 日 1 次，色褐，呈羊粪状，有时入厕半小时不能便出。曾在外院予以四磨汤、双歧杆菌四联活菌等药物口服后好转，但药停便秘又同前。后长期使用开塞露通便。刻下：近 3 天未便，腹不适，胃纳差，口气臭，面红气粗，烦躁哭闹，左下腹有腊肠样物，质硬，压之痛，舌红苔黄厚腻，诊其脉滑数有力。

中医诊断：便秘（大肠燥结，腑气不通）。

治法：润肠泄热，行气通便。

处方：麻仁丸加减（火麻仁 9 g，枳实 6 g，大黄 3 g，炒白芍 9 g，厚朴 6 g，炒杏仁 6 g，玄胡 6 g，炙甘草 6 g）。颗粒剂，每日 1 剂，分 2 次服用，共 4 剂。

二诊（2009 年 4 月 9 日）：无烦躁，大便日行一次，偏干，口臭减轻，小便微黄，舌红苔微黄，此为腑气通，燥热之邪减，因其便秘已久，余热未尽，续用原方 4 剂后舌淡红苔白。诸症消失，大便每日 1 次，食欲可，随访半年未见复发。

【按语】小儿稚阴稚阳之体，脾常虚而易感外邪，过饱易食积内停，过饥易伤脾胃，又阳气充沛，外邪易从阳化热，耗伤肠中津液，大便干燥难以排出而成便秘。本案为燥热便秘，治以润肠泄热，行气通便，方用麻子仁丸，其中火麻仁润肠通便，杏仁降气润肠，芍药养阴和营，枳实、厚朴消痞除满，大黄泻下通便，共奏润肠通便之功。

第六节　厌　食

一、 概述

厌食是因小儿脾胃受纳、健运功能失职导致的以较长时间厌恶进食、食量减少为主要临床表现的小儿疾患。本病任何季节、各年龄段儿童均可发病，但因此类患儿多为脾胃不足，且暑湿热邪最易伤及脾脏，诱发此病，故夏季暑湿当令之时多发或易加重病情，1～6 岁儿童多见。其中，因过食温燥之品伤及胃阴，或热病过后脾胃阴虚而发，多有大便偏干、小便短黄、皮肤干燥、烦躁少寐等阴虚燥热的特征，舌苔脉象多见舌红少津，苔少或花剥，脉细数表现者为燥性厌食。

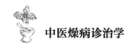

二、 病因病机

厌食的病因分为先天因素和后天因素两类。先天因素以先天禀赋不足,脾胃薄弱为主;后天因素指喂养不当,病传要害,外邪直中,情志失调等。基本病机为脾胃失健,纳化失和。燥性厌食主要是小儿本多先天脾胃不足,家长如在喂养过程中使其过食肥甘厚味,超出脾胃正常纳运能力,食积难消而久则化热,损伤脾胃,发为厌食;或因小儿患热病或过用温燥之药亦可耗伤胃阴而发为厌食;另因脾为至阴之脏,喜燥恶湿,故而暑湿、湿热之邪最易直中脾脏,湿热困脾,则脾胃纳运失常而致厌食。

三、 诊断要点

(1)本病患儿多有先天不足、喂养不当、病后失调或情志失调史。
(2)厌食以长期食欲不当,厌恶进食,食量明显少于同龄儿童为主要表现。因此,该病患儿多见面色少华、形体偏瘦,但精神尚好,活动如常。
(3)燥性厌食有口渴、烦躁、手足心热、小便短黄、大便偏干等阴虚内燥特征。

四、 辨证论治

厌食当首辨脏腑,本病以脾胃为主,再辨证属脾主运化功能失健,还是脾胃气阴亏虚为主。脾失健运主要表现为病程短,仅有纳呆食少,饮食稍多即感腹胀,形体尚可,舌苔薄腻;脾胃气虚则病程长,食而不化,大便溏薄,伴面色少华,乏力多汗,形体消瘦等气虚表现;脾胃阴虚可见食少多饮,口干舌燥,大便秘结,舌红少津,苔少或花剥苔等阴虚症状;如伴嗳气,胁胀,急躁者多为肝脾不和。本节所论以脾胃阴虚为主,具体辨证论治如下。

临床表现:不思进食,食少多饮,皮肤失润,甚或烦躁少寐,手足心热,大便偏干,小便短黄,舌红少津,少苔或花剥苔,脉细数。

辨证分析:小儿先天脾胃不足,又遇过食肥甘厚腻、温热之品或热病伤阴,使脾胃虚弱,故不思进食;阴津耗伤,纳化迟滞,胃火偏亢,故食少多饮;阴津亏虚则皮肤、肠道均失于润泽,故皮肤失润,大便偏干;阴虚化火,故见烦躁少寐,手足心热,小便短黄。舌红少津,少苔或花剥苔,脉细数乃阴虚内燥之象。

治法:滋阴健脾,养胃助运。

方药:养胃增液汤(验方)加减。

加减:口干欲饮、烦躁较甚者,加天花粉、芦根、胡黄连;大便秘结,加火麻仁、郁李仁、瓜蒌仁;睡眠不佳,手足心热甚者,加牡丹皮、莲子心、酸枣仁清心凉血,养心安神。

五、 护理与调摄

燥性厌食的预防当以科学喂养为主,母乳喂养的婴儿4个月后应逐步添加辅食。纠正不良饮食习惯,不可挑食、偏食,不强迫进食,饮食定时适量,荤素搭配,营养均衡,避免过食肥甘厚腻等不易消化之物,鼓励多食蔬菜及粗粮,忌随意进食温热补品或补药。平日可适当摩腹,揉中脘以健脾助运,也可将苍术、艾叶、佩兰、菖蒲、藿香等中药研成细末装入香囊,佩戴于胸前(近膻中穴)或置于枕边。

六、病案举例

伍某,女,3岁6个月,2006年8月7日初诊。

患儿因食欲不振,厌恶进食1月余就诊。患儿稍食则脘腹饱胀,食少饮多,平素大便干结如羊屎状,1～2日1行,常诉解便时肛门疼痛,小便黄,形体尚可,精神正常,手足心热,舌质红、花剥苔,苔薄黄而少,脉细稍数。

诊断:厌食(脾胃阴虚证)。

处方:北沙参12 g,麦冬10 g,生地黄10 g,玉竹10 g,石斛12 g,生麦芽12 g,生谷芽12 g,木瓜5 g,莱菔子15 g,山楂15 g,糯稻根须15 g,神曲15 g,甘草5 g。5剂,水煎服,每日1剂。

二诊(2006年8月14日):服上方后进食量较前明显增加,且解便好转,条形便,每日1次,未诉解便时肛门疼痛,小便正常,手足心热好转,舌质红、苔花剥面积减少、苔薄黄,脉细数。上方加山药10 g,鸡内金15 g,藿香10 g,加强醒脾、助运功效。痊愈告终。

【按语】小儿先天脾胃不足,易不思进食;阴津耗伤,纳化迟滞,胃火偏亢,故食少多饮;阴虚化火,故见烦躁少寐,手足心热,小便短黄,辨证为厌食(脾胃阴虚证),治以益胃生津,佐以助运,方予加味益胃汤,疗效显著。

第七节　缺铁性贫血

一、概述

缺铁性贫血是体内贮存铁缺乏,导致血红蛋白合成减少所致的以皮肤黏膜苍白或苍黄、乏力倦怠、食欲不振、烦躁不安为主要临床表现的疾病。具有小细胞低色素性、血清铁和转铁蛋白饱和度降低、铁剂治疗效果良好等特点。该病属于中医"血虚""虚劳"范畴,为小儿贫血中最常见的类型,多见于婴幼儿,好发年龄为6个月至3岁。燥性贫血是指血虚日久,肝肾阴虚证,以面色苍白,毛发枯黄,爪甲色白易脆,耳鸣目涩,盗汗,颧红,腰膝酸软,咽干舌燥,舌红而干,苔少或光剥,脉细数为主要证候,常见于中重度贫血。

二、病因病机

缺铁性贫血的病因有先天禀赋不足、后天喂养不当导致脾胃虚弱,或大病之后失于调养,或与急慢性失血相关。病位在脾、胃,与心、肝、肾有关,基本病机为气血不足,血虚不荣。燥性贫血主因血虚日久,伤及肾脏,精血同源,肝肾同源,则肝肾俱伤,久病伤阴,故而肝肾阴

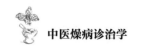

虚,肝藏血,肾藏精,肝肾阴虚则精血匮乏而血无所藏,发为贫血。

三、诊断要点

既往存在导致缺铁的危险因素,如孕母严重缺铁或胎儿从母体获得的铁不足,导致先天贮存铁不足;或婴幼儿成长迅速,未能及时添加含铁丰富的食物,致铁供给不足;或慢性腹泻患儿及食物搭配不合理导致铁吸收障碍;慢性失血导致铁丢失过多。

燥性贫血为肝肾阴虚证,多见于中重度贫血。此类患儿皮肤、黏膜逐渐苍白或苍黄,以唇、口腔黏膜、甲床及手掌最为明显,以耳鸣目涩,颧红盗汗,腰膝酸软,烦躁失眠等为特征。

部分患儿可能有肝、脾及淋巴结肿大,年龄越小,病程越久,贫血越重,肝脾肿大越明显,但一般情况肿大很少超过中度。

四、辨证论治

本病首辨病因,主要分为摄入、生成不足,消耗过多,或少量失血;再辨病情轻重,急性发作患者病情较重,缓慢发生者病情较轻;继辨脏腑及气血阴阳,病位在脾,亦可见病及心者,病位在肝,则可见病及肾者,总体多为气虚失运,阴血不足所致的气阴亏虚,久病重病阴损及阳,可发展为脾肾阳虚。本节所论以肝肾阴虚为主,症见面色苍白,毛发枯黄,盗汗,耳鸣目涩,舌质红干,苔少或光剥,脉细数等肝肾亏虚、阴血不足之象,具体辨证论治如下。

临床表现:面色苍白,毛发枯黄,爪甲色白易脆,耳鸣目涩,颧红盗汗,腰膝酸软,发育迟缓,咽干舌燥,肌肤失润,甚或皮肤瘀斑,吐血衄血,烦躁失眠,四肢震颤,舌红而干,苔少或光剥,脉细数。

辨证分析:血虚日久,病损及甚,精血同源,肝肾同源,因此肝肾俱损。肝在体合筋,其华在爪,开窍于目,故肝阴亏虚则见爪甲色白易脆,目涩,四肢震颤;肾主生长发育,肾精不足则见发育迟缓;久病伤阴,肾阴不足则见颧红盗汗,腰膝酸软;津血同源,血虚日久,亦耗伤津液,血虚则见面色苍白,毛发枯黄;阴津不足则见咽干舌燥,肌肤失润等津亏内燥的特征;阴虚化热,内燥火旺,故见皮肤瘀斑,吐血衄血,烦躁失眠。舌红而干,苔少或光剥,脉细数皆为阴虚内燥之象。

治法:滋补肝肾,调补精血。

处方:左归丸或六味地黄丸加减。

加减:潮热盗汗较甚者,加地骨皮、银柴胡、牡丹皮、泽泻等;双目干涩者,加石斛、夜明砂;皮肤有瘀点、瘀斑者,加三七粉、茜草。

五、护理与调摄

缺铁性贫血的预防首先在于孕期及哺乳期加强母亲营养和疾病的预防,合理膳食,保证婴儿营养及健康。其次在后天喂养中提倡母乳喂养,4~6个月龄可添加富含铁剂的营养辅食,早产儿、低体重儿于出生2~4周即可给予铁剂预防,忌偏食、挑食,保证饮食营养丰富、均衡。小儿患病时期的陪护应慎起居,讲究卫生,注意休息,积极治疗各类原发疾病,谨慎用药。

燥性贫血以中重度贫血为主,此类患儿更应加强护理,尽量卧床休息,避免剧烈活动,注意卫生,避免感染、预防传染性疾病。可根据病情增加富含铁剂、维生素 C 和蛋白质的食物,进行摩腹、揉血海等推拿手法以预防、保健及辅助治疗。

六、病案举例

甲者,男,17 岁,2017 年 10 月 18 日初诊。主诉:乏力气短 6 年余。

患者 6 年前因面黄,乏力,于某院行骨髓穿刺术,确诊为慢性再生障碍性贫血,口服环孢素、司坦唑醇片、肌苷片、再造生血片 1 年余。2015 年 6 月查血常规,血细胞恢复正常,减量服上药半年,复查血常规,血细胞三系下降。刻下:皮肤未见明显出血点,乏力明显、低热、手足心热、面色无华,不畏寒,偶有眼干涩、盗汗;无明显鼻衄、齿衄,纳寐可,二便调;舌略暗淡,苔薄,脉细数。辅助检查:2017 年 10 月 18 日血常规示白细胞 3.8×10^9/L、红细胞 2.46×10^{12}/L、血红蛋白 97 g/L、血小板 32×10^9/L。

西医诊断:慢性再生障碍性贫血;中医诊断:髓劳(肾阴亏虚证)。

治法:滋阴补肾为主。处方:六味地黄汤加减(生地黄 10 g,熟地黄 10 g,牡丹皮 15 g,山茱萸 15 g,连翘 20 g,女贞子 15 g,泽泻 15 g,云茯苓 15 g,党参 10 g,沙参 12 g,仙鹤草 30 g,生黄芪 30 g,甘草 10 g,炒麦芽 15 g,炒白术 15 g,炒神曲 20 g),14 剂,水煎服,早晚温服。

二诊(2017 年 11 月 10 日):服药半月后,乏力症状明显缓解,夜间盗汗症状改善,效不更方,守上方治疗。7 个月余后,2018 年 5 月 23 日血常规示白细胞 4.3×10^9/L,红细胞 3.01×10^{12}/L,血红蛋白 119 g/L,血小板 60×10^9/L;复查骨髓象,基本达到缓解,随访半年病情稳定。

【按语】本例患者肾阴不足,不能养髓,导致髓劳,肾阴不足,肾主骨生髓的机能减退,结合症状及舌脉,辨证属肾阴亏虚证,故方药以六味地黄汤加减,滋阴补肾,疗效显著。

第八节　抽动障碍

一、概述

抽动障碍是因起病于儿童或青少年时期的一种以不自主、反复、突发、快速的,重复、无节律性的一个或多个部位运动抽动和(或)发声抽动为主要特征的神经精神障碍性疾病。本病属于中医"肝风""抽搐""瘛疭""筋惕肉瞤"等范畴。其中,小儿因先天不足,肾阴亏虚;或感热病伤阴,肾阴虚致肝阴亦有亏损,阴虚内燥,肝阳上亢,发为抽动,以形体偏瘦,五心烦热,颧红潮热,大便偏干,舌红少苔,脉细数等阴虚内燥之象为辨证要点者,属燥性抽动。该病好发于 5~10 岁儿童,男孩多于女孩,少数患儿至青春期可自行缓解,有的可延续至成人。患儿可伴情绪行为症状,亦可共患一种或多种心理行为障碍,但智力一般不受影响。

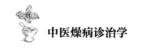

二、 病因病机

抽动障碍主要病因为先天禀赋不足、感受外邪、情志失调、饮食所伤、疾病影响等,其病位在肝,亦可涉及心、脾、肺、肾,基本病机为风痰内扰,肝亢风动。燥性抽动主因患儿先天不足,肾阴亏虚,或感热病伤及阴津,水不涵木,故肾阴虚损导致肝阴亏虚,阴虚则无以制阳,肝阳上亢,阴虚化热,引动肝风,发为抽动。该病的发生可与学习紧张、劳累倦怠、看电视或打游戏持续时间过长等多种因素相关。

三、 诊断要点

该病起病于儿童或青少年时期,患儿多有疾病后及情志失调等诱因,或有家族史。

抽动障碍主要临床表现分为运动性抽动和发声性抽动两大类。运动性抽动表现为不自主的肌肉抽动,可波及面部、颈部、肩部、躯干及四肢,表现为挤眉、眨眼、咧嘴、耸鼻、面肌抽动、仰头、甩头、扭肩、甩手、鼓腹、踢腿、跺脚等;发声性抽动表现为异常的发音,如吼叫声、呻吟声、秽语等。本病抽动为反复发作,呈多发性、慢性、波动性,发病迅速、刻板,可受意志暂时控制。

燥性抽动以挤眉弄眼,摇头扭腰,形体偏瘦,急躁易怒,颧红潮热,五心烦热,大便偏干,舌红少苔,脉细数等阴虚风动之象为特征。

四、 辨证论治

本病辨证当首辨虚实,病程短,抽动频繁有力,发声响亮,伴烦躁易怒,大便干,舌质红,脉实者,多为实证;病程常,发声较低,伴面色无华,倦怠懒言,舌淡苔薄,或潮热盗汗,舌红苔少者多属虚证。再辨脏腑,病可及肝、心、脾、肺、肾五脏,其中眨眼摇头,烦躁易怒者,病位在肝;夜寐多梦,心烦不宁,秽语抽动者,病位在心;抽动无力,纳呆食少,面黄体倦者,病在脾;肢颤腰扭,手足心热,舌红苔少者,病在肾;时有外感,喉有异声,引发抽动者,病在肺。本节所论当属病在肝肾之阴虚风动证,具体辨证论治如下。

临床表现:挤眉弄眼,摇头扭腰,肢体抖动,形体偏瘦,急躁易怒,颧红潮热,五心烦热,口渴咽干,睡眠不安,大便偏干,舌质红而干,苔少或花剥,脉细数或弦细无力。

辨证分析:肝肾阴虚,阴虚无以制阳,肝阳上亢,阴虚生风,发为抽动,且病位在肝、肾,故抽动主要表现在挤眉弄眼,摇头扭腰,肢体抖动;肾阴亏虚,水不涵木,继而肝阴亏虚,故见形体偏瘦,急躁易怒,阴虚津亏,内成燥证,故见口渴咽干,大便偏干,阴虚生火,故见颧红潮热,五心烦热,睡眠不安。舌质红而干,苔少或花剥,脉细数或弦细无力均为肝肾不足,阴虚内燥之象。

治法:滋水涵木,柔肝息风。

处方:大定风珠加减。

加减:口渴咽干,五心烦热,舌红而干,可配玄参、地骨皮、牡丹皮、青蒿;急躁易怒、肢体抖动剧烈者,可加钩藤、石菖蒲、茯苓、龙骨;睡眠不安较甚者,可加酸枣仁、百合、首乌藤、合欢皮。

五、护理与调摄

抽动障碍的预防最早在孕妇围生期应避免情志所伤,保证生活规律,营养均衡。小儿应多做能分散注意力的游戏,少看或不看电子产品,不要接触惊险刺激的游戏、影视作品及书籍,家长不可对其精神施压,提倡鼓励教育,保持家庭环境和谐、温馨,避免儿童受到过度惊吓。清淡营养饮食,忌食兴奋性食物,适当进行体育锻炼,增强体质。

六、病案举例

孟某,女,11 岁。1978 年 12 月 16 日来诊。

患病 1 周,全身舞动无片刻宁静;颈转头摇,吐舌咂嘴,眉眼频搐,四肢摇摆;舌短不能言,手颤不能握物,脚飘摇不能迈步;嘴不停开合如嚼物状,生活不能自理;进食亦需人喂之,且必须按其口部开合之节奏喂食,痛苦万状。某部队医院诊断为小儿舞蹈病,曾用激素、镇静剂,并服虫类息风之剂皆无效。患儿父母系农村社员,生活困难,邀余诊视。视其舌光绛无苔,全身疲软,入夜盗汗,烦渴;由于喉头亦随舞蹈之节奏而抽搐,饮水即呛,脉沉细数;据其父言,起病时似曾感冒发烧。

辨证:当年冬季应寒反温,症从发热而来,故内风妄动。肾之经脉络舌本,肾阴亏耗不能上承于舌,故舌短难言。且肝肾同源,肾精匮乏不能滋荣肝木,故阳无所制而风动。

诊断:抽动障碍(阴虚风动证)。

治法:滋肾柔肝息风。

处方:大定风珠。(牡蛎 15 g,龟甲 15 g,鳖甲 15 g,生地黄 18 g,麦冬 18 g,阿胶 12 g^{烊化},酸枣仁 15 g,炙甘草 12 g,天麻、五味子、远志各 10 g,菖蒲 12 g,蛋黄 1 枚^{冲}),3 剂。

二诊(1978 年 12 月 20 日):唯盗汗不止,神情疲惫,腰酸膝软。此乃气阴未复,肾元受损。仍予原方,去菖蒲、远志、天麻,加山萸肉 45 g,黑小豆 30 g,生黄芪 18 g,肾十味*各18 g。上方服 5 剂后痊愈。

【按语】肝肾阴虚,阴虚无以制阳,肝阳上亢,阴虚生风,发为抽动,且病位在肝、肾,故患者抽动主要表现在颈转头摇,吐舌咂嘴,眉眼频搐,四肢摇摆,腰为肾之府,诸症凡见腰痛如折或腰酸膝软,即为肾虚的依据。随证选用肾十味于对症方内,其效如神。

第九节　肾病综合征

一、概述

肾病综合征,简称肾病,属于中医"水肿"范畴,是由多种病因引起的肾小球基底膜通透

---

* 肾十味:枸杞子、菟丝子、盐补骨脂、淫羊藿、沙苑子、杜仲、盐巴戟肉、仙茅、骨碎补、狗脊。

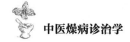

性增加,导致血浆内大量白蛋白从尿中丢失,以头面、眼睑浮肿,甚至全身浮肿及小便短少,尿液有较多泡沫为主要临床表现的临床综合征。本病是儿童时期泌尿系的常见病,发病多为学龄前儿童,特别是以 2～5 岁为高发年龄,男女比例为(1.5～3.7)∶1。水肿分阴水与阳水,小儿肾病水肿明显,病程较长,且迁延难愈,反复发作,以"阴水"为主。其中,燥性肾病多见于素体阴虚、过用温燥或利尿剂者,其真阴不足,滋水涵木,肝肾不足,以水肿或轻或重,燥热烦渴,舌红苔少,脉弦细数为主要特征;或可见于水肿日久,或长期大量使用激素后仍病情反复、迁延不愈者,其肺气不足,耗气伤阴,久病及肾,导致肾阴亏虚,出现神疲乏力,汗出,头晕耳鸣,咽干口渴,舌质稍红,舌苔少,脉细弱等证候之气阴两虚证。

二、 病因病机

小儿肾病的病因分内因和外因。内因多为小儿先天禀赋不足,或久病体虚,肺、脾、肾三脏亏虚;外因主要包括外邪入侵,导致本病发作或复发,以感受风邪、湿热或热毒之邪多见。基本病机为肺、脾、肾三脏虚弱,气化、运化功能失常,封藏失司,精微外邪,水液内停。病位在肺、脾、肾,涉及心、肝、膀胱等脏腑。燥性肾病因患儿先天禀赋不足,素体阴虚,真阴不足,或过用温燥之品,或利尿太过伤及真阴,致肾失开阖,水液停滞,肝失滋养,肝肾阴虚,发为水肿;又因病久不愈,外邪伤正,阳气虚损,反复发作,或长期使用激素,致阳损及阴,肝失滋养,从而出现肝肾阴虚,或气阴两虚之象。

三、 诊断要点

(1) 小儿肾病以水肿为最常见的临床表现,多见眼睑、颜面浮肿,甚则全身浮肿,水肿呈凹陷性,水肿明显时可见尿量减少、尿液有较多泡沫,严重者累及浆膜腔,出现胸腔积液、腹水、阴囊水肿等。

(2) 燥性肾病之肝肾阴虚证以烦热口渴,头晕头痛,目睛干涩,手足心热,失眠多汗,舌红苔少,脉弦细数为主要临床表现;气阴两虚证以神疲乏力,汗出,易感冒,咽干口渴,手足心热,舌质稍红,舌苔少,脉细弱为特征。前者更突出阴虚化火之象,后者气虚更甚,两者均有阴虚内燥之象。

四、 辨证论治

本病辨证首辨阴水、阳水,阳水发病急,水肿多自眼睑头面起,迅速延及全身,肿处皮肤光亮,按之即起;阴水病程较长,水肿以下半身浮肿为主,腰以下尤甚,按之凹陷难起。再辨虚实,本节所论属阴水之阴虚证。浮肿伴头晕头痛,心烦口渴,手足心热,舌红苔少,脉弦细数等为肝肾阴虚证;伴面色无华,神疲乏力,咽干口渴,舌质稍红,苔少,脉细弱则为气阴两虚证。

1. 肝肾阴虚证
临床表现:浮肿或轻或重,头晕头痛,心烦口渴,咽干舌燥,手足心热,或有面色潮红,目睛干涩或视物模糊,痤疮,失眠多汗,舌红苔少,脉弦细数。

辨证分析:患儿素体阴虚,或过用温燥之品或利尿太过,尤多见于大量使用激素者,伤及真阴。真阴不足,水火不济,相火妄动,故见头晕头痛,心烦口渴,咽干舌燥,手足心热,面色潮红,痤疮,失眠多汗;肝开窍于目,肝阴不足,不能上滋于目,故见目睛干涩或视物模糊。舌红苔少,脉弦细数,为阴虚内热之象。

治法:滋补肾阴,平肝潜阳。

方药:知柏地黄丸加减。

加减:大便干结者,加大黄;头面及手足心热者,可酌加地骨皮、女贞子、旱莲草。

2. 气阴两虚证

临床表现:面色无华,神疲乏力,多汗,易感冒或有浮肿,头晕耳鸣,咽干口渴,或见长期咽痛,咽部暗红,手足心热,舌质稍红,舌苔少,脉细弱。

辨证分析:本证患儿多为病程日久,或反复发作,或长期反复使用激素后,水肿亦有反复者。肺气不足,不能上荣头面,肌表不固,故见面色无华,神疲乏力,多汗,易感冒;肺病及肾,肾阴亏虚,内而化燥,虚热上扰,故见头晕耳鸣,咽干口渴。或见长期咽痛,咽部暗红,手足心热,舌质稍红,舌苔少,脉细弱的气阴两虚之象。

治法:滋阴益气,化湿清热。

处方:六味地黄丸加减。

加减:兼见大便先干后稀、舌边有齿痕、小便色黄者,可加党参、黄芪、车前草。

五、 护理与调摄

小儿肾病的预防至关重要,对于潜在感染,如皮肤疮疖痒疹、龋齿或扁桃体发炎等病灶应及时处理,同时生活中也应注意室内空气流通,户外活动时尽量接触新鲜空气,防止呼吸道感染,保持皮肤、外阴及尿道口清洁,防止皮肤及尿路感染。病程中水肿明显的患儿应卧床休息,避免剧烈活动,低盐清淡饮食,显著水肿和严重高血压时期应暂时限制水钠摄入,摄入盐量控制在每日 1~2 g,饮水不宜过多,病情缓解后不必继续限盐。水肿期蛋白摄入控制在 1.5~2 g/(kg·d),以高生物价的动物蛋白(乳、鱼、蛋、禽、牛肉等)为宜,避免过高或过低。在应用糖皮质激素时,应每日给予适量钙剂。燥证肾病患儿可在疾病后期及日常将党参、麦冬、五味子、桑葚、枸杞煎汤代茶饮以益气生津、滋补肝肾。

六、 病案举例

罗某,女,12 岁。

患者肾病综合征 1 年半未愈,以高度浮肿、大量尿蛋白,于 1973 年 7 月 15 日入院。入院后开始中西医结合治疗,中药以五皮饮加萹蓄、猪苓、滑石连续治疗 2 个月,浮肿、腹水消失,惟尿蛋白有增无减(＋＋＋);患儿精神、食欲可,但面色淡白,大便偏干;舌质红无苔,脉象沉弦细数。

西医诊断:肾病综合征;中医诊断:水肿(肝肾阴虚证)。

治法:由于病情比较稳定,于 1973 年 9 月 20 日起改以补肾治本。

处方:山萸肉 9 g,玉竹 9 g,云茯苓 9 g,泽泻 9 g,旱莲草 9 g,枸杞子 9 g,黄精 9 g,大熟地

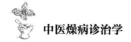

黄 15.6 g,怀山药 18.8 g。

自服上药 1 个月后,面色红润,仍无浮肿。多次化验尿常规:红细胞(—),白细胞(—),尿蛋白(—)。原方继续观察。

复诊(1973 年 11 月 3 日):一般情况仍好,尿蛋白(—),红细胞(—),白细胞(—)。准备出院。

【按语】本案体现了中医"急则治标,缓则治本"的思维,患儿病程日久,先治其标,以五皮饮加萹蓄、猪苓、滑石利水消肿,行气健脾,水肿诸症缓解。后辨证从"舌红无苔、脉细数"抓住阴虚本质,四诊合参。肺气不足,不能上荣头面,肌表不固,故见面色无华;阴虚内热,津液不足,大便偏干;肺病及肾,伤及真阴,舌红苔少,脉弦细数,为阴虚内热之象,故此时从"治标利水"转为"补肾治本",以补肾治本为主,兼顾健脾利湿,无峻烈之品。选用六味地黄丸化裁,连续用药 1 个月显效,体现慢性病需守方缓图。在控制水肿后,需针对体质(如阴虚)长期调理,而非单纯利尿。

第十节 尿 频

一、概述

尿频是以小便频数为特征的儿科泌尿系疾患,本病归属中医学"淋证"范畴,本病多发于学龄前儿童,尤以婴幼儿时期发病率最高,女孩多于男孩。其中燥性尿频主因患儿素体阴虚,或尿频日久,湿热久滞,伤及肾阴,阴虚化火,虚火客于膀胱,使膀胱失约而发为尿频。

西医儿科学中最常见的泌尿系感染和白天尿频综合征(神经性尿频)均可参考本病辨证论治。

二、病因病机

尿频的病因主要分外感与内伤。外感多为感受湿热外邪;内伤为先天不足,脾肾亏虚。病位在肾、膀胱,基本病机为膀胱气化功能失常。燥性尿频小儿,主因先天不足,肾气亏虚,气虚则无以推动津液运行输布,导致肾阴亏虚;或尿频日久不愈,湿热留恋,损及肾阴,阴虚内热,燥而化火,虚火伤及膀胱,使膀胱气化失约,排尿异常,发为尿频。

三、诊断要点

尿频在临床以泌尿系感染和白天尿频综合征(神经性尿频)两种疾病多见。前者以起病急,小便频数,淋漓涩痛,或伴发热等症状为主要特征;后者以醒时尿频,点滴淋漓,但入眠消失,反复发作为主要临床表现。

燥性尿频以小便频数,反复发作,伴低热、盗汗、颧红,五心烦热,咽干口渴,舌红苔少,脉细数为主要辨证要点。

四、辨证论治

本病辨证重点在辨虚实，病程短，起病急，小便频数短赤，尿道灼热疼痛者，为湿热下注之实证；病程长，起病缓，小便频数，淋漓不尽，尿道灼热、疼痛不明显者，多属虚证。本节所论为虚证中尿频伴见低热、盗汗、颧红、五心烦热等阴虚内热之象，具体辨证论治如下。

临床表现：病程日久，小便频数或短赤，低热，盗汗，颧红，五心烦热，口渴咽干，舌红而干，少苔，脉细数。

辨证分析：患儿素体阴虚或病程日久，耗气伤阴，肾阴亏虚，虚热内生，停滞下焦，故见小便频数；虚火复灼津液，内成燥证，故见小便短赤，低热，盗汗，五心烦热，口渴咽干。舌红而干，少苔，脉细数均为阴虚内热之象。

治法：滋阴补肾，清热通淋。

处方：知柏地黄丸加减。

加减：口渴喜饮，腰膝疲软，可加沙参、麦冬、五味子；低热持续者，加青蒿、地骨皮；盗汗较多者，加鳖甲、煅龙骨、煅牡蛎；兼见尿急、尿痛、尿赤者，加黄连、淡竹叶、萹蓄、瞿麦。

五、护理与调摄

尿频的防治以预防为主，平时应注意个人卫生，常洗会阴与臀部，防止外阴部感染，勤换尿布或内裤，不穿开裆裤，不坐地玩耍。多饮水，少食辛辣刺激食物，适当进行体育锻炼，增强体质。小便频数或短赤症状严重的患儿及患病之初，可用金银花、蒲公英、地肤子、苦参、通草等中药水煎坐浴以缓解症状，配合摩腹手法辅助治疗。

六、病案举例

某患儿，女，8岁。1年来小便频数，色黄，夜寐遗尿，二足无力，纳谷一般，舌红无苔。

诊断：尿频（阴虚内热证）。

处方：生地黄12g，怀山药12g，萸肉6g，菟丝子9g，覆盆子9g，五味子1.8g，龙骨9g，牡蛎24g，盐水炒桑螵蛸9g，缩泉丸9g^{包煎}，7剂。

二诊：尿数已瘥，遗尿仍作，两足仍感虚弱，纳和舌净，肾虚未复。再以原方出入，上方去桑螵蛸、缩泉丸，加乌梅6g，金樱子9g，芡实9g，7剂。

三诊：尿频已和，遗尿大减，两足渐觉有力。前方尚合，原方再进7剂，诊后药未尽剂，遗尿已止。

【按语】患儿病程日久，阴虚内热，热扰膀胱，气化不利，故见小便频数、色黄；肾虚不固，膀胱失约，见夜眠遗尿；肾主骨，肾阴不足，筋骨失养，则双足无力；舌红无苔为阴虚内热之象。四诊合参，辨证为尿频，证属肾虚阴亏，膀胱不约。治以滋阴为主（生地黄、山药、茱萸肉），兼顾固涩（龙骨、牡蛎、桑螵蛸）。缩泉丸偏温，可能稍有助热，但整体配伍以滋阴为主，故未见明显不良反应。初期用桑螵蛸、缩泉丸侧重温涩，后调整至金樱子、芡实更平和，乌梅的加入增强酸收固摄，符合"酸以收之"原则。

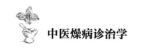

第十一节 麻　疹

一、概述

麻疹是感受麻疹时邪引起的急性出疹性时行疾病,以发热,咳嗽,鼻塞流涕,泪水汪汪,口腔两颊黏膜可见麻疹黏膜斑,全身皮肤按序发布红色斑丘疹,疹退之时皮肤有糠麸样脱屑和棕色色素沉着斑为主要临床特点。本病一年四季均可发病,好发于冬春季节,任何年龄均可发病,以6个月至5岁小儿多见。此病属于传染性疾病,传染性较强,常可引起流行,若患儿年幼体弱,失治误治可产生逆证,甚至危及生命,因此属于古代儿科四大要证"麻、痘、惊、疳"之一,患病后一般可获得持久性免疫。麻疹顺证后期皮疹消退之时,病程进展后期肺胃阴伤,见发热渐退,皮疹渐回,皮肤有糠麸样脱屑和色素沉着,口干口渴,舌红少津,苔薄,脉细数等主要临床特征者,为燥性麻疹。

西医学中的"麻疹"即为本病,病原是麻疹病毒,可参考本病辨证论治。

二、病因病机

麻疹的病因为感受麻疹时邪,基本病机为邪犯肺脾,肺脾积热,外发肌肤。病位在肺、脾,若出现逆证可累及心、肝。燥性麻疹为麻疹顺证发展至收没期的病症。

麻疹时邪从口鼻而入,属邪犯肺卫,使肺之宣发失职,发为麻疹初热期之发热、咳嗽、喷嚏流涕等肺卫表证;随疾病发展,时邪肺脾入里,内停于肺脾,故肺脾积热,出现高热、口渴,皮疹透发肌表之见形期;透疹外出后,疫毒随疹外泄,麻疹逐渐收没,皮肤出现糠麸样脱屑和色素沉着,此时热去津伤,表现出低热、舌红少津等阴虚之象,此为收没期。

三、诊断要点

本病为传染性疾患,患儿多为未接种麻疹疫苗,且有麻疹接触史。

麻疹病情发展分为三期。初热期持续2~3天,以发热,咳嗽,喷嚏,鼻塞流涕,泪水汪汪,畏光羞明为主要临床表现,口腔内两颊黏膜近臼齿处可见多个白色斑点,周围有红晕,此为麻疹黏膜斑;见形期持续3~5天,麻疹一般多起于耳后发际,沿头面颈项、躯干四肢、手足心、鼻准部按序透发,3~4天出齐,初起色淡红,后呈暗红色,为斑丘疹;收没期持续3~5天,皮疹透齐后身热渐低,皮疹渐退,皮肤留下糠麸样脱屑和棕色色素沉着斑。

燥性麻疹多为麻疹收没期,以皮疹渐消,皮肤出现糠麸样脱屑和棕色色素沉着斑,低热,口干口渴,大便干结,舌红少津,苔薄,脉细数为主要特征。

四、辨证论治

麻疹辨证关键在于辨顺证逆证,并以此判断疾病的预后及转归。顺证按病程辨证,预后较好,逆证按脏腑辨证,预后较差。顺证按病程分为初热期、见形期、收没期的演变过程。本病属顺证收没期,皮疹逐渐消退,伴见神疲乏力,口干口渴,大便干结,舌红少津,苔薄,脉细数等气阴耗伤表现,具体辨证论治如下。

临床表现:出疹后 3~4 日,持续 3~5 天,皮疹按出疹顺序开始消退,皮肤出现糠麸样脱屑和色素沉着斑,发热渐平,神疲乏力,纳食增加,口干口渴,咳嗽减轻,或声音嘶哑,大便干结,舌红少津,苔薄,脉细数。

辨证分析:此证为麻疹顺证后期,经过正邪相争,正能抗邪,毒随疹出,邪退正复,故皮疹按出疹顺序开始消退,发热渐平,纳食增加,咳嗽减轻;热毒时邪郁久耗气伤阴,肺胃气虚则神疲乏力,阴亏内燥则口干口渴,声音嘶哑,大便干结。舌红少津,苔薄,脉细数为肺胃阴伤之象。

治法:益气养阴,清解余邪。

处方:沙参麦冬汤加减。

加减:阴虚较重者,可配石斛;兼见潮热盗汗、手足心热者,加地骨皮、银柴胡、芦根;大便秘结,加瓜蒌仁、火麻仁;疹后烦躁,可加淡豆豉、山栀子。

五、护理与调摄

麻疹为流行性疾病,因此其预防重点在按计划接种麻疹减毒活疫苗。在流行期间避免到公共场所及流行区域,降低感染风险,若不慎有麻疹接触史者可及时注射丙种球蛋白以预防麻疹的发病。对于感染麻疹病毒的患儿应早发现、早隔离、早治疗,患儿起居房间勤通风,但也应注意温度适宜,避免受风寒或强光刺激。病程中保持饮食清淡,保证眼睛、鼻腔、口腔、皮肤清洁卫生。收没期燥性麻疹的患儿可配合服用桔梗、甘草、玄参、麦冬煎汤代茶饮以滋补肺胃之阴。

六、病案举例

胡某,女,年龄 8 个月。

患者因麻疹后 16 天继发高热而喘,于 1961 年 3 月 18 日住某医院。住院检查摘要:体温 39~40℃,脉搏 174 次/分,发育差,营养不良,颅方形,前囟 2 cm×2 cm、软,面色苍白,呼吸急促,无明显发绀,皮肤有色素沉着,胸对称,肋串珠明显,两肺呼吸音粗糙,右肺中下有管状呼吸音,叩右肺较浊。血常规:白细胞 0.022 3×10⁹/L,中性细胞 67%,淋巴细胞 31%,单核细胞 2%。咽拭子分享为Ⅶ型腺病毒,补体结合试验抗体升高。胸部 X 线片:左下肺野内带纹理粗厚模糊,右上肺内带片状阴影,右中下肺野可见大片致密阴影。临床诊断:①麻疹后继发腺病毒肺炎;②重度营养不良。病程与治疗:入院前 16 天出麻疹,继发高热在 39~42℃之间,咳喘逐渐加重,曾用青霉素、链霉素、金霉素和中药生脉散加味。1961 年 3 月

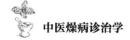

20日请蒲老会诊:高烧39.2℃,无汗,咳嗽多痰,喘促烦躁,胸腹满,大便干燥,面灰,口唇青紫,舌绛而脉细无力。

辨证:本体素禀不足,麻疹后肺胃阴液大伤,伏热未清,阴虚挟痰火。

诊断:麻疹(收没期-肺胃阴伤证)。

治法:养阴润肺,清热化痰。

处方:玉竹10 g,麦冬5 g,知母5 g,黄连1.5 g,清阿胶10 g,大青叶10 g,蛤粉15 g,天花粉5 g,粳米15 g,连2剂。

二诊(1961年12月12日):体温已降至37℃以下,烦减,喘憋亦减,面转黄,舌质已不绛无苔,脉虚。此时痰热虽减,阴液未充,续宜益气生津为治。处方:人参5 g,麦冬4 g,五味子10枚,浮小麦15 g,大枣3枚。服2剂后,诸症悉平,停药观察3日出院。

【按语】该患儿素体素禀不足,麻疹收没期,肺胃阴伤证,且疹后阴液耗伤,余热未清,兼见咳喘多痰、胸腹满等痰热壅肺的表现,用玉竹、麦冬、阿胶、粳米,类似益胃汤＋白虎汤的思路,养阴润肺,知母、黄连、大青叶清肺胃热,蛤粉化痰、天花粉生津化痰,达到养阴润肺,清热化痰的功效。二诊热退痰减,但气阴两虚凸显,故从"清热养阴"转向"气阴双补"。2剂后诸症平,观察3日出院,说明初期热盛阴伤,养阴清热见效;后期气阴两虚,生脉散收功。

第十二节　　发　　热

一、概述

发热是儿科多种疾病中的一种症状,分为壮热、低热、潮热等不同的证候群表现。壮热是指身体发热,热势壮盛,扪之烙手,或伴恶热烦渴的一种症状,属高热范畴;低热是指身痛自觉发热,但热势不高,一般体温在37.5~38℃;潮热是指发热盛衰起伏有定时,犹如潮汛一般。一般小儿发热应按原发疾病进行辨病辨证治疗。然而小儿体属纯阳,阴常不足,且发病容易、传变迅速,多种疾病因素的影响均使病情发生从阳化热的特征转变而出现高热,尤其婴幼儿多见,故对小儿发热的辨证论治一般以小儿高热为重点。

高热是指体温(腋温)高于39℃为主要临床特征的儿科常见急症。高热又称为"大热""壮热""身灼热""体若燔碳"。其中,因小儿过食肥甘厚味、辛辣刺激之食,肺胃蕴热,导致里热炽盛,热灼津液,阴液耗伤,使胃肠燥热内结,而出现的胃肠积热证,表现日晡潮热,腹胀便秘,舌质红,苔黄燥,脉沉大特征症候者,为小儿燥性发热。

二、病因病机

小儿发热的病因分为外感与内伤两大类,其基本病机亦有不同。外感高热为邪毒入侵,正邪相争;内伤高热指正气虚损,阴阳失调。小儿燥性发热为外感邪毒入里化热或过食肥甘厚腻、辛辣刺激食物,使肺胃蕴热,导致热炽阳明,热结肠道,热灼津液,内生燥证,发为高热。

三、 诊断要点

（1）小儿腋温 39.1℃ 以上为高热，41℃ 以上为超高热；发热时间超过 2 周为长期发热。

（2）小儿燥性高热以日晡潮热，腹胀便秘，舌质红，苔黄燥，脉沉大为主要临床表现。

四、 辨证论治

发热可见于多种疾病中，辨证当先明确病因，再辨表里虚实，继辨脏腑兼证。本节所论属内伤发热，病位在胃、肠，病性属实证，症见日晡潮热，腹胀拒按，呕吐腐酸，大便秘结，烦躁不安，舌质红，苔黄燥，脉沉大等胃肠积热证，具体辨证论治如下。

临床表现：日晡潮热，腹胀拒按，呕吐酸腐，烦躁不安，大便秘结，小便短赤；舌质红，苔黄燥，脉沉大。

辨证分析：患儿胃肠燥热内结，热炽阳明，而阳明经气旺于申时，正邪斗争剧烈，故而此时热势加重，即为日晡潮热；热灼阴津，燥热内结，故见烦躁不安；胃失和降，气逆于上，故见呕吐酸腐；热结阴亏，气滞不行，则腹胀拒按；热结大肠，传导失司，煎灼肠道津液，故见大便秘结；膀胱郁热，气化失职，阴液亏虚，故见小便短赤；舌质红，苔黄燥，脉沉大均为燥热内盛之象。

治法：通腑泻热。

处方：大承气汤加味。

加减：口渴多饮，加芦根、粉葛；兼见呕吐者，加竹茹、麦冬；长期反复低热，可加沙参、麦冬。

五、 护理与调摄

燥性发热患儿平时宜清淡饮食，少食肥甘厚味，避免食积，发热病程中应注意休息，随时观察其体温、脉象、呼吸、神志、大小便及出汗等情况。病程中保持室内空气新鲜及良好的通风，出汗后及时擦干汗液，松解衣裤以利散热，避免冷风冷气直接吹袭。多饮水，保证大小便通畅。积极治疗原发病，可配合使用小儿化食丸及摩腹手法治疗以消食化滞。

六、 病案举例

李某，女，5 岁，1964 年 1 月 22 日初诊。

患儿经常咳嗽有痰，入夜尤甚，身热 37.4℃ 左右，持续不退，无汗，食欲不振，腹时痛，面部有散在红点，精神欠佳，大小便正常；舌质淡、苔黄腻而厚，脉沉数。

诊断：发热（胃肠积热证）。

治法：调和肠胃兼消食积。

处方：紫苏叶 5 g，香附 5 g，橘红 5 g，槟榔 7.5 g，厚朴 7.5 g，枳壳 5 g，桔梗 5 g，前胡 5 g，莱菔子 7.5 g，焦山楂 7.5 g，木香 15 g，生姜 3 片。

二诊（1964 年 1 月 23 日）：服前方 2 剂，热退，咳嗽减，但因昨食橘子广柑较多而发生腹

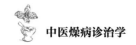

痛,呕吐,脉沉滞苔白。辨证为过食生冷食物,导致脾胃阳气受损,消化功能减弱。治宜温胃消滞。处方:藿香5g,白蔻仁5g,公丁香7枚,法半夏7.5g,枳壳5g,香附5g,橘红5g,槟榔7.5g,厚朴7.5g,木香1.5g,焦山楂7.5g,炒莱菔子5g,生姜3片。

三诊(1964年1月24日):服药后吐出物为药水,从昨夜起复发热,今晨体温38.2℃,咽喉微红,食纳差,大便2日未解,小便短黄,舌质淡苔转白腻,脉沉涩。辨因肠胃阻滞,积食未消,以致便滞呕逆。治宜和胃降逆消积。处方:柴胡5g,白芍5g,炒枳实5g,炙甘草2.5g,槟榔7.5g,木香2.5g,酒大黄3.5g,厚朴5g,法半夏7.5g,炒莱菔子7.5g,紫苏梗5g。

四诊(1964年1月27日):服药后热降,大便解,但仍咳嗽,脉沉数,舌苔减。此仍属积滞未消,肺胃未和。治宜调和肠胃为治。处方:紫苏叶5g,香附5g,陈皮5g,炙甘草2.5g,柴胡5g,槟榔7.5g,焦山楂7.5g,炒枳实5g,炒莱菔子7.5g,神曲7.5g,前胡5g,生姜2片。

五诊(1964年1月30日):前方连服2剂,纳食正常,睡安,仍咳嗽有痰,其他正常,脉滑,苔薄白。继续调和肺胃。处方:紫苏叶5g,杏仁7.5g,桔梗4g,橘红5g,前胡5g,法半夏10g,茯苓10g,厚朴5g,炙甘草2.5g,枇杷叶10g,生姜3片。此方服2剂而愈。

【按语】该患儿饮食不节,食积化热,里热炽盛,热灼津液,阴液耗伤,使胃肠燥热内结,而出现的胃肠积热证,虽有似外感,但其脉不浮。食积生痰,上犯于肺,则咳嗽夜甚;积热内蕴,郁而发热见低热不退;肠胃气滞,湿热中阻可见腹时痛,不欲食,苔黄腻。故治以调和肠胃,消食导滞。二诊冷食伤胃,气滞呕逆,调整治法为温胃消滞。三诊积食未消,郁热复炽,腑气不通,故和胃降逆,通腑消积。四诊继续调和肠胃。收功从"消积导滞"转向"化痰理肺",体现"脾胃为生痰之源,肺为贮痰之器"理论。整体来看,先消积(槟榔、山楂、莱菔子),后通腑(酒大黄),终调肺(杏仁、枇杷叶)。

第十三节　皮肤黏膜淋巴结综合征

一、概述

皮肤黏膜淋巴结综合征(mucocutaneous lymph node syndrome,MCLS),又名川崎病,是一种以全身血管炎性病变为主要病理改变的急性发热性出疹性疾病,属于中医学"温病"范畴,该病以发热、皮疹、球结膜充血、草莓舌、颈淋巴结肿大、手足硬肿为主要临床表现。其中,燥性川崎病患儿多见于疾病后期恢复阶段,正虚邪退,病久耗气伤阴,出现以低热留恋或身热已退,斑疹消退,指、趾端脱皮,倦怠乏力,自汗盗汗为特征的气阴两伤证。本病好发于婴幼儿,男女比例为1.5∶1,病程多为6~8周,有些患儿的心血管症状可持续数月至数年。绝大部分患儿经积极治疗后可以康复,仅有1‰~2‰的死亡率。死亡原因多为心肌炎、动脉瘤破裂及心肌梗死。

二、病因病机

本病西医学病因尚不明确,中医认为是由于感受温热邪毒。基本病机为温热邪毒从口鼻而入,犯于肺卫,蕴于肌腠,入营扰血,侵犯营血。病位在肺、胃,常累及心、肝、肾等脏腑。本病燥性证型多为温热邪毒耗伤津液,正邪相争使正气虚损,故而疾病后期热去而气阴亏耗,神疲乏力,疹退脱皮,咽干舌燥,自汗盗汗,内成气阴两伤之燥证。

三、诊断要点

发热为本病最早出现的症状,持续 7～14 天或更长,体温常达 39℃ 及以上,且抗生素治疗无效。双眼球结膜充血,无脓性分泌物,口唇潮热,口腔黏膜充血,草莓舌。急性期手足硬性水肿和掌趾红斑;恢复期于甲床皮肤移行处出现特征性指(趾)端膜样脱皮,指(趾)甲可见横沟,称博氏线(Beau Lines)。发热 2～4 天躯干部出现弥漫性红斑或多形性红斑样皮疹,持续 4～5 天后消退,肛周皮肤发红、脱皮。一过性颈部淋巴结肿大,单侧或双侧,有触痛,表面不红,为急性非化脓性肿胀。重症患儿可合并冠状动脉病变、胆囊积液、关节炎、无菌性脑脊髓膜炎、面神经瘫痪、高热惊厥等并发症,偶见肺梗死、虹膜睫状体炎等。

本病燥证为疾病恢复期,以热退疹消、脱皮、口咽干燥、神疲乏力、自汗盗汗为辨证要点。

四、辨证论治

本病辨证以卫气营血辨证为主。初起邪在肺卫,症见发热恶风,咽红,多为时短暂;高热不退,口渴喜饮,皮疹显现,则为热炽气分;继而热入营血,可见斑疹红紫,草莓舌,烦躁嗜睡;疾病后期为气阴两伤,症见疲乏多汗,指趾蜕皮。本节主要讨论气阴两伤证,具体辨证论治如下。

临床表现:低热留恋或身热已退,斑疹消退,指、趾端脱皮或脱屑,神疲乏力,咽干口渴,手足心热,自汗,动辄汗出,或伴心悸,盗汗,纳少,舌红少津,苔少,脉细弱不整。

辨证分析:疾病后期恢复阶段,正虚邪退,气虚阴亏,则热退,神疲乏力,自汗,动辄汗出,或盗汗;病位在肺、胃,胃阴、胃气亏耗,运化无力,故见纳少;温热毒邪耗伤阴津,故见咽干口渴;余热未清,阴虚内燥,故见指、趾端脱皮或脱屑,手足心热;心阴受损,心气不足,故见心悸,脉细弱不整。舌红少津,苔少为阴虚内燥之象。

治法:益气养阴,清解余热。

方药:沙参麦冬汤加减。

加减:低热持续不退,加竹叶、生石膏;大便秘结,加瓜蒌仁、火麻仁;心悸、脉率不齐明显者,加牡丹皮、黄芪、甘草;兼有瘀血者,可加桃仁、红花、丹参。

五、护理与调摄

本病病程中宜清淡饮食,多饮水,保持口腔清洁,避免剧烈运动,积极治疗,切勿延误病情。可将党参、麦冬、五味子煎汤代茶饮以益气滋阴。患儿治愈后须随访半年至一年,有冠状动脉扩张者须长期随访,每半年至少做 1 次超声心动图检查,直到冠状动脉扩张消失为止。

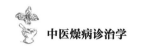

六、病案举例

患儿,男,3岁,2011年9月13日就诊。

患儿20天前出现发热,持续半月不退,体温波动于39～40℃,口干目赤,面部、躯干出现皮疹。经治疗后,皮疹退去,但仍有低热。刻下:低热,倦怠乏力,自汗,盗汗,咽干,口渴,指趾端蜕皮,纳少,舌质红,苔少,脉细数。

诊断:皮肤黏膜淋巴结综合征后期(气阴两伤证)。

治法:养阴清热、益气活血。

处方:沙参麦冬汤加减(南沙参15g,北沙参15g,麦冬10g,玉竹10g,天花粉15g,太子参10g,炙五味子10g,赤芍10g,牡丹皮10g,地骨皮10g,山楂15g,甘草3g)。水煎服,每日1剂。

服上药1剂后,咽干、口渴缓解;服3剂后,倦怠乏力、自汗、盗汗明显减轻,但仍有低热。上方继服3剂后,患儿低热消失,食纳可。

【按语】该患儿感受温热邪毒后,耗伤津液,正邪相争使正气虚损,故而疾病后期热去而气阴亏耗,气虚则倦怠乏力,自汗;阴虚则盗汗,咽干,口渴,纳少,指趾端蜕皮;余热未清见低热持续。沙参麦冬汤养阴清热,益气活血,气阴双补,其中沙参、麦冬、太子参,兼顾阴液与元气;地骨皮、牡丹皮清余热,不伤正;五味子敛汗,防阴液再耗;赤芍活血,配伍沙参、麦冬防燥血伤阴。先救阴,再益气,后调和,虚热尽退,瘀血消散,故疾病自愈,体现"缓则治本"原则。

第十四节　免疫性血小板减少症

一、概述

免疫性血小板减少症,既往亦称为特发性血小板减少性紫癜,是小儿常见的获得性自身免疫性出血性疾病,属于中医学"紫癜"范畴,亦与"血证""虚劳""肌衄""葡萄疫"等病症有相似之处。本病临床以皮肤、黏膜出现瘀点瘀斑、压之不褪色,血小板减少,出血时间延长,血块收缩不良,骨髓中巨核细胞的发育受到控制为特征。本病一年四季均可发生,冬春季高发,常在发病2～4周前有前驱感染或疫苗接种史,高发年龄为2～5岁。本病为良性自限性疾病,80%的病例在诊断后12个月内血小板计数可恢复正常,仅20%左右的患儿病程持续1年以上。其中,患儿感受火热之邪侵袭日久,耗气伤阴,导致肝肾阴虚,虚火内生,出现皮肤黏膜散在瘀点瘀斑,时发时止,颧红盗汗,手足心热,心烦口渴等阴虚火旺之象者为燥性紫癜。

二、病因病机

本病病因分内因和外因,外因为外感风热时邪或其他异气;内因为小儿素体虚弱。病位在心、肝、脾、肾。基本病机为风热侵袭,热毒伤络,迫血妄行;或素体亏虚,阴阳气虚,气血不固,导致血溢脉外,瘀于皮下,发为紫癜。燥性紫癜指患儿病久,正邪相争,正气亏虚,反复大量出血,阴血耗伤,肾阴不足,精血乏源,虚火内生,灼伤血络,发为紫癜,且病情反复发作,病程迁延日久。

三、 诊断要点

本病在发病前 2～4 周有前驱感染或疫苗接种史。

本病以皮肤、黏膜广泛出血,多为散在性针状的皮内或皮下出血点,形成瘀点或瘀斑为主要临床表现。

燥性紫癜以皮肤黏膜散在瘀点瘀斑,时发时止,伴潮热颧红,手足心热,心烦口渴等阴虚内燥之象为特征。多见于病程迁延或慢性期,在肾上腺皮质激素治疗过程中亦多见此证。

四、 辨证论治

本病首辨虚实,起病急,病程短,紫癜颜色鲜明者属实证,多为血热妄行;起病缓,病情反复,病程较长,紫癜颜色较淡者多属虚证,以气不摄血或阴虚火旺为主。本节所论当属慢性型,症见皮肤瘀点瘀斑时发时止,伴出血现象,潮热颧红,烦躁盗汗,舌红少苔,脉细数等阴虚火旺之象。再辨病情轻重,出血量少者为轻证;出血严重伴大量便血、血尿及明显蛋白尿者为重证;见头痛、昏迷、抽搐等症状则为危证。本节所论阴虚火旺证,具体辨证论治如下。

临床表现:皮肤瘀点瘀斑时发时止,以下肢多发,或伴鼻衄、齿衄、尿血等出血现象,潮热颧红,手足心热,盗汗,心烦口渴,口干咽燥,舌红少苔,脉细数。

证候分析:病程迁延,风邪热毒侵袭日久,反复出血,耗气伤阴,导致肾阴亏虚,肝阴不足,虚火内生,灼伤血络,迫血妄行,故见皮肤瘀点、瘀斑时发时止,以下肢多发,或伴鼻衄、齿衄、尿血等出血现象;化生虚热,故见潮热颧红,手足心热,盗汗;阴虚内燥,故见心烦口渴,口干咽燥。舌红少苔,脉细数均为阴虚内燥之象。

治法:滋阴降火,凉血止血。

处方:知柏地黄丸加减。

加减:皮肤出现瘀点、瘀斑且阴虚甚者,酌加墨旱莲、仙鹤草、紫草;鼻衄、齿衄较重,加白茅根、焦栀子;低热盗汗甚者,加银柴胡、地骨皮、煅龙骨、煅牡蛎、五味子。

五、 护理与调摄

本病预防应主要避免病毒感染,降低发病风险。病程中患儿忌用对血小板有抑制作用的药物,如阿司匹林等,避免外伤。密切观察病情变化,若出现头痛眩晕等症状者,为颅内出血先兆,应及时处理。忌食干、硬、刺激性食物,以清淡易消化饮食为主。可用艾灸治疗以益气滋阴,凉血止血,取穴以八髎、腰阳关为主。

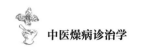

六、病案举例

王某,男,2岁,以全身出现小出血点4天而入院。

患儿皮肤可见针尖大小出血点。先从额部,继而在鼻部与左胫部,摔碰后即出瘀斑,纳食欠佳,能饮水,身不热,血小板 0.0194×10^9/L,出血时间9分30秒。苔白少,舌质红。

辨证:血分蕴热,气机不畅,血络违和,致皮肤出血。

诊断:血小板减少性紫癜(阴虚血热证)。

治法:清热凉血,佐以养血、柔络。

处方:鲜芦根25 g,丹参6 g,白芍10 g,甘草5 g,牡蛎25 g,鲜生地黄15 g,茜草5 g,藕节炭10 g。

二诊:服上药5剂后,出血点逐渐消退。发热,咳嗽,清涕,舌质红,苔白。辨证为余热未尽,复感外邪,以致发热咳嗽,呈肺气不利之象。治宜辛凉解热肃肺。处方:桑叶10 g,菊花10 g,连翘10 g,薄荷6 g,牛蒡子5 g,焦栀子6 g,豆豉10 g,元参10 g,沙参10 g,生石膏12 g,甘草3 g。

三诊:服药1剂,体温下降,身有微汗,咳嗽,流涕减轻,口渴能饮,出血点基本消失,未见新出血点,二便可,苔白,舌质正常。辨证为发热退后,阴分未复,余热留恋,肺气失其肃降。治宜辛凉肃肺,甘寒养阴,少佐滋潜退热。处方:桑叶10 g,菊花6 g,薄荷3 g,沙参10 g,元参6 g,生牡蛎19 g,白薇6 g,鳖甲10 g,白芍10 g。药后病情好转,精神食欲均佳,出血点全部消失,血小板计数 0.18093×10^9/L,出血时间1分30秒,而痊愈出院。

【按语】本案患儿反复出血,耗气伤阴,导致肾阴亏虚,肝阴不足,虚火内生,灼伤血络,迫血妄行,治以清热凉血,养血柔络。故5剂后热清血宁,络脉得固,出血点消退。二诊复感外邪,此时余热未净,复感风热,肺卫失宣,故治以桑菊饮加石膏,辛凉解表,肃肺清热。虽外感发热,但避免辛温发汗,防助血热,此外保留滋阴药(沙参、元参),兼顾本病本虚标实特点。三诊表邪已解,阴分未复,余热留恋,故甘寒养阴,清透余热。本病案体现了"血热宜清,血虚宜养,血瘀宜化"的治血三大原则,为儿童血小板减少性紫癜的中医治疗提供范本。

第十五节　过 敏 性 紫 癜

一、概述

过敏性紫癜是以小血管炎为主要病变的全身性血管炎综合征,是小儿时期常见的出血性疾病之一,以皮肤紫癜、关节肿痛、腹痛、便血及血尿、蛋白尿为主要临床表现。本病属于中医学"血证""紫癜"范畴,亦与中医古籍中所记载的"紫斑""紫癜风""葡萄疫""肌衄"等病症有相似之处。该病一年四季均可发病,多见于春秋季节;各年龄段均可发病,常见发病年龄为2~8岁,男孩发病率高于女孩。其中,患儿素体阴虚,或热病伤阴,或病久气阴亏耗,虚火内生,出现紫癜时发时止,血色鲜红,手足心热,低热盗汗等阴虚火旺之象为特征者为燥性紫癜。

二、 病因病机

本病的病因分为内因和外因。外因是外感风热之邪或饮食不当等因素；内因是小儿素体亏虚。燥性紫癜为虚证，过敏性紫癜后期多见，乃小儿素体阴虚，或热病伤阴，或久病阴血耗伤，内生虚火，灼伤脉络，血溢脉外，渗于皮下，发为紫癜。其病位在脾、肾。

三、 诊断要点

发病前可有上呼吸道感染或食用、接触过敏物质等诱因。

本病以反复出现皮肤紫癜为主要临床特点，且皮肤紫癜为疾病首发症状。一般在1～4周内逐渐呈现典型的临床综合征，如2/3患儿出现脐周或下腹部绞痛伴呕吐，甚则便血、呕血等消化道症状；1/3患儿出现膝、踝等大关节游走性、对称性肿痛等关节症状；30％～60％患儿出现血尿、蛋白尿或浮肿及高血压等肾脏症状。

燥性紫癜以紫癜时发时止，血色鲜红，手足心热，低热盗汗，舌红少津，脉细数为证候要点。

四、 辨证论治

本病辨证以八纲辨证为纲，首辨虚实，起病急，病程短，紫癜颜色鲜明者多为实证；起病缓，病程长，病情反复，紫癜颜色较淡者多属虚证。再辨轻重，由出血量及有无肾脏损害为依据，出血量少者为轻证；出血量大，伴大量便血、血尿及明显蛋白尿者为重证；见头痛、昏迷、抽搐等则为危象。本节所论属疾病后期阴虚火旺证，具体辨证论治如下。

临床表现：紫癜时发时止，鼻衄齿衄或尿血，血色鲜红，手足心热，低热盗汗，心烦少寐，大便干燥，小便黄赤，舌红而光，苔少，脉细数。

辨证分析：患儿素体阴虚，或热病伤阴，或病久阴血亏耗，肝肾不足，阴虚化火，虚火上炎，灼伤脉络，使血不循经，溢于脉外，渗于皮肤，又因本质为虚证，故见紫癜时发时止；虚火灼伤肾络，则尿血；虚热内生，故见手足心热，低热盗汗，心烦少寐。大便干燥，小便黄赤，舌红而光，苔少，脉细数均为阴虚内燥之象。

治法：滋阴清热，凉血化瘀。

方药：大补阴丸加减，或用知柏地黄丸加减。

加减：兼见腰膝关节酸痛者，加山茱萸、枸杞子、女贞子；口渴多饮者，加麦冬。

五、 护理与调摄

本病的预防可通过增加体育锻炼以增强体质，同时避免引发本病的过敏原及其他病因。急性期或出血量多的患儿应卧床休息，避免剧烈活动，随时观察病情变化，如遇腹痛、腹泻、黑便及关节肿痛等症状应及时治疗。发病期间饮食宜清淡、营养均衡、易于消化。定期复查尿常规及肾功能，预防肾脏受损情况。燥性紫癜患儿可辅助艾灸、针刺、小儿推拿手法益气滋阴，补益肝肾。

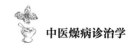

六、病案举例

张某,男,8岁,以腹痛2周,近日来足痛,兼见皮下淤血斑点而入院。

初诊时低热,少腹痛伴呕吐,肢痛,膝、踝关节红肿,以右下肢重,行动不便,四肢散在大小不等,突出于皮肤表面的红色斑丘疹,压之不退色;血小板计数正常,出血时间3分30秒,凝血时间2分,苔白少、舌质红,脉弦稍数。

辨证:热邪蕴郁,营阴耗伤,血络违和,气滞作痛。

诊断:过敏性紫癜(营阴耗伤证)。

治法:清热凉血,养阴和络,少佐化瘀止血安胃。

处方:鲜芦根31g,鲜生地黄10g,生杭芍10g,姜竹茹10g,生牡蛎25g,金银花炭10g,丹参10g,白薇10g,藕节炭10g,川黄连1.5g,侧柏叶10g,生甘草6g。

二诊:服药3剂,烧退,未吐,脐周尚有轻度疼痛,右膝关节仍红肿作痛,苔薄、舌质微红,脉软数。辨证为血络留有蕴热。治宜清热养阴和中。药以金银花12g,连翘10g,鲜茅根10g,鲜生地黄10g,生杭芍10g,藕节炭10g,茜草6g,煅龙骨10g,煅牡蛎18g,姜竹茹6g,清半夏6g,生甘草6g。

三诊:前后共用5剂,腹痛消失,全身皮肤未见新出血点,右膝关节肿消,已能屈伸,逐渐活动自如。停药5日后,因饮食失节,复发腹痛、呕吐而禁食、禁药,皮肤又出现出血点。再请金老医生诊治。苔黄腻,舌质微红,脉弦数。辨证为近数日来,由于禁食未吐,仍有腹痛及皮肤出血点是脾胃违和,肝邪犯胃,有木土相凌之势。治宜和中安胃,柔肝镇逆。处方:姜竹茹10g,清半夏10g,川黄连2g,滑石10g,生姜2g,枇杷叶10g,生赭石12g,吴茱萸1g,旋覆花10g^{包煎}。

四诊:服上方后未再呕吐,腹痛消失,全身出血点未再重新出现,苔薄,舌质微红,脉弦数,四肢仍有陈旧出血点。辨证为脾胃渐和,胃纳见开,运化得复,而久病气液两虚,脉络失养。治宜清养脾胃,养血固络。处方:生牡蛎30g,生龙骨12g,茅根30g,藕节6g,生杭芍6g,生阿胶10g,朱茯神10g,谷芽10g,橘络3g。方以归脾汤去温燥药,加滋潜养血药,以清养脾胃、滋阴为主。

【按语】该患儿热盛伤阴,血络违和,气滞作痛,故清热凉血,养阴和络,兼用化瘀止血之品,此时止血药选用炭类,可增强收敛之效。二诊血络余热未净,阴液未复,去芦根、黄连,加金银花、连翘、鲜茅根增强清热解毒,针对关节瘀滞,用茜草活血止血,煅龙骨、煅牡蛎固摄血络,以防进一步出血。四诊气阴两虚,脉络失养,治以归脾汤去温燥加滋潜药,清养脾胃,养血固络。三诊后因饮食失节而伤于脾胃,致水湿停滞,郁而生热,炼液成痰,故此时当重在和胃安中,使脾胃恢复,胃纳开,脾运复则有利于病情的好转。

第十六节 湿 疹

一、概述

湿疹是由多种因素引起的具有明显渗出倾向的炎症性皮肤病,以皮损形态多样,对称分布,瘙痒剧烈,有渗出倾向,反复发作为特征。发于 2 岁以内患儿的又称为"奶癣""胎疮",多在出生后 1～3 个月发病,一般 1～2 岁之后逐渐减轻,大多自愈,少数迁延不愈,本病可在任何年龄发生,无明显季节性,患儿常有家族过敏史。其中,燥性湿疹多为慢性湿疹,乃病程迁延日久,血虚生风化燥,以皮疹干燥、脱屑,色素沉着,苔藓样改变为特征的病症。

二、 病因病机

本病病因多为内外因素共同引发,其病机为小儿先天禀赋不足,胎火湿热遗留;或乳食不当,脾胃受损,湿热内生,复受风湿热邪侵袭,内外邪气相互搏结,郁滞于肌肤腠理间,发为湿疹。病位在肺、脾、心、肝。燥性湿疹为湿疹迁延不愈,湿热郁里,日久化火,津血亏耗,血虚而肌肤失于濡养,继而生风化燥,则发为湿疹,且反复发作,迁延不愈。

三、 诊断要点

患儿常有家族过敏史,或伴哮喘或过敏性鼻炎等病史。
燥性湿疹以病程久,皮损反复发作,皮疹干燥、脱屑,色素沉着,苔藓样改变为辨证要点。

四、 辨证论治

本病辨证首辨皮损形态,急性者以丘疱疹为主,炎症明显,易渗出;亚急性者红肿,渗出减轻,糜烂面结痂、脱屑;慢性者以干燥、脱屑、苔藓样变为主。再辨风湿热邪,分为湿热俱盛、脾虚湿盛、血虚风燥等分型,风湿热邪常相互搏结为病,临证当辨清孰轻孰重,随证加减。本节所论属慢性湿疹之血虚风燥证,症见病程久,皮损反复发作,皮疹干燥、脱屑,瘙痒难忍,伴口干、便干,舌淡少苔,脉弦细等特征。小儿湿疹多见血虚风燥证,具体辨证论治如下。

临床表现:病程久,皮损反复发作,皮肤粗糙肥厚,皮疹干燥、脱屑,色素沉着,苔藓样改变,分布局限,瘙痒难忍,伴口干咽燥,夜寐不安,大便干结,舌淡苔薄白或苔少,脉弦细。

辨证分析:患儿病程迁延日久,发展为慢性湿疹,湿热久蕴化火,火易耗伤阴津气血,血虚则肌肤失于濡养,故见皮肤肥厚粗糙,皮疹干燥、脱屑,苔藓样改变;血虚则生风,故见瘙痒难忍,夜寐不安;血虚则化燥,故见口干咽燥,大便干结。舌淡苔薄白或苔少,脉弦细均为血虚风燥之征象。

治法:养血润燥,祛风止痒。
方药:养血定风汤加减。
加减:皮肤瘙痒难忍,加荆芥、防风、蝉蜕、地肤子、白鲜皮;口渴欲饮,大便秘结者,加天花粉、玄参;夜寐不安较重者,加首乌藤、酸枣仁。

五、 护理与调摄

本病当以预防为主,避免接触花粉、皮毛、油漆等刺激性或易过敏的因素,防止其诱发湿疹。病程中乳母不宜过食辛辣刺激,牛、羊、鱼、虾等发物以内生湿热,患儿忌食肥甘厚腻,避

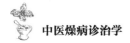

免用热水或肥皂及碱性刺激物擦洗患处,痂皮厚者不宜硬性剥除痂皮,应用消毒麻油湿润,再轻轻揩去痂皮。随时保持皮肤清洁,避免瘙抓造成皮肤破损引发感染。避免强烈日光照射,避免保暖太过导致汗液过多。急性发作期应暂缓预防接种,避免接触单纯性疱疹患者。燥性湿疹患儿可用当归、熟地黄、麦冬煎汤代茶饮以滋阴润燥,养血止痒。

六、 病案举例

李某,女,12 岁,2016 年 3 月 6 日初诊。主诉:周身瘙痒 10 余年。

患儿自幼周身皮疹,四肢为甚,伴痒喜挠,多次治疗未愈,现患者四肢及颈部皮肤干燥,粗糙痒甚,以双手结痂的斑丘疹和双下肢鱼鳞样皮疹伴色素沉着为主,口渴多饮,纳可,便调,余无明显不适,舌质红,苔少,脉沉细数。

诊断:湿疹(血虚风燥证)。

治法:养血润燥、祛风止痒。

处方:自拟荆防散加生地黄 20 g,北沙参 10 g,牡丹皮 10 g,鸡血藤 10 g,银柴胡 10 g,乌梅 6 g,酒五味子 6 g,野菊花 10 g,蒲公英 15 g。水煎服,每日 1 剂,分 3 次口服。医嘱忌食生冷辛辣鱼腥之物,以清淡饮食为主,减少洗澡次数。

二诊:服药 7 日后,手部症状明显好转,下肢色素减轻,前方去野菊花,加太子参。

三诊:再服药 7 日后,症状明显好转,皮肤颜色正常,略有粗糙,继予巩固治疗。

【按语】患儿素体禀赋不足,加之后天饮食失节,气血乏源,血虚生风,肌肤失其濡养则发为湿疹。阴血不足,肌肤失养则皮肤干燥、皲裂、结痂。舌红少苔、脉沉细数为阴虚内热之象。证属血虚风燥,故治以养血润燥、祛风止痒,标本兼顾。二诊手部结痂减轻,下肢色素沉着改善,去野菊花,加太子参益气生津,助气血化生,促进皮肤修复。三诊皮肤颜色基本正常,仅轻微粗糙,守方续进,巩固疗效。

第十八章 皮肤科燥病

第一节 湿疮

一、概述

湿疮,是由多种内外因素引起的过敏性炎症性皮肤病。此病以多形性皮损,对称分布,易于渗出,自觉瘙痒,反复发作和慢性化为临床特征。本病男女老幼皆可罹患,而以先天禀赋不足者为多。一般可分为急性、亚急性、慢性三类。本病相当于西医的湿疹。

二、病因病机

湿疮总因禀赋不足,风、湿、热阻于肌肤所致。或因饮食不节,过食辛辣鱼腥动风之品;或嗜酒,伤及脾胃,脾失健运,致湿热内生,又外感风湿热邪,内外合邪,两相搏结,浸淫肌肤发为本病。但若湿热蕴久,耗伤阴血,化燥生风而致血虚风燥,肌肤甲错,发为本病。《丹溪心法》有云:"诸痒为虚,血不荣于肌腠,所以痒也。"血难营肤,荣养不足,肝主藏血,肝阴不足,则使皮肤失于濡养,化燥生风,即为血虚风燥之象。

三、诊断要点

起病较快,常对称发生,可发于身体的任何一个部位,亦可泛发于全身,但以面部的前额、眼皮、颊部、耳部、口唇周围等处多见。初起皮肤潮红、肿胀、瘙痒,继而在潮红、肿胀或其周围的皮肤上,出现丘疹、丘疱疹、水疱。皮损群集或密集成片,形态大小不一,边界不清。常因搔抓而水疱破裂,形成糜烂、流滋、结痂。自觉瘙痒,轻者微痒;重者剧烈瘙痒呈间歇性或阵发性发作,常在夜间增剧,影响睡眠。皮损广泛者,可有发热、大便秘结、小便短赤等全身症状。

四、辨证论治

湿疮首先应辨其临床进展,急性期湿疮多为脾虚湿热蕴毒所致,治疗当从"湿毒"立论,治疗关键在于解毒,兼以健脾利湿,以求标本兼治。湿疮亚急性期多为湿热留恋、湿阻成瘀,或血热搏结成瘀,致风湿热瘀并重之势,治以活血化瘀,祛风除湿。湿疮慢性期,阴血亏虚是

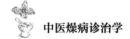

其根本原因,如素体阴虚、外感湿热郁久、久病阴血耗损等,均可引起营血亏虚,皮肤失却濡养而化燥生风,治以养阴润肤、清热止痒等。其次辨湿热与血热,属血热,治宜清热凉血;属湿热,治宜三焦分消。再辨气阴耗伤程度,属热伤津液,治宜养阴清热,益气生津。

其中血虚风燥型,具体表现如下。

临床表现:皮损粗糙肥厚,表面可有抓痕、血痂、苔藓化及色素沉着,皮损局部有明显瘙痒,全身症状不明显,可偶有身倦乏力、纳差、下肢沉重等症状;舌质淡,舌体胖,苔白,脉沉缓或滑。

辨证分析:湿疮是由于风湿热邪浸淫肌肤所致。慢性者则多见病久耗伤阴血,湿邪蕴积日久则成毒,湿毒阻于肌肤,导致气血凝滞,经络阻隔,气血运行不畅,肌失濡养所致。血虚生风生燥,乃至肌肤甲错。

治法:养血活血,祛风润燥止痒。

方药:当归饮子加减。

加减:瘙痒不能入眠者,加珍珠母、首乌藤、酸枣仁,以养心安神。

五、 护理与调摄

(1) 保持皮肤清洁与干燥:定期修剪指甲,避免抓伤皮肤引起感染。穿着柔软、棉质的衣物,减少皮肤摩擦和刺激。

(2) 饮食调摄:避免过食辛辣刺激、荤腥动风之物,这些食物可能加重湿疮症状。饮食宜清淡,多吃健脾祛湿的食物,如薏苡仁、红豆等。

(3) 环境调摄:避免长时间处于潮湿、闷热的环境中,这有助于减少湿邪的侵袭。保持室内空气流通,定期开窗通风换气。

(4) 情绪管理:保持心情愉悦,避免情绪波动过大,因为情志因素也可能影响湿疮的病情。

六、 病案举例

患者,男,30 岁,2023 年 5 月 21 日初诊。主诉:全身散在丘疹伴瘙痒渗出 3 个月。

患者自觉瘙痒剧烈,双侧上下肢、胸腹部反复出现淡红色丘疹,伴渗出、鳞屑,食冷饮加重。症见搔痒处红肿,皮肤肥厚粗糙,触之较硬,皮损表面常附有鳞屑,伴抓痕、血痂、色素沉着,病程较长,反复发作,时轻时重,纳差,眠可,二便调,舌质淡,舌体胖,苔薄白,脉弦细。

中医诊断:湿疮(血虚风燥证)。

治法:化湿止痒,活血祛风。

处方:白术 15 g,白鲜皮 15 g,当归 20 g,川芎 20 g,茯苓皮 15 g,丹参 20 g,当归 20 g,鸡血藤 15 g,荆芥 15 g,防风 20 g,每日 3 次,每次 50 mL。

二诊:患者自述服药后全身湿疹好转,瘙痒感会明显减轻,皮肤红肿消退,渗出减少,脱屑减少,皮疹边界变薄,仅见下肢、胸腹部有皮损处结痂,触之柔软;舌淡红,苔薄白,脉细。

方药:守上方继续服药 3 剂,煎服法同前。半个月后随访,患者自述食欲改善,精力充沛,原皮损已愈,色素褪去,触之与周围皮肤无异。

【按语】患者素体脾虚,日久内湿不化,且复感外湿,湿邪久蕴不化,遂成湿热,湿热伤精耗血,血虚于内,而燥生于外。治疗当健脾除湿的同时,给予当归饮子,以养血活血祛风,所谓"治风先治血,血行风自灭"。

第二节 接触性皮炎

一、概述

接触性皮炎是指皮肤或皮肤黏膜单次或多次接触外源性物质后,在接触部位甚至以外的部位发生的炎症性反应,临床表现为红斑、肿胀、丘疹、水疱甚至大疱。根据病因可分为原发性刺激和变态反应两种。原发刺激性接触性皮炎是因为接触物对皮肤有很强的刺激性,任何人接触后均可发生皮炎,称为原发性刺激。原发性刺激分为两种:一种刺激性很强,接触后短时间内发病;另一种较弱,较长时间接触后发病,如肥皂、有机溶剂等。变态反应性接触性皮炎接触物基本上是无刺激的,少数人接触该物质致敏后,再次接触该物质,经 12～48 小时在接触部位及其附近发生皮炎。

二、病因病机

接触性皮炎,中医学常按引起皮炎的接触物加以命名,如接触膏药引起者称"膏药风",接触油漆器引起者称"漆疮"。中医认为本病发生主要由于人体禀赋不耐,皮毛腠理不密,外受辛热之毒,毒热蕴于肌肤而发病。例如,漆,药物,塑料,橡胶制品,染料和某些植物的花粉、叶、茎等,使毒邪侵入皮肤,郁而化热,邪热与气血相搏而发病。但体质因素是发病的主要原因,如同一种植物,禀赋不耐者接触后先发病,体质强盛者则不发病。此病后期,热毒侵袭,毒邪化燥,可伴有阴伤热盛的情况,若邪热与气血相搏,则表现出动风、助热毒、生风助火、化燥生风的病理局面。

三、诊断要点

本病根据接触史,在接触部位或身体暴露部位突然发生边界清晰的急性皮炎,皮疹多具有单一形态,除去原因后皮损很快消退等特点,容易诊断。一般无特异性,由于接触物、接触方式及个体反应不同,发生皮炎的形态、范围及严重程度也不相同。轻症时局部呈红斑,淡红至鲜红色,稍有水肿,或有针尖大丘疹密集;重症时红斑肿胀明显,在此基础上有多数丘疹、水疱,炎症剧烈时可以发生大疱。水疱破裂则有糜烂、渗液和结痂。皮炎的部位及范围与接触物接触部位一致,境界非常鲜明。自觉症状大多有痒和烧灼感或胀痛感,少数严重病例可有全身反应,如发热、畏寒、头痛、恶心等。

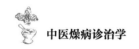

四、 辨证论治

本病治疗注重"审因论治",因个体差异,"证"的表现也不同。风热蕴肤型,多见皮肤红肿、瘙痒、灼热感,可能伴有发热、口干、咽痛,皮损潮红灼热,瘙痒无休,舌红,苔薄白或黄,脉浮数,治以疏风清热、止痒;湿热毒蕴型,多见皮损部位红肿糜烂,渗液明显,可能伴有胸闷、食欲不振、大便黏滞,或起病急骤,皮损面积较广泛,色鲜红肿胀,上有水疱或大疱,水疱破后则糜烂渗液,自觉灼热、瘙痒,舌红,苔黄腻,脉滑数,治当清热利湿、解毒消肿;血虚肝旺型,其发病部位多为头面部,分布有大小不等的密集水疱,严重时可见红肿、渗液、灼热感,治当养血抑肝,滋阴润燥。

其中血虚肝旺型具体表现如下。

临床表现:其发病部位多为头面部,分布有大小不等的密集水疱,瘙痒剧烈,皮损其间可见抓痕、结痂,严重时可见红肿、渗液,灼热感,双目难睁,舌质红绛,苔微黄,脉弦滑数。

辨证分析:患者素体血虚,皮肤失去滋养,导致瘙痒难耐,特别是在情绪波动时,瘙痒感会明显加剧。此外,伴有头晕、眼花、失眠多梦等全身症状,这些都是因血虚不能抑制肝阳的典型表现。在舌脉方面,患者舌红、苔薄,脉细数或弦数,这也是血虚肝旺型的重要体征。

治法:养血抑肝,滋阴润燥。

方药:小柴胡汤加减。

加减:皮肤干燥明显者,加玄参、麦冬、石斛以滋阴润燥;瘙痒夜甚者,加酸枣仁、首乌藤以安神止痒;血瘀(舌暗)者,加丹参、赤芍活血通络。

五、 护理与调摄

接触性皮炎的护理与调摄需要综合考虑多个方面,包括避免接触致敏原、保持患部清洁干燥、合理使用药物、穿着透气衣物及保持良好的生活习惯等。这些措施的实施有助于缓解症状、预防复发,提高患者的生活质量。

六、 病案举例

患者,女,35 岁,2021 年 9 月 1 日初诊。

患者自述 3 天前在更换新的护肤品后,面部开始出现红斑、水肿,并伴有明显的瘙痒感,症状逐渐加重,影响日常生活和工作,故来院就诊。现症见:患者感面部不适,次日晨起发现面部出现红斑,逐渐蔓延至整个面部,并伴有水肿和瘙痒。自述以往无类似过敏史,但曾对某些食物有轻微过敏反应。体格检查:面部皮肤弥漫性红斑,皮肤干燥、脱屑明显,尤其以眼睑、颊部为著,皮肤表面有细小丘疹,无破溃、渗出,瘙痒剧烈。患者一般情况良好,无发热、寒战等全身症状。实验室检查:血常规、尿常规均正常。皮肤划痕试验阳性,提示存在过敏反应。诊断前曾口服氯雷他定,外用氢化可的松乳膏,改善不明显,即要求服用中药治疗,诊见其发病部位多为头面部,分布有大小不等的密集水疱,瘙痒剧烈,皮损其间可见抓痕、结痂,严重时可见红肿、渗液,灼热感,舌质红绛,苔微黄,脉滑细数。

中医诊断:接触性皮炎(血虚风燥证)。

治法:清热润燥,养血祛风。

处方:黄芩 15 g,金银花 20 g,连翘 15 g,大枣 9 g,枸杞子 20 g,炙甘草 9 g,党参 10 g,白鲜皮 15 g,鸡血藤 15 g,白鲜皮 20 g,防风 15 g,当归 10 g,7 剂,每日 1 剂,水冲服(100~150 mL),分 3 次服用。

二诊(2021 年 9 月 20 日):患者症状较前明显改善,面部红斑较前消退,瘙痒明显减轻,继服上方 7 剂。嘱患者继续注意皮肤护理和饮食调理,避免再次接触过敏原。

【按语】患者本先天禀赋不足,气血虚弱,当接触致敏毒邪后,毒邪趁表虚入里,郁而化热,与气血相搏结,外发于肌肤所致。治疗当以清热润燥,祛风止痒为主,且应兼补养气血,以扶正达邪。

第三节　药　毒

一、概述

药毒,中医病名,是指药物通过口服、注射或皮肤黏膜直接用药等途径,进入人体后所引起的皮肤或黏膜的急性炎症反应。中医文献中又称为"中药毒",将重型药疹称为"药毒",中医学中并没有将重症药疹作为单独的一种疾病,而是将其归属为药毒的一种。其临床特点是发病前有用药史,并有一定的潜伏期,常突然发病,皮损形态多样,颜色鲜艳,可泛发或仅限于局部,病情轻重不一,严重者可累及多个系统,甚至危及生命。男女老幼均可发病,尤以禀赋不耐者为多见。随着药物的广泛应用、新药的不断出现及药物滥用的加剧,药毒的发病率不断增高。本病相当于西医学的药物性皮炎,亦称药疹。

二、病因病机

本病总由禀赋不耐,药毒内侵所致。中医学对于药毒的病因有着湿邪、毒邪、热邪相互夹杂的认识。中医学认为药物性皮炎主要是患者先天禀赋不耐及后天药毒侵扰导致,脾虚不运,水湿停聚,蕴湿日久化热,外感毒邪,使得湿热毒邪胶结于肌肤;或血热之体,受药毒侵袭,毒素炽盛,热毒营血并发于肌肤。毒热炽盛,邪热久留亦炽盛,致使津气耗损,气阴两伤,皮肤失养,因而毒邪胶结,郁而化热,外发表现为药物性皮炎,因患者体质不同,药物毒性也有差距,故表现各异。湿热毒邪积累日久,必然久郁化火,伤阴化燥,多见于药毒后期,属于难治性阶段。

三、诊断要点

1. 临床表现
本病临床表现复杂,基本具有以下特征。

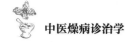

发病前有用药史;有一定的潜伏期,第一次发病多在用药后 5～20 天内,重复用药常在 24 小时内发生,短者甚至在用药后瞬间或数分钟内发生;突然发病,自觉灼热瘙痒,重者伴有发热、倦怠、纳差、大便干燥、小便黄赤等全身症状。

皮损形态多样,颜色鲜艳,分布为全身性、对称性,可泛发或仅限于局部。

2. 鉴别诊断

(1)与发疹性皮肤病及传染病如麻疹、猩红热等:药毒起疹前有明确的用药史,皮疹颜色更为鲜艳,瘙痒更剧烈,而全身症状却较轻;缺乏传染病应具有的症状和体征。

(2)与常见皮肤病如荨麻疹、多形红斑、玫瑰糠疹、过敏性紫癜等:这些常见皮肤病发病前无服药史及潜伏期,有原发皮肤病特有的病程,皮疹的分布不如药毒广泛、对称,颜色不如药毒鲜艳。

四、 辨证论治

中医学对于药毒有着从湿邪、毒邪、热邪及皮疹部位进行辨证论治的治疗思想。湿邪偏盛者,皮损多表现为水疱、大疱、丘疱疹等,病势缓且瘙痒轻,治当利湿、清热、止痒。根据皮疹发病部位可选择引经药以提升临床疗效,发于上肢者可选用桑枝、姜黄;下半身者可选用牛膝、独活;发于上半身者可选羌活、桔梗。热邪偏盛者,皮肤可见局部皮肤呈紫红或者鲜红状,皮疹蔓延迅速,患者可自觉瘙痒明显及刺痛感,治以清热、凉血、消斑。毒邪较盛者,皮肤呈紫暗或肿胀状,皮疹融合成片,可见青灰色或者暗红色斑片,皮肤黏膜存在坏死或者糜烂现象,治以祛瘀活血、凉血清热、滋阴养血。疾病日久所致气阴两虚者,皮肤可见潮红不甚明显、有明显的脱屑、周身皮肤干燥,舌红少苔等症状,治以益气养阴生津。

此外,中医外治法也广泛运用于临床。药毒多发于肌表,外用药可迅速起效,直达病所,针对有明显渗出且有较大糜烂面的重症药物性皮炎可通过合理应用外治法的方式预防感染、控制病情进展,加快创面愈合。针对糜烂渗出、水疱、水肿等皮损可采用黄柏、龙胆草、大青叶水煎湿敷药;针对水疱、丘疹、肿胀者可实施黄柏、马齿苋水煎湿敷,配合冰片、黄柏片及新三妙散调甘草油外敷。中医相关理疗手法也对患者大有裨益,如耳穴压豆、穴贴施药等。

1. 热毒炽盛

临床表现:可见局部皮肤呈紫红或者鲜红状,皮疹蔓延迅速,患者可自觉瘙痒明显及刺痛感。毒邪较盛者,皮肤呈紫暗或肿胀状,皮疹融合成片,可见青灰色或者暗红色斑片,皮肤黏膜存在坏死或者糜烂现象。

辨证分析:热毒炽盛,入营入血,热与血结,瘀血阻滞络脉。

治法:清热利湿,解毒消肿。

方药:龙胆泻肝汤合犀角地黄汤。

加减:若大便秘结严重者,可以加入大黄以通泻大便、泻热解毒;若皮肤瘙痒者,可加入荆芥、防风以祛风止痒;若有糜烂渗出、水疱、水肿等皮损可采用黄柏、龙胆草、大青叶水煎湿敷药,有水疱、丘疹、肿胀者可实施黄柏、马齿苋水煎湿敷。

2. 气阴两虚

临床表现:皮肤可见潮红不甚明显、有明显的脱屑、周身皮肤干燥,舌红少苔等症状。

辨证分析:热毒炽盛,入营入血,耗伤气阴。

治法:养阴生津,凉血除蒸。

方药:沙参麦冬汤。

加减:心悸或失眠者,加酸枣仁、柏子仁、五味子,以养心安神;脾胃虚弱明显,倦怠乏力,加茯苓、白术、山药、黄芪,增强健脾益气,改善乏力、纳差。

五、 护理与调摄

(1) 药毒的护理首先应立即停止使用引起药毒的药物,并尽快就医,以便医生进行专业的诊断和治疗。

(2) 在治疗过程中,密切观察患者的病情变化,包括体温、脉搏、呼吸、血压等生命体征的监测,以及皮肤、黏膜、肝肾功能等方面的观察。如发现异常,应及时向医生报告。

(3) 保持患者的良好心态和情绪稳定。药毒可能给患者带来身体上的不适和心理上的压力,故家属和医护人员应给予患者充分的关心和支持。

(4) 在饮食方面,给予患者清淡、易消化的饮食,避免刺激性食物和药物的摄入。保持充足的水分摄入,有助于促进体内药物的排泄。

此外,保持患者的生活环境整洁、舒适也是非常重要的。定期开窗通风,保持空气新鲜;保持床铺整洁,定期更换衣物和床单。

六、 病案举例

张某,男,45 岁。2023 年 3 月 14 日初诊。

患者 5 天前因感冒出现咳嗽、流涕等症状,自行在药店购买并服用了某品牌中成药(患者表示以往未服用过此药),服药后次日即感全身皮肤瘙痒,随后出现红斑、丘疹,逐渐蔓延至全身,瘙痒难忍,无发热、寒战等全身症状。患者自述以往无药物过敏史。体格检查:全身皮肤弥漫性红斑、丘疹,部分丘疹融合成片,伴有抓痕和血痂,皮肤灼热感明显,无破溃、渗出。患者一般情况良好,生命体征平稳,无其他异常发现。实验室检查:血常规示白细胞计数略升高,嗜酸性粒细胞比例增高;尿常规正常;肝功能、肾功能均正常;皮肤划痕试验阳性;舌质红、苔少脉弦数。

中医诊断:药毒(中成药过敏)(血热风燥证)。

治法:凉血解毒、祛风止痒。嘱患者停用可疑中成药。

处方:紫草 20 g,生地黄 15 g,牡丹皮 10 g,酸枣仁 20 g,赤芍 20 g,防风 10 g,荆芥 10 g,黄芩 10 g,白鲜皮 15 g,连翘 10 g,金银花 15 g。5 剂,水煎服,每日 1 剂,早晚分服。同时外用炉甘石洗剂。治疗后第 2 天,患者全身红斑、丘疹明显减轻,瘙痒感缓解。治疗后第 5 天,患者全身皮肤基本恢复正常,无红斑、丘疹和瘙痒,嘱患者继续注意避免再次接触过敏原,并定期复查。

【按语】按患者就诊时间,考虑为风热蕴肤型药毒,风热邪气侵袭,郁于肌肤,自觉灼热瘙痒,风热入血,血热亢盛,迫血妄行,因而皮肤有弥漫性红斑、丘疹。血热亢盛,引动内风,故瘙痒难耐。以清热凉血解毒为治疗大法,根据患者临床症状,辅以祛风止痒、补气养血滋阴之品。

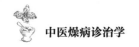

第四节 瘾 疹

一、概述

瘾疹,中医病名,是一种皮肤出现红色或苍白风团,时隐时现的瘙痒性、过敏性皮肤病,因先天禀赋不足,人体对某些物质过敏所致。现代医学又称为慢性荨麻疹。瘾疹病因复杂,诱因多样,发病机制尚未阐明,治疗难度较大,因此对其病因研究是治疗和康复的重要基础。目前口服抗组胺药是瘾疹的临床常用治疗手段,但长期用药多存在不良反应及耐药现象;而中医辨证施治能够帮助患者缓解症状,缩短病程,逐渐减少抗组胺药用量,并减少复发。

二、病因病机

中医认为瘾疹由先天禀赋不足,卫外不固,风邪乘虚侵袭所致;或表虚不固,风寒、风热外袭,客于肌表,致使营卫失调而发;或饮食不节,过食辛辣肥厚,或肠道寄生虫,使肠胃积热,复感风邪,内不得疏泄,外不得透达,郁于皮毛肌腠之间而致。此外,情志内伤,冲任不调,肝肾不足,血虚生风生燥,阻于肌肤也可发生。其根本原因是机体气血阴阳失常产生内风,络脉空虚,内风居于皮肤络脉,在情志不畅等因素下引动内风发病,表现为反复发作。气血阴阳失常、络脉空虚是内风产生及伏藏的关键病机。

三、诊断要点

1. 临床表现

本病皮肤上突然出现风团,色白或红或正常肤色;大小不等,形态不一;局部出现,或泛发全身,或稀疏散在,或密集成片;发无定时,但以傍晚为多。风团成批出现,时隐时现,持续时间长短不一,但一般不超过 24 小时,消退后不留任何痕迹,部分患者一天反复发作多次。自觉剧痒、烧灼或刺痛。部分患者搔抓后随手起条索状风团;少数患者,在急性发作期,出现气促、胸闷、呼吸困难、恶心呕吐、腹痛腹泻、心慌心悸。急性者,发病急,来势猛,风团骤然而起,迅速消退,瘙痒随之而止;慢性者,反复发作,经久不愈,病期多在 1~2 个月以上,甚至更久。

2. 鉴别诊断

(1)水疥:好发于儿童,多见于春夏秋季,好发部位为四肢、腰腹部、臀部,典型皮损为纺锤形丘疹,色红,长轴与皮纹平行,中央常有针尖大小的红斑或水疱,瘙痒剧烈。

(2)猫眼疮:可发生于任何年龄,春秋季多见,好发于手足背、掌底、四肢伸侧等处,皮损呈多形性,有红斑、丘疹、风团、水疱、大疱等,常两种以上皮损同时存在,典型皮损为猫眼,即虹彩状,色暗红或紫红。

四、辨证论治

瘾疹总属正虚邪盛,本虚标实,根据标本缓急的治则,在扶正基础上,重视各种他邪的兼治,调和阴阳气血,标本同治,各有侧重。若为风寒所袭,症见风团色白,遇寒加重,得暖则减,舌淡红,苔薄白,脉浮紧等,治以疏风散寒,解表止痒为主;若为风热犯表,症见风团鲜红,灼热剧痒,遇热加重,得冷则减,舌质红,苔薄白或薄黄,脉浮数等,治以疏风清热,解表止痒为主;若反复发作,迁延日久,午后或夜间加剧,伴心烦易怒,口干,手足心热,舌红少津,脉沉细等,多为血虚风燥证,治以养血祛风,润燥止痒。中医外治法主要有针灸疗法、穴位特种疗法、拔罐法、中药外用法及组合疗法等。血虚风燥证具体表现如下。

临床表现:风团反复发作,迁延月久,午后或夜间加剧;伴心烦易怒,口干,手足心热,舌红少津,脉沉细。

辨证分析:血虚日久则肌肤失养,化燥生风,风气搏于肌肤,故风团、瘙痒反复迁延日久;津血同源,血虚亦致阴血不足,虚火内生,故伴心烦易怒,口干,手足心热;虚热内扰阴分则午后或夜间症状加剧。舌红少津、脉沉细为血虚津伤、虚热内生之象。

治法:养血祛风润燥。

方药:当归饮子加减。

心烦失眠者,可加入酸枣仁、柏子仁等药物,以养心安神,改善睡眠质量;手足心热者,可加入白薇、青蒿等药物,以清热凉血,缓解手足心热的症状;瘙痒剧烈者,可加入磁石、钩藤等药物,以镇静止痒,减轻瘙痒的困扰。

五、护理与调摄

(1)生活方式调整:避免接触已知过敏原,这是减少瘾疹发作的关键,患者应避免接触任何可能引发过敏的物质。

(2)保持室内清洁干燥:一个干净、干燥的环境有助于减少过敏原的滋生,从而降低瘾疹的发作频率。

(3)穿着透气衣物:选择宽松、透气、柔软的衣物,避免穿着紧身或化纤材质的衣物,以减少对皮肤的刺激。

(4)饮食调护:饮食宜清淡富有营养,多食新鲜水果、蔬菜,保持大便通畅;忌食鱼腥虾蟹等可能引起过敏的海味之品。

(5)皮肤护理:保持皮肤清洁,每天洗澡,但水温不宜过高,避免使用刺激性强的沐浴露或香皂。

六、病案举例

王某,女,28岁,2018年6月25日初诊。

患者自述近1周以来,每当夜晚,全身皮肤出现大小不等的风团,伴有剧烈瘙痒,数小时后风团自行消退,但反复发作,影响睡眠和生活质量,故来院就诊。风团初起于四肢,后逐渐

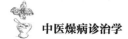

蔓延至躯干和面部,每次发作持续数小时至一天不等,可自行消退,但隔日或数日后又再发作。患者自述发作前无明显诱因,有低热、呼吸困难等全身症状。体格检查:发作时可见全身皮肤散在或密集分布的风团,大小不等,形态不规则,呈淡红色或苍白色,周围有红晕,触之稍硬,有痒感。风团可融合成大片,消退后不留痕迹。患者一般情况良好,生命体征平稳,无其他异常发现。实验室检查:血常规示嗜酸性粒细胞比例轻度增高。尿常规、肝功能、肾功能均正常。皮肤划痕试验阳性,提示存在过敏反应。刻下:皮肤瘙痒难耐,夜间较重,大便干结,小便正常,舌红、苔薄白,脉弦细。

西医诊断:慢性荨麻疹;中医诊断:瘾疹(血虚风燥证)。

处方:当归 20 g,生地黄 20 g,桂枝 10 g,白芍 20 g,川芎 10 g,陈皮 10 g,荆芥 10 g,防风 10 g,黄芪 15 g,白术 10 g,蝉蜕 10 g,威灵仙 10 g,白鲜皮 15 g,苦参 10 g,炙甘草 10 g,3 剂,每天 1 剂,水煎,分早晚 2 次温服。

【按语】此案患者因脾胃不足,气血生化乏源,又正逢夏日炎热,腠理开泄,暑热乘虚而入,郁于皮毛腠理,深入血分,引血动风,发为本病。此方以四物汤为基础,补血活血,加入荆芥、防风、黄芪、苦参、炙甘草等以益气祛风止痒,加入陈皮、白术健脾化生气血以扶正御邪。

第五节　牛　皮　癣

一、概述

牛皮癣,属于慢性瘙痒性皮肤病,现代医学指寻常型银屑病。本病病名在中医文献中有详细的记载,多数医家根据其临床特点而命名,如"顽癣""摄领疮""白壳疮""松皮癣""蛇虱""风癣""白疕""干癣"等。"牛皮癣",此名首见于《圣济总录诸癣》,后代逐渐沿用。《疡医大全》描述牛皮癣顽固坚硬,搔抓之后如朽木。该病在世界各地均有病例,各个年龄阶段也均有发生,该病不会危及生命,但严重影响身体健康,因为其在皮肤上层会出现很多大小不一的丘疹和红斑,并且表面还会覆盖着银白色鳞屑,且多生于头皮、手脚伸侧易被他人看见的部位,影响社交生活,也给患者的心理带来了极大的压力。

二、病因病机

传统中医认为牛皮癣的病因很多。目前认为牛皮癣是由血热的原因引起的。血热的形成有多种因素,可因七情内伤,气机壅滞,郁久化火,以致心火亢盛,毒热伏于营血,或因饮食失节,过食腥发动风之物,脾胃失和,气机不畅,郁久化热,复受风热毒邪而病。热壅血络则发红斑,风热燥盛肌肤失养则皮疹脱屑,色白而痒;若病久阴血内耗,夺津灼液,则血枯燥而难荣于外;气血失和,络脉阻滞则肌肤失养;若血热炽盛,毒邪外袭,蒸灼皮肤,气血两燔,则郁火流窜,积滞肌肤,形成红皮。临床上多数患者皮疹表现为冬、春季加重而夏秋季节自然减轻。而冬、春季节气候寒冷、干燥,表皮血管收缩,皮肤血供差,肌肤失养所致。在个体免疫机能失调的情况下,可能导致该病的诱因是缺乏抵抗力从而致病。若因机体营血亏虚,化燥生风,皮肤腠理失去濡润所致。中医大家赵炳南认为该病病因为气机不畅,郁而化火导致心火亢盛,进而毒热内侵营血,导致血热,血热日久则津液阴血亏耗,而致血虚风燥。

三、诊断要点

牛皮癣是一种可发生在任何部位的疾病,比较好发于肘、膝关节伸侧和头部。少数患者指(趾)甲和黏膜亦可被侵。此病发展过程中,皮损形态可表现为多种形式。急性期皮损多呈点滴状,鲜红色,瘙痒较著。静止期皮损常为斑块状或地图状等。消退期皮损常呈环状、半环状。少数皮疹上的鳞屑较厚,有时堆积如壳蛎状。银白色鳞屑、薄膜现象、点状出血被看作是牛皮癣症状表现的三大临床特色,牛皮癣皮肤损害病起一般为炎性红色丘疹,粟粒至绿豆大,继逐渐扩大或融合成为棕红色斑块,边界清楚,周围有炎性红晕,基底浸润明显,表面遮盖多层干燥的银白色鳞屑。

四、辨证论治

本病辨证当辨其病在气、在血及标本虚实。①血热证:症见皮损颜色鲜红,新生红斑不断增多,瘙痒剧烈,可能伴有口干、心烦、便秘等全身症状,治以清热凉血、解毒;②血燥证:症见红斑颜色较淡,鳞屑干燥,皮损可能肥厚粗糙似牛皮,患者可能伴有心悸怔忡、失眠健忘、头晕乏力等症状,治以养血润燥、息风止痒;③血瘀证:症见皮损颜色暗红,肥厚难于消退,甚至经久不退,患者可能伴有局部疼痛或压痛,治以活血化瘀、解毒。另外,在中医治疗中,也可以通过传统针灸,按摩等方式来进行辅助治疗,增强效果。

其中血虚风燥证具体表现如下。

临床表现:病程较长,皮损淡褐或灰白色,肥厚粗糙似牛皮,瘙痒夜间加重,兼伴有心悸头晕、失眠健忘,舌质淡,苔白,脉细缓。

辨证分析:本病多因情志不遂、饮食不节、过食辛腥之品,使脾胃失和,湿热内蕴,外感风热毒邪则成血热型银屑病;若反复发作,阴血耗伤,肌肤失养,气血失和,邪热凝滞皮肤,则成血燥型银屑病。

治法:养血润燥,息风止痒,活血通络。

方药:养血定风汤。

加减:皮肤干裂,加玄参、玉竹滋阴润肤;夜间瘙痒,加酸枣仁、首乌藤安神止痒;脾虚纳差,加茯苓、白术健脾益气。

五、护理与调摄

(1)保持皮肤清洁是关键。患者应使用温和、无刺激性的皮肤清洁剂,避免使用刺激性强的肥皂或沐浴露,水温控制在 37~40℃ 为宜。

(2)避免搔抓皮肤,以免破损感染。当皮肤瘙痒难忍时,可以轻轻拍打或使用冷敷的方法缓解。

（3）饮食应清淡，多吃新鲜的水果蔬菜，如苹果、桃子、菠菜等，补充维生素和矿物质，有助于皮肤健康。避免辛辣、刺激性食物，如花椒、大蒜、生姜等，以及油腻、酒精等可能诱发或加重牛皮癣的食物。

（4）养成良好的生活习惯，保证充足的睡眠时间，避免熬夜，有助于提高身体免疫力。

六、病案举例

李某，男，40岁，工人，1988年4月7日初诊。

患者5年前因患皮疹，在某医院就诊，确诊为银屑病，经多方求治，未能彻底治愈，于1988年4月7日求治于中医。现症见全身皮肤干燥，有散在性皮疹，基底呈暗褐色，上面覆盖少量银屑，以面部及膝盖内侧为著，无新疹出现，全身瘙痒，舌质淡，苔薄白，脉细数。

中医诊断：牛皮癣（血燥型）。

治法：养血润燥，活血通络。

处方：生地黄24 g，熟地黄24 g，当归15 g，杭白芍13 g，制何首乌24 g，牡丹皮15 g，胡麻仁30 g，白蒺藜24 g，桃仁10 g，红花10 g，炙甘草10 g。

二诊（1988年4月25日）：服上方10剂后，诸症减轻，皮疹颜色较前变淡，上方加赤芍15 g以增活血消瘀之功。

三诊（1988年5月10日）：瘙痒消失，皮损颜色接近正常肤色，再以原方以资巩固，后全身皮肤润泽，皮损颜色恢复正常，症消病愈。

【按语】患者病程迁延日久，阴血亏虚，化燥生风，肌肤失养而致。方中以当归、牡丹皮、红花养血活血，用白蒺藜祛风止痒，诸药合用祛邪不伤正，标本兼治，取得满意效果。

第六节　风　热　疮

一、概述

风热疮，又称之为"血疳疮""风癣""母子疮"等，是一种斑疹色红如玫瑰，脱屑如糠秕的急性自限性皮肤病。该病可见于现代医学中的玫瑰糠疹。风热疮在皮肤科临床中属于常见多发性疾病，四季均可发生，尤以春秋季发病较多。多数患者有程度不同的痒感，病程一般持续4~8周，或2~3个月。症状最初常在身体某处，出现一块淡红色，或玫瑰色斑疹，逐渐扩大成圆形或椭圆形，数日后躯干及四肢近端皮肤，陆续成批出现，大小不等，皮疹长轴与皮肤纹理相平行，淡红、黄红或褐红色等斑疹，上覆有细碎糠秕状鳞屑，有程度不同瘙痒，消退后不留痕迹。近年随着人们生活压力加大，饮食习惯不规律，生活节奏加快，环境污染加剧等因素的影响，本病发病呈上升趋势。

二、病因病机

中医认为血瘀、血虚、血热是风热疮的病因。其中血热是体质的内在因素，是风热疮发病的主要根据。有多种因素可以形成血热，过食辛辣、外感六淫、情绪波动、鱼虾酒酪、七情内伤等均能使血热内蕴、郁久而化毒，导致血热毒邪外犯肌肤而发病。若血分蕴热日久，热伤阴液而化燥生风，复感风热外邪，内外合邪，风热凝滞，郁闭肌肤，闭塞腠理而发病。

三、诊断要点

（1）临床表现：任何年龄均可发病，以青壮年多见。部分患者有感染史、过敏史等。春、秋季常见。自觉有不同程度的瘙痒。多无全身症状，或有低热、轻度头痛、咽痛等症状。本病有自限性，通常经4~6周皮损自行消退，一般不复发。偶有皮疹成批反复出现，病程延至6个月以上始愈者。好发于胸（尤为胸部两侧）、背、腹、四肢近端、颈部，股上部少见，不发于颜面及小腿，黏膜偶见受损。皮损大多先在躯干或四肢局部出现一个较大的圆形或椭圆形红色或黄红色鳞屑斑，称为母斑。母斑出现数日后，在躯干及四肢出现多数同样大小的红斑，呈横列椭圆形，长轴与皮纹走行一致，中心有细微皱纹，界清，边缘不整，表面有少量细糠状鳞屑，多数孤立存在。自觉痒甚，一般无全身不适。

（2）鉴别诊断：主要与紫白癜风相鉴别：紫白癜风多发于胸背、颈侧、肩胛等处，皮损为黄豆到蚕豆大小的斑片，微微发亮，先淡红或赤紫，将愈时呈灰白色斑片。一般无自觉症状，或有轻度瘙痒。真菌检查阳性。

四、辨证论治

风热疮主要辨证为风热血燥证，具体表现如下。

临床表现：斑片鲜红或紫红，鳞屑较多，瘙痒剧烈，伴有抓痕、血痂；舌红，苔少，脉弦数。

辨证分析：由血热内蕴，外受风邪而致腠理闭塞，郁久化热而生燥。血热内蕴为其本，风热邪毒外侵为其标。

治法：凉血清热，养血润燥。

方药：当归饮子加减。

加减：皮损鲜红，瘙痒剧烈者，加金银花、连翘、蝉蜕缓解红肿热痒；红斑密集，舌红苔黄者，加牡丹皮、紫草、赤芍；便秘尿赤者，加大黄、栀子。

五、护理与调摄

（1）皮肤护理：保持患处皮肤的清洁干燥，避免使用热水烫洗或过度搔抓，以免加重皮肤破损和感染。

（2）饮食调整：遵清热解毒、疏风散热的饮食原则，多吃新鲜蔬菜、水果，如西瓜、黄瓜、绿豆等，以补充维生素、矿物质和膳食纤维。

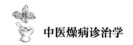

（3）生活习惯：保证充足的睡眠，避免熬夜，以保持身体机能的正常运转和免疫力的稳定。

（4）有氧运动：适当进行有氧运动，如散步、慢跑等，以增强体质和免疫力，但应避免剧烈运动或过度劳累。

六、 病案举例

赵某，女，35 岁，公司职员。

患者 1 周前因受凉后出现发热（体温最高达 38.5℃）、咳嗽、咽痛等上呼吸道感染症状，自行服用感冒药（具体药物不详）后症状有所缓解，但随后全身皮肤开始出现红色斑丘疹，伴有瘙痒，初起于躯干，后迅速蔓延至四肢，部分丘疹融合成片，形成红斑，瘙痒加剧，尤其在夜间和温暖环境中更为明显。患者自述无药物过敏史，近期未接触特殊物质。体格检查：全身皮肤可见密集分布的红色斑丘疹，部分丘疹融合成片，形成红斑，红斑边缘清晰，中央颜色较淡，伴有轻微脱屑，瘙痒明显。躯干、四肢均有分布，以躯干为甚。患者一般情况良好，生命体征平稳，咽部充血，扁桃体无肿大，心肺听诊无异常。实验室检查：血常规示白细胞计数正常，淋巴细胞比例轻度增高；尿常规正常；皮肤划痕试验阴性；病毒学检测提示近期有风热病毒感染。

西医诊断：玫瑰糠疹；中医诊断：风热疮（风热血燥证）。

治法：养血润燥，祛风止痒。

处方：自拟祛风润燥汤（生地黄 15 g，玄参 15 g，当归 10 g，知母 10 g，天花粉 10 g，川黄连 10 g，蝉蜕 10 g，刺蒺藜 10 g，蒲公英 10 g，炙甘草 5 g）。口服及外洗。

二诊：上方用 7 剂，疹消痒止。再用 7 剂，巩固疗效。

【按语】本案是血分蕴热，热伤阴液，化燥生风导致。方中生地黄、玄参清热凉血，养阴生津；知母、天花粉清热生津，滋阴润燥；川芎行气活血；当归养血活血；蝉蜕、刺蒺藜疏风止痒；蒲公英清热解毒；甘草调和诸药。全方共奏养血润燥，祛风止痒之功。本案因热而伤阴，因燥而生风，但仍夹风热之邪，因此，养血润燥，同时要疏风清热。而润燥之品，不但润血中之燥、皮肤之燥，同时也润脏腑之燥，如润肠通便的作用。

第七节　紫癜风

一、 概述

过敏性紫癜，中医学称为"紫癜风"，是一种免疫性的血管炎，好发于双下肢，以其累及的系统分为皮肤型、腹型、关节型、混合型，属于反复易发、难以治愈的一类皮肤病，以紫红色的多角形扁平丘疹，表面有蜡样光泽，剧烈瘙痒为临床特征。此病好发于成人，男女性别无明显差异。中医学认为本病多为六淫侵袭，入里化热或误服药石，内生毒热或喜食肥甘厚味，湿热内生或素体阴虚而生虚火，热迫血出，血溢肌肤；疾病后期，反复发作，邪热久羁，耗伤阴液，反复发斑，久则气血亏虚，损及脾肾所致。

二、 病因病机

一般认为本虚标实、虚实夹杂为本病的病机。外邪诱因偏于标实,多由血热引起;日久不愈偏于本虚,多为气、血、阴之不足。其病机为人体正气不足,六淫之邪、热毒之气侵袭人体,潜在血分,郁而发热,热迫血行,或热伤血络而发病。轻者皮肤发斑,重者内脏出血。发病初起多为热毒实证,治疗以疏风清热、解毒凉血为主;久病不愈则多致气虚阴伤,治当以健脾益气、养阴清热为主。再者,久病必兼瘀,故病程长者亦需兼顾活血治疗。

三、 诊断要点

皮肤以四肢屈侧为多,常对称发生,亦多累及口腔及外阴等黏膜。以成年人发病为多见。典型皮疹是紫红色的多角形扁平丘疹,针头至指甲般大,表面有蜡样光泽,用放大镜观察,可见威克姆纹。病程缓慢,常持续多年,伴有不同程度的瘙痒。

四、 辨证论治

本病轻者皮肤发斑,重者内脏出血。发病初起多为热毒实证,治疗以疏风清热、解毒凉血为主;久病不愈则多致气虚阴伤,治当以健脾益气、养阴清热为主。再者,久病必兼瘀,所以病程长者亦需兼顾活血治疗。中医治疗包括祛邪和消斑两方面,可标本同治,症因兼顾。临床具体表现如下。

1. 阴虚火旺证

临床表现:患者的紫癜颜色呈红色,紫癜时隐时现,有时紫癜消失,但患者仍能感到心烦气躁、腰膝酸软,部分患者还会出现口燥舌干、盗汗、潮热等症,脉多细弱。

辨证分析:患者阴液亏虚,导致虚火内生,血热妄行,从而引发紫癜。阴液是滋养和濡润人体各脏腑组织的重要物质,阴虚则会导致阳相对亢盛,形成虚火。虚火灼伤血络,使血液溢出脉外,形成紫癜。

治法:滋阴降火,凉血止血。

方药:知柏地黄汤加减。

加减:潮热盗汗,五心烦热,加鳖甲、青蒿、地骨皮,增强滋阴退虚热之力;紫癜鲜红,新疹增多,加水牛角、赤芍、紫草,凉血止血,减少新发皮疹;紫癜暗紫,舌有瘀斑,加丹参、茜草、桃仁。

2. 血虚风燥证

临床表现:皮肤表面过于干燥,有明显的脱屑,病变的相关部位也会出现粗糙、增厚、破裂等现象,患者有比较明显的瘙痒症状,并且在抓挠之后就会出现抓痕或者是血痂,同时还会有疲乏无力、心慌气短等全身性的症状。

辨证分析:患者由于血液不足或血液功能减退,无法充分滋养皮肤,而致皮肤干燥,皮肤瘙痒。

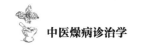

治法:养血息风润燥。

方药:当归饮子加减。

加减:紫癜暗红,血虚显著,加熟地黄、鸡血藤;瘙痒剧烈,加蝉蜕、地肤子、僵蚕;紫癜鲜红、新疹增多,加牡丹皮、赤芍、紫草。

五、 护理与调摄

(1) 紫癜风患者应注重饮食调理,增加富含维生素 C、维生素 E 及抗氧化剂的食物摄入量,如番茄、鸡蛋、瓜果蔬菜等,这些食物有助于促进皮肤健康,改善血管通透性,从而辅助缓解紫癜的症状。

(2) 患者需保持规律作息,保证充足的睡眠时间,避免过度劳累和熬夜。

(3) 紫癜风患者应注意保暖,预防感冒,因为感冒可能会加重紫癜症状或诱发感染。

(4) 应避免摩擦和昆虫叮咬,以减少皮肤损伤的风险。

六、 病案举例

张某,男,15 岁,学生。

患者自述近期无外伤史,无药物过敏史,饮食、睡眠均正常,但偶感乏力,尤其是活动后乏力感加重。家长否认家族中有类似病史。体格检查:双下肢可见散在分布的瘀点、瘀斑,大小不一,颜色呈紫色或暗红色,压之不褪色,无疼痛或瘙痒感。患者一般情况良好,生命体征平稳,心肺听诊无异常,腹部平软,无压痛、反跳痛,肝脾未触及肿大。实验室检查:血常规示血小板计数减少(具体数值低于正常值范围),白细胞计数及分类正常,红细胞计数及血红蛋白正常。凝血功能检查示凝血时间延长,凝血酶原时间、活化部分凝血活酶时间均延长。尿常规、肝功能、肾功能均正常。刻诊:面色苍白,双睑浮肿,偶耳鸣,食少,小便短而浑浊,大便溏薄,舌淡红、苔薄黄,脉弦细数。查体:双下肢发斑,色紫暗。

西医诊断:过敏性紫癜性肾炎;中医诊断:紫癜(血虚风燥证)。

治法:养血息风润燥。

处方:生地黄 15 g,当归 10 g,制何首乌 20 g,黄芪 15 g,酒白芍 10 g,芡实 20 g,山茱萸 10 g,山药 20 g,牡丹皮 10 g,白鲜皮 15 g,炙甘草 15 g,7 剂,水煎服,日 1 剂,早中晚分服。

【按语】该患者病程反复发作 1 年余,久病耗伤阴血,阴不能固阳,阳气外溢,易生风化燥,内燥动火,迫血不循经络,表现于肌肤则见紫癜,故治以养血息风润燥为法。

(第八节) 白 屑 风

一、 概述

白屑风,又名面游风、纽扣风,是一种皮肤油腻瘙痒潮红或起白屑的慢性皮肤病。其皮损形态多种多样,通常分为干性、湿性、玫瑰糠疹三种类型。其中干性者以潮红脱屑为主;湿性者以红斑、糜烂、流滋、有油腻性脱屑和结痂;玫瑰糠疹型者,有圆形、椭圆形红斑,伴有油腻性脱屑。本病可见于现代医学的皮脂溢出症和脂溢性皮炎。

二、 病因病机

《外科正宗》卷四曰:"白屑风多生于头、面、耳、项发中,初起微痒,久则渐生白屑,叠叠飞起,脱之又生,此皆起于热体当风,风热所化",清代《医宗金鉴·头部》又言:"此证初生发内……由肌热当风,风邪侵入毛孔,郁久燥血肌肤失养,化成燥证也",以上皆指出本病是因肌热当风,风邪侵袭汗孔,郁久化燥伤津,肌肤失养所致。现代医学认为该病由于油脂分泌过多所引起,是一种慢性、亚急性炎症性皮肤病。

三、 诊断要点

白屑风是以皮肤油腻光亮、瘙痒潮红,或白屑叠起,脱去再生为特征的常见皮肤病。油脂分泌主要发生在皮脂腺丰富的头皮、颈背和颜面的眉弓、鼻唇沟、耳轮前后等处,鼻部毛囊口开大,能挤出白色粉汁,头皮脱屑很多,或有潮红、糜烂、流滋、结黄色痂片。该病多见于青壮年,或在乳儿期发生。

该病主要发于头皮,重者可见头部弥漫、均匀的糠秕样干燥白屑脱落,自觉痒甚,搔抓时脱落更甚,越搔抓越觉奇痒难止。白屑落而又生,日久则可使毛发失泽易断落。

四、 辨证论治

本病治疗宜祛风清热润燥,内服可选用祛风换肌丸,或消风散。多以外治为主,可调敷颠倒散洗剂,或选用润肌膏。止痒必先疏风,故应用防风祛除风邪。《诸病源候论·毛发病诸候》曰:"血盛则荣于须发,故须发美;若血气衰弱,经脉虚竭,不能荣润,故须发秃落",故可兼用养血活血之法,以体现"治风先治血,血行风自灭"之意。

其中血燥型具体表现如下。

临床表现:皮疹表现为干性,瘙痒明显,舌质红,苔少,脉细弱或细数。

辨证分析:患者血液干燥、缺乏滋润,导致皮肤失养,出现干燥、脱屑和瘙痒等症状。中医理论认为,血燥可能由多种因素引起,如情志内伤、饮食不节、外感风邪等。

治法:养血祛风润燥。

方药:祛风换肌丸。

加减:瘙痒剧烈,白屑增多,加白鲜皮、百部、蝉蜕;皮肤干裂、毛发枯槁,加熟地黄、鸡血藤;皮疹微红渗液,苔黄腻,加茵陈、栀子、土茯苓。

五、 护理与调摄

(1)患者应注意保持皮肤清洁,避免使用刺激性过强的肥皂或洗涤品,以免加重皮肤症

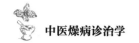

状。同时,不可过度清洁皮肤,以免破坏皮肤屏障功能。

（2）患者还应保持生活规律,睡眠充足,以保持身体功能的正常运作,有助于疾病的康复。

（3）饮食调理也是白屑风护理与调摄的重要环节。患者应多饮水,多吃蔬菜、水果,以补充维生素 C、维生素 B、维生素 A 等营养素,这些营养素对皮肤健康有重要作用。

（4）根据中医理论,血燥型白屑风患者还应忌食辛辣、油腻食物,少吃甜食,以养血祛风润燥。

六、 病案举例

林某,女,36 岁。1993 年 5 月 23 日初诊。

自述头皮脱屑半年余,曾诊断为脂溢性皮炎,多处求治,所用之方多为清热燥湿之品,均未奏效。现症见:患者头皮痒甚,搔之则脱落大量白色糠秕状干燥屑片,伴脱发,手足心热,头晕,眼干涩,月经先期,量少色淡;舌淡红,苔少,脉细稍数。

中医诊断:白屑风（血虚化燥生风证）。

治法:养血润燥。

处方:熟地黄、生地黄、当归、白芍、旱莲草各 15 g,首乌、女贞子、川芎各 12 g,荆芥、防风、甘草各 6 g。水煎服,每日 1 剂。

5 剂后头皮瘙痒及脱屑即止,其他症状减轻。

停药后 1 个月,头皮微痒,有少量屑片脱落;舌质淡红,苔薄白,脉细稍数。继服上方 5 剂后诸症悉除,月经如期而至。随访 2 年未复发。

【按语】白屑风临床以湿热、风热、血热者为多见,然本例屡用清热燥湿之剂未效,观其屑片干燥,伴脱发,手足心热,头晕眼干,经少色淡,知血虚不荣,化燥生风为主要病机。治宜养血润燥息风。故方中以地黄、当归、白芍、首乌、女贞子滋阴养血润燥;旱莲草滋肾凉血;川芎合当归活血,使补而不滞,祛瘀生新;荆芥、防风祛风止痒以治标;甘草益气和中。诸药合用,取"治风先治血,血行风自灭"之意,使阴血得复,燥风自息。

第九节　干 燥 综 合 征

一、 概述

原发性干燥综合征是一种影响外分泌腺的慢性炎症性自身免疫性疾病,以中年女性发病率较高,发病率可达男性的 9 倍。该病发病较为隐匿,自身免疫耐受异常为发病的重要因素。该病临床主要表现为口部、眼部干燥及皮肤干燥,还有较多患者存在多器官系统损伤,如紫癜、炎症关节炎等,甚至累及神经系统、肾、肺等。现代医学认为,在环境、基因、激素等多种因素的共同作用下,体内细胞免疫与体液免疫出现异常,导致淋巴细胞浸润腺体上皮细胞与导管,致使腺体发生纤维化等病变,引发干燥综合征。中医认为,干燥综合征的核心病机为气阴两虚,贯穿疾病始终,先天禀赋不足或后天损耗过多,脾虚失运,气虚不能敷布津液,可致内燥;肾阴亏虚,内热致津液亏损,无以濡养四肢、脏腑,导致机体阴阳失调,气血津液运行不畅,而成燥痹。

二、 病因病机

干燥综合征属于中医"燥痹"范畴,为本虚标实之病,病机以阴虚津亏为本,燥毒瘀结为标,病位涉及口、眼、咽、鼻、阴窍、关节等,甚者内损五脏六腑,病程缠绵,反复难愈。其本为津液亏虚,阴损则燥;其标在燥、热、痰、瘀、毒,或素体肝肾不足,内化生燥,或肝气不条,郁而化热,或饮食不当,败坏脾胃,酿湿生痰,或阴虚及血、血凝而瘀,或痰瘀蕴蓄、久酿成毒。津液亏损,外之肌肤孔窍不充,内则五脏六腑失养,病程缠绵,反复难愈。

三、 诊断要点

干燥综合征的诊断要点主要包括以下几个方面。①口腔症状:口干持续 3 个月以上,腮腺反复肿大,或吞咽干性食物需水辅助;②眼部症状:眼干持续 3 个月以上,有异物感或磨砂感,需每日滴用人工泪液;③眼部体征:泪液分泌试验阳性、角膜染色试验阳性等。

四、 辨证论治

目前中医治疗干燥综合征多以滋阴生津为基本治法,对于阴虚津亏者多采用滋养阴液、生津润燥之法;气阴两虚采用益气养阴之法,阴虚热毒采用清热解毒、润燥护阴之法;阴虚血瘀者采用活血通络之法;阳虚津凝者应注重温阳育阴、益气布津;阴虚湿阻则宜润燥祛湿、行气散结。治疗方式包括内治法、外治法及内外合治法。内治用药分为经典名方、验方、中西医结合疗法等;外治则有针刺、针刀、外敷等方式。

本病多见气阴两虚型,具体表现如下。

临床表现:主证是口干咽干,两目干涩,皮肤干燥,神疲乏力,易汗出,关节肌肉疼痛,抬举无力;次证是心悸,干咳少痰,气短懒言,头晕目眩,形体消瘦,五心烦热,夜尿频,大便无力;舌质红,或舌有裂纹,苔少乏津,脉沉细或细弱。

辨证分析:患者先天禀赋不足、后天失养、久病伤阴等多种因素,导致气阴两虚,进而引发干燥综合征。阴虚则津液匮乏,无法滋润身体各部位,出现干燥症状;气虚则推动血液运行无力,津液失于敷布,进一步加重干燥情况。同时,由于气血不能濡养肌肤、筋骨、脏腑,使得身体机能下降。

治法:益气养阴,滋阴润燥。

方药:甘露饮。

加减:口干难忍,皮肤干燥,加玉竹、百合;便溏,纳差,腹胀,加白术、茯苓、山药;眼干,咽痛,加木蝴蝶、蝉蜕。

五、 护理与调摄

(1)注意口腔和眼睛的局部清洁,避免感染。每次进食后及时漱口。避免在强光下过

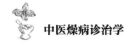

度用眼,户外紫外线强烈时佩戴墨镜。

(2)患者应保证足够的水分摄入,一日的饮水量应达2 000~2 400毫升,以补充体内缺失的津液。

(3)饮食宜清淡,避免暴饮暴食和上火的食物。多食滋阴润燥的食物,如梨、甘蔗、百合、桑葚等,以及性质平和甘润的果蔬。

(4)中药调理:根据患者的具体症状,中医会配制适合的中药材,如人参、麦冬、五味子等,通过煮水或熬汤的方式服用,以调理阴阳平衡,滋养阴液。

(5)中医推拿和针灸,这些疗法可以刺激和调整身体脏腑的功能,促进气血运行,从而缓解干燥症状。

(6)中药熏洗,选用益气养阴、生津润燥的中药煎煮后,使用中医泡脚桶洗按足部,有助于改善局部血液循环,缓解干燥症状。

六、病案举例

张某,女,52岁。

患者一年来口干、眼干症状逐渐加重,伴有口腔溃疡反复发作,牙齿逐渐变黑、脱落,唾液分泌减少,需频繁饮水以缓解口腔干燥。眼睛干涩、有异物感,视力模糊,尤其在阅读、看电视时症状加剧。患者自述无糖尿病、高血压等慢性疾病史,无长期服用药物史。曾在外院眼科就诊,诊断为干眼症,使用人工泪液后症状有所缓解,但未根治。近期因口干症状严重影响睡眠,故来院就诊。体格检查:患者口唇干燥,口腔黏膜充血,唾液分泌明显减少,牙齿表面干燥、无光泽,部分牙齿脱落;舌体干燥、裂纹明显;双眼结膜充血,角膜干燥,有少量丝状分泌物。心肺听诊无异常,腹部平软,无压痛、反跳痛。实验室检查:血常规、尿常规、肝功能、肾功能均正常。血糖、甲状腺功能正常。唾液流率测定降低,泪液分泌试验阳性。抗SSA、抗SSB抗体阳性,唇腺活检示淋巴细胞浸润,符合干燥综合征的病理改变。刻下:口干咽干,两目干涩,皮肤干燥,神疲乏力,易汗出,关节肌肉疼痛,抬举无力;次证为心悸,干咳少痰,气短懒言,头晕目眩,形体消瘦,大便无力,苔少乏津,脉沉细或细弱。

中医诊断:干燥病(气阴两虚证)。

治法:益气养阴,滋阴润燥。

处方:西洋参5 g,酸枣仁5 g,枸杞子5 g,甘草3 g,麦冬15 g,石斛12 g,玉竹15 g。7剂,每日1剂,水煎服。

【按语】本患者素体气阴虚,阴虚生内热,发为干燥病。邪热耗气伤津,气津两虚,内则五脏六腑失其所养,外则五官九窍失其滋润,故见口眼干燥逐渐加重、咳嗽痰少色黄、倦怠乏力等症。因此,治疗当以益气养阴,滋阴润燥为法。

第十九章 眼科燥病

第一节 目 劄

一、概述

眨眼症,中医称"目劄",是眼科的常见病症,病名首见于《审视瑶函》,又称目连札、小儿劄目、小儿两目连劄、目札等。目劄是因风邪侵目,或精血不足,目失濡养所致,以胞睑频频眨动、不能自主控制为主要临床特征的外障类疾病。

眨眼本是一种保护性生理功能,但不自主地频频眨动则属病态。临床上多为双眼发病,偶尔也会有单眼发作,主要伴有眼睛干涩、异物感等,部分患者眨眼时伴有面部肌肉抽动如挤眉、弄鼻、皱额等,多见于儿童,男童高发期年龄段在3～9岁,女童在3～7岁,男女发病比例约1：0.39。

《审视瑶函》谓"目劄者肝有风也。风入于目,上下左右如风吹,不轻不重而不能任,故目连劄也",治疗上主张祛风为主。另外,《幼幼集成》称"目连札",病因也归结为风邪,该书曰:"目连札者,肝有风也。"《眼科阐微》称"小儿两目连劄",《眼科普华录》名"小儿劄目",故"风邪"是儿童眨眼症中重要病因之一。

西医眼科学对目劄描述较少,认为是由于屈光不正、慢性结膜炎及精神因素等原因所致的眼睑痉挛,类似于西医学的维生素 A 缺乏引起的结角膜上皮干燥及角膜上皮点状缺损。故凡沙眼、慢性结膜炎、浅层点状角膜炎、角结膜干燥早期、角膜软化症,以及屈光不正等所出现的目眨症状,可参照本症辨证论治。

二、病因病机

《审视瑶函》曰:"此恙有四,两目连劄,或色赤,或时拭眉,此胆经风热,欲作肝疳也,用四味肥儿丸加胆草而瘥。有雀目眼劄,服煮肝饮,兼四味肥儿丸,而明目不劄也。有发搐目劄,属肝胆经风热,先用柴胡清肝散治,兼六味地黄丸补其肾而愈。因受惊眼劄或搐,先用加味小柴胡汤,加芜荑、黄连以清肝热,兼六味地黄丸以滋肾生肝而痊。"认为该病的病因病机为"肝胆经风热"。《眼科金镜》也指出"目眨者,肝胆有风也,风入于目,上下左右如风吹,不轻不重而不能自认,故目连眨也",所以"风邪"乃是儿童眨眼症的重要病因。《幼幼集成》云:"凡病或新或久,肝风入目,上下左右如风吹,儿不能任,故目连札也。泻青丸。"风邪分为外风、内风。外风由自然界风邪侵袭而发,《素问·太阴阳明论》谓"伤于风者,上先受之",即风

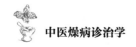

邪常首先伤人于上部和皮肤肌表,而眼位于人体至高,最易受风邪侵袭。《素问·风论》云"风者,百病之长也",百病之长,易合并他邪同时致病,故热邪、湿邪、燥邪等多依附于风邪而侵犯人体,其中外障中以风邪夹热、夹燥最为常见。内风是由人体内肝风内动而发,明代王纶所著《明医杂著》言:"肝热生风,风入于目,目系牵动,则目连劄。"《审视瑶函》亦言:"按目劄者,肝有风也,风入于目,上下左右如风吹,不轻不重而不能任,故目连劄也。"《素问·阴阳应象大论》云:"风胜则动";《素问·至真要大论》又云:"诸风掉眩,皆属于肝",故凡一切抽动、痉挛、抽搐震颤,多属肝风内动之证。肝主升发,肝常有余则易于动风,肝主筋,肝开窍于目,动风则牵掣目筋,出现眼睑不自主频繁眨动。

同时,《审视瑶函·内外二障论》指出:"眼乃五脏六腑之精华,上注于目而明。"若脏腑功能失调,既不能化为精气,亦不能输送精气至目,致使目失精气的营养而影响视觉功能。《太平圣惠方·眼论》谓:"明孔遍通五脏,脏气若乱,目患即生;诸脏既安,何辄有损。"明确地提出了眼与五脏的密切关系。肺为娇脏朝百脉,居于高位,风邪侵袭,首先犯肺。肺主一身之气,调和阴阳,气血流畅,则脏腑功能正常,五脏六腑精阳之气充足,皆能源源不断地输注于目,故目视精明,若燥邪犯肺,致使目失所养,则出现目不明、眼睑频频眨动等症状。

（1）外感风热,上袭于目,目涩不适,故目连劄。

（2）外感风燥,燥邪伤肺,肺失宣发、肃降,气血失于流畅,五脏六腑精阳之气失于充足,不可输注于目,目失所养,肺阴不足,虚火上炎,灼伤津液,目失濡养。

（3）饮食偏嗜,损伤脾胃,脾虚肝旺,不能输精于目,导致目劄。

（4）血虚风袭,内外合邪而致本病。

此外,各种外障眼病也可引起本病,如椒疮、白涩病、黑睛生翳等,也有惊恐或情志不遂而肝气逆乱,发为本病。

三、诊断要点

（1）双目频频眨动,不能自主,或伴畏光,痒涩不适,或灼热睛疼,常喜揉拭等。

（2）轻者眼外观如常人,重者可见白睛红赤,成睑内细小颗粒,色红而硬,呈栗粒状颗粒,色黄而软;或黑睛翳如秤星;或夜间或暗处行动不便,夜盲,白睛干燥无泽等。

（3）多见于小儿。

四、辨证论治

本病多见于不同眼病所出现的目眨症状,因此,临证应寻找原发病,根据不同证型,施以不同治法,凡风热上袭者,治宜祛风清热;燥邪伤肺者,治宜清燥润肺;脾虚肝旺宜健脾清肝,血虚有风者宜养血祛风。

1. 风热上袭证

临床表现:胞睑不自主眨动,干涩发痒,畏光,黑睛星翳,舌质红,苔薄黄,脉浮数。

辨证分析:风性轻扬,热性炎上,风热上犯于目,目睛气血不利,则胞睑不自主眨动,干涩发痒;风邪袭目则畏光;风轮受犯则可见黑睛星翳;舌质红、苔薄黄、脉浮数,均为风热在表之象。

治法:祛风清热。

方药：银翘散合桑菊饮加减。

加减：若伴咽痛口干,加板蓝根、大青叶以增强解毒之功。

2. 燥邪犯肺证

临床表现：胞睑频频眨动,眼内干涩,灼热感,口燥咽干,舌红少津,脉细数。

辨证分析：燥邪伤肺,肺失宣降,久则耗伤肺阴,肺阴不足,气血失于流畅,五脏六腑精阳之气失于充足,不可输注于目,则胞睑频频眨动,眼内干涩;肺阴虚,虚火上炎则有灼热感;虚火灼津则口燥咽干;舌红少津,脉细数为燥邪犯肺,津液耗伤之象。

治法：清燥润肺。

方药：清燥救肺汤加减。

加减：若白晴红赤加桔梗、赤芍以清热退赤。

3. 脾虚肝旺证

临床表现：双眼频频眨动,眼干涩,喜揉拭,白晴干燥无泽,形体消瘦,烦躁不安,舌红苔薄白,脉弦细。

辨证分析：患儿偏食,脾失健运,气血生化不足,目失濡养,则双眼频频眨动,眼干湿,喜揉拭;成气轮失养,则白晴干燥无泽,气血生化之源匮乏,形体失养则见消瘦;血不养肝,并大旺则烦躁不安。

治法：健脾清肝。

方药：肥儿丸加减。

加减：若兼腹胀腹痛,为虫积所致,加使君子、鹤虱、芜夷以消积杀虫;若便溏则配合参苓白术散加减。

4. 血虚有风证

临床表现：胞睑不时眨动,目内外无特殊,面色无华,舌质淡,苔薄白,脉细数。

辨证分析：血虚目晴失养,风邪外袭,内外合邪上攻于目则胞睑不时眨动而检查无异;血虚失养,不荣头面则面色无华;舌质淡,苔薄白,脉细弱为血虚之象。

治法：养血祛风。

方药：四物汤加味。

加减：若全身乏力,面色㿠白,加党参、黄芪以益气生血。

五、 护理与调摄

（1）确定或检查引起目干涩的身体原因,并予以针对性处理。

（2）培养良好的生活习惯：①按时作息,尽量避免熬夜。②积极锻炼身体,增强体质,不偏食,多吃蔬菜水果,注意均衡营养,讲究卫生,勤洗手,勤剪指甲;预防感冒,避免鼻泪管堵塞。③适时做眼保健操,避免眼肌长时间处于一定的痉挛状态。④睡觉时尽量不要开灯,有睑闭不全者在眼部要盖上湿餐巾,以避免泪腺分泌的泪液水分蒸发。⑤长期使用电脑者要注意适时调节用眼。

（3）改善工作和学习环境,灯光光线调节到适宜光线亮度。

（4）眼部湿敷,蒸汽浴。

（5）转归预后：本病早期查找原发病,积极治疗,预后良好。

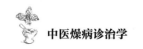

六、 病案举例

王某,女,12 岁。

1 个月前,患者出现频繁眨眼,自觉眼睛干涩、痒痛,伴有口鼻干燥,干咳少痰。曾在当地医院就诊,给予滴眼液治疗,症状无明显缓解。遂来院求治。查体:视力正常,双眼睑无红肿,结膜轻度充血,角膜透明,舌质红,少津,苔薄黄,脉细数。

诊断:目劄(燥邪犯肺证)。

处方:清燥救肺汤加减(桑叶 10 g,石膏 15 g,人参 5 g,甘草 5 g,胡麻仁 10 g,阿胶 10 g,麦冬 10 g,杏仁 10 g,枇杷叶 10 g)。每日 1 剂,水煎服。

二诊:服药 7 剂后,患者眨眼次数减少,眼睛干涩、痒痛减轻,干咳亦减;舌质红,苔薄白,脉细。上方去石膏,加天花粉 10 g,继续服用 7 剂。

三诊:又服药 7 剂后,患者眨眼症状基本消失,眼睛无不适,干咳止。嘱其注意用眼卫生,避免过度用眼。随访 3 个月,未再复发。

【按语】本医案中患者因燥邪犯肺,肺失清润,津液不足,故出现频繁眨眼、眼睛干涩、痒痛、口鼻干燥、干咳少痰等症状。清燥救肺汤具有清燥润肺、生津止渴的功效。方中桑叶轻宣肺燥,石膏清泄肺热,人参、甘草益气生津,胡麻仁、阿胶滋阴润燥,麦冬养阴润肺,杏仁、枇杷叶降气止咳。二诊时,症状减轻,去石膏以防寒凉太过,加天花粉增强生津止渴之力。经过一段时间的治疗,患者症状消失,且注意用眼卫生后未再复发。

第二节 天行赤眼暴翳

一、 概述

天行赤眼暴翳,又名大患后生翳、暴赤生翳,是指因卒感疫疠之气,内兼肺火亢盛,内外合邪,肝肺同病,急发泪多眵稀,白睛红赤浮肿或胞轮红赤,继之黑睛生翳,其星翳多位于中央,多有星翳,以发病后 1~2 周更多,日久难消的眼病。

本病病名首见于《古今医统大全》。此病可单眼患病,亦可双眼同时患病,易于传染流行,无明显季节性,各年龄段均可发病,病程较长,严重者可迁延数月以上。治愈后常遗留不同程度的角膜云翳,可影响视力。

《古今医统大全·眼科》云:"此因运气所患,风火淫郁,大概患眼赤肿,泪出而痛,或致头额俱疼,渐生翳障,遮蔽瞳人,红紫不散,必有瘀血,宜去之,可服泻肝散、镇心丸。"此描述了本病的主要症状及其治疗。在中医五轮学说里,因本病涉及黑、白二睛,白睛属肺,黑睛属肝,故应肺肝同治。

本病相当于西医学的流行性角结膜炎,属病毒性角结膜炎,俗称红眼病,是一种具有传染性的疾病,主要是通过接触传播,包括直接的接触或者间接的接触。西医治疗无特殊方法,一般以局部血管收缩剂减轻症状,急性期以局部抗病毒眼液点眼为主。

二、 病因病机

中医认为本病为外感疫疠毒邪,内兼肺火亢盛,内外合邪,侵犯肝经,上攻于目所致。肺主皮毛,肝开窍于目,外邪侵目先犯肺、肝,而见白睛红赤,继之黑睛生翳,治疗以祛外邪为主,辅以清肺肝。

三、 诊断要点

(1) 临床表现:患眼碜涩痒痛,灼热流泪,眵多清稀。耳前及颌下扪及肿核并有压痛;发病1~2周后,白睛红赤壅肿逐渐消退,但出现抱轮红赤或白睛混赤,黑睛星点翳障,散在而不联缀,呈圆形、边界模糊,多位于黑睛中央,在裂隙灯显微镜下清晰可见荧光素染色后的黑睛星点翳障;2~3周后,荧光素染色虽转为阴性,但黑睛点状混浊可持续数月或长时间,以后逐渐消退。全身可见恶寒发热、鼻塞头痛、溲赤便秘等症。

(2) 实验室及特殊检查:发病早期和高峰期,眼分泌物涂片及细菌分离培养可见肺炎双球菌、流感嗜血杆菌、科·韦二氏杆菌、金黄色葡萄球菌等。结膜分泌物刮片可见单核白细胞增多和细菌。

(3) 诊断要点

1) 起病急,发病迅速,双眼先后发病,具有传染性,常有相关接触史。

2) 自觉碜涩疼痛,畏光流泪,泪多眵稀,耳前多有肿核,按之疼痛。

3) 白睛红赤浮肿或抱轮红赤,黑睛出现星点翳障,多位于黑睛中部,日久难消;重者黑睛可留点状翳障,渐可消退。

四、 辨证论治

本病为肺肝同病,故治疗时应兼顾两脏,同时,治疗时不能因白睛红赤肿痛消退就放松黑睛星翳的治疗,否则会造成黑睛星翳迁延难愈。本病证型主要为疠气犯目证、肺肝火炽证及阴虚邪留证。若治疗及时,一般预后良好。

1. **疠气犯目证**

临床表现:目痒碜痛,羞明流泪,眼眵清稀,胞睑微肿,白睛红赤浮肿,黑睛星翳;兼见头痛发热,鼻塞流涕;舌红,苔薄白,脉浮数。

辨证分析:疠气初感肺金,引动肝火,上犯白睛及黑睛,故见白睛红赤浮肿、黑睛星翳稀疏等眼症。全身症状及舌脉为疠气侵袭之象。

治法:疏风清热,退翳明目。

方药:菊花决明散加减。

加减:宜去方中之羌活,常加蝉蜕、蒺藜以祛风退翳;若白睛红赤浮肿明显者,加桑白皮、金银花以清热泻肺。

2. **肺肝火炽证**

临床表现:患眼碜涩刺痛,畏光流泪,视物模糊,黑睛星翳簇生,白睛混赤;兼见口苦咽干,便秘溲赤,舌红,苔黄,脉弦数。

辨证分析:素体肺热较盛,肺金凌木,侵犯肝经,肺肝火炽,上攻于目,故见白睛混赤、黑睛星翳簇生;口苦咽干、便秘溲赤及舌脉均为肺肝火炽之象。

治法:清肝泻肺,退翳明目。

方药:修肝散或洗肝散加减。

加减:常于方中加密蒙花、谷精草,以增疏风清热退翳之功;白睛混赤甚者,宜去方中川芎、红花,加牡丹皮以增强凉血退赤之功。

3. 阴虚邪留证

临床表现:目珠干涩,白睛红赤渐退,但黑睛星翳未尽,舌红少津,脉细数。

辨证分析:热邪伤津,余邪未尽,故见白睛红赤渐退,但目珠干涩,尚有黑睛星翳;舌红少津、脉细数为阴虚邪留之象。

治法:养阴祛邪,退翳明目。

方药:滋阴退翳汤加减。

加减:常于方中加北沙参、天冬以助养阴生津;黑睛有翳、羞明者,宜加石决明、谷精草、乌贼骨以清肝明目退翳。

五、 护理与调摄

(1)避免接触已确诊感染性结膜炎的人群,注意眼部卫生,不要使用未经清洁的手揉搓眼部。

(2)不要与别人共用毛巾或个人生活用品,建议用流动水洗脸和手。做到不接触患者用过的洗脸用具、手帕及治疗使用过的医疗器具。

(3)不要用餐厅提供的毛巾擦脸,以免因毛巾消毒不完全而感染眼病。

(4)不要与他人共用一支滴眼药水、眼部药物、眼部化妆品。不采用集体滴眼药的方式预防眼病。

(5)患者应适当隔离,避免到歌舞厅、酒店、商场等公共场所,严禁到公共泳池游泳,以防传染他人。

(6)公用水龙头、电梯扶手、门把手、电话电脑用具、玩具等注意消毒。接触后要洗手,切忌揉眼、搓脸。

(7)在红眼病流行时期要尽量少去人群密集的公共场所。

(8)患者治疗期间要避免光和热的刺激,也不要勉强看书或看电视,出门时可戴太阳镜,避免阳光、风吹、灰尘等刺激。

六、 病案举例

患者,男,44岁,2007年2月10日初诊。

患者双眼患天行赤眼暴翳,7天后红赤肿胀消退,遗留黑睛星翳,持续40余天不愈,裂隙灯下见双眼角膜上皮10余点混浊斑点,位于上皮下与浅基质层,边界清,直径0.3~0.5 mm,角膜中央部较密集,目珠干涩,白睛淡红,舌红少津,脉细数。

中医诊断:天行赤眼暴翳(阴虚邪留证)。

处方：一贯煎加密蒙花、木贼草、白菊花。

【按语】根据上述眼病分析，凡具有白睛微红，黑睛上皮脱失，角膜荧光素染色阴性，并伴有全身肝肾阴虚证候出现的眼病，多为一贯煎的适应证。临床上一方多用，符合中医学"异病同治"的法则。

肝为风木之脏，体阴而用阳，非柔养不能生其体，非疏散不能还其用。一贯煎用生地黄滋阴养血，补益肝肾，内寓滋水涵木之意；当归身、枸杞子养血滋阴柔肝；北沙参、麦冬滋养肺肾、养阴生津，意在佐金平木、扶土制木，佐以少量川楝子，疏肝泄热，理气止痛，复其条达之性。诸药合用，使肝体得养，肝气得舒，则诸症可解。以一贯煎为基本方，酌情辅以密蒙花、木贼草、白菊花、桑叶、蝉蜕之类，疏散风热、明目退翳，对肝肾阴虚所致的角膜病变确能切中病机，收获良效。

第三节　金 疳

一、 概述

金疳是指白睛表层生玉粒样小疱，周围绕以赤脉的外障眼病。《目经大成·五色疡》将其命名为"金疡"。本病以单眼发病为多，亦有双眼发病者。多发于春秋两季，且易复发，好发于营养失调，体质虚弱的儿童和青年。

金疳之名首见于《证治准绳》。《证治准绳·杂病·七窍门》曰："金疳，初起与玉粒相似，至大方变出祸患……生予气轮者，则有珠痛泪流之苦。"《目经大成》称："此症生于气轮，状如金栗，粒数无定，眵多涩痛，为金疳。"

本病相当于西医学的泡性结膜炎和束状角膜炎，发生于白睛表层的眼病，是一种常见眼病，且易复发。

二、 病因病机

（1）肺经燥热，宣发失职，肺火偏盛，致使白睛气血郁滞为疳。

（2）肺阴不足，虚火上炎，白睛血络受阻，郁滞不行而成疳。

（3）禀赋不足，脾胃失调，土不生金，肺金失养，肺气不利，气血郁滞而致。

三、 诊断要点

（1）临床表现：初起仅感眼部磣涩不适，或微有疼痛及畏光，眵泪不多，无碍视力。检视白睛浅层可见灰白色或玉粒状小疱，多为1个，部位不定，大小不一，压之不痛，推之可移动，颗粒可积久而变大，色白或淡黄，甚者溃破。小疱周围有赤脉环绕，小疱破溃后可以自愈，治愈后不留痕迹。

（2）预后：多单眼发生，预后良好，但易反复发作，小儿、成年人皆可发病，但以小儿多见。

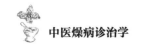

四、辨证论治

本病病位在白睛,位于气轮,发病过程虽也有外邪夹杂,但为标也。根据气轮内应于肺的理论,其病本在肺,故常从肺治,肺主气之宣发肃降,若治节失调,则气机不利,气血滞涩而白睛病变,故复其宣发肃降之功,调其治节是治疗白睛的关键。本病有实证有虚证,实证应泻肺散结;虚证滋阴润肺散结或肺脾双补,增强体质,增强患者抗病能力,减少复发。

如病初期,肺中燥热居多,治宜泻肺利气散结,使气畅血行,瘀滞消而颗粒自除。若病势反复或缠绵不愈,则应润肺益气,复其宣发肃降之功。

1. 肺经燥热证

临床表现:患眼涩痛畏光,泪热眵结,白睛表层有颗粒隆起,周围丝脉红赤怒张;全身伴见鼻干、口渴、便秘、舌红苔黄、脉数有力等症。

辨证分析:肺经燥热属实,故见磣涩疼痛较明显,小疱周围赤脉色红;全身症状及舌脉均为肺经燥热之象。

治法:泻肺散结。

方药:泻肺汤加减。

加减:常于方中加赤芍、牡丹皮以凉血活血退赤,加连翘以增清热散结之功;若小疱位于黑睛边缘者,加夏枯草、决明子以清肝泻火;大便秘结者,可加大黄以泻腑清热;小疱高起明显兼有白睛轻度水肿,可加葶苈子、大枣以泻肺气、消水肿。

2. 肺阴不足证

临床表现:隐涩微疼,眼眵不结,白睛生小疱,颗粒隆起不甚,周围赤脉淡红,病势日久难愈,或反复再发;全身可见干咳、五心烦热、便秘等,舌质红,少苔或无苔,脉细数。

辨证分析:肺阴不足,虚火上炎,故见磣涩疼痛不甚,小疱周围赤脉色淡;全身症状及舌脉为肺阴不足之象。

治法:滋阴润肺。

方药:养阴清肺汤加减。

加减:常于方中加夏枯草、连翘以增清热解毒散结之效。

3. 肺脾两虚证

临床表现:白睛小疱周围赤脉轻微不舒;日久难愈,或反复发作;疲乏无力,咳嗽有痰,食欲不振,腹胀不适,便溏,舌质淡,苔薄白,脉细无力。

辨证分析:因肺脾两虚,卫外失职,而邪气不盛,故症见轻微,但病久难愈或反复发作;全身症状及舌脉乃肺脾两虚之象。

治法:肺脾双补。

方药:六君子汤加减。

加减:可加防风、桑白皮、赤芍以消积滞、缓目赤、止目痛。

五、护理与调摄

饮食宜清淡,忌食辛辣之品,以免辛热伤肺,加重肺经燥热。

加强体育锻炼,尤其小儿更应该注意增强体质,调整脾胃,纠正偏食习惯,适当补充多种维生素,并养成良好的卫生习惯。

因本病易于复发,故经治愈后仍需继续口服中药,巩固疗效。

六、 病案举例

路某,男,20岁。

患者2日前自觉左眼白睛红赤,生一小疱,诊断为左眼泡性结膜炎;用0.5%氯霉素眼液及激素眼液,病情未减,来院求治。自觉左眼磣痛不适,目力无损,全身无不适;苔薄黄,舌质红,脉弦数。左眼视力:1.2,左眼内眦部白睛表层有绿豆大小色白之小疱,周围有赤脉环绕,推之可移动。

诊断:金疳(肺经燥热证)。

处方:葶苈大枣泻肺汤合泻白散加减(葶苈子10 g,大枣10枚,桑白皮10 g,地骨皮10 g,黄芩10 g,红花10 g,赤芍15 g,甘草3 g),7剂,金疳自消而愈。

【按语】手太阴肺经属金,肺气结聚,滞结成疳,故名金疳,一般认为属肺燥引起。其痛乃为肺气郁结所致,常用葶苈子泻肺利水、宣通气机;大枣以缓中补脾,泻而不伤正气;桑白皮、黄芩以清肺热,且助葶苈子泻肺利水之功;地骨皮以清虚热;红花、赤芍以凉血活血;甘草和中清热。

第四节　白　涩　症

一、 概述

白涩症又名"干涩昏花"或"神水将枯",是指因阴虚津亏,目失濡养所致白睛不赤不肿,自觉眼内干涩不适,视物昏蒙为主证的慢性眼病。

本病病名首见于明末清初傅仁宇的《审视瑶函》。书中云:"不肿不赤,爽快不得,沙涩昏朦,名曰白涩,气分伏隐,脾肺湿热"。该病多由肺阴不足、肝肾阴虚导致虚火上炎,或湿热蕴结,火伏于气分而发。《灵枢·大惑论》言:"五脏六腑之精气,皆上注于目而为之精。"《诸病源候论》言:"夫五脏六腑皆有津液,通于目者为泪。"两者指出干眼症可由五脏六腑功能失调引起。《素问玄机原病式》认为"诸涩枯涸,干劲皴揭,皆属于燥",从"燥"证论述干眼症。《证治准绳·神水将枯》言:"视珠外神水干涩而不莹润,最不好识,虽形于言不能妙其状。乃火郁蒸膏泽,故精液不清,而珠不莹润,汁将内竭。虽有淫泪盈珠,亦不润泽,视病气色,干涩如蜒蝣唾涎之光,凡见此证,必有危急病来。治之缓失,则神膏干涩,神膏干涩则瞳神危矣。"认为该病病机以阴虚为本,以火热为标。

本病相当于西医学所说的慢性结膜炎、浅层点状角膜炎、视疲劳等病。本病是指任何原因引起的泪液的质与量异常,或动力学异常导致的泪膜稳定性下降,并伴有眼部不适和(或)眼表组织病变特征的多种疾病的总称。此多因睑板腺功能不良,副泪腺或结膜杯状细

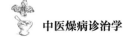

胞变性导致泪液分泌不足;结膜松弛泪液动力学异常、眼睑闭合不全或不能,角膜知觉异常瞬目减少,电子产品使用过久或使用过于频繁致泪液蒸发过多;泪小点过于通畅,泪液流失太多;烟尘环境及空调房待的时间太久,空气过于干燥等因素所致。

二、 病因病机

白涩症的发生与多种因素有关,外感邪气、脏腑内伤、情志失常、饮食劳倦等因素均可致病。中医认为,其基本病机为津伤阴亏,眼目不得濡养,本病的发生亦与多个脏腑相关。

(1)暴风客热或天行赤眼治疗不彻底,余热未清,隐伏肺脾之络所致。

(2)肺阴不足,目失濡润。

(3)饮食不节,或嗜烟酒及偏好辛辣之品,致使脾胃蕴积湿热,清气不升,或湿热上攻,目窍失养。

(4)肝肾亏损,阴血不足,目失濡养。

三、 诊断要点

(1)临床表现:眼常干涩不爽,瞬目频频,微畏光,灼热微痒。检视白睛不红不肿或隐见淡赤血络,眦头或有白色泡沫状眼眵,睑内如常或微见赤丝细脉,黑睛于显微镜下或见细小星翳。

(2)诊断依据

1)干涩不爽,怕见强光,不耐久视。

2)白睛不红不肿或见赤脉隐隐,或黑睛有细小星点。

3)眵多色白或无眵。

四、 辨证论治

白涩症病变部位在胞睑、白睛、黑睛,脏腑为肺、大肠、脾、胃、肝、肾。其致病原因为热邪伤阴,余邪未尽,肺、脾两经伏热。饮食不节,致使脾胃蕴积湿热,清阳不升。肺阴不足、肝肾亏损、气阴两虚等病机在于津液不足或匮乏,造成目失濡润而发生白涩症。临床中可有以肺阴不足、肝肾不足的阴虚为主单一证型出现,也可有热邪伤阴、阴虚湿热同时出现的。首先要以祛邪为主,清利肺热、湿热,宣畅气机,病程日久无实证者,治以扶正为主,分别给予益气滋阴生津法。

1. 邪热留恋证

临床表现:常见于暴风客热或天行赤眼治疗不彻底,以致眼干涩不爽,不耐久视、白睛如常或有赤脉,黑睛有细点星翳,反复难愈,伴口干咽干鼻燥、干咳无痰、便秘,舌红,苔薄少津,脉细无力。

辨证分析:因热邪伤阴,余邪未尽,肺脾两经伏热,故隐隐可见白睛及睑内有赤丝细脉,迟迟不退,畏光流泪,眼眵不多。此为邪热阻络,血气不通,津液失布,故目干涩不爽。

治法:清热利肺。

方药:桑白皮汤加减。

加减:证属伤阴而无湿者,用本方去茯苓、泽泻。

2. 肝经郁热证

临床表现:目珠干涩,灼热刺痛,或白睛微红,或黑睛星翳,或不耐久视;口苦咽干,烦躁易怒,或失眠多梦,大便干或小便黄,舌红,苔薄黄或黄,脉弦数。

辨证分析:肝郁化火,灼伤津液,故目珠干涩,灼热刺痛;气郁化火,扰动心神,故烦躁易怒。其他全身症状及舌脉均为肝经郁热之象。

治法:疏肝养血。

方药:逍遥散加减。

加减:口苦咽干者,加黄芩、栀子清泻肝火;口干者,加生地黄养阴生津;白睛红痛者,加桑叶、菊花、夏枯草清热平肝明目。

3. 肺阴不足证

临床表现:眼干涩不爽,泪少,视久容易疲劳,甚至视物不清,白睛如常或稍有赤脉,黑睛可有细点星翳,病势迁延难愈。全身症状可见干咳少痰、咽干便秘,偶有烦热,苔薄少津,脉细无力。

辨证分析:阴虚则干涩泪少,不耐久视,全身则有干咳少痰,咽干便秘,脉细等肺阴不足之象。

治法:滋阴润肺。

方药:养阴清肺汤加减。

加减:黑睛生翳,加蝉蜕、密蒙花、木贼、防风以疏风退翳;口干咽干,加石斛、天花粉、北沙参以养阴生津。密蒙花入肝经,有清热养肝、明目退翳之效。

4. 阴虚夹湿证

临床表现:眼干涩隐痛,白睛淡赤,睑内可有粟粒样小疱,眼角有白色泡沫样眼眵,胞睑有重坠之感,病程持久而难愈,全身症状可见口黏或口臭、便秘、溲赤而短;苔黄腻,脉濡数等。

辨证分析:湿邪阻遏,清气不升,目失濡养,故白睛干涩隐痛。湿热郁于胞睑,则胞睑重坠,睑内可生疱疮。湿热上蒸还可引起白睛淡赤或目眦生眵。口黏口臭,便秘不爽,溲赤而短,舌苔黄腻等皆湿热内阻,浊气不降所致,脉濡数亦为湿热之象。

治法:清利湿热,宣畅气机。

方药:三仁汤加减。

加减:失眠者,加远志、石菖蒲除湿化痰、安神益智;口干者,加石斛、天花粉养阴;湿热下注者,加苍术、黄柏清热祛湿;白睛红者,加车前子清热明目。

5. 肝肾亏损,阴血不足证

临床表现:眼干涩畏光,双目频眨,视物欠佳,白睛隐隐淡红,久视则诸症加重;全身可兼见口干少津,腰膝酸软,头晕耳鸣,夜寐多梦,舌红苔薄,脉细等。

辨证分析:肝肾亏损,阴血不足,目失所养,故觉眼干涩而频频眨目,且视物不清。阴亏虚火上蒸,故怕日羞明,白睛隐红。阴血亏耗,故口干舌红少津。肝肾亏虚,脑及骨骼失养,故头晕耳鸣,腰膝酸软。阴血不足以安魂,故夜寐多梦。舌红苔薄,脉细,皆肝肾亏损,阴血不足之象。

治法:补益肝肾,滋阴养血。

方药:杞菊地黄丸加减。

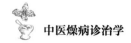

加减：虚热者，可加丹参增强活血通络之功，加女贞子、墨旱莲增强滋阴补肝肾之效；血瘀者，加丹参活血通络；阴虚火旺者，加知母、黄柏；不耐久视者，加党参、黄芪；脾胃不和者，加白术、茯苓、陈皮、枳壳、香附。

五、 护理与调摄

（1）积极治疗暴风客热、天行赤眼，防止转变为本病。
（2）注意眼部卫生，避免用眼过度，保持室内清洁通风，避免强光与烟尘刺激，勿滥用眼药水，尽量避免熬夜，加强生活规律性，改变不良习惯和嗜好，注意调节饮食。
（3）保持心情舒畅，调整情绪，调畅气机。
（4）有屈光不正者，须配戴合适眼镜。

六、 病案举例

姜某，女，32岁，湖南省某县干部，1980年10月4日初诊。
患者双眼干涩不适2月。看书写字，不耐久视，伴口干鼻燥，咽干，大便燥。检查：视力右眼1.0，左眼0.8；双眼白睛内眦部稍有赤脉，黑睛可见细点星翳，2％荧光素染色呈阳性；苔薄少津，脉细无力。
诊断：白涩症（肺阴不足证）。
方药：养阴清肺汤加减（甘草5 g，白芍10 g，生地黄15 g，薄荷3 g[后下]，玄参10 g，麦冬5 g，牡丹皮10 g，桑叶10 g，菊花10 g，蝉蜕5 g，密蒙花10 g，刺蒺藜10 g），7剂。每日1剂，头煎、二煎取药汁混合，分2次温服。
二诊至六诊（1980年10月11日～1980年11月9日）：原方先后加石斛10 g，以益胃生津，滋阴清热；加枸杞子10 g，以滋补肝肾，益精明目。眼干鼻燥等症状逐渐好转，至症状消失。嘱服杞菊地黄丸（小蜜丸），用淡盐汤送服，1次9 g，每日2次。连服2个月，以资巩固疗效。
【按语】《审视瑶函》谓："不肿不赤，爽快不得，沙涩昏蒙，名曰白涩……此症南人俗话呼白眼，其病不肿不赤，只有涩痛。乃气分隐伏之火，脾肺络湿热，秋天多患此。"患者肺阴不足日久，燥热犯目，目失润养，故见目珠干涩，不耐久视；虚火壅滞，故见白睛隐红；其他全身症状及舌脉均为肺阴不足之象。治宜滋阴润肺。养阴清肺汤加减方中，生地黄、玄参养阴润燥，清肺解毒为主药；辅以麦冬、白芍助生地黄、玄参养阴清肺润燥，牡丹皮助生地黄、玄参凉血解毒而消痈肿；佐以桑叶、菊花、蝉蜕、密蒙花、刺蒺藜，清热退翳明目；薄荷宣肺利咽；使以甘草泻火解毒，调和诸药。全方共奏养阴清肺解毒之功。

第五节　胬肉攀睛

一、 概述

胬肉攀睛是指本病为目中有肉膜胬起，自眦角横贯白睛，渐侵黑睛。病名见于《银海精微》。《秘传眼科龙木论》称为胬肉侵睛,《原机启微》称奇经客邪之病,俗称攀筋。

胬肉发生于内眦者居多,外眦或两眦同时发生者较少,男多于女,常发于成年人,尤其是户外工作者及嗜食辛辣厚味之人。多数病变进行缓慢,往往要经过数月或数年始侵入黑睛,甚者可掩及瞳神,影响视力,亦有停止发展者。此病相当于西医学的翼状胬肉。

《原机启微》曰:"邪客于足阳跷之脉,令人目痛,从内眦始……阴跷脉入鼽,属目内眦,合于太阳阳跷而上行,故阳跷受邪者,内眦即赤,生脉如缕,缕根生于瘀肉,瘀肉生黄生脂,脂横侵黑睛,渐蚀神水,此阳跷为病之次第也。或兼锐眦而病者,以其合于太阳故也。锐眦者,手太阳小肠之脉也。锐眦之病,必轻于内眦者,盖枝蔓所传者少,而正受者必多也,俗呼为攀睛,即其病也。"《目经大成》曰:"胬肉有尖头、齐头两种。齐头者浮于风轮,易割而平复,全好后迹象俱无。尖头者深深蚀入神珠,太难下手,且分明割去,明日依然在上,非三、五回不净尽。"

二、病因病机

(1) 心、肺二经风热壅盛,热瘀络阻而生。
(2) 恣食五辛酒浆,脾胃蕴积湿热,上蒸于目。
(3) 久处烟火,热毒蕴郁;或户外工作,风沙刺激过甚,经络瘀滞而成。
(4) 过劳恣欲,损伤心阴,暗耗肾精,水不制火,以致虚火上炎。

以上诸因,皆可导致脉络瘀滞,血壅于眼。此外,眼裂部位白睛易受风沙、烟灰或阳光之类物理刺激,可加速胬肉的滋生。

三、诊断要点

(1) 临床表现:睑裂部位的白睛上起膜,渐渐变厚,有血丝相伴,红赤高起,而成胬肉,渐向黑睛攀侵。胬肉多呈三角形,自眦角开始,横向白睛的宽大部分称体部,攀向黑睛的尖端称为头部。

如自觉眼部涩痒,胬肉头尖高起而体厚,赤瘀如肉,发展较为迅速,每可侵及黑睛中央,障漫黑睛则视而不见;如涩痒不著,胬肉头平而不高起,体亦菲薄如蝇翅,色白或淡红,多发展缓慢,或始终停止在黑睛边缘部,不影响视力。

(2) 诊断依据:近眦部的白睛表层,生有翼状肉膜向黑睛攀侵,多发于内眦。

若胬肉头尖体厚,赤脉粗大,红赤明显,尖端隆起,向黑睛攀侵,发展迅速者,称为进行期。若胬肉头齐体薄,赤脉细小,红赤不显或微红赤,尖端扁平,发展缓慢者,称为静止期。

自觉症状不明显,进行期或伴有眼涩不适,眵泪交加。

四、辨证论治

胬肉攀睛多生于大眦,初起大眦赤脉丛生,继之胬起如肉呈三角形,如翼状,横贯白睛,最后攀附于黑睛之上。在辨证上,主要为火热所致。属虚属实应根据赤脉色泽、粗细、多寡及兼症等进行辨别。

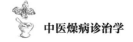

1. 心肺风热证

临床表现:患眼眵泪较多,眦痒羞明,胬肉初生,渐渐长出,攀向黑睛,赤脉密布,舌苔薄黄,脉浮数。

辨证分析:眼珠暴露于外,易于感邪,外感风热,故多眵泪,痒涩羞明;邪客经络,故经络瘀滞,胬肉胀起。

治法:祛风清热。

方药:栀子胜奇散加减。

加减:夏秋之间,红赤多眵,便结脉洪者,可去密蒙花、羌活,加大黄。

2. 脾胃实热证

临床表现:胬肉头尖高起,体厚而大,赤瘀如肉,生长迅速,痒涩不舒,眵多黏结,口渴欲饮,便秘尿赤,舌红苔黄,脉洪数。

辨证分析:嗜食五辛酒浆,以致脾胃结热,邪热上攻,壅滞眼络,加上风尘刺激,瘀滞尤甚,故致胬肉高起,眵多黏结;脾胃热盛,故口渴欲饮,便结苔黄。

治法:泻热通腑。

方药:泻脾除热饮加减。

加减:如体不虚者,用本方去黄芪,加玄参、夏枯草,以加强泻热散结之功。

3. 阴虚火旺证

临床表现:患眼涩痒间作,胬肉淡红菲薄,时轻时重,心中烦热,口舌干燥,舌红,少苔,脉细。

辨证分析:过度劳欲,阴精暗耗,水不制火,虚火上炎于目,则胬肉淡红,微有涩痒;虚热扰心,故心中烦热;热灼津液,故口干舌燥。

治法:滋阴降火。

方药:知柏地黄丸加减。

加减:心烦、失眠显著者,加麦冬、五味子、酸枣仁等。

五、 护理与调摄

(1) 清淡饮食,注意眼部卫生,避免风沙与强光刺激。

(2) 忌烟酒及刺激性食物,以免生热化湿,加速胬肉发展。

(3) 勿过劳和入夜久视。

(4) 对常年在户外工作者,可佩戴有色眼镜或变色镜,避免风沙烟尘侵袭。

六、 病案举例

何某,男,52岁,湖南省某乡农民,1980年9月2日初诊。

患者双眼内痒涩长胬肉2年。涩痒间作,心中烦热,口舌干燥。检查:视力右眼0.8、左眼0.6。双眼上、下胞睑之间的白睛上起膜,渐渐变厚,赤丝相伴,胬起如肉,自眦角开始,呈三角形,胬肉淡红菲薄,侵及黑睛,舌红,少苔,脉细。

诊断:胬肉攀睛(阴虚火旺证)。

处方:知柏地黄丸加减(知母10 g,黄柏10 g,熟地黄15 g,山茱萸5 g,山药10 g,泽泻

10 g,牡丹皮 10 g,茯苓 10 g)。7 剂,每日 1 剂,头煎、二煎取药汁混合,分 2 次温服。

外治:鱼腥草滴眼液滴双眼,每日 3～5 次。

二诊(1980 年 9 月 9 日):双眼红赤渐退,原方继服 7 剂。嘱其继续用鱼腥草滴眼液,滴双眼 2 个月。

【按语】患者虚火上炎,灼烁眼目,故见胬肉淡红菲薄、微有涩痒之眼症;全身症及舌脉均为阴虚火旺之象。治宜滋阴降火。知柏地黄丸是中医眼科常用方,本方即六味地黄丸(熟地黄、山茱萸、山药、泽泻、牡丹皮、茯苓)加知母、黄柏组成。方中六味地黄丸滋阴补肾;加知母、黄柏清虚热、泻相火。

第六节 白睛溢血

一、概述

白睛溢血是指白睛表层下出现片状出血斑,甚至遍及整个白睛的眼病。《证治准绳·杂病·七窍门》又称之为色似胭脂症,相当于西医学之结膜下出血,是一种结膜下小动脉破裂所致的微量出血淤积现象。

本病名最早见于《证治准绳·杂病·七窍门》,其曰:"不论上下左右,但见一片或一点红血,俨似胭脂抹者是也。"描述其症状。因发病时白睛色鲜红而名为色似胭脂症。同时提及:"此血不循经络而来,偶然客游肺膜之内,滞成此患。"认为基本病因病机为热客肺经,迫血妄行,外溢白睛。《审视瑶函》云:"白珠火滞血难通,色似胭脂染抹红,清肺制金频散血,莫教久滞在轮中。"又云:"血热妄行,不循经络,偶然热客肺膜之内,滞而成患。常有因嗽起者,皆肺气不清之故,须以清肺散血之剂,外点药逐之……"本病多见于中老年人,大多数日可自行消退,一般预后良好。

二、病因病机

热客肺经,肺气不降,迫血妄行而外溢白睛。

素体阴虚,或年老精亏,虚火上炎,灼伤脉络致血溢络外。此外,剧烈呛咳、呕吐致使气逆上冲,酗酒过度而湿热上熏,以及妇女逆经、眼部外伤、高血压、结膜炎症、动脉硬化、出血性疾病等,均可导致血不循经,目络破损而外溢白睛。

三、诊断要点

(1) 自觉症状不甚明显,一般多为他人发现。发病 3 天以内者出血可有增加趋势。一般 1 周左右可以逐渐消退。

(2) 眼部检查发现白睛浅层下出现点、片状出血斑,边界清楚,甚者遍及白睛。初期色鲜红,逐渐变成棕黄色,最后吸收消退。

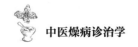

四、 辨证论治

当白睛溢血热客肺经时,肺气不降,迫血妄行而外溢白睛。若素体阴虚,或年老精亏,虚火上炎,灼伤脉络致血溢络外。此外,剧烈呛咳、呕吐致使气逆上冲、酗酒过度而湿热上熏,以及妇女逆经、眼部外伤、高血压、结膜炎症、动脉硬化、出血性疾病等,均可导致血不循经,目络破损而外溢白睛。若治疗及时,则预后良好。

1. 内治

（1）热客肺经证

临床表现:白睛表层血斑鲜红;或见咳嗽气逆,痰稠色黄,咽痛口渴,便秘尿黄,舌质红,苔黄少津,脉数。

辨证分析:热客肺经,肺失清肃,肺气不降,迫血妄行,外溢白睛,故见白睛鲜红血斑,咳嗽气逆,痰稠色黄;咽痛口渴,便秘尿黄状及舌脉亦为热客肺经之象。

治法:清肺凉血散血。

方药:退赤散加减。

加减:临床上将原方改散剂为汤剂并随症加减,治疗效果更佳。可临证选加丹参、红花、郁金以活血化瘀。

（2）阴虚火旺证

临床表现:白睛溢血,血色鲜红,反复发作;或见头晕耳鸣,颧红口干,心烦少寐,舌红少苔,脉细数。

辨证分析:邪易伤阴,病久阴亏火旺,阴虚不能制火,火旺则更伤真阴,热虚火灼伤脉络,络损血溢于外,故病情迁延,眼内出血故见白睛溢血;肝肾阴虚,肾水不足,髓海空虚,故头晕耳鸣;阴虚火旺,扰动心神,故心烦少寐;虚火灼伤津液,津液不得上乘于口,则口干;舌质红,少苔,脉细数均为阴虚火旺之象。

治法:滋阴降火。

方药:知柏地黄丸加减。

加减:若夜梦烦多者,加酸枣仁、五味子以养心安神;若出血量多者,加丹参、赤芍以养血活血化瘀。此外,因剧烈呛咳、呕吐、外伤、酗酒、逆经等所致者,应针对病因论治。

2. 外治

外治主要是敷法。本病初起宜冷敷止血;48 小时后无继续出血,则改为热敷,以促进瘀血吸收,以期早日消退。

五、 护理与调摄

（1）清淡饮食,少食辛辣肥甘之品,以防湿热内生;劳逸结合,少熬夜伤阴;避免用力过猛或眼外伤。

（2）老年血管脆弱者,不要用力揉擦眼部。

（3）如有高血压及心脑血管疾病应及时处理。

六、 病案举例

黄某,男,65 岁,湖南省某县农民,1980 年 11 月 17 日初诊。

患者左眼白睛溢血 3 日。近年来曾反复出血 3 次,伴头晕耳鸣,颧红口干,心烦少寐,血压偏高,每日服复方降压胶囊,能控制在 130～140/90～100 mmHg。检查:视力右眼 0.6,左眼 0.8。左眼白睛浅层下出现大片状出血斑,边界清楚。血压 145/95 mmHg。舌红少苔,脉细数。

诊断:①白睛溢血(阴虚火旺证);②眩晕。

治法:滋阴降火。

方药:知柏地黄丸加减(知母 10 g,黄柏 10 g,熟地黄 10 g,山茱萸 5 g,山药 10 g,泽泻 10 g,牡丹皮 10 g,茯苓 10 g,丹参 10 g,赤芍 10 g)。7 剂,每日 1 剂,头煎、二煎取药汁混合,分 2 次温服。

外治:鱼腥草滴眼液,滴左眼,每日 3 次。

二诊(1980 年 11 月 25 日):左眼出血基本消退,嘱原方再进 7 剂。

【按语】患者因阴虚不能制火,火旺则更伤真阴,虚火灼络,血溢络外,故见白睛溢血,反复发作;全身症状及舌脉均为阴虚火旺之象。治宜知柏地黄丸加减,以滋阴降火,活血散瘀。本方即六味地黄丸(熟地黄、山茱萸、山药、泽泻、牡丹皮、茯苓),加知母、黄柏组成。方中六味地黄丸滋阴补肾;加知母、黄柏清虚热、泻相火,加丹参、赤芍,以养血活血化瘀。

第七节　火疳

一、 概述

火疳是实火上攻白睛,无从宣泄,致白睛里层向外隆起局限性紫红色结节的眼病。本病属于中医外障本病眼病之一。

本病名最早见于《证治准绳·杂病·七窍门》,又称之为火疳,又名火疡。《目经大成·五色疡》曰:"火疡状如红豆蔻,其故知为邪毒否,两之间已不堪,气轮犯克难分剖。"《证治准绳》认为本病病机是"生于脾眦气轮,在气轮为害尤急,盖火之实邪在于金部,火克金,鬼贼之邪,故害最急。"好发于成年女性,多为单眼发病,也可双眼先后发病,病程较长,且易反复。火疳之轻症,其病位在白睛里层之表浅处,可无后患,视力无损;火疳之重症,其病位在白睛里层之深部,常波及黑睛、黄仁,可造成失明。该病治愈后常遗留白睛青蓝。

本病类似于西医学的前部巩膜炎,故当重视治疗。西医治疗是以局部和全身给予皮质类固醇类药物为主,但复发率高,远期疗效不理想。

二、 病因病机

(1) 肺热亢盛,气机不利,以致气滞血瘀,病从白睛而发。

（2）心肺热毒内蕴，火郁不得宣泄，上逼白睛所致。

（3）湿热内蕴，兼感风邪，阻滞经络，肺气失宣，郁久白睛发病。

（4）肺经蕴热，日久伤阴，阴虚火旺，上攻白睛。

此外，痨瘵、梅毒等全身疾病常可诱发本病。

三、 诊断要点

（1）临床表现

1）轻者，患眼涩痛或局部疼痛，羞明流泪，视物欠佳；重者，目痛剧烈，痛连目眶四周，视物不清等。

2）眼部检查：轻者，白睛里层向外隆起，呈紫红色结节，推之不移，压之疼痛，隆起之结节可由小渐渐增大，周围布有紫赤血脉；重者，白睛里层向外突起，呈紫红色结节，甚者环抱黑睛呈堤状隆起，白睛混赤浮肿。

（2）诊断依据

1）白睛里层起结节，呈小扁圆形隆起，或融合成环，色紫红，推之不动，压痛拒按。

2）患眼疼痛，畏光，流泪。

3）病程长，易反复发作，常致白睛青蓝或并发瞳神紧小，瞳神干缺。

4）多发于成年女性。

四、 辨证论治

火疳病位在白睛深层，属五轮辨证中的气轮，内应于肺。其致病原因多为肺经风热、热毒、湿热内蕴、阴虚火旺、气虚血瘀，郁而不得宣泄，攻白睛滞结为疳。临床中可见单一的证型出现，也可虚实夹杂，因此临证时结合全身症状及舌象来辨别虚实。病程短，症状明显以实证为主者则应以清热泻肺散结为主；如病程较长，反复发作，症状较轻以扶正为主，分别给予益气或养阴，同时加以化瘀散结之品；如虚实夹杂，首先要辨别虚实的多寡，采用扶正祛邪，或先祛邪后扶正的方法，避免闭门留寇之弊而影响治疗效果。

1. 内治

（1）肺热壅盛证

临床表现：发病缓慢，白睛隐痛，羞明流泪，局部赤脉紫红，或有隆起结节，压痛，或伴有咽痛咳嗽，溲黄便秘，舌质红，舌苔黄，脉数。

辨证分析：白睛为气轮，肺之所属。今肺热亢盛，气机不利，气不行血，故气血滞留，久而成瘀，混结而局部赤脉紫红，或有隆起结节；肺与大肠相表里，肺热伤津，故肠燥便秘、小便黄；热壅于肺，咽喉不利，故致咽痛、咳嗽等。

治法：泻肺利气，活血散结。

方药：白散加减。

加减：可加葶苈子、杏仁增强泻肺之功；牛蒡子、连翘、浙贝母清热散结；红花活血化瘀，散结消滞。

（2）火邪蕴积证

临床表现：发病较急，疼痛明显，目赤胀痛，羞明流泪，视物模糊。白睛紫红隆起结节较大，周围血脉紫赤怒张，压痛加剧，病变多在睑裂部位，可伴黑睛生翳，或伴有畏寒发热，口苦咽干，呼出之气热，大便干结，溲短黄赤，舌质红，舌苔黄，脉数。

辨证分析：肺主气，心主血，今心肺热毒结聚，致目络壅阻，气血瘀滞不行，眼珠胀痛，白睛结节较大，脉络紫赤怒张。火热作祟，故恶热羞明流泪；因病在心、肺，故病变多发于眦部白睛；口苦、咽干乃火盛之象；肺热下移大肠，故便秘；心移热于小肠，则小便短赤；肺开窍于鼻，肺热则呼出之气热。

治法：泻火解毒，凉血散结。

方药：还阴救苦汤加减。

加减：临证应用时，对上述温燥药应酌情减少药味或药量，并加生石膏以增强清热泻火之功。

（3）风湿热邪证

临床表现：白睛结节隆起赤秽，周围有赤丝牵绊，眼珠胀痛，且有压痛感，自觉羞明流泪，视物模糊，病程缠绵，或伴有骨节酸痛，胸闷纳呆，舌质红，舌苔黄腻，脉濡数。

辨证分析：风湿热邪上攻白睛，故结节隆起赤秽；湿热蕴蒸，阻碍气机，因而眼珠胀痛，视物不清；风湿客于肌肉筋骨，故肢节肿胀而痛；湿热交蒸，故病程缠绵，迁延难愈。

治法：祛风化湿，清热散结。

方药：散风除湿活血汤加减。

（4）肺阴不足证

临床表现：病情反复发作，病至后期，白睛结节不甚高隆，血丝色偏紫暗，四周有轻度肿胀，压痛不明显，目涩酸痛，羞明难睁流泪，或伴有口干舌燥，颧热潮红，便秘不爽；舌质红少苔，脉细数。

辨证分析：病久势必热邪伤阴，阴伤正亏则邪留不去，故白睛症情虽较前述证型为轻，但紫红色结节亦难消退，病程漫长或反复发作。全身症状可见口干咽燥，或有潮热颧红，便秘不爽，舌红少津，脉细等，皆阴亏失养，虚热内生之象。

治法：养阴清肺，兼以散结。

方药：养阴清肺汤加减。

加减：若阴虚火旺者，加知母、石斛、地骨皮以增滋阴降火之力；若白睛结节日久，难以消退者，可以白芍易赤芍，酌加丹参、郁金、瓦楞子、海浮石以清热消瘀散结。

2. 外治

（1）犀黄散每日早晚各点眼 1 次，每次点药粉约半粒芝麻大于内眦部，然后闭眼 5～10 分钟。

（2）龙脑煎点眼。

（3）针刺疗法：取列缺、尺泽、合谷、曲池、攒竹、丝竹空、太阳等。

五、护理与调摄

（1）生活起居适宜：注意用眼卫生；外出佩戴防护眼镜，避免强光刺激；积极锻炼身体，

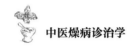

增强体质,提高机体免疫力。

（2）饮食调理:宜清淡饮食,少食肥甘厚腻及辛辣之品;忌烟酒。

（3）保持七情和畅;注意寒暖适中,避免潮湿。

六、 病案举例

黄某,女,59 岁,湖南省某县农民,1980 年 11 月 12 日初诊。

患者双眼反复红痛 2 年。伴眼感酸痛,干涩流泪,视物欠清,口咽干燥,潮热颧红,便秘不爽。检查:视力右眼 0.5、左眼 0.6。双眼白睛结节不甚高隆,色紫暗,压痛不明显,舌红少津,脉细数。

诊断:火疳(肺阴不足证)。

方药:养阴清肺汤加减(生地黄 15 g,麦冬 10 g,生甘草 5 g,玄参 10 g,浙贝母 5 g,牡丹皮 10 g,薄荷 3 g后下,炒白芍 10 g,知母 10 g,地骨皮 10 g,丹参 10 g,郁金 10 g,夏枯草 10 g)。7 剂,每日 1 剂,头煎、二煎取药汁混合,分 2 次温服;头 2 煎内服,3 煎熏洗双眼。外用鱼腥草滴眼液、0.5%醋酸可的松滴眼液,交替滴双眼,每日各 3 次。

二诊(1980 年 11 月 19 日):双眼红赤渐退,守原方再进 7 剂。

三诊(1980 年 11 月 26 日):视力检查示右眼 0.8、左眼 0.8。双眼红赤渐退,全身症状亦除。停用 0.5%醋酸可的松滴眼液,原方 7 剂,隔日服 1 剂,以防复发。

【按语】患者病久邪热伤阴,阴伤火旺,然非实火,故以病变反复,眼干涩稍痛,白睛结节不甚高隆,压痛不明显为主症;其他眼部症状及全身症状和舌脉均为肺阴不足之候。治宜养阴清肺。养阴清肺汤加减方中,生地黄、玄参养阴润燥,清肺解毒为主药;辅以麦冬、白芍助生地黄、玄参养阴清肺润燥,牡丹皮助生地黄、玄参凉血解毒而消痈肿;佐以浙贝母润肺化痰散结;薄荷宣肺利咽;使以甘草泻火解毒,调和诸药。全方共奏养阴清肺解毒之功。加知母、地骨皮,以增滋阴降火之力;加丹参、郁金、夏枯草,以清热消瘀散结。配合滴清热解毒的鱼腥草滴眼液和激素滴眼液,既能增进疗效,又能防止并发症发生。

第八节 凝 脂 翳

一、 概述

凝脂翳是以黑睛生翳,表面色白或黄,状如凝脂,发病迅速,或伴黄液上冲为主要表现的急重眼病。

明代王肯堂《证治准绳》首次提出"凝脂翳"这一病名,并详细阐述了其内涵。其言:"但见起时,肥浮脆嫩,能大而色黄,善变而速长者,即此症也"。它明确指出本病具有肥、浮、脆、嫩的特点。肥即翳障边缘不清,与正常组织无明显界限;浮即病变高出黑睛表面,稍呈突起状;脆即病灶如油脂之脆性,有一触即溃的危险,提示病变易于溃破;嫩系指病变新嫩,易向纵深发展,善变速长。同时,《证治准绳》还对本病的发生发展、预后及并发症进行了较为详细的论述："凝脂翳，此证为病最急，起非一端，盲瞽者十有七八……初起时微小，次后渐大，甚则为窟、为漏、为蟹睛，内溃精膏，外为枯凸……若迟待长大蔽满乌珠，虽救得珠完，亦带病矣。去后珠上必有白障如鱼鳞外圆翳等状，终身不能脱……凡目病有此证起，但是头疼珠痛，二便燥涩，即是急之极甚。若二便通畅，祸亦稍缓。"

本病多为单眼发病，夏秋收割季节多见，素有漏睛者易患。一般起病急，病情危重，病情进展快，若不及时治疗或处理不当，每易迅速毁坏黑睛，甚至黑睛溃破，黄仁绽出，变生蟹睛恶候，视力发生严重障碍，甚或失明，且本病伴有大便秘结者，病情更为危重。痊愈后，视力多受影响，同时也极易在黑睛留下瘢痕，呈鱼鳞障证、冰瑕翳证等。

本病相当于西医学的细菌性角膜炎，主要指匐行性角膜溃疡和绿脓杆菌性角膜溃疡。前者多因角膜外伤后葡萄球菌、肺炎链球菌、链球菌、肠道杆菌等感染所致；后者专指角膜外伤后绿脓杆菌感染引起。

二、病因病机

黑睛表层外伤，风热邪毒乘隙入侵，触染黑睛，黑睛溃烂化脓；或毒邪深入，灼伤神水可出现黄液上冲。

风热外邪入里化热，或嗜食辛辣燥火，致脏腑热盛，肝胆火炙，上炎于目，以致气血壅滞，蓄腐成脓，黑睛溃烂。

因花翳白陷、聚星障等病情迁延，复加邪毒，恶化而成。

久病之后，或为气虚、或为阴伤，正气不足，外邪滞留，致黑睛溃陷，久不愈复。

三、诊断要点

临床表现：初起眼内沙涩刺痛，畏光流泪，眵多黏稠，视力障碍，白睛红赤，黑睛或上或下、或左或右、或中央生翳如星，色灰白或微黄，表面污浊，边缘不清，中央有凹陷，状如针刺伤痕，其上如覆薄脂，此为凝脂早期。

若治不及时，则病情迅速向纵深发展，头目剧痛，胞睑肿胀，羞明难睁，热泪如汤，白睛混赤臃肿，黑睛如覆一片凝脂，色黄浮嫩肥厚，边缘不清，凹陷渐大渐深，甚至可以延及整个黑睛，且兼黄液上冲。

若继续发展，可穿破黑睛而为蟹睛。若初起眼眵及凝脂即为黄绿色者，其病势更为凶险，黑睛可于二三日内全部毁坏，迅速溃破而成蟹睛恶候，甚或脓攻全珠，眼珠塌陷而失明。

四、诊断依据

（1）可有黑睛浅层外伤或黑睛异物剔除史。

（2）黑睛外伤后生翳，初起细小色灰隆起，胞睑红肿，抱轮红赤，数日后，扩大呈圆盘状，色黄浮嫩如凝脂，边缘不清，黄液上冲，瞳神紧小，病情加重可致黑睛破溃，形成蟹睛。

（3）黑睛翳障迅速扩大破溃，色灰白，边界不清，甚者翳渐扩大加深，重度黄液上冲，凝脂及眵泪呈黄绿色者，病势尤凶。

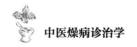

（4）眼剧痛，畏光、流泪，视力下降。

（5）凝脂、眵泪呈黄绿色者，病势危重，黑睛可迅速溃穿，甚至眼球塌陷。

（6）有条件者，病变部位作刮片，做真菌、细菌培养。

五、 辨证论治

本病初起病急，来势猛，发展快，变化多。辨证须别病因，分表里，审脏腑，察虚实。风热邪毒壅盛者，治宜祛风清热解毒；里热炽盛者，治宜泻火解毒；正虚邪留者，则宜扶正祛邪。外治当清热解毒，后期则宜退翳明目。此外，再结合热敷、针刺等法以提高疗效。

1. 内治

（1）风热壅盛证

临床表现：病变初起，头目头痛羞明流泪，视力减退，抱轮红赤，黑睛生翳如星，色灰白，边缘不清，表面污浊，上覆薄脂，抱轮红赤，舌质红，苔薄黄，脉浮数。

辨证分析：黑睛表层受伤，风热邪毒乘隙袭人，致黑睛生翳，初起如星，因风热壅盛，邪毒结聚，病变有向纵深发展之势，故边缘不清，表面污浊如覆薄脂；肺肝风热偏盛，故抱轮红赤，羞明流泪；风热上犯，清阳受扰，气血运行受阻，故头目疼痛；黑睛失去晶莹光泽，神光发越受阻，故视力下降。舌红苔薄黄，脉浮数，为风热在表之象。

治法：祛风清热，退翳明目。

方药：新制柴连汤加减。

加减：若加金银花、千里光等，更可增强清热解毒之力。

（2）里热炽盛证

临床表现：头目剧痛，羞明难睁，热泪频流，眵多黏稠色黄或黄绿，视力障碍，胞睑红肿，白睛混赤浮肿，黑睛生翳，窟陷深阔，凝脂大片，神水混浊，黄液上冲，眵泪、凝脂色黄或黄绿，常伴发热口渴，溲赤便秘，舌红，苔黄厚，脉弦数或脉数有力。

辨证分析：病邪入里化热，脏腑热盛，热气冲于目，毒攻黑睛，致黑睛凝脂窟陷深大；阳明为目下网，阳明热炽，神水受灼，故黄液上冲；血为热壅，气因血滞，故白睛混赤壅肿，胞睑红肿；病因实热阳邪，故畏光，睁目则疼痛加重；泪为肝液，肝热炽盛，故泪热而频流；火毒煎灼，故眵多而黄，甚或呈黄绿色。发热口渴，溲赤便结，舌红苔黄，脉数有力，为热炽腑实之象。

治法：泻火解毒，退翳明目。

方药：四顺清凉饮子加减。

加减：若大便秘结不通者，还可与芒硝、大黄合用；赤热肿痛严重者，可加犀角、牡丹皮、乳香、没药等凉血化瘀；眵呈黄绿，邪毒炽盛者，再加金银花、蒲公英、菊花、千里光等清热解毒。此外，眼珠灌脓方、龙胆泻肝汤也是本证的常用方剂。

（3）气阴两虚证

临床表现：眼痛羞明较轻，眼内干涩，抱轮微红，黑睛溃陷，凝脂减薄，但日久不敛，常伴口燥咽干，或体倦便溏，舌红脉细数，或舌淡脉弱。

辨证分析：本病久病后期气阴两虚，系年老体弱，或病久气血不足，无力抗邪，以致翳陷难敛；余邪未尽，故仍有轻微的眼痛、羞明、白睛微红等症状，阴虚津少，津液不得上乘于口，则见口燥咽干。舌淡脉弱，是气血不足之象。

治法:偏阴虚者,滋阴退翳;偏气虚者,益气退翳。

方药:偏阴虚者,用滋阴退翳汤或海藏地黄散加减;偏气虚者,用托里消毒散。

2. 外治

(1)局部用黄芩、黄连、熊胆等清热解毒眼液或抗生素眼液滴眼,每日 4～6 次,病情严重者,可频频滴用,睡前涂抗生素眼膏。

(2)荆芥、防风、金银花、黄芩、蒲公英、野菊花等祛风清热解毒眼药水,澄清过滤,清洗患眼,或煎水作湿热敷。

(3)针刺疗法:常取睛明、承泣、丝竹空、攒竹、翳明、合谷、肝俞、阳白等穴。每次局部取 1～2 穴,远端 1～2 穴,交替使用,视病情虚实而定补泻手法。

六、护理与调摄

(1)重视眼部卫生,注意劳动保护,防止黑睛损伤,调畅情志,避免紧张、恐惧等不良因素的刺激,积极治疗漏睛、聚星障等诱发眼病。避免长时间阅读、看电视或暗房工作,避免重体力劳动。

(2)平时注意劳动保护,防止黑睛外伤。如有外伤,须及时滴用清热解毒或抗菌消炎类眼药水。如有黑睛异物时,要及时到医院处理,不要用脏手巾、脏衣物等乱揉擦,不可自行使用脏东西挑取异物。

(3)饮食有规律,进易消化之品,多食水果、蔬菜和维生素丰富的食品,不偏食,忌辛辣,戒烟酒,不可一次大量饮水,以防房水增加、眼压升高。忌服颠茄类药物。保持大便通畅,养成定时排便习惯。

(4)保持七情和畅。

七、病案举例

邓某,女,55 岁,湖南省某村农民,2014 年 9 月 29 日初诊。

患者右眼红痛生翳 1 月余。患者于上月中旬右眼红痛生翳,经治疗疼痛减轻,但仍视物不清,伴口燥咽干、便溏体倦。视力检查:右眼 0.3、左眼 0.8,右眼混合性充血(+),角膜混浊,2％荧光素钠溶液染色可见 4 mm×4 mm 大小的着色区;瞳孔药物性散大。舌质红,苔薄白,脉细。

诊断:细菌性角膜炎[气阴两虚(偏气虚)证]。

处方:托里消毒散加减(党参 10 g,生黄芪 15 g,川芎 5 g,当归 10 g,白芍 10 g,白术 10 g,金银花 15 g,茯苓 15 g,白芷 10 g,桔梗 10 g,甘草 5 g),5 剂。水煎服,每日 1 剂,分 2 次服。

外治:①1％硫酸阿托品眼用凝胶滴右眼,每日 2 次,一次 1 滴;②0.3％加替沙星滴眼剂滴右眼,每日 4 次,一次 1 滴。

医嘱:①禁食辛辣炙煿之品及牛羊狗肉等发物;②保持大便通畅;③外出可戴遮光墨镜。

二诊(2014 年 10 月 4 日):右眼混合充血减轻,2％荧光素钠溶液染色着色区明显减小;舌质红,苔薄白,脉细。原方。7 剂。

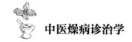

三诊至五诊(2014年10月11日～2014年10月25日)：服药14剂。右眼视力0.5,眼部结膜充血消失,角膜留少许瘢痕障迹而愈。

【按语】病情日久,久病必虚,正虚无力抗邪,余邪未尽,故见黑睛溃陷、凝脂减薄、抱轮微红、日久不敛等眼症;口燥咽干,或体倦便溏及舌脉表现均为气阴两虚之象。托里消毒散加减方中党参、白术、茯苓、甘草,能补益气血而利生肌;当归、川芎、白芍、生黄芪补益气血,托毒排脓;金银花、白芷、桔梗清热解毒,提脓生肌收口。补益气血与托毒消肿药合用,使正气充则祛邪有力,余毒随即外泄而疾病得愈。

第九节 混 睛 障

一、概述

混睛障是黑睛深层呈现一片灰白翳障,混浊不清,漫掩黑睛,影响视力的眼病。常见于青年人,双眼同时或先后发病,病程经过缓慢,往往进行数月治疗,方能逐渐减轻,但多数仍留瘢痕而影响视力,多由肝经风热邪毒或肝肾亏、虚火上炎所致。初期怕热羞明,眼珠疼痛,视物模糊,甚则仅辨人物或失明。其治疗原则为祛风散热、解毒、滋阴降火等。本病易致瞳神紧小,此时尤须注意。

病名见于《审视瑶函》,但《秘传眼科龙木论》称混睛外障、《证治准绳》称混障、《目经大成》称气翳。《证治准绳·杂病·七窍门》曰:"混睛障证:谓漫珠皆一色之障也,患之者最多。有赤白二证,赤者易治于白者,赤者怕赤脉外爬,白者畏光滑如苔,有此二样牵带者,必难退而易发。若先因别证而生混障,则障去而原病见矣。若无别证,到底只是一色者,若混障因而犯禁触发者,则变证出,先治变证,后治本病。"

本病与西医学的角膜基质炎相似。

二、病因病机

多因肝经风热或肝胆热毒蕴蒸于目,邪伏风轮,热灼津液,瘀血凝滞引起;或邪毒久伏,耗损阴液,肝肾阴虚,虚火上炎所致。

三、诊断要点

(1)临床表现:初起怕热羞明,眼睑难睁,眼珠疼痛,视力下降,抱轮暗红或白睛混赤,黑睛深层呈圆盘状混浊,或混浊自中央或周边开始,逐渐漫掩整个黑睛,致黑睛晦暗无华,如磨砂玻璃状。细察之,隐约可见黑睛深层有灰白线条,赤脉自黑睛边际蔓入中心,最后侵及整个黑睛,呈现一片赤白混杂的翳障,严重障碍视力,甚至难辨人物。经数月翳障可逐渐变薄,但不能全部恢复,遗留厚薄不等的翳障,影响视力。与黑睛病变同时,即可发生瞳神紧小或干缺,故需注意,以免处理不当,导致失明。

（2）诊断依据

1）黑睛深层呈灰白色混浊增厚，晦暗无光泽，如磨砂玻璃状。

2）抱轮暗红或白睛混赤。可有黑睛浅层外伤或黑睛异物剔除史。

四、辨证论治

本病之辨证，须细审因。肝经风热所致者，治宜疏风清热；肝胆热毒所致者，治宜泻肝解毒；阴虚火炎者，治宜滋阴降火。外治以消障退翳和扩瞳为要。

1. 内治

（1）肝经风热证

临床表现：黑睛混浊，抱轮红赤，畏光流泪，头眼俱痛，舌红苔薄黄，脉浮数，兼见头痛鼻塞，舌红，苔薄黄，脉浮数。

辨证分析：黑睛为风轮，内应于肝。风热上犯，熏灼黑睛，使之混浊不清，抱轮红赤，畏光流泪。头为清阳之会，眼为清窍之所，风热上扰，故头眼疼痛。舌红苔薄黄，脉浮数，为风热在表之象。

治法：祛风清热。

方药：羌活胜风汤加减。

加减：若嫌清热力弱，可酌加金银花、连翘、栀子；若系先天梅毒所致者，宜重加土茯苓驱梅解毒。

（2）肝胆热毒证

临床表现：黑睛混浊，赤脉贯布，抱轮暗赤，刺痛流泪，便秘溺赤，口苦苔黄，脉数。

辨证分析：肝胆热毒炽盛，上攻黑睛，故黑睛混浊；因热致瘀，故赤脉贯布，抱轮暗红，刺痛流泪；便秘溲黄，口苦苔黄脉数，为热毒炽盛之象。

治法：泻肝解毒。

方药：银花解毒汤加减。

加减：若热毒炽盛者，重用金银花、蒲公英，再加野菊花、土茯苓以清热解毒；若瘀滞甚者，可加当归尾、赤芍、桃仁、红花以活血化瘀；若大便数日不解，可加玄明粉，以协助大黄通腑泻下。

（3）阴虚火炎证

临床表现：病情反复发作，疼痛不显，抱轮微红，火男兼咽燥干咳、头晕耳鸣，舌红少津，脉细数。

辨证分析：邪毒久伏，伤阴耗液，阴津不足，虚火上炎，故见症较轻。津液不足，故舌红少津；脉细数为阴虚火旺之象；若兼咽燥干咳等，为肺阴不足，津不上承；若兼头晕耳鸣等，为肝肾阴亏，相火妄动。

治法：滋阴降火。

方药：肺阴不足者，宜滋阴润肺，用百合固金汤加减。

加减：若肝肾阴亏，相火妄动者，可用知柏地黄丸加减。

病至后期，遗留瘢痕翳障者，参照"宿翳"处理。

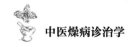

2. 外治

（1）局部点用退云散、犀黄散以消障退翳。

（2）从早期起即应结合滴用 1‰阿托品液充分扩瞳。若扩瞳不及时，治愈后往往遗留瞳神干缺，严重影响视力。

（3）内服药渣煎水过滤作湿热敷，每日 3 次。

五、 护理与调摄

（1）本病病程较长，应淡定心态，耐心坚持治疗，定期随诊。

（2）饮食宜清淡，少食辛辣煎炸之物，以免助火生热。

六、 病案举例

张某，女，45 岁。主诉：双眼视物模糊伴眼红、疼痛半月余。

患者半月前无明显诱因出现双眼发红、疼痛，视力逐渐下降，伴有口干咽燥、五心烦热。自行使用滴眼液后症状无明显缓解。眼科检查：视力示右眼 0.4、左眼 0.3；双眼睑轻度肿胀，球结膜混合充血，角膜透明，前房清，虹膜纹理清，瞳孔圆，对光反射灵敏，晶状体透明，玻璃体轻度混浊；眼底检查未见明显异常。面色潮红，形体消瘦，舌红少苔，脉细数。

诊断：混睛障（阴虚火炎证）。

方药：百合固金汤加减（百合 15 g，生地黄 15 g，熟地黄 15 g，麦冬 12 g，玄参 12 g，当归 10 g，白芍 10 g，贝母 10 g，桔梗 8 g，甘草 6 g）。

随症加减：眼痛明显加菊花 10 g，夏枯草 10 g 以清肝明目止痛；心烦失眠加酸枣仁 15 g，首乌藤 15 g 以养心安神。

二诊：服药 1 周后，患者双眼红痛减轻，视力略有提高。上方继服 1 周。

三诊：又过 1 周，双眼红痛基本消失，视力检查：右眼 0.6、左眼 0.5。调整处方，继续巩固治疗。

【按语】混睛障阴虚火炎证多因久病伤阴或素体阴虚，虚火上炎所致。《医学衷中参西录》中张锡纯言：凡阴虚生内热者，当以甘凉滋阴为主，佐以清热。百合固金汤正是这一理论的典范，通过肺肾同调、金水相生，实现滋阴降火的双重目标。在治疗过程中，根据患者的具体症状进行随症加减，以提高疗效。

第十节 宿 翳

一、 概述

宿翳是指黑睛疾患痊愈后遗留下的瘢痕翳障，其边缘清晰，表面光滑，无红赤疼痛的眼病，宿翳为黑睛之翳障，其部位不定，形状不一，厚薄不等，根据其透明度及位置的不同，对视力的影响程度亦不同:翳厚且位于黑睛周边者,多不影响视力;翳厚位于黑睛中部遮掩瞳神者,可不同程度的影响视力。

该病名首见于《目经大成》。《目经大成·冰壶秋月七十五》曰:"不多宿翳凌神水,尽晶莹伶俐。秋江月朗,玉壶水洁,一般情致。观光直恁留槐市,怎双眸无济。当前风物,转头陈迹,又将何以。"本病又称"冰瑕翳""冰壶秋月""玉翳浮瞒""水晶障证""钉翳根深""风轮钉翳""斑脂翳"等。《证治准绳》中描述其主证为"冰瑕翳证,薄薄隐隐,或片或点,生于风轮之上,其色光白而甚薄,如冰上之瑕。"《目经大成》将此病定性为"此症亦是宿翳","宿翳"一名即源于此,并沿袭至今。对该病症状及预后描述为"若隐若现,或片或点,留于风轮,色光白而甚薄,看虽易治,其实不然。"其成因为:"或浮云暴症,内除未净,而冰硝过点,火热水冷,磅礴而成。玉质英英,晶光洞彻,余故有冰壶秋月之喻。""虚潭呈月"出自《目经大成》,此书提出:"此症微翳混蒙瞳子。人虽不觉,自难耐其昏眊,名曰虚潭呈月。盖其状光滑深沉,似无而实有也。"

根据宿翳厚薄的不同,将其分为四类:若翳薄如淡烟,须借助灯光细察方能发现者,称冰瑕翳;若翳色灰白如浮云,自然光下亦辨清目者,称云翳;若翳厚白如苔如瓷,高于黑睛表面者,称厚翳;厚翳与黄仁粘连者,称为斑脂翳,又分别相当于西医学之角膜云翳、角膜斑翳、角膜白斑及粘连性角膜白斑。在治疗中我们应区分翳的新宿,即炎性浑浊与瘢痕浑浊。新翳表现为表面粗糙,边缘不清,有发展变化及红赤疼痛、羞明流泪等;宿翳表现为表面光滑边缘清楚,无发展变化,以及红赤疼痛、羞明流泪等。

二、 病因病机

本病系凝脂翳、花翳白陷、聚星障、混睛障等黑睛疾病或黑睛外伤痊愈后遗留的瘢痕翳障。黑睛生翳多由外感风热或脏腑热炽所致,火热易伤阴液,且火邪易郁脉络,故瘢痕翳障的形成往往与阴津不足、气血瘀滞有关。

三、 诊断要点

(1) 临床表现:黑睛上有白色翳障,形状不一,厚薄不等,部位不定,但表面光滑,边缘清楚,眼无赤痛。位于黑睛周边而未遮瞳神者,视力影响较小;位于黑睛中央而遮蔽瞳神者,可严重影响视力。若翳菲薄,如冰上之瑕,须在集光下方能察见者,为冰瑕翳;若翳稍厚,如蝉翅,似浮云,自然光线下可见者,为云翳;若翳较厚,色白如瓷,一望则知者,为厚翳;若翳与黄仁粘连,其色白中带黑,或有细小赤脉牵绊,瞳神倚侧不圆者,称斑脂翳。

(2) 诊断依据

1) 多有黑睛病变或外伤史。

2) 黑睛上有灰白色翳障,形状不一,厚薄不等,表面光滑,边界清楚,荧光素钠染色为阴性。

四、 辨证论治

《秘传眼科纂要·论退翳难易》曰:"至若退翳之法,如风热正盛,则以祛风清热之药为

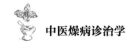

主,略加退翳药;若风热稍减,则以退翳之药为主,略加祛风药、清热药。若一味清热,以至热气全无,则翳不冰即凝则燥,虽有神药,不能去矣。夫翳自热生,疗由毒发,发必在乌轮,乌轮属肝,则以清肝、平肝、行肝气之药,如柴胡、芍药、青皮之类,皆退翳药也。浅学者流,不识此理,惟执定蒙花、木贼、谷精、蝉蜕、青葙、决明为退翳之药,又不辨寒热,信手摭拈,糊涂乱用,非徒取识者之笑,而且害人。"辨证首宜分新久,新患日浅者,耐心调治,可望收效。治宜内外结合,用药总以补虚泻实,退翳明目为原则。年深日久者,多不治。

1. 内治

（1）阴虚津伤证

临床表现:黑睛疾患初愈或近愈,红退痛止,留有形状不一、厚薄不等之瘢痕翳障,视物昏朦,眼内干涩,可无全身症状,舌红,苔薄白,脉细。

辨证分析:黑睛疾患后期,邪退正复,病变修复,故红退痛止;遗留瘢痕翳障,致黑睛失去晶莹清澈,阻碍神光发越,故视物昏朦,甚则视力严重下降;津液亏耗,阴津不足,故眼内干涩。病情基本痊愈,无邪正交争之象。

治法:滋阴生津,退翳明目。

方药:滋阴退翳汤加减。

加减:若仍有轻微红赤,余热未尽者,可加黄芩;若赤脉伸入翳中,气血瘀滞者,加红花;舌淡脉弱,气阴不足者,可加太子参,血虚者合四物汤;肾阴不足者合杞菊地黄丸,亦可改用开明丸、拨云退翳散等丸散剂内服,逐渐调理,缓以图功。

（2）气血瘀滞证

临床表现:宿翳日久,或赤脉长入,形如毛刷,或枝状,视物昏蒙,无其他症状,舌红苔薄,脉涩。

辨证分析:黑睛宿翳日久,气血凝滞,赤脉伸入翳中,致视力下降。

治法:活血行滞,退翳明目。

方药:桃红四物汤加减。

2. 外治

外治以磨障消翳为主,用退云散或八宝眼药、苎荠退翳散点眼。

针刺疗法:以睛明、承泣、健明为主穴,太阳、合谷、翳明为配穴,每次主、配穴各一,交替轮取。

埋线疗法:以球结膜下埋线为主,先常规消毒、表面麻醉和局部麻醉后,用 0 号丝线或 0～1 号羊肠线埋入球结膜下,环绕角膜一周,离角膜 2～3 mm 远,线头不可结扎,也不可外露,紧贴结膜剪断,涂以消炎眼膏,眼垫封盖 1～2 天。多用于凝脂翳引起的宿翳。

五、 护理与调摄

慎饮食、避风寒,防止宿翳复发。

六、 病案举例

袁某,男,56 岁,湖南省某村农民,2014 年 8 月 19 日初诊。

左眼生翳,视力下降 30 日。患者左眼 7 月 19 日因稻谷击伤引起红痛生翳,曾用多种

"抗生素滴眼剂""散瞳"及全身抗生素等治疗,左眼红痛消失,眼内干涩,白翳不除,视物模糊。检查:视力示右眼 1.0、左眼 0.3。左眼内无充血,角膜混浊 4 mm×4 mm,表面光滑,2%荧光素钠染色裂隙灯显微镜下未见着色,舌质红,苔薄白,脉细。

诊断:角膜瘢痕(阴虚津伤证)。

处方:滋阴退翳汤加减(玄参 15 g,知母 10 g,生地黄 15 g,麦冬 10 g,刺蒺藜 10 g,木贼 5 g,菊花 5 g,青葙子 10 g^{包煎},蝉蜕 5 g,蛇蜕 3 g^{包煎},菟丝子 10 g,石决明 15 g^{先煎},甘草 5 g)。7 剂,水煎,每日 1 剂,分 2 次温服。

医嘱:慎饮食,避风寒,饮食宜清淡。

二诊(2014 年 8 月 26 日):左眼视物较明,结膜无充血,角膜混浊略减,舌质红,苔薄白,脉细。拟原方。7 剂。

三诊(2014 年 9 月 2 日):左眼视物较明;视力检查:右眼 1.5、左眼 0.6;左眼结膜无充血,角膜混浊减轻;舌质红,苔薄白,脉细。拟原方。7 剂。

四诊(2014 年 9 月 9 日):左眼视物较前清楚,角膜仍留有少许云翳;视力检查示右眼 1.5、左眼 0.8。嘱原方再进 14 剂,以退翳明目。

【按语】患者为黑睛疾病后期遗留瘢痕翳障,因久病热灼津液,阴津不足,故眼内干涩,视物模糊;舌质红,苔薄白,脉细,为阴虚津伤之象。治宜养阴退翳。滋阴退翳汤加减方中玄参、知母、生地黄、麦冬滋阴养液;刺蒺藜、木贼、菊花、青葙子、蝉蜕、蛇蜕、石决明退翳除障;菟丝子补益肝肾;甘草调和诸药。全方共奏滋阴退翳明目之功。

第十一节　瞳神紧小、瞳神干缺

一、概述

瞳神紧小是黄仁受邪,以瞳神持续缩小,展缩不灵,多伴有抱轮红赤为主要临床症状的眼病。该病常见于青壮年,病变多反复,缠绵难愈。瞳神紧小失治、误治,致瞳神与其后晶珠粘连,边缘有缺损,甚或参差不齐,形如梅花、锯齿,或虫蚀,失去正圆为临床特征的眼病称瞳神干缺,又名瞳神缺陷。

瞳神紧小又名瞳神缩小(《审视瑶函》)、瞳人锁紧(《银海精微》)、瞳神焦小(《一草亭目科全书》)、瞳神细小(《眼科著华》)、瞳缩(《病源辞典》)。至于瞳神极度缩小如粟米者,《眼科捷径》又称肝决。本病名最先记载于《证治准绳·杂病·七窍门》,书中是以发病时的症状特征而命名的。在《原机启微》中针对该病瞳神改变作了形象的描述,说:"其病神水紧小,渐小而又小,积渐之至,竟如菜子许。"《目经大成·瞳神缩小》云:"此症谓金井倏尔收小,渐渐小如针孔也。"历代对此认识较为统一,而且准确地观察到瞳神缩小为本病的主要症状。瞳神干缺病名首载于《秘传眼科龙木论·瞳人干缺外障》,书中形容其瞳神变化时说:"或上或下,或东或西,常不圆正。"《银海精微·瞳人干缺》记述更细,谓:"金井不圆,上下东西如锯齿,偏缺参差。"本病还易发生并发症,较为常见的有晶珠混浊,视力下降,以致失明。正如《眼科统秘》中记载:"瞳人锁扣不开,后渐成障膜,如金花之样,端然失明,唯见三光。"

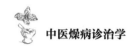

瞳神紧小与瞳神干缺见症虽有差别,实则同为黄仁病变引起。瞳神干缺多为瞳神紧小失治而成。两者病因复杂,且易反复发作,缠绵不愈。若治疗失当,往往并发它症而导致失明。

瞳神紧小及瞳神干缺相当于西医学的前葡萄膜炎。瞳神紧小相当于急性前葡萄膜炎,瞳神干缺相当于慢性前葡萄膜炎。西医认为前葡萄膜炎发病原因及机制复杂,免疫或自身免疫因素是其关键。治疗上多以糖皮质激素为主,但经常出现对激素的依赖,并且极易复发。

二、 病因病机

(1)由肝经风热或肝胆火毒上攻。

(2)劳损肝肾,虚火上炎。

(3)外受风湿,郁久化热,风湿与热合而上攻。

(4)目患火疳、花翳白陷、凝脂翳、混睛障、疳疾上目、蟹睛证、真睛破损及狐惑病邪毒攻目者,均能导致发病。

以上诸种因素皆可导致邪热深入眼内,蒸灼神水,伤及黄仁,以致黄仁展而不缩,瞳神紧小。火盛水衰,阴精耗伤,瞳神失于濡养,则干缺不圆。

三、 诊断要点

(1)临床表现:急性期,证见头痛时发眼痛拒按,入夜尤甚,赤涩流泪,羞明难睁,视力锐减,眼睑红肿,抱轮红赤,甚者白睛混赤,神水混浊,或见絮状物。黄仁肿胀晦暗,纹理不清,瞳神紧小,甚者缩小如针孔,展缩失灵。重证尚可并发黄液上冲之证。若用集合光检查法或裂隙灯显微镜检查,可见黑睛内壁有白色尘状或点状物附着,神水变混。严重者,可见黑睛与黄仁之间黄液上冲,或血灌瞳神。

此外,病情严重或迁延日久者为慢性期,可导致神水枯竭,眼珠萎软而失明,失治则黄仁易与其后之晶珠粘连,以致瞳神偏侧不圆,粘连范围较广泛者,瞳神边缘参差,甚则瞳神紧缩如针孔、粟米,阴看不大,阳看不小。此证的瞳神可为黑色,亦可因内结膜炎,瞳变白色或微黄,或因邪攻睛珠而令其混浊,使并发内障而瞳现青白,如此则神光被隔而目盲。

(2)诊断依据

1)畏光流泪,目珠坠痛,视力下降,或见眼前似蚊蝇飞舞。

2)抱轮红赤,黑睛后壁有灰白色点状或尘状沉着物,神水混浊,瞳神紧小,展缩失灵,黄仁纹理不清,甚或黄液上冲,血灌瞳神;或黄仁与晶珠粘连,形成瞳神干缺。

3)可有目珠破损或黑睛疾病史,或有结核、梅毒、风湿等病史。

四、 辨证论治

瞳神紧小、瞳神干缺主要分为急性期和慢性期。①急性期,《审视瑶函》记载:"亦有头风热症,攻走蒸干精液,而细小者。皆宜乘初早救,不然,悔之不及也。"新病突起,发病迅速,病势较剧,易于传变,该期邪气内侵,正气充盛,故治需以祛邪为主。主要治法有祛风清热,清泄肝胆实火。②慢性期,久病伤阴,虚火上炎则眼干不适,视物昏花,目痛时轻时重,阴虚灼烁黄仁,晶珠失养,故黄仁失荣,瞳神干缺,晶珠浑浊,虚火上扰可伴有烦热不眠,口干咽燥。《古今医统大全》记载:"瞳人干缺,上下常长,斜偏不正,久而损目失明,宜洗肝后补肾。"病势缓和,病程较长,病机以本虚为主,虚实夹杂,治需扶正祛邪。主要治法有补益肝肾,滋阴降火。

1. 内治

（1）肝经风热证

临床表现:起病较急,瞳神紧小,眼珠坠痛,视物模糊,羞明流泪,抱轮红赤,神水混浊,黄仁晦暗,纹理不清。全身症状可见头痛发热,口干舌红,舌苔薄白或薄黄,脉浮数。眼珠疼痛,痛连眉骨颞颥,畏光流泪,视力下降;胞睑红肿,白睛混赤,黑睛后壁可见点状或羊脂状沉着物,神水混浊,甚或黄液上冲、血灌瞳神;黄仁肿胀,纹理不清,展缩失灵,瞳神紧小或瞳神干缺,或见神膏内细尘状混浊;或伴口舌生疮,阴部溃疡,口苦咽干,大便秘结,舌红苔黄,脉弦数。

辨证分析:风热交攻则发病急。邪循肝经上壅于目,故眼痛视昏,羞明流泪,抱轮红赤;热邪煎熬致神水变混;黄仁属肝,其色晦暗,纹理不清,瞳神紧小,皆因肝经风热上攻,血随邪壅,黄仁肿胀纵弛,展而不缩所致;全身症见头痛发热,口干舌红,苔薄白或薄黄及脉浮数等,均为风热之象。

治法:祛风清热。

方药:新制柴连汤加减。

加减:若加金银花、千里光等,更可增强清热解毒之力。

（2）肝胆火炽证

临床表现:瞳神甚小,珠痛拒按,痛连眉棱、颞颥,畏光流泪,视力下降,抱轮红甚,神水混浊,黑睛之后或见血液沉积,或有黄液上冲;黄仁肿胀,纹理不清,展缩失灵,瞳神紧小或瞳神干缺,或见神膏内细尘状混浊;或伴口舌生疮,阴部溃疡,口苦咽干,烦躁易怒,舌红苔黄,脉弦数等。

辨证分析:目为肝窍,眉棱、颞颥分属肝、胆,肝胆实火上攻,热盛血壅,故珠痛拒按,痛连眉棱、颞颥,抱轮红甚;神水受灼,遂变混浊,或为黄液上冲;若火入血络,逼血外溢,则黑睛之后可见血液沉积;口干苦,烦躁易怒,舌红苔黄,脉弦数等全身症状,亦由肝胆火炽所致。

治法:清泻肝胆。

方药:龙胆泻肝汤加减。

加减:眼红赤及头眼痛著者,加夏枯草、石决明、蒲公英以增清肝泻热之力;大便秘结者,加大黄以通腑泄热;神水、神膏混浊显著者,加煅花蕊石、红花、牡丹皮以活血化瘀。

（3）风湿夹热证

临床表现:发病或急或缓,瞳神紧小或偏缺不圆,目赤痛,眉棱、颞颥闷痛,视物昏朦,或黑花自见,神水混浊,黄仁纹理不清。常伴有头重胸闷,肢节酸痛,舌苔黄腻,脉弦数或濡数等症。

辨证分析:风湿与热相搏,阻滞于中,清阳不升,湿浊上泛,故致目赤痛,头昏重,眉棱、颞颥闷痛,视物昏朦,黑花自见;湿热上蒸神水,则神水黏浊;熏蒸黄仁,则黄仁肿胀,纹理不清,展而不缩;黄仁瞳神缘与晶珠粘连,则偏缺不圆;至于全身所见之胸脘满闷,肢节酸痛,舌红

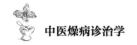

苔黄腻,脉弦数或濡数等,均由风湿热邪所致。虽同属风湿热邪为患,其风热偏重者,往往发病较急,眼部症状表现较剧;热邪不盛,风湿偏重者,一般发病迟缓,眼部赤痛诸症时轻时重,易反复发作,黄仁晦暗,瞳神多偏缺不圆。

治法:祛风除湿清热。

方药:抑阳酒连散加减。

加减:本方用于风热偏重,赤痛较甚者,宜酌减独活、羌活、白芷等辛温发散药物,加茺蔚子、赤芍清肝凉血,活血止痛;若用于风湿偏盛,热邪不重,脘闷苔腻者,宜减去知母、黄柏、寒水石等寒凉泻火药物,酌加厚朴、白豆蔻、茯苓、薏苡仁宽中利湿,或改用三仁汤加减。

(4)虚火上炎证

临床表现:病势较缓和/或病至后期,患病日久,眼干涩不适,视物昏花,赤痛时轻时重,反复发作,视物朦胧,瞳神多见干缺不圆,黑睛后壁细尘状或色素状沉着物,黄仁纹理不清或部分性干枯变白,瞳神干缺如花瓣、锯齿,或小如针孔,或见翳膜遮蔽,神膏细尘状混浊,常兼见头晕失眠,五心烦热,口燥咽干;舌红少苔,脉细而数等。

辨证分析:病势较缓和/或病至后期,眼症时轻时重及反复发作等,属正虚而邪不盛,正邪相搏,互有进退的表现。因素体阴虚或病久肝肾阴亏,阴精不能上濡于目,以致眼干涩不适,视物昏花,瞳神干缺;火炎于上,故目赤头晕;火扰心神则失眠;阴虚水不制火,故五心烦热,口燥咽干,舌红少苔,脉细数。

治法:滋阴降火。

方药:知柏地黄汤加减。

加减:若虚火甚者,加地骨皮、银柴胡以清虚热,加北沙参、麦冬以养阴;瞳神翳膜遮蔽者,加谷精草、菊花以明目退翳;神膏混浊久不消散者,加半夏、海藻、昆布以祛痰散结。

2. 外治

(1)局部使用扩瞳剂:发病之初即用药物迅速充分扩瞳,既可防止瞳神干缺及由此而引起的一系列严重并发症,又有助于缓解眼部疼痛。常用药物为1%阿托品眼液或眼膏,每日点眼1~3次(每次滴阿托品眼液后,应压迫内眦部3~5分钟),或视病情而定。

(2)滴用清热解毒眼液:如黄芩、鱼腥草、熊胆等眼液。

(3)局部热敷:常用热水或内服药渣煎水滤液做湿热敷,以退赤止痛。

(4)针刺疗法

1)常用穴:睛明、攒竹、瞳子髎、丝竹空、肝俞、足三里、合谷。每次局部取2穴,远端配1~2穴。

2)耳针可取耳尖、神门、眼等穴。

五、护理与调摄

(1)饮食调理:忌辛辣酒浆,戒烟酒,肥甘厚腻之品。

(2)情志调理:重视情志护理,避免不良情绪刺激。

(3)外出戴有色眼镜,以防强光刺激。

(4)注意休息,防止外感风寒,以免加重病情或诱发本病复发。本病饮食宜忌,以免助湿生热,加重病情。

（5）勿坐卧湿地，注意劳逸适度，防止竭视伤目，以免加重病情或治愈后复发。

（6）忌房劳，避免精伤而虚火上攻。

六、病案举例

李某，男，44岁，河南地区某干部，1980年10月7日初诊。

患者双眼反复红痛，视力下降1年。近1年来双眼隐痛，常伴有口腔溃疡或生殖器溃疡，时轻时重，反复发作，五心烦热，夜寐不安。检查：视力示右眼0.2，左眼0.3，双眼白睛微红，瞳神干缺，眼底呈晚霞样改变。舌红少苔，脉细数。

中医诊断：瞳神干缺（虚火上炎证）。

处方：知柏地黄丸加减（熟地黄20 g，山茱萸6 g，山药12 g，知母10 g，黄柏10 g，泽泻10 g，牡丹皮10 g，茯苓10 g，天冬10 g，麦冬10 g，首乌藤10 g，桑椹10 g，女贞子10 g，楮实子10 g。5剂）。每日1剂，头煎、二煎取药汁混合，分2次温服。

外治：①1%硫酸阿托品滴眼液，滴双眼，每日2次，每次1滴；②0.5%醋酸可的松滴眼液，滴双眼，每日4次。

二诊（1980年10月12日）：双眼视物较明，舌红少苔，脉细数，原方继服5剂。

三诊至十二诊（1980年10月17日）：依上方增减服药45剂，1980年12月2日检查：视力示右眼0.6、左眼1.0，双眼无红赤充血。嘱服知柏地黄丸，每次9 g，每日2次。连服3个月，防止复发。

【按语】久病伤阴，余邪不清，致热邪伤阴更甚，肝肾阴虚，清窍失灵，故见黄仁不泽、瞳神干缺；正邪相争，互有进退，故眼痛隐隐，口腔溃疡，生殖器溃疡，时轻时重，反复发作；五心烦热，夜寐不安及舌脉所见，均为阴虚有火之象。治宜滋阴降火。知柏地黄丸加减方中重熟地黄，为君药，滋阴补肾益精填髓。臣以知母、黄柏、山茱萸、山药补肾固精，益气养阴，而助熟地黄，滋补肾阴；知母甘寒质润，清虚热，滋肾阴；黄柏苦寒，泻虚火，坚真阴，配合熟地黄以滋阴降火。佐以茯苓健脾渗湿；泽泻利水清热；牡丹皮清泄肝肾，三药合用，使补中有泻，补而不腻。加天冬、麦冬、首乌藤，以滋养安神；加桑椹、女贞子、楮实子，以滋养肝肾，益精明目。诸药配合，共奏滋阴降火之功。

第十二节　圆翳内障

一、概述

圆翳内障是因年老体弱，精气日衰，目失涵养所致晶珠球混浊，目力逐渐减退，最终瞳神内呈圆形银白色翳障，直至失明的内障眼病。

圆翳内障病名首见于《秘传眼科龙木论》，又名圆翳（《世医得效方》）。历代医籍因其病因、形、色，以及程度不同而有许多名称，如成熟内障有如银内障、如银障等；未成熟内障有枣花内障（《秘传眼科龙木论》）、偃月内障（《秘传眼科龙木论》）、如银障症（《审视瑶函》）。《证

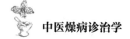

治准绳·杂病·七窍门》称为如银内障，"视瞳神内上半边有隐隐白气一湾，如新月覆垂向下也，乃内障欲成之候，成则为如银翳。"明·傅仁宇《审视瑶函》曰："此病色白而大小不等厚薄不同。"清·黄庭镜《目经大成》概括最详的为"此症盖目无病失明金井之中有障翳……色白或微黄或粉青状如星，如枣花，如半月，如剑脊，如水银之走，如膏脂之凝，如油之滴水中，如冰之冻杯内，名曰圆、曰横、曰滑、曰涩、曰浮、曰沉、曰破散、曰浓厚，先生一目，而后俱有。"

本病多发于 50 岁以上的老年人，常呈双侧性，但两眼的发生及发展并不一致，先后快慢可相差数月甚至数年。药物对本病仅在早期有效，而病久翳成，翳定障老，则宜手术治疗，可恢复一定视力。

本病相当于西医学的老年性白内障。西医治疗本病多采用血糖控制和手术治疗，中医在治疗圆翳内障中，无论是防止其发生，还是治疗及预后都有较好的效果。

二、 病因病机

隋·巢元方《诸病源候论·目青盲有翳候》云："风热乘之，气不外泄，蕴积于睛间而生臀，似蝇翅者，覆瞳子上。"《证治准绳·圆翳》曰："此因肝肾俱虚而得也。"《原机启微》则认为是"阴弱不能配阳之病"。《眼科大全·如银障症》说："乃郁气伤乎冲和清纯之元气，故阳光精华为其闭塞而不得发现……"李东垣认为"夫五脏六腑之精气皆察受于脾土，上贯于目，故脾虚则五脏六腑之精气皆失所司，不能上归于目矣"。《灵枢·天年篇》说："五十岁，肝气始衰，肝叶始薄，胆汁始减，目始不明。"可见本病病因病机极为复杂。但主要是内与肝、肾、脾等脏腑有关，外与风热之邪上扰有关。肾为先天之本，年老肝肾精血不足，阴弱不能配阳，风火内生，损伤睛珠；脾为后天之本，精血化生之源，脾虚则五脏六腑之精皆失所司，目失所养。长期在高温或日射下作业，风热之邪乘虚入脑，脑中风热蓄积，可导致经络闭塞，脏腑精气不能上注于目而成本病。黑睛表层外伤，风热邪毒乘隙入侵，触染黑睛，黑睛溃烂化脓，或毒邪深入，灼伤神水可出现黄液上冲。

（1）年老体衰，肝肾亏虚，精血不足精气不能上荣于晶珠所致。

（2）脾虚失运，精气不能上荣于晶珠所致。

（3）肝经郁热或阴虚挟湿热，晶珠受灼则混浊而成。

三、 诊断要点

（1）临床表现

1）圆翳内障初起，眼外观如常，亦无红肿疼痛，仅自觉视物微昏，或眼前有固定之点状、条状或圆盘状阴影；或视近尚清，视远昏朦；或明处视昏，暗处视清；或明处视清，暗处视昏；或视灯光、明月如有数个。昏朦日进，则渐至不辨人物，只见手动，甚至仅存光感。

2）眼部检查：检视瞳神，形圆无缺，展缩自如。初起，若晶珠混浊出现于边缘，状如枣花、锯齿，视力多无明显影响；继则晶珠灰白肿胀，如油脂浮于水面，电筒侧照，可见黄仁之阴影呈新月形投射于晶珠表面；最终晶珠全混，色白圆整，电筒侧照，黄仁阴影消失。此时翳定障老，宜手术治疗；否则，日久晶珠缩小，翳如冰棱而下沉。若晶珠混浊从核心开始，渐向周围扩散，其色多为棕黄、棕红或黑色。

（2）诊断依据

1）视力模糊,逐渐加重,渐至不辨人物,仅存光感;无眼红、眼痛、流泪等症。

2）裂隙灯检查见晶状体混浊,皮质性老年性白内障分四期。①初发期:皮质中出现水隙,空泡和板层分离,周边部皮质首先可见楔状混浊,逐渐向中央进展;②膨胀期:晶状体混浊加重,饱满,前房变浅;③成熟期:晶状体全部混浊,虹膜投影阴性,前房恢复正常;④过熟期:晶状皮质混浊呈液化状乳白色、核下沉、前房加深。老年性核性白内障,混浊从核开始,呈棕色混浊,向周围发展,影响视力。黄液上冲,凝脂及眵泪呈黄绿色者,病势尤凶。

四、 辨证论治

圆翳内障病程较长,药物治疗适用于早期。若晶珠灰白混浊,已影响视物不清,则药物难以奏效,宜手术治疗。

1. 内治

（1）肝肾不足证

临床表现:视物模糊,头晕耳鸣,腰膝酸软,头晕耳鸣,舌淡脉细;或面白畏冷,小便清长,脉沉弱。

辨证分析:肝肾精血不足,目窍失养,晶珠渐混则视物模糊;脑髓、骨骼失养,故头晕耳鸣,腰膝酸软;血虚脉络不充,则舌淡脉细;若见面白畏冷,小便清长,脉沉弱,又属肾阳偏虚之象。

治法:补益肝肾。

方药:杞菊地黄丸或右归丸加减。

加减:用于精血亏甚者,宜加菟丝子、楮实子、当归、白芍。

（2）脾虚气弱证

临床表现:视物昏花,精神倦怠,肢体乏力,面色萎黄,食少便溏;舌淡苔白,脉缓或细弱。

辨证分析:脾虚不运,脏腑精气不足,不能上贯于目,晶珠失养,渐变混浊,故视物昏花;脏腑精气不足以生神及充养周身,因而精神倦怠,面色萎黄,肢体乏力;脾虚运化不力,故食少便溏;舌淡苔白,脉缓或细弱皆脾虚气弱之象。

治法:补脾益气。

方药:补中益气汤加减。

加减:若用于脾虚湿停,大便溏泻者,可去当归,加茯苓、扁豆、山药之类健脾渗湿。

（3）肝热上扰证

临床表现:头痛目涩,口苦咽干,脉弦。

辨证分析:肝热循经上攻头目,故头痛目涩;口苦咽干,脉弦亦由肝热所致。

治法:清热平肝。

方药:石决明散加减。

加减:肝火不盛或脾胃不实者,酌去大黄、栀子;无郁邪者可去荆芥、羌活。

（4）阴虚挟热证

临床表现:目涩视昏,烦热口臭,大便不畅,舌红苔黄腻。

辨证分析:素体阴虚,或过食肥甘厚味,脾胃蕴热,湿热伤阴,目失濡养,更被湿热怫郁,故目涩视昏;热扰心神,则心中烦热;湿热郁遏胃肠,升降失常,浊气上升则口臭;浊气失降则

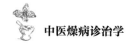

大便不畅。舌红,苔黄腻乃阴虚挟湿热或湿热伤阴之象。

治法:滋阴清热,宽中利湿。

方药:甘露饮加减。

加减:腹胀苔厚腻者,加薏苡仁、茯苓、佩兰淡渗利湿,芳香化浊;视物昏花者,加枸杞子、菟丝子、楮实子滋肾明目。

2. 外治

(1) 滴眼药:早期可滴珍珠明目液或麝珠明目液等。

(2) 手术:晶珠混浊,视力降至 0.3 以下,光定位、色觉良好,眼部无活动性炎症及眼底基本正常者可考虑行白内障超声乳化联合人工晶状体植入等手术治疗。

(3) 针刺疗法:晴明、攒竹、鱼腰、臂臑、合谷、足三里、三阴交,每次选 2~3 穴,每日或隔日 1 次。

五、 护理与调摄

(1) 避免过度视力:疲劳用眼应以不觉疲劳为度,并注意正确的用眼姿势、距离、光源是否充足等。每用眼 1 小时左右,让眼放松一下,如闭眼养神、走动、望天空或远方等,使眼得到休息。尽量不要长时间在昏暗环境下阅读和工作。

(2) 避免长期过量接触辐射线:长期接触长波紫外线辐射,会受到慢性蓄积性晶状体损伤,诱发或加速白内障的生成和发展,所以要避免在强烈的阳光、灯光或其他辐射线照射下工作和学习,在户外活动时,应戴有色眼镜,以防辐射线直射眼睛。

(3) 从事野外工作的人员、从事放射线工作的医务人员、电焊工及生活在高原地区的人们要做好防护。

(4) 坚持定期按摩眼部可做眼保健操眼部穴位按摩,如按摩晴明、攒竹、瞳子髎、太阳、翳风等穴位。通过按摩,可以加速眼部血液循环,增加房水中的免疫因子,提高眼球自身免疫力,从而延缓晶体混浊的发展。

(5) 注意用眼清洁。清洁不仅是在耳鼻喉部位,而且眼部也要注意,避免细菌造成的炎症,对于白内障可以起到积极的作用。

(6) 母亲妊娠期营养均衡,避免放射线照射,注意预防感冒和病毒感染。预防外伤,如拳击、球类或其他物体撞击眼球。

(7) 积极治疗心血管病、高血压、糖尿病、葡萄膜炎。

(8) 多吃富含维生素 A、维生素 B、维生素 C 及胡萝卜素的食物,吃深绿色蔬菜能预防白内障,深绿色蔬菜包括菠菜、青椒、绿色花椰菜、芥蓝、羽衣甘蓝等含有叶黄素和玉米黄质的蔬菜,有很强的抗氧化作用,其抗氧化效果是维生素 E 的 2 倍,它可以吸收进入眼球内的有害光线,预防眼睛老化,延缓视力减退,达到最佳的晶状体和视网膜保护效果,延缓白内障的发生,抗氧化剂维生素 C 被发现能够保护晶状体的蛋白质,帮助胶原加强微血管的力量,从而营养视网膜,避免紫外线的损害。

(9) 避免长期接触某些化学物品如铜、铁、汞等。长期应用糖皮质激素、氯丙嗪、缩瞳剂等药物注意眼部检查。

(10) 养成良好的日常起居习惯,避免强烈精神刺激或过度劳累;保持身心愉快、健康;

参加适当的文化体育娱乐活动;放松情绪与精神紧张或压力,使保持机体功能与活力。不吸烟,不酗酒。

六、病案举例

张某,男,62岁,2018年8月12日初诊。主诉:双眼视物不清1周。

患者于7年前不明原因出现口干、多饮、多尿、乏力等症状,就诊于当地医院,诊断为"2型糖尿病",给予口服降糖药物,治疗后症状明显缓解。1周前双眼视物模糊,眼前有重影,遂来就诊。症见:口干、尿频,头晕目眩、视物模糊,手足麻木,纳食可,睡眠不佳,大便正常,舌暗、苔薄白,脉左细数而劲,右数大而虚。检查:空腹血糖15.2 mmol/L,餐后2 h血糖24.93 mmol/L,尿葡萄糖(＋＋),酮体(－),检查瞳神,圆整无缺,晶珠灰白。

中医诊断:①消渴病(肝肾亏虚证);②圆翳内障(初期)。

处方:杞菊地黄丸加减(枸杞子15 g,菊花12 g,熟地黄20 g,生地黄20 g,山药20 g,山茱萸12 g,泽泻12 g,牡丹皮12 g,茯苓15 g,当归12 g,牛膝10 g),7剂,每日1剂,水煎分服,每日2次。

二诊(2018年8月19日):诉头晕目眩略改善,饮食佳,睡眠一般,其他上述症状无明显变化,在上方基础上加用龙眼肉15 g,远志15 g,谷精草12 g,白芍15 g,川芎15 g,枸杞子加用至20 g,茯苓20 g,当归20 g,7剂。

三诊(2018年8月26日):诉口干好转,手足麻木减轻,眼部不适明显减轻,继服上方14剂,严格控制血糖,随访2个月,上述症状缓解,视力无明显下降。

【按语】老年患者,素体阴虚,肾阴亏耗,加之久病失养,肝肾亏损,肝阳偏亢,上扰清窍,故头晕目眩;肝肾亏虚,精血亏虚,故手足麻木;精血不能上荣,目窍失养,故视物模糊,肝肾阴虚,水不涵木,阴精不足,血海不充,冲任失养,故视力减退,两目干涩,甚至渐致失明,头晕耳鸣,脉左细数而劲,右数大而虚也是一派肝肾阴虚之象。故选用滋补肾阴之经典方,由六味地黄丸加枸杞子、菊花而成。枸杞子、菊花具有滋补肝肾、益精明目之功,味厚者为阴中之阴,能滋少阴,补肾水,故可补益肝肾之精血,使之上荣于目,用生地黄、熟地黄具有益肾补虚、滋养阴精之功;泽泻味甘而淡,有利水渗湿、泻热之功,故可清肝肾热邪,防火盛伤阴;牡丹皮性寒,味苦、辛,寒能制热,苦可入血,辛能生水,故能益肾,清因肾水不足所致之虚热;山药性温,味甘,补益脾胃,强肾固精,茯苓健脾益气。两者相合,补脾胃,培后天之本。加用龙眼肉、远志以养血安神,补益脾胃;当归补血活血,通经活络;川芎、牛膝活血祛瘀;白芍补血敛阴。上方合用,益肝肾,清虚热,健脾胃,护胃气,有利于充分濡养晶珠,防止虚热上灼晶珠,起到滋补肝肾、益精明目之功,从而达到治疗效果。

第十三节　血溢神膏

一、概述

目中之血,不能循经而行,溢于络外,灌入瞳神内外的眼病,称为"血溢神膏"。本病属眼

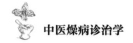

科的血证之一，又称"血灌瞳神""血贯瞳神""血灌瞳仁"。《证治准绳》对此病症描述最早，其云："血灌瞳神证，谓视瞳神不见其黑莹，但见其一点鲜红，甚则紫浊色也。病至此亦甚危且急矣。初起一二日尚可救，迟则救亦不愈。"

历代有关医籍对本病的病因、病机、证候及预后等记载较为完善，认识颇一致。例如，《张氏医通·七窍门》载血灌瞳神证"因毒血灌入金井瞳神水内也，清浊相混，时痛涩，红光满目，朦朦如隔绢，看物若烟雾中，此证有三，若肝肾血热灌入瞳神者，多一眼先患，后相牵俱损，最难得退。有撞损血灌入者，虽甚而退速有拨内障，失手拨着黄仁，疲血灌入者，三证治法颇同。"又《证治准绳·七窍门》记血灌瞳神证"谓视瞳神不见其黑莹，但见一点鲜红，甚则紫浊色也，病至此，亦甚危且急矣，初起一二日尚可救，迟则救亦不愈。"

本病相当于西医学前房积血或玻璃体积血。前部指前房出血，其血多来自角膜缘伤口，虹膜或睫状体的血管；血灌瞳神后部，指玻璃体积血，多由视网膜血管破裂而产生。

二、病因病机

（1）肝胆火炽，肝火上炎，热入营血，灼伤目中脉络，致血不循经，破络妄行，溢于络外，注于睛内。

（2）劳损伤阴，水亏不能制火，虚火上炎；或偶有瞳神干缺，久病不愈，耗损肝肾之阴，阴虚火旺，灼伤脉络，目中之血破络而出，血不循经，溢于络外。

（3）撞刺伤目或金针拨内障手术等，损及黄仁血络，血溢络外，灌入瞳神。

（4）劳倦太过，心脾亏虚，血虚气弱，气不摄血，溢于络外。

三、诊断要点

本病症的临床表现，依血瘀的部位不同而有所差异。

（1）血溢黄仁及睛珠之后，自见眼前黑花渐生，或似黑线坠下，或如黑烟袅袅而动，继而使云遮雾蔽，目力骤降。轻者视物如隔薄纱，或眼前时见红光，珠外端好，瞳神正圆或偶见干缺，隐隐透见金井（即瞳孔）之内呈现一点殷红或暗红。

（2）血溢黄仁之前者，可见黄仁与水膜之间瘀血积滞，色泽暗红。轻者仅瘀积于黑睛下方，形如半月，甚则全掩瞳神、目力受损，眼珠胀痛，羞明流泪，白睛抱轮红赤或混赤。因外伤导致者，瞳神或有变形。若失治，久则瘀血难消，甚或变生他证。

四、诊断依据

（1）临床表现：视力障碍程度不等，可从轻度下降到严重视力丧失，取决于出血量的多少和部位。患眼外观可无明显异常，但可见瞳孔区呈现红色或暗红色，如血液较多可充满整个前房。可能伴有眼胀、眼痛、畏光、流泪等不适。若出血量较大，可引起眼压升高，出现头痛、恶心、呕吐等自觉症状。

（2）病史与诱因

1）眼部外伤史：如眼球挫伤、穿通伤等，可直接导致血管破裂出血，引起血灌瞳神。

2）内眼手术史：如白内障手术、青光眼手术等，术后可能出现出血并发症，导致血灌瞳神。

3）全身性疾病：高血压、糖尿病、动脉硬化等患者，由于血管脆性增加或凝血功能异常，容易发生眼部出血，引起血灌瞳神。

此外，血液系统疾病如白血病、血小板减少性紫癜等也可导致眼部出血。过度劳累、情绪激动、剧烈咳嗽、便秘等，可引起眼部血管压力突然升高，导致血管破裂出血，引起血灌瞳神。

（3）眼部检查

1）视力检查：了解视力下降的程度。

2）裂隙灯检查：可观察角膜、前房、虹膜、晶状体等结构，确定出血的部位和范围。可见前房内有血液沉积，或血液充满整个前房，形成"黑矇"。若血液进入玻璃体内，可在眼底镜下看到玻璃体内有红色混浊物。

3）眼压检查：判断是否有眼压升高，排除青光眼等并发症。出血量大时可引起眼压升高。

4）眼底检查：若能看清眼底，可观察视网膜、视神经等结构，排除其他眼部疾病。但如果出血量较大，眼底可能无法看清。

（4）辅助检查

1）眼部超声检查：可了解玻璃体内出血的程度和范围，以及是否有视网膜脱离等并发症。

2）荧光素眼底血管造影：对于怀疑有视网膜血管病变的患者，可进行荧光素眼底血管造影检查，以明确诊断。

五、 辨证论治

本病首先当询问是否外伤，然后根据瘀血的颜色和病程之新久辨析病机。色鲜红，病程短者多为热邪实火；色紫暗，病势缓者常为阴伤火旺；色暗滞，日久不消者，每属死血瘀积之证。本病初患，应以凉血止血或滋阴降火为主，然止血勿过用收涩之品，以免瘀血滞留，久而难化。因灌入瞳神之血属于离经之瘀血，所以治疗本病的要点是活血散瘀，瘀血得散，则神光可复；否则终难复明，且易瘀而化火生风，导致目珠剧痛，触之不硬，恶心呕吐，视力骤降，甚或失明而不可救，所以本病宜选用有散瘀作用的止血药物，使止血而不留瘀；血已止者，宜早易活血化瘀之方治之。病久正气损伤者，还应该注意选加益气、理气药物，以助散瘀。

1. 内治

（1）络损出血证

临床表现：视力突然下降，眼前黑影飘动，玻璃体混浊，色鲜红；伴心烦胁痛、或头晕腰酸、或少气懒言、或肢倦乏力，口干便秘，舌红少苔，脉数或脉细。

治法：清肝泻火，凉血止血。

方药：宁血汤加减。

加减：若出血量多，酌加白茅根、蒲黄、茜草、侧柏叶、赤芍、牡丹皮以凉血止血；出血停止者酌加三七、丹参以散瘀通络。

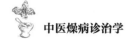

（2）气滞血瘀证

临床表现：视力突然下降，眼前黑影飘动，玻璃体积血；头痛兼情志不舒，烦躁易怒，或眼底出血日久不散，舌暗红苔少，脉弦或涩。

治法：行气活血，祛瘀通络。

方药：血府逐瘀汤加减。

加减：混浊物鲜红者，宜去桃仁、红花而酌加生蒲黄、藕节炭、生三七以止血化瘀；瘀血积久难消者酌加昆布、海藻、牡蛎以助化瘀散结；久瘀伤正者应选加黄芪、党参等扶正祛瘀。

（3）痰浊瘀阻证

临床表现：视力突然下降，眼前黑影飘动，玻璃体积血。眼珠刺痛或胀痛；痰稠口苦；头重头晕，烦躁胸闷，舌质暗红、舌苔黄腻，脉弦滑。

治法：化痰散结，活血祛瘀。

方药：桃红四物汤合涤痰汤或具有同类功效的中成药。

（4）脾虚兼血瘀证

临床表现：视力突然下降，眼前黑影飘动，眼底见各种形态之出血，面色萎黄，心悸健忘，纳呆乏力；舌淡苔薄白，脉细无力。

治法：健脾摄血。

方药：归脾汤加减。

加减：可加血余炭、茜根炭止血；加丹参、三七、阿胶、鸡血藤等加强活血消瘀。

（5）血水互结证

临床表现：玻璃体积血日久不吸收，视力下降，眼前黑影飘动，眼内干涩，眼胀、疼痛，口干，全身症状可见胸胁胀满、心烦易怒，舌暗或见瘀点，脉细涩。

辨证分析：多因眼部外伤、情志不舒、肝火上炎、阴虚火旺等因素导致脉络受损，血溢神膏。同时，由于水液代谢失调，水湿内停，与血液相互结聚，形成血水互结神膏为眼内透明的屈光间质，血水互结于其中，阻碍光线的正常透过，从而影响视力。血水在神膏内流动，干扰视觉，形成黑影飘动的现象。血水积聚可使眼内压力升高，引起眼胀、疼痛等不适。情志不舒，肝郁气滞，故胸胁胀满；肝火上炎，扰乱心神，故心烦易怒；胆汁上逆则口苦，火热伤津则咽干。舌暗或见瘀点，脉细涩均为血水互结之象。

治法：养阴增液，活血利水。

方药：猪苓散合生蒲黄汤加减。

2. 外治

（1）针刺治疗：可选取睛明、攒竹、太阳、风池、合谷等穴位进行针刺，以疏通经络，促进气血运行，缓解症状。

（2）中药离子导入：选用具有活血化瘀、止血明目作用的中药，如丹参、三七、蒲黄等，制成离子导入液，通过眼部穴位导入，促进瘀血吸收。

六、护理与调摄

（1）注意安全，防止眼外伤。

（2）生活起居：指导患者半坐卧位休息。平时生活要有规律，养成良好用眼习惯，减少近距离用眼时间,避免突然用力,剧烈咳嗽,外伤,剧烈活动如蹦极、跳水等。鼓励和指导患者积极锻炼身体,以增强体质;外出佩戴防护眼镜,保护双眼,避免强光刺激;如有眼压异常,注意定期观察眼压变化;保持大便通畅。

(3)饮食调护:注意营养均衡,不挑食,宜选用清淡易消化、富含纤维素的饮食,保持大便通畅,糖尿病患者坚持糖尿病饮食,注意补充足够的维生素。

(4)情志调摄:保持乐观的情绪有助于疾病治疗。帮助、鼓励患者正确对待疾病,树立战胜疾病的信心,积极主动的配合治疗。

七、病案举例

张某,男,55岁。

患者1周前无明显诱因出现右眼视力下降,眼前似有黑影飘动,无眼痛、头痛等不适。既往有高血压病史10余年,血压控制不佳。查体:右眼视力0.3、左眼视力1.0。右眼外观无明显异常,结膜无充血,角膜透明,前房深浅正常,瞳孔圆,对光反射灵敏。眼底检查可见右眼玻璃体内有血性混浊,视网膜未见明显出血及渗出,舌质暗红,苔黄腻,脉弦滑。

中医诊断:血溢神膏(血水互结证)。

处方:猪苓散合生蒲黄汤加减(猪苓12 g,茯苓15 g,白术10 g,生蒲黄10 g,旱莲草15 g,丹参12 g,荆芥炭6 g)。每日1剂,水煎服。

二诊:服药7剂后,患者右眼视力有所提高,眼前黑影飘动减轻。复查眼底,玻璃体内血性混浊较前减轻,舌质暗红,苔黄腻,脉弦滑。上方去荆芥炭,加三七粉3 g(冲服),继续服用14剂。

三诊:又服药14剂后,患者右眼视力明显提高,眼前黑影基本消失;复查眼底,玻璃体内血性混浊基本吸收;舌质淡红,苔薄白,脉弦。为巩固疗效,嘱患者继续服用杞菊地黄丸1个月,注意休息,控制血压。

随访3个月,患者右眼视力稳定,未再出现眼前黑影飘动等症状。

【按语】本医案中,患者因高血压导致眼部脉络受损,血溢神膏,同时伴有水液代谢失调,形成血水互结证。故用猪苓散合生蒲黄汤加减治疗,猪苓、茯苓、白术利水渗湿,生蒲黄、旱莲草、丹参、荆芥炭止血活血。二诊时去荆芥炭加三七粉,增强活血化瘀之力。三诊时病情明显好转,改用杞菊地黄丸滋补肝肾,巩固疗效。同时,嘱患者注意休息,控制血压,以防止病情复发。

第十四节 暴 盲

一、概述

暴盲是指眼外观正常,一眼或双眼视力骤然急剧下降,甚至盲而不见的内障眼病,属眼科的急症之一,患眼外观虽多无明显异常,但瞳内病变却多种多样。

"暴盲"一词较早见于《华佗神方》,书中云:"脚气者……或暴盲聋"将其记载为"脚气病之或然证"。金元医家张从正于《儒门事亲》中有"目忽暴盲不见物"的描述,指出其症状为忽然失明,视不见物。暴怒惊恐、嗜好烟酒、恣食肥甘、外感热邪、肝肾阴亏等均可导致本病的发生。明代王肯堂在《证治准绳》一书中首次将暴盲作为一个独立性疾病,书中言:"平日素无他病,外不伤轮廓,内不损瞳神,倏然盲而不见也。病于阳伤者,缘忿怒暴悖,恣酒嗜辣,好燥腻及久患热病,痰火之人得之则烦躁秘渴;病于阴者,多色欲、悲伤、思竭、哭泣太频之故;伤于神者,因思虑太过,用心罔极,忧伤至甚,惊恐无措者得之。屡有因头风、痰火、元虚、水少之人眩运发而醒则见。能保养者,亦有不治自愈;病复不能保养,乃成痼疾。其证最速。"明确指出本病眼外观良好,瞳仁无损,而视力急剧下降猝然失明的特点。古代医家其病因病机的论述颇多,王肯堂于《证治准绳》中提到"病致有三,曰阳寡,曰阴孤,曰神离,乃痞塞关格之病。"并对此进行了较为详细的论述,其言阳寡云:"病于阳伤者,缘忿怒暴悖,恣酒嗜辣,好燥腻,及久患热病痰火人得之。"其谓阴孤曰:"病于阴伤者,多色欲悲伤,思竭哭泣太频之故";释神离道:"伤于神者,因思虑太过,用心罔极,忧伤至甚,惊恐无措者得之。"可见,王肯堂虽将本病病因病机概括为阳寡、阴孤、神离,然不外乎内外两因,虚实两端,内有情致失调、恣酒嗜辣、相火妄动、阴亏水少;外为湿邪阻络。虚谓精气血亏;实见热壅血滞。暴盲有五,分别为络瘀暴盲、络阻暴盲、络损暴盲、目系暴盲、视衣脱离,对应现代医学中的视网膜静脉阻塞、视网膜动脉阻塞、视网膜静脉周围炎、视神经炎或缺血性视神经病变、视网膜脱离等疾病。

二、 病因病机

(1) 暴怒惊恐,气机逆乱,血随气逆,或情志抑郁,肝失调达,气滞血瘀,以致脉络阻塞。
(2) 嗜好烟酒,恣食肥甘,痰热内生,上壅目窍。
(3) 外感热邪,内传脏腑,致邪热内炽,上攻于目。
(4) 肝肾阴亏,阳亢动风,风阳上旋;或阴虚火旺,上扰清窍。
(5) 思虑太过,营血暗耗,心脾两虚,精气不能上荣于目。

三、 诊断要点

(1) 自觉症状:发病前眼无不适,突然视力急剧下降,甚至失明,或伴有眼胀、头疼,或目珠转动作痛,甚或初起自觉眼前有蚊蝇飞舞、云雾飘动,或视物呈现红色,继而单眼或双眼视力骤然下降,至明暗不分。外眼检查一般无异常,完全失明者可有瞳神散大不收。
(2) 实验室检查
1) 属视网膜中央动脉阻塞者,可见视网膜动脉变细,高度弯曲,呈线状或串珠状,甚至呈白色线条状,或部分动脉呈间断状,静脉亦变细;视网膜出现乳白色的混浊,以后极部为甚;黄斑呈樱桃红色,中心反光消失。后期视神经、视网膜可出现萎缩征象。
2) 属视网膜中央静脉阻塞者,可见视神经乳头充血、水肿,边界模糊,或表面被出血斑所遮盖。视网膜静脉高度迂曲怒张,呈紫红色,如节段状或腊肠状,时隐时现。动脉血管变细,动脉壁反光增强。视网膜上可见广泛性出血,以视乳头为中心,沿静脉走向呈放射状或火焰状出血,亦可呈点状或条状出血。出血波及黄斑部,则中心视力严重受损。视网膜灰白水肿,继而可出现棉絮状渗出斑。出血量大时,可渗入玻璃体内。后期黄斑常出现囊样水肿。视乳头、视网膜出现新生血管。

3) 属视网膜静脉周围炎者,可见视网膜静脉充盈怒张而迂曲,甚至呈螺旋状,并有白鞘伴行。相应视网膜上有点、片状出血。严重者,出血进入玻璃体内,形成玻璃体积血。日久,视网膜或玻璃体中出现团块状—奈索状机化物,可牵引视网膜而造成视网膜脱离。同时新生血管增生,容易引起反复出血。

4) 属急性视神经乳头炎者,可见视乳头充血,轻度隆起,边界模糊,生理凹陷消失,视网膜静脉扩张,可有后极部视网膜水肿、出血或渗出。晚期视乳头呈灰白色萎缩,边缘不清,血管变细。

5) 属急性球后视神经炎者,视力骤降,但早期眼底多无明显改变;有时可见视神经乳头轻度充血,边缘稍模糊,静脉轻度扩张。晚期多出现视神经乳头颞侧苍白萎缩。

(3) 诊断依据:起病眼无不适,或自觉眼前有黑花飘动,或视物呈现红色,单眼或双眼视力骤然下降,甚至失明;或伴有眼胀头疼、目珠转动时作痛等。

检查眼底,可见视网膜中央血管阻塞、视网膜静脉周围炎、急性视神经炎等眼底改变。若玻璃体大量积血者,瞳孔对光反射减弱或消失,眼底不能窥清。有条件时,应做眼底荧光血管造影等特殊检查。

四、辨证论治

暴盲的发病,以气血瘀阻、痰热上壅、肝阳上亢等实证者居多,因此,祛邪乃为治疗本病的关键,本病必须及早医治,拖延日久,常有难以复明之虞,如《证治准绳》谓:"其证最速而异,急治可复,缓则气定而无用矣。"故本病暴急,治不及时或无有效治疗,视力难以挽救,不能复明。

1. 内治

(1) 气血瘀阻证

临床表现:视力骤丧,视神经乳头苍白,动脉显著变细,视网膜灰白混浊,黄斑区呈一樱桃红点;或视力于数日内迅速下降,视神经乳头充血、水肿,边界模糊,静脉高度迂曲、怒张,呈腊肠状,视网膜水肿,且有大量出血以视神经乳头为中心呈放射状分布。其人情志不舒,或暴怒之后突然发病。全身症见头晕头痛,胸胁胀痛,脉弦或涩。

辨证分析:情志不舒,肝郁气滞而血瘀;或暴怒伤肝,气血逆乱,上壅窍道,致目中脉络阻塞;若阻塞视网膜中央动脉,致输注入眼的气血骤断,引起暴盲;眼底缺血则见视神经乳头苍白,血管极细,视网膜灰白混浊;黄斑部网膜因供血途径不同,独能保持一点血红;若阻塞视网膜中央静脉,致眼内气血不得回流,瘀郁眼底,则见视神经乳头充血、水肿,静脉高度迂曲、怒张,呈腊肠状;瘀血阻络,津液不行,致视网膜水肿;血不循经,泛溢络外,故视网膜上大量出血;气滞血瘀,头部血流不畅,则头晕头痛,脉弦或涩皆肝郁气滞血瘀之故。

治法:行气活血、通窍明目。

方药:通窍活血汤加减。

加减:肝郁气滞甚者,加郁金、青皮;视网膜水肿甚者,加琥珀、泽兰、益母草之类活血化瘀,利水消肿;眼底出血甚者,加蒲黄、茜草、三七之类化瘀止血。

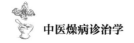

（2）痰热上壅证

临床表现：眼症同前，全身症有头眩而重，胸闷烦躁，食少恶心，痰稠口苦，舌苔黄腻，脉弦滑。

辨证分析：恣酒嗜燥，过食肥甘，脾失健运，聚湿生痰，痰郁生热，上壅清窍，脉络阻塞，清阳不升，故视力骤丧或急剧下降，头重而眩；痰热阻滞中焦，则胸闷烦躁，食少恶心；痰稠口苦，舌苔黄腻，脉弦滑皆痰热之象。

治法：涤痰通络，活血开窍。

方药：涤痰汤加减。

加减：若加僵蚕、地龙、川芎、牛膝、麝香则更增涤痰通络开窍之力；若热邪较盛，可去方中人参、生姜、大枣，酌加黄连、黄芩。

（3）肝阳上亢证

临床表现：眼症同前，全身症见头晕耳鸣，面时潮红，烦躁易怒，少寐多梦，口苦，舌红苔黄脉弦；或有腰膝酸软，遗精神疲，舌绛脉细。

辨证分析：阴虚阳亢，肝风内动，气血逆乱，并走于上，脉道闭阻，故视力骤降或失明；风阳上扰，清窍不利，则头晕耳鸣，面时潮红；扰动心神，则少寐多梦，烦躁不宁；口苦、舌红、苔黄脉弦乃肝阳亢盛之象；若真阴大亏，脑髓、骨骼失养，且虚火扰动精室，则头晕耳鸣较甚，腰膝酸软，遗精神疲，舌绛脉细。

治法：滋阴潜阳、活血通络。

方药：天麻钩藤饮或大定风珠加减。

加减：由于肝风内动，气血逆乱，脉道被阻，方致暴盲，故方中应选加丹参、红花、桃仁、川芎、地龙之类，活血通络。

（4）虚火伤络证

临床表现：初起眼无不适，或自觉眼前有蚊蝇飞舞、云雾飘动；或视物呈现红色，继而单眼或双眼视力骤然下降，甚至失明。眼底可见视网膜静脉迂曲扩张，静脉旁有白鞘伴行，相应的网膜上有点片状出血，甚至玻璃体积血，眼底不能窥清。全身症状可伴有头晕耳鸣，烦热口干；舌红少苔，脉弦细数。

辨证分析：肝肾阴亏，水不制火，虚火上炎，灼伤眼络，血溢络外，故见视网膜静脉病变，以及视网膜出血、玻璃体积血等；出血多时，视力骤降；阴精亏虚，清窍失养，复受虚火扰动，故头晕耳鸣；烦热口干，舌红少苔，脉弦细数均为阴虚火旺之象。

治法：滋阴凉血，止血化瘀。

方药：宁血汤或生蒲黄汤加减。

2. 外治

（1）针刺治疗：常用太阳、攒竹、球后、睛明、合谷、足三里、肝俞、肾俞、三阴交等穴位。每次选用眼周穴位与远端穴位各 2 个，中刺激，不留针。

（2）穴位注射：复方樟柳碱注射液行太阳穴或肾俞、肝俞注射。

3. 其他治法

本病急重，为及时抢救视力，宜配合使用必要的西药。

（1）由视网膜中央动脉阻塞而暴盲者，可配合应用血管扩张剂，如亚硝酸异戊酯吸入，或硝酸甘油片舌下含化等。

（2）视神经乳头充血水肿者,可配合应用皮质激素,如静脉滴注地塞米松,口服或球后注射地塞米松、强的松之类。

五、护理与调摄

（1）积极及时的治疗引发暴盲的原发病。
（2）在日常生活中要注意对诱发暴盲发生的诱因加以控制和预防。
（3）注意对情绪的控制和调节。
（4）注意劳逸结合,不要过劳,不要熬夜。
（5）忌烟酒。

六、病案举例

李某,男,52岁。主诉:右眼突然视力下降3天。

患者3天前无明显诱因出现右眼视力急剧下降,伴眼胀、头晕耳鸣、腰膝酸软。眼科检查:视力示右眼手动/眼前、左眼1.0。右眼外观无明显异常,眼底可见视盘充血水肿,边界模糊,视网膜静脉迂曲扩张,黄斑区水肿;左眼眼底正常。患者形体偏瘦,面色潮红,舌红少苔,脉细数。

中医诊断:目系暴盲(阴虚火旺证)。

处方:知柏地黄丸加减(知母12 g,黄柏10 g,熟地黄15 g,山茱萸12 g,山药15 g,牡丹皮10 g,茯苓12 g,泽泻10 g,生地黄15 g,白茅根15 g,茜草10 g)。

随症加减:眼胀明显加夏枯草12 g,菊花10 g以清肝明目;头晕耳鸣加磁石20 g^{先煎}、石菖蒲10 g以平肝潜阳,开窍聪耳。

二诊:服药1周后,右眼视力有所提高,眼胀、头晕耳鸣减轻。眼底检查视盘水肿减轻,视网膜静脉迂曲改善。上方继续服用1周。

三诊:2周后,右眼视力恢复至0.3,眼底基本正常。调整处方,巩固疗效。

【按语】目系暴盲阴虚火旺证多因肝肾阴虚,虚火上炎,灼伤目系脉络所致。《医学衷中参西录》中张锡纯言:凡阴虚火动之证,宜用甘寒育阴之品,佐以苦寒泻火。知柏地黄丸滋阴降火,加用凉血止血之品,可有效治疗阴虚火旺引起的目系暴盲。同时,根据患者具体症状进行随症加减,以提高临床疗效。

第十五节　目　倦

一、概述

目倦是指久视之后,出现眼胀、头痛、头晕、眼眶胀痛等症状的眼病。

中医对于目倦的最早记载可追溯于孙思邈的《备急千金要方·七窍病》一书中,认为其

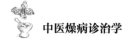

发生与读书博弈、过度用目相关,将其归于"肝劳"范畴;《医学入门》同样认为过度用目易伤目之本。中医有"肝开窍于目"的理论,认为目倦的发生主要与用眼不当、视瞻过度、体质偏倚、心神耗费过多等相关,病机与肝、心、肾等器官也有很大关系。现代中医眼科《庞赞襄中医眼科经验》称为"眼疲劳",《新编中医眼科学》称"肝劳目昏"。本病双眼为患,不受年龄、性别、季节等因素限制,多见于文字工作或精细工作、近距离用眼者,以及素体虚弱者。中医认为与肝、精气有关。"目为肝窍""肝受血而能视""五脏六腑之精气皆上注于目而为之精"。马莳所撰著的《黄帝内经素问注证发微》认为本病的发生与劳心伤血有关:"久视者必劳心,故伤血。"《医学入门》认为:"极目远视,夜书细字,镂刻博奕伤神,皆伤目之本。"《审视瑶函》则进一步阐述说:"心藏乎神,运光于目,凡读书作字,与夫妇女描刺,匠作雕銮,凡此皆以目不转睛而视,又必留心内营。心主火,内营不息,则心火动,心火一动,则眼珠隐隐作痛。"并且指出:"若肾无亏,则水能上升,可以制火。水上升,火下降,是为水火既济,故虽神劳,元气充足,亦无大害。惟肾水亏虚之人,难以调治。"

西医称本病为视疲劳,是以眼、全身器质性、精神、心理因素相互交织为特征的综合征,表现为过度用眼后视近物不能持久,久则视物昏花、眼部干涩不适、酸胀流泪,以及头痛眩晕、恶心呕吐、精神萎靡等全身症状。本病又称眼疲劳综合征,属心身医学范畴。

目前,西医针对视疲劳主要为对症治疗以及矫正治疗,一般使用镇静剂、神经营养剂,亦有局部滴用 β 受体阻滞剂,如散克巴滴眼液治疗视疲劳症状。另外,也会手术、棱镜矫正或者视觉训练治疗视疲劳。上述方法虽疗效较为肯定,但在应用面上相对较窄,无法满足视疲劳综合征的防治需求。此外,中医药在防治视疲劳综合征方面也有许多方法,包括口服中药汤剂、针刺法、刮痧、灸法、穴位按摩等。

二、 病因病机

（1）久视耗气伤血、劳心伤神、目失濡养。

（2）年老体衰,或久病失养,或房事不节等因素,均可导致肝肾亏虚,肝开窍于目,肾藏精,肝血和肾精相互滋养。若肝肾不足,精血亏虚,目失濡养,则易出现目倦。

（3）劳瞻竭视,暗耗精气阴液而生虚火,上炎于目。

三、 诊断要点

患者自觉长时间近距离用眼后视物模糊、复视、字行重叠,看远后看近或看近后看远,须注视片刻后才逐渐看清;甚者眼睑困倦、眼球或眼眶酸胀、疼痛、干涩、流泪、异物感等;严重者伴有头痛、眩晕、肩颈酸痛、嗜睡、乏力、注意力难以集中、多汗、易怒、食欲不佳等。

眼部检查有屈光不正,或无明显异常。

四、 辨证论治

目倦发生与心、肝、肾相关,素体肾阴不足,又因用目劳倦引起心火内动,以致伤血,肝血不足,目失濡养,则出现视力减退、不耐久视、眼珠隐痛和头昏眩晕等症。

1. 内治

（1）气血亏虚证

临床表现：久视后视物模糊、眼胀、头晕，眼部检查可有近视、远视等屈光不正或老视，可兼见心悸、健忘、神疲、便干，舌淡苔白，脉沉细。

辨证分析：劳心过度，思虑伤脾，脾主运化，脾虚则气血生化不足，不能上荣于目，或饮食不节，脾胃虚弱，气血生化乏源，或久病大病之后，气血耗伤，不能上荣于目，或妇女产后失血过多，或月经量多，也可导致气血不足，气血亏虚，目中经络涩滞，失于濡养，故不能近距离久视。全身症状及舌脉表现均为气血亏虚之象。

治法：补养气血，养心安神。

方药：八珍汤加减。

加减：可加百合、远志以安神定志；大便干结者可加火麻仁以润肠通便；头眼胀痛加蔓荆子、菊花以清利头目、止痛。

（2）肝肾不足证

临床表现：久视后出现视物模糊、眼胀痛、干涩，眼部检查可有近视、远视等屈光不正或老视，兼见头晕目眩、耳鸣、腰膝酸软，舌淡，苔少，脉细。

辨证分析：年老体衰，或久病失养，或房事不节导致肝肾亏虚，肝开窍于目，肾藏精，肝血和肾精相互滋养。若肝肾不足，精血亏虚，筋失所养，目失濡养，调节失司，故不能近距离久视。全身症状及舌脉表现均为肝肾不足之象。

治法：滋养肝肾，益精明目。

方药：杞菊地黄丸合柴葛解肌汤加减。

加减：眼干涩者加北沙参、麦冬以益气养阴。

（3）阴虚火旺证

临床表现：久视后出现视物模糊、眼胀痛、干涩，眼部检查可有近视、远视等屈光不正或老视，可兼见头晕目眩、五心烦热、颧赤唇红、口干，舌红苔少，脉细数。

辨证分析：劳瞻竭视，耗竭阴津，阴不制阳，致虚火上炎，故不能近距离久视。全身症状及舌脉表现均为阴虚火旺之象。

治法：滋阴降火，益精明目。

方药：知柏地黄丸。

加减：若目倦甚，可加枸杞子、菊花以增强明目之效；若阴虚火旺明显，可加地骨皮、银柴胡以加强清虚热之力；口干喜饮者宜加石斛、天花粉、生石膏以生津止渴。

2. 外治

（1）中药熏蒸：选用菊花、桑叶、薄荷、决明子等药物。这些药物具有清肝明目、疏散风热的作用。将药物放入锅中，加水适量，煮沸后，用其蒸汽熏蒸双眼。熏蒸时，患者应闭眼，保持适当距离，避免烫伤。每次熏蒸10～15分钟，每日1～2次。

（2）中药敷眼：生地黄、玄参、麦冬、夏枯草等。这些药物有滋阴清热、明目消肿的功效。将药物研成细末，用蜂蜜或水调成糊状，敷于双眼周围，闭目休息20～30分钟后洗净，每日1次。

（3）眼部按摩

1）揉按睛明穴：位于目内眦角稍上方凹陷处。用拇指指腹轻轻揉按，每次1～2分钟，

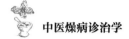

可促进眼部血液循环,缓解目倦。按揉攒竹穴(在眉头凹陷中)。以食指指腹按揉,每次 1～2 分钟,可改善眼部疲劳。

2) 按摩太阳穴:在颞部,当眉梢与目外眦之间,向后约一横指的凹陷处。用双手拇指指腹分别按揉两侧太阳穴,每次 1～2 分钟,可缓解头痛、目倦。

3) 轮刮眼眶:用食指和中指指腹从内眼角向外眼角轻轻刮拭眼眶,每次 3～5 圈,可促进眼部气血流通。

(4) 耳穴贴压:眼、肝、肾、神门等穴位。将王不留行贴在胶布上,然后贴于所选耳穴上。患者每日自行按压 3～5 次,每次每穴按压 1～2 分钟,以有酸、麻、胀、痛等感觉为度。3～5 天更换一次。局部用黄芩、黄连、熊胆等清热解毒眼液或抗生素眼液滴眼,每日 4～6 次;病情严重者,可频频滴用,睡前涂抗生素眼膏。荆芥、防风、金银花、黄芩、蒲公英、野菊花等祛风清热解毒眼药水,澄清过滤,清洗患眼,或煎水做湿热敷。

(5) 针刺疗法:选取眼周穴上睛明、承泣、太阳、丝竹空、瞳子髎、攒竹作为主穴,同时选用风池、头维、外关、合谷、光明作为配穴治疗,以疏通经络、调畅气血、扶正祛邪,通过针刺不同穴位可以加强眼部与全身脏腑经络系统的联系,从而使气血运行通畅,调节眼周肌肉紧张,以达到润泽眼部组织,改善眼部视功能,使眼部"受血而能视",从而治疗视疲劳的目的。

(6) 刮痧:使用特制的器具,按照中医经络循行,进行相应的手法刮拭。取穴:攒竹、睛明、阳白、丝竹空、鱼尾、风池、光明、上关、合谷、太阳、瞳子髎、承泣、四白、颧髎、光明等。根据中医脏腑经络学说治疗的原则,刺激经络穴位,使经络穴位处充血,改善局部微循环,疏通经络,祛风散寒,清热除湿,活血化瘀,消肿止痛,以增强机体自身潜在的抗病能力和免疫机能,从而达到扶正祛邪,防病治病的作用。

(7) 灸法:使用艾绒点燃凭借其热力及药物的作用,对人体特定穴位烧烫的一种治疗方法。雷火灸以"雀啄法"在眼周穴位发挥作用,以达到温经通脉、活血散结的目的,能够改善眼部血液循环,迅速地提高眼部新陈代谢,有效治疗视疲劳。正如《医学入门·针灸》载:"药之不及,针之不到,必须灸之。"

五、 护理与调摄

(1) 凡有近视、远视、老视者,宜先验光,必要时佩戴合适的眼镜。

(2) 合理用眼,劳逸结合,注意用眼卫生,避免长时间用眼,每隔一段时间应休息,向远处眺望,或做眼保健操。

(3) 保持良好的生活习惯,保证充足的睡眠,避免熬夜。适当进行体育锻炼,增强体质,促进气血运行均衡饮食。

(4) 保证摄入足够的营养物质,多吃富含维生素 A、维生素 C、维生素 E、B 族维生素,以及叶黄素、玉米黄素等的食物,如胡萝卜、菠菜、南瓜、蓝莓、玉米等;控制糖分和油脂的摄入,避免食用过多的甜食和油炸食品,以免影响眼睛的代谢和功能。

(5) 保持心情舒畅,避免过度紧张、焦虑和压力,培养良好的心态,积极面对生活中的困难和挑战,保持乐观向上的生活态度。

(6) 定期进行眼部检查,及时发现和治疗眼部疾病。如果目倦症状持续不缓解或加重,应及时就医,进行全面的眼部检查和诊断。

六、 病案举例

张某,女,35 岁。主诉:双眼干涩、胀痛、视物模糊,易疲劳半年。

患者半年来因工作需要长时间使用电脑,逐渐出现双眼干涩、胀痛,视物模糊,易疲劳,休息后可稍缓解,但症状反复出现。伴有头晕耳鸣,腰膝酸软,手足心热,夜间盗汗。既往无特殊病史查体:视力双眼均为 1.0,双眼外观无明显异常,眼球运动自如,结膜轻度充血,角膜透明,前房清,晶状体透明,眼底未见明显异常,舌质红,少苔,脉细数。

诊断:视疲劳(肝肾阴虚证)。

处方:知柏地黄丸加减(熟地黄 20 g,山茱萸 15 g,山药 15 g,牡丹皮 12 g,茯苓 12 g,泽泻 12 g,知母 10 g,黄柏 10 g,枸杞子 15 g,菊花 10 g),14 剂,每日 1 剂,水煎服。

二诊:药后,患者双眼干涩、胀痛减轻,视物模糊及疲劳感也有所改善,头晕耳鸣、腰膝酸软、手足心热、夜间盗汗等症状减轻,舌质红,苔薄,脉细。上方继续服用 14 剂。

三诊:药后,患者双眼症状基本消失,精神状态良好。嘱其注意用眼卫生,避免长时间连续用眼,可适当进行眼部保健运动。

【按语】本医案中,患者因长期用眼过度,耗伤肝肾之阴,导致肝肾阴虚。肝开窍于目,肾主藏精,肝肾阴虚则目失所养,出现双眼干涩、胀痛、视物模糊、易疲劳等症状。同时伴有头晕耳鸣、腰膝酸软、手足心热、夜间盗汗等阴虚内热之象。舌质红、少苔、脉细数均为肝肾阴虚之象。选用知柏地黄丸加减治疗,方中熟地黄、山茱萸、山药滋补肝肾;牡丹皮、茯苓、泽泻泻浊;知母、黄柏滋阴降火;枸杞子、菊花明目。全方共奏滋补肝肾、明目之效。经过一段时间的治疗,患者症状逐渐改善直至基本消失。同时,嘱咐患者注意用眼卫生,预防视疲劳的再次发生。

第二十章　疫病燥病

第一节　寒　疫

一、概述

早在汉代时代,张仲景就将"寒疫"的发生记载于《伤寒论》之中,"余宗族素多,向余二百。建安纪年以来,犹未十稔,其死亡者,三分有二,伤寒十居其七。"由此观之,此次伤寒,绝非普通外感寒邪而引起的发病,乃是具有传染性的寒性疫病。而"寒疫"一词,首见于《伤寒论·伤寒例》,其曰:"从春分以后至秋分节前,天有暴寒者,皆为时行寒疫也。"该书传袭了《黄帝内经》六淫致病之思想,提出"寒疫"概念,并提出"寒疫"的病因病机。后世医家对寒疫的认识不断发展与扩展,如葛洪《肘后备急方》曰:"治瘴气疫疠温毒诸方"中包含有大辛大温之品治疗疫病,由此反映出此时"寒疫"的存在。《诸病源候论·妇人杂病诸候三》曰:"四时之间,忽有非节之气,伤人而成病也……故名为时气也。但言其病,若风寒所伤则轻,状犹如伤寒,小头痛,壮热也。若挟毒厉之气则重,壮热烦毒,或心腹胀满,多死也。"巢元方认为寒疫属于"时气"的一种,是感受非时暴寒,或亦感于非时暴寒夹杂毒病之邪而发。《伤寒总病论》曰:《病源》载从立春节后,其中无暴大寒,又不冰雪,而人有壮热病者,此属春时阳气,发于冬时,伏寒变为温病也。从春分以后至秋分节前,天有暴寒,皆为时行寒疫也。"对寒疫较为全面的论述,特别是方药部分,并列举五苓散、圣散子方治疗寒疫。明清时期,叶霖《难经正义·五十八难》记载"寒疫初病……与伤寒异处,惟传染耳",提出寒疫与伤寒两者的区别在于是否具有传染性。清代吴鞠通《温病条辨》亦指出寒疫具有传染性,"世多言寒疫者……时行则里巷之中,病俱相类""世多言寒疫者,究其病状,则憎寒壮热,头痛骨节烦疼,虽发热而不甚渴,时行则里巷之中,病俱相类,若役使者然。非若温病之不甚头痛骨痛而渴甚,故名曰寒疫耳。盖六气寒水司天在泉,或五运寒水太过之岁,或六气中加临之客气为寒水,不论四时,或有是证,其未化热而恶寒之时,则用辛温解肌;既化热之后,如风温证者,则用辛凉清热,无二理也。"且明清时期,温病学派逐步自伤寒学说中独立出来,创立卫气营血辨证和三焦辨证论治体系,并研究疾病传变过程中逆传心包等变症和伏气温病等理论的辨证论治,很大程度上丰富了关于寒疫的认识。

二、病因病机

本病以寒性疠气为主要病因,《诸病源候论》援引《伤寒论·伤寒例》对寒疫的描述:"天有暴寒者,皆为时行寒疫也。"认为"暴寒"为寒疫发病主要原因。《松峰说疫》又云:"二曰寒疫……众人所患皆同者,皆以疬气行乎其间。"结合前者论述,可见疬气为寒疫首发条件,寒邪为寒疫发病基础。其次,关于发病季节,《松峰说疫》曰:"不论春夏秋冬,天气忽热,众人毛窍方开,倏而暴寒,冷气所迫",可见,寒疫四季皆可发病,但多见于冬春季节。

寒邪可化燥,故在病程转归中,会出现燥伤津亏之症。由于先温热后暴冷的异常气候改变了病原体生存环境,使病原体短期内大规模繁殖或发生变异,产生了疫邪或病毒,这种疫邪除了自身的毒性之外,往往携带有产生疫毒的时空环境(寒和温、寒和湿热、寒和燥)的病性特点或信息。未经秋凉直接进入冬季,燥热之气未散,与寒邪相与为病,损伤人体津液,出现口干、咽干、咽痛、干咳等肺胃津伤之症。寒毒兼具燥之特性,加之气候未经秋凉导致人体内阳气收藏不及,寒毒入里极易化热伤津,津液不足则不能濡养脏腑,出现脏腑功能失调,尤以肺胃津伤为主的症状。而津液耗伤则血枯,一方面血不能载气,出现动则气喘、气促等呼吸困难之症;另一方面则形成高凝血状态,加上寒性凝滞,导致周身气血凝泣不通。

三、 诊断要点

(1) 发病急,且患者症状相似,具有一定范围的流行性。
(2) 四季皆可发病,以春、秋、冬多见。
(3) 症状一般以恶寒、壮热、头身疼痛为主要,伴有干咳、咽干、鼻干等症。
(4) 与寒疫患者接触史。

四、 辨证论治

寒疫是以六经辨证为主的一种疾病,按照伤寒病的证候特点总结六组证候,分为太阳、少阳、阳明、太阴、少阴、厥阴。根据感受外邪后正邪交争的消长盛衰及津液的损耗,可将寒疫分为寒邪袭表,温燥犯肺证与阳明热炽证。

1. 寒邪袭表,温燥犯肺证

临床表现:恶寒发热,无汗,头身疼痛,项脊强,肢体拘急,喉痒干咳,痰少而黏,鼻干唇燥,咽干口渴,或气逆喘促,胸满胁痛;舌边尖红苔白薄而干或薄黄,左浮弦紧,右浮涩数大。

辨证分析:本病为六淫寒、燥之邪,骤逢非时暴寒,郁滞燥邪之气所致。寒邪侵袭体表,卫气闭阻,阳气无法达表,周身失于温煦,故症见恶寒发热,头身疼痛,无汗,项脊强,肢体拘急;燥邪之气从口鼻入肺,耗伤肺津,则喉痒干咳,痰少而黏,鼻干唇燥,咽干口渴;寒燥二邪侵肺,肺失宣降,故气逆喘促;燥金克肝木,肝脉循胁络胸,故胸满胁痛;舌边尖红苔白薄而干或薄黄,脉浮弦紧或涩为寒邪袭表,温燥犯肺的表现。

治法:解表散寒,清里润肺。

方药:麻杏石甘汤加葱白、豆豉、芦根、麻黄、杏仁、石膏、甘草。

2. 阳明热炽证

临床表现:壮热,汗多,心烦,口干、咽干欲大量饮凉用水,咳嗽无痰、少痰;脉洪大或数,舌苔黄干燥。

辨证分析:寒邪入里化燥化热,阳明为多气多血之经,邪入阳明,则邪热充斥内外,表里

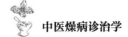

俱热,里热正盛,故见壮热;热蒸津液外泄,故见大量汗液,热邪鼓动气血,故脉洪大或数;热灼津伤,故见烦渴,口干、咽干,欲饮水以达引水自救之效;燥热上扰心神,则见心烦;燥热壅塞肺脏,肺失宣降,耗伤肺津,故咳嗽,且无痰、少痰。

治法:辛寒清热。

方药:白虎汤加减。

加减:若阳明热盛,气阴两伤,证见发热,汗出,舌上燥而口渴甚,伴见时时恶风或背微恶寒,可用白虎加人参汤;若证见身热胸痞汗多,舌红苔白者可用白虎加苍术汤。

五、 护理与调摄

(1) 及时治疗,防止邪气向内传变。

(2) 发病期间,饮食宜清淡,忌食辛辣、肥甘及寒凉之品,防止燥邪进一步损伤津液。

(3) 保持室内外环境和个人卫生,使空气清新,少接触患者。

六、 病案举例

豫章邱某之室,分娩三朝,忽患时行寒疫。曾经医治,有守产后成方用生化者,有遵丹溪之法用补虚者,金未中的,而热势益张。邀丰诊之,脉似切绳转索,舌苔满白,壮热汗无。丰曰:此寒疫也,虽在产后,亦当辛散为治。

处方:辛温解表方去桔梗,加川芎、白芷、干姜、黑荆芥、豆豉,嘱服 2 剂,则热遂从汗解,复用养营涤污之法,日渐而瘳。

【按语】气血乃人之精微之物,医案中此妇人因产后损耗太过,气血未复,血虚—内燥而生,气虚—外则失固,故易外感疫之邪。诊患者脉似切绳转索,舌苔满白,壮热无汗,故为感受寒邪,辨为寒疫。因此,治疗以辛温解表为主,但防治辛温燥烈损伤阴液致气血更伤,故需注意顾护津液,调和营卫,热遂汗解后复用养营之法。

第二节 温 疫

一、 概述

温疫是指感受温热疫疠之邪引起的一类急性外感热病,又称"温热疫"。因其疫毒疠气性质属于热性,故具有伤津耗液特点,因此可见到以发热、头痛、身痛、口干、咽燥、烦躁、小便黄赤、大便干结等为主症,以起病急骤、传变迅速、病情凶险,具有较强的传染性、流行性为主要特征。

秦汉时期,《黄帝内经》有"温疫""温疠""火疫"等名。《素问·刺法论》云:"五疫之至,皆相染易,无问大小,病状相似。"古人根据五行理论将疫疠分为木疫、火疫、土疫、金疫、水疫 5 种,明确提出了五疫之名,还指出了疫病有传染性强、广泛流行、患者临床表现相似的特点。《素问·本病论》载："民病温疠至喉闭嗌干,烦躁而渴,喘息而有音也""民病温疫,疵废,风生,民病皆肢节痛,头目痛,伏热内烦,咽喉干引饮",认为自然界气候的反常变化与温疫的产生有密切且直接的关系。张仲景《伤寒论》重点讨论了伤寒,病因虽与温疫有异,病机传变又多异中有同,至今仍有不少经方被广泛用于温疫的治疗。晋代王叔和编次《伤寒论·伤寒例》云："从春分以后,至秋分节前,天有暴寒者,皆为时行寒疫也""阳脉濡弱,阴脉弦紧者,更遇温气,变为温疫。"《伤寒论·伤寒例》谓："阳脉濡弱,阴脉弦紧者,更遇温气,变为温疫。"最早将疫病分为寒、温二性。隋代巢元方在《诸病源候论》中对温疫的病因、病症进行论述。唐代孙思邈《千金要方》引用陈延之《小品方》所言"古今相传,称伤寒为难治之疾,时行温疫是毒病之气,而论治者不判伤寒与时行温疫为疫气耳。"宋金元时期,刘完素的"六气皆从火化"理论为温疫的治疗奠定了基础,庞安时《伤寒总病论》依据"乖戾之气"侵及的脏腑、经络的不同,将温疫分为五种类型,采用犀角(改为水牛角代)、羚羊角、石膏、大青叶、栀子等寒凉之品治疗。《温疫论》为明代吴又可所著,此乃温疫学派的奠基之作,书中对温病、热病、瘟病、温疫等概念进行了论述,认为疫疠不同于六淫邪气,提出温疫的治疗重在祛邪,创疏利透达等法,创制的达原饮、三消饮、举斑汤等方至今仍为辨治温疫的常用方剂,清代戴天章《广瘟疫论》创建温疫的辨证施治体系,立汗、下、清、和、补五法作为温疫施治之纲。叶桂创立了卫气营血辨证方法,是温病独立与伤寒的标志,提出"在卫汗之可也,到气才可清气、入营犹可透热转气、入血直须凉血散血"的治则,为不同阶段温疫治疗提供了清晰明确的思路。

现代西医学中的流行性感冒,或流行性乙型脑炎、流行性腮腺炎、鼠疫、麻疹、登革热、SARS 等传染病,大多属于温热疫范畴。

二、病因病机

温疫是春夏感受温热疫毒所致,是内外因相互作用的结果。气候反常、自然环境变迁以致五运六气失常,为新生疫疠之气提供了外在条件。素体正气不强,邪热内服,为温疫发生的内在基础。

温热疫毒为阳邪,具有火热性质,感邪之后,火热证候偏重,尤易化燥伤阴,具有起病急、传变快、变化多等特点。刘松峰谓："瘟疫多火热之气……故症虽多,但去其火热之气,而少加祛邪逐秽之品,未有不可奏效者也。"温为阳邪,最易伤阴,吴又可言："温病最善伤阴,用药又复伤阴",叶天士认为："存一份津液,便有一份生机",吴鞠通曰："盖热病未有不耗阴者"。由此可见,温疫的特点易化燥伤津,因此治疗重点在于养阴生津,并将顾护津液贯穿始终,治法上"喜辛凉、甘寒、甘咸,以救其阴"。温疫的燥盛伤阴多表现在肺阴、胃津、肾液三方面,因此在治疗上,多以甘凉之品救肺阴、甘寒之品养胃阴、甘咸之品滋肾液。

三、诊断要点

(1) 起病急,传染性和致病力强,初起即见里热炽盛,或先见高热微恶寒;或畏寒壮热,继则但热不寒;或见身大热,头痛如劈,吐泻腹痛;或吐衄发斑,舌质红或红绛,苔白黄或苔焦黄少津脉数等,皆属热毒盛于表里,化燥伤阴等证候特点者。

（2）传变迅速,病情凶险,可在短时间内出现窍闭神昏、动风、动血、喘急、厥脱或尿闭等危重证候。

（3）多有与温热疫患者接触史,好发于春季,其他季节也可出现。

（4）以口干、咽干、渴饮、无汗或少汗、小便短小、大便干结等燥盛伤津症状为主要特点的病症。

四、辨证论治

针对温热疫毒由表入里,传变迅速,早期病位以肺卫为主,燥邪易伤肺津;卫分证不解,气分证又起,故出现卫气同病之症;温热疫毒燥邪易伤津耗气,又可影响肠道津液,津亏肠燥;邪气不解继而邪犯下焦肝肾之阴。因此,组方用药需时时顾护津液。将证型分为以下几类。

1. 温疫犯肺,燥伤肺津

临床表现:发热,微恶风,汗少,头胀痛,咳嗽,口微渴,或咳嗽,痰黏或黄,咽干,胸痛,或咽喉乳蛾红肿疼痛,舌边尖红,苔薄微黄,脉浮数。

辨证分析:此为温疫初起,邪袭肺卫之证。温热疫气夹风邪犯于表,卫气被郁,开阖失司,故见发热,微恶寒,无汗或少汗;卫气郁阻,经脉不利,故头痛;风热之邪侵犯肺经,肺气宜降则咳嗽;温热之邪,易伤津液,故病初即感口微渴;舌边尖红,苔薄白,脉浮数为风热袭表之象。

治法:辛凉解表,润肺泄热。

方药:银翘散合桑菊饮。

加减:若如邪入气分而气粗如喘,烦热者,可合麻杏甘石汤辛凉宜泄,清肺平喘;热毒症状明显,加大青叶、蚤休、蒲公英;肺热较甚,咳甚痰稠,加黄芩、知母、贝母、瓜蒌皮清肺化痰;热盛津伤口渴,加天花粉、石斛;咽红肿痛明显者,加土牛膝、山豆根、马勃、玄参。

2. 卫气同病,燥盛伤津

临床表现:发热,微恶寒,或寒热往来,身热起伏,先有恶寒或寒战,继则发热,汗出热退头身疼痛,或肢体酸痛,口苦,咽干,口渴,心烦少寐或烦躁,或伴恶心呕吐,腹胀,大便干结,舌边尖红,苔薄黄或黄燥,脉浮数或洪数。

辨证分析:初感温热疫毒,疫邪经口鼻侵犯卫表、肌腠,迅速波及气分,或在里之郁热怫郁于表,表里同病,皆表现为卫气同病之象。邪在卫表,卫阳被遏,则见发热,微恶风寒,无汗或少汗。如火热疫邪客于半表半里之间,则少阳枢机不和,邪正相互交争。如邪留肌腠经络,气血阻滞,则头身疼痛,或肢体酸痛;气分有热,则口渴、心烦、少寐,扰及心神,可见烦躁,热伤津液,可见口渴,甚者唇焦;如邪气内扰胃肠,则恶心呕吐;邪气内结肠腑,则腹胀便结。舌边尖红,苔薄,均为温热疫毒郁阻卫气之象,如兼夹湿邪则苔腻,如气分邪热已盛,苔为黄色。

治法:清泄透表,生津润燥。

方药:柴葛解肌汤、增损双解散、蒿芩清胆汤。

加减:若如恶寒、无汗者,可去黄芩,加豆豉、荆芥或香薷以解表发汗;热盛而心烦较重者,加知母、竹叶清心除烦;肌肉、关节疼痛较重者,加秦艽、薏苡仁祛湿通络;头痛较甚,加菊花、钩藤、葛根;呕吐者,加竹茹、紫苏梗降逆和胃;阴伤明显者,加沙参、麦冬;热毒较甚或发疮疡者,加金银花、大青叶。野菊花、紫花地丁等以清热解毒;斑疹较多者,加板蓝根等。

3. 热邪耗气,燥邪伤阴

临床表现:低热,口干舌燥,气短神疲,虚烦不寐,泛恶欲呕,纳呆,舌红而干,脉细数。

辨证分析:本证为温疫后期、气阴两伤之象。高热虽退,但余热留恋气分,故见低热,脉细数;余热内扰,故虚烦不眠;口干舌燥,脉细均为阴伤表现;气短神疲,脉无力是气虚表现;胃气失于和降,则时时泛恶、纳差。

治法:清热生津,益气和胃。

方药:竹叶石膏汤。

加减:若胃阴不足,胃火上逆,口舌生疮糜烂,加天花粉、天冬清热养阴生津;内火旺盛,舌红脉数者,加知母、天花粉以助清热生津;若余邪未净,身热,加金银花、连翘、薄荷、栀子轻清透邪;若味淡纳差、口渴,加白术、茯苓、白扁豆健脾益气。

4. 热燥损耗肝肾之阴

临床表现:身热久羁,热势不甚或夜热早凉,热退无汗,手足心热,虚烦不寐,口燥咽干,神倦,心慌,手足蠕动,午后颧红,入夜盗汗,舌质干绛,少苔,脉虚数。

辨证分析:邪热深伏阴分,耗灼阴津,真阴亏损,虚热内扰,故身热久羁,热势不甚或夜热早凉,热退无汗;阴虚内热,故午后颧红,入夜盗汗,手足心热,虚烦不寐;阴血亏虚,失于濡养,故手足蠕动;阴虚血少津伤,故口燥咽干,神倦,心慌;舌质干绛,少苔、脉虚数为阴血虚少之象。

治法:滋阴润燥清热,透达阴分留伏之邪。

方药:青蒿鳖甲汤。

加减:若伴盗汗,加五味子、瘪桃干、煅龙骨;阴亏明显者,加北沙参、石斛;心肾不交而虚烦不寐者,酌加莲心、黄连。

5. 燥伤肠中之津

临床表现:发热已退,饮食渐增,大便多日不行而无所苦,舌质偏红,苔薄而干,脉细。

辨证分析:温疫病后,正虚邪恋,可出现多种见症。本证饮食渐增,但大便多日不解,因其无潮热、腹满痛、苔黄燥,故属病中气液耗伤太过,肠中津液亏损不能濡润,气虚推送无力所致。因邪气已去或大半已去,故发热已退。舌质偏红、苔薄而干、脉细均为阴伤未复之象。本证中大便不通由肠液不足而致,为"无水舟停",与阳明腑实证不同。其邪已去,故身无热,亦无腹满等表现。

治法:增水行舟,润肠通便。

方药:增液汤、当归润燥汤。

加减:若伴低热不退,加白薇、地骨皮养阴清热;若口渴明显,加石斛、天花粉、沙参、玉竹之类生津止渴;若兼见舌淡脉弱等气虚之象,加入补气之黄芪、人参。

五、护理与调摄

(1)温疫治愈后,调理投剂不当。

(2)莫如静养,节饮食,先与粥饮,次糊饮,循序渐进。

(3)慎起居为上计,防止劳复、食复、自复及损复。

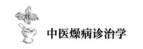

六、病案举例

张某，今年春季时疫，大半皆有咳嗽咽喉之患，乃邪自上干，肺气先伤耳。近日身动气喘，声音渐不扬，著左眠卧，左胁上有牵掣之状。此肝肾阴亏，冲气上触，冬藏失司，渐有侧眠音哑至矣。劳伤致损，非清邪治咳之病。

六味丸加阳秋石、阿胶、麦冬，蜜丸。

【按语】温邪最易耗损人之津液，先伤肺胃之液，继则肝肾之精。医案中患者感受温疫之邪，邪气自上而入，肺气先伤，肺失宣发肃降之功，故身动则气喘，肺气不足，声音渐渐不扬。继而损伤肝肾之阴，出现左胁牵掣之痛、喑哑之象。因此治疗时非透邪清邪，乃需补益为主，故以六味丸加减阿胶、麦冬之味。

第三节　寒　湿　疫

一、概述

寒湿首见于《黄帝内经》，论述了寒湿合邪伤人之病因、病脉、病症，如《素问·六元正纪大论篇》云："民病寒湿，发肌肉萎，足痿不收，濡泄血溢"；《素问·五脏生成篇》云："青脉之至也，长而左右弹。有积气在心下支肤，名为肝痹，得之寒湿"。在中医疫病学发展长河中，"寒湿疫"初起被纳入广义的"寒疫"范畴，《素问·刺法论》言："五疫之至，皆相染易，无问大小，病状相似。"其中"五疫"指五运疫疠之气，岁运的太过、不及、胜复、郁发，皆可导致疫病流行，运气学说认为气候的异常变化是疫病发生的根本原因。

"寒湿疫"理论有着深厚的学术渊源，是中医疫病理论不断深化的结果。《类经》二十八卷指出"水疫"即为寒疫。《伤寒指掌》曰："天久阴雨，寒湿流行，脾土受伤，民多寒疫。"阐明了寒湿疫的发生季节与气候。历代单独记载湿疫文献较少，寒疫亦常与湿邪相合而成寒湿疫。《景岳全书·杂证谟》言："阳虚则寒从中生，寒生则湿气留之。"阐明了阳虚可生寒湿。《重订通俗伤寒论》言："寒疫多发于四、五、六、七四个月。天时晴少雨多，湿令大行，每多伤寒兼湿之证。"寒湿夹杂性质的疠气是为寒湿疫的主要病因。

清代温病学家吴鞠通、雷少逸均重视寒湿的辨治。《温病条辨》从概念、病机、病症、治则、方药五方面阐述寒湿理论，道光元年（辛巳年），秋燥当令，京师大疫，感染者多吐利腹痛而死，用既有的伤寒或温病治疫方药均不能取效。吴鞠通经过仔细研究发现，此种瘟疫绝非温热、湿热疫，而是感受凉燥寒湿而形成的"寒湿疫夹燥"，属于寒湿疫的一种特殊类型。《温病条辨·补秋燥胜气论》言："虽疠气之至，多见火证；而燥金寒湿之疫，亦复时有。"由此吴鞠通正式提出了温疫学说中独树一帜的"寒湿疫"辨治理论。《时病论·寒湿篇》论述了寒湿证及治法，提出寒湿之病迁延可"酝酿成温"继"温甚成热"，从而出现寒湿化热的病机变化。

二、病因病机

寒湿疫多见于北方，《素问·阴阳应象大论》云："北方者，在天为寒，在地为水"，寒伤可伤阳气，亦可阻遏肺、脾、肾，终致水液转化代谢不利而形成湿邪，因此常居于北方之民，其性格阳动，但体质多虚寒。另外，北方人群久居寒地，寒伏湿蕴，易成寒湿体态。北方地区冬季寒邪凛盛，而寒邪最易耗伤机体阳气，周身卫阳布散以抗寒，室内取暖、喜酒、运动等助阳动以抗寒，以上种种均可导致阳气虚衰、寒邪内生内伏而成虚寒状态。为抵御寒冷饮食常以肥甘厚味为主，更易蕴生内湿。故寒湿疫发病，恰逢人群寒湿、虚寒状态之虚，二虚相得：一则寒湿偏盛，寒盛阳虚，无力抗邪外出，疫毒乘虚而入；二则肺脾因湿困而委顿不振，无力通阳。寒湿疫邪若日久失治，邪郁于体内则暗耗气血，且寒湿疫邪又伤伐阳气，寒邪收引，湿邪黏滞，二邪合一阻碍人体气机，故寒湿疫邪郁于体内愈久则机体正气愈衰，任由邪气侵袭。"瘀热"的形成是病机之关键，究"瘀热"之源，或因寒湿疫毒阻滞气机、凝滞血脉，瘀热内生；或因素体湿瘀或湿热偏胜，与寒湿疫毒相合，亦可形成"瘀热"。"瘀热"者，热自内生，热在血脉、血络之内，故"瘀热"很容易侵及营分、血分。然"寒湿疫"之"瘀热"乃一类"郁热"，其热势较低，故"瘀热"侵及营血后所表现出的"营分证"亦不同于温热病所表现之"营分证"。"瘀热入营"者常因瘀热导致多脏腑、多经络的损伤。瘀热相搏，胶结难化，可痹阻心肺络脉，使病情加重，久热伤阴耗气，甚至伤及肝肾之阴，故可见不发热或低热（夜间为甚）等营分证候。

寒、燥、湿疫从口鼻而入，手阳明之脉左右上挟鼻孔，还出挟口；足阳明之脉起于鼻之交频中；足阳明之经上挟口，下结于鼻，上合于太阳。由此可见，阳明经脉、经筋与口鼻联系密切。因而六淫邪气从口鼻而入，常入阳明经；而阳明为凉燥之金，更易与寒燥相感。《医宗己任编四明心法》云："肌肉之中，有络筋经筋，皆内达脏腑"，阳明主肌肉，燥金寒湿疠气直犯筋经，由大络别络，内伤三阴，故畏寒，四肢厥冷，肢麻转筋；燥金克肝木，肝脉循胁络胸，故胸胁疼痛；寒燥湿之气搏结克犯脾胃，升降失司，清浊相干，气机逆乱故吐泻腹痛；寒燥湿阴邪格据阳气于外，故面赤、烦躁不宁，周身恶热喜凉，渴思冷饮；舌淡苔白滑，脉弦细弱是寒燥、湿疠，侵犯三阴的表现。

三、诊断要点

（1）发病急、传染率高、致死率高。

（2）易伤阳气，后期易化热而耗气伤阴的特点，兼有化热、化燥、伤阴、致瘀、闭脱等变证。

（3）除各种寒湿症状外，兼有无汗、口干、咽痛、大便秘结等燥证表现。

四、辨证论治

寒湿疫之治，以扶正祛邪为总治则。疫疠毒邪犯肺，肺气郁闭，肺与大肠相表里，故腑气不通；且邪气郁而化燥，燥伤肠中津液，故本病以疫毒闭肺，肠燥津伤为主，具体表现如下。

临床表现：身热不退，咳嗽喘憋，动则气喘，痰少，或有痰色较黄，腹胀胸闷，大便干燥，数

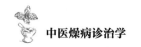

日不解,舌质红,苔黄腻或黄燥,脉滑数。

辨证分析:寒湿疫邪入侵,疫毒壅盛,闭阻肺气,肺之宣发肃降功能严重受阻。肺气闭则表气亦闭,可见身热不退,素有之痰湿因肺气之闭而蕴阻化热化燥,故可见咳嗽少痰或有黄痰,甚至胸闷气促,咳嗽喘憋,动则气喘等;肺与大肠相表里,肺气闭则大肠腑气亦闭,肺津伤则肠道亦伤,可见腹胀,大便数日不解。

治法:清热生津,宣肺通腑。

方药:宣白承气汤加减。

加减:若咳痰者,可加浙贝母、竹沥清热化痰;腹胀甚者,可加芒硝、枳实、大腹皮通腹排便;气虚乏力者,可加人参、当归益气养血;瘀热内生者,可加生地黄、赤芍、玄参清热凉血。

五、 护理与调摄

寒湿疫具有传染性与流行性,康复者有再次患病的风险。

(1)防寒保温。

(2)选用益气扶正之品,调护脾胃,扶助正气。

(3)防止过食辛辣刺激之品,以防壮火食气。

(4)恢复期以养阴益气为主,清除体内郁热。

六、 病案举例

胡六六,脉右劲。因疖疮,频以热汤沐浴,卫疏易伤冷热。皮毛内应乎肺,咳嗽气塞痰多。久则食不甘,便燥结,胃津日耗,不司供肺。况秋冬天降,燥气上加,渐至老年痰火之象。此清气热以润燥,理势宜然。倘畏虚日投滞补,益就枯燥矣。

处方:霜桑叶、甜杏仁、麦冬、玉竹、白沙参、天花粉、甘蔗浆、甜梨汁。

【按语】患者频频热汤洗浴,故腠理大开,易感受外邪;肺在体合皮毛,皮毛感邪,肺失宣降,故咳嗽气塞痰多;病程日久,肺热移胃,胃肠津液耗损,大便燥结。治宜清气佐以润燥。

第四节 湿 热 疫

一、 概述

湿热疫是由湿热疫邪所引起的急性外感热病。其特点为初起常以湿遏膜原为主要证候;后期若湿邪热化或燥化,则可出现燥热之证。临床可见寒热并见或寒热往来,舌苔白厚腻,重则见积粉苔等表现,若燥邪内生,则可见身热灼手、烦躁不安、便下鲜血、舌红绛之象。湿热疫一年四季皆可见,以长夏炎热多雨的时节为最。

早在《黄帝内经》中就有湿热疫的相关论述,虽无明确记载,但已有初始萌芽。《灵枢·决气》记载:“上焦开发,宣五谷味,熏肤,充身,泽毛,若雾露之溉。”清代叶天士在其《温热论》

中言："温邪上受，首先犯肺。"肺为华盖，肺叶娇嫩，疫毒邪气最易侵袭，表现为呼吸系统感染性疾病。肺开窍于鼻，外合皮毛，内通于肺，邪气从口鼻、九窍、皮肤肌腠而入。湿热疫毒之气炽烈，夹湿夹热，蕴扰于肺，邪伏膜原，疫毒邪气袭肺，首先出现的症状就是咳嗽，故初期多以发热、咳嗽、咽痛、口鼻干燥等为主要临床表现。肺主气，司呼吸，位居上焦，既可制约疫毒，又可分解节制，正所谓"毒归肺制"。湿热疫毒之邪可从皮毛、口鼻直接侵袭人体上扰于肺，肺失宣降，导致肺气上逆，发为咳嗽；疫毒由外入里传变较快，表里俱热，灼伤津液，炼液为痰，色黄质黏，不易咳出；疫毒从腠理而入，侵犯肺卫，邪客肌表，卫气抗邪于表则发热；咽喉乃肺之门户，外邪侵袭故咽痛，热毒熏蒸上焦，灼伤津液，则可出现口鼻干燥之象。若后期湿热之邪化热化燥，则可出现身热灼手、烦躁不安、便下鲜血、舌红绛之象。

现代医学的传染病中，严重急性呼吸综合征、甲型 H1N1 流感、登革热、流行性出血热、手足口病、霍乱、急性病毒性肝炎、钩端螺旋体病等，凡临床上具有湿热疫特征的，可参考本病辨证论治。

二、 病因病机

1. 病因
湿热疫的外在因素主要是湿邪与热邪裹结的湿热性质的疫疠邪气。不同于普通的六淫邪气。《温疫论·自叙》所言："夫温疫之为病，非风、非寒、非暑、非湿，乃天地间别有一种异气所感。"

湿热疫邪致病能力强，发病初起多为湿重于热的湿热证候。若患者素体热盛或阴虚，抑或失治误治导致湿热邪气化热化燥，均可出现一派燥盛之象。

2. 病机
湿热疫邪困阻中焦，清浊相干，脾胃受损，升降失序；湿热疫邪困阻中焦日久，因患者寒热体质偏颇，以及用药温燥、寒凉、化湿、清热的不同，出现热化及燥化，从而伤肺胃之津，若治疗不及时，则会向下焦传，继而出现肝肾精血亏耗之象。

三、 诊断要点

（1）患者与湿热疫患者有过接触史。

（2）起病较急且病情重，初起患者以湿热证为主，因治疗或患者自身因素，出现身热灼手、烦躁不安、便下鲜血、舌红绛等燥盛伤阴之象。

四、 辨证论治

湿热疫的治疗，原则上以逐邪为主，兼顾气阴。湿热伏郁体内化燥而动血者，当清热泻火解毒，凉血止血。本病以湿热化燥，动血耗血为主要证型，具体表现如下。

临床表现：灼热烦躁，便下鲜血，或吐血、咯血、衄血、发斑，舌质红绛而干，脉细数。

辨证分析：湿热疫邪化燥，深入营血，动血伤阴。湿热化燥化火，深入血分，络伤动血，伤及肠络则见便下鲜血，伤及胃络可吐血下血并见，伤及肺络可见咯血或衄血，伤及肌肤血络可致发斑；舌质红绛而干，脉细数为湿热化燥入血、耗血动血的标志。

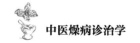

治法:清热泻火解毒,凉血止血。

方药:犀角地黄汤合黄连解毒汤加味。

加减:若出血部位多,且量较大者,加紫珠草、茜草根、三七等增强止血之功;以便血为主者加地榆炭、侧柏炭;以咯血为主者,合清络饮。

五、 护理与调摄

(1)防止再次与患者接触。

(2)防止各种出血带来的影响,合理使用生津养阴之品。

(3)用药治疗时,注意患者素体质因素,防止燥湿、化燥用药太过,燥邪内生,使湿热化热化燥。

六、 病案举例

中气素虚,形寒饮冷,遏伏暑湿之火,蕴于膻中,劫津耗液,尽从燥化,肺气不能下输,肠胃燥满不行。下之遂通血下行,血既下夺,亦云竭矣。阴不配阳汗从外泄,即为上厥。上厥下竭,肺经独受燥累,急进清燥救肺汤以回阴液。

枇杷叶、人参、麦冬、桑叶、阿胶、杏仁、生石膏、竹叶。

继进方:羚羊角、酸枣仁、茯神、山栀皮、黑豆皮、枇杷叶、麦冬、蔗汁、鲜菖蒲。

再进方:小生地黄、人参、阿胶、茯苓、黑豆皮、枇杷叶、青蒿、麻仁、麦冬。

脉来和静,舌苔已退,但时或烦热,胸中未适,此皆燥邪未尽之征,是以神识尚未全复,究竟必以滋燥为先。

阿胶、枇杷叶、麦冬、川斛、山栀子、北沙参、茯神、菖蒲。

【按语】患者素体中气虚,体内又遏伏暑湿之火,邪气伏郁体内,易化火生燥,劫烁津液。向下,血府空虚;向上,无作汗之源,独肺经受燥邪之累,以清燥救肺汤急进以回阴液。后续加减方,均以清燥救肺汤为主,增以养阴润肺之物,如麦冬、枇杷叶、沙参等。

第五节 暑 燥 疫

一、 概述

暑燥疫是由于感受暑燥邪热疠气引起的急性外感热病,其特点是初期即见阳明热毒炽盛兼津液不足,病重者可见卫气营血几个阶段证候并见,临床以高热、头痛、身痛、斑疹、出血,甚至昏谵、痉厥一派热毒极盛的表现。本病具有剧烈的传染性和流行性,夏秋季节多见。

早在《黄帝内经》对疫病就有记载,《素问遗篇・刺法论》说:"五疫之至,皆相染易,无问大小,病状相似。"就是论述了疫病的发生、流行、预防等,"五疫"也包括暑燥疫在内。金元时期温病虽未独立成体系,但是众医家对温热性疾病的诊断及治疗有了更深入的认识。明清时期是温病形成的重要时期,许多温病学家对疫病的病因病理和诊治规律有了更深的认识。吴又可所著《温疫论》为我国第一部传染病学的专著,首先提出了"疠气"是温疫形成的首要病因,丰富了疫病的病因学说,强调"祛邪为第一要义",为后世医家防治温疫提供了思路。余师愚所著《疫疹一得》,论述疫疹之病,即指感受暑热特点的疠气所引起的以肌表发有斑疹为特点的温疫病。余氏认为温疫乃感四时不正之疠气为病,力主火毒致病说,在治疗上,强调清热解毒、凉血滋阴为主,拟清瘟败毒饮为主方,融清热、解毒、护阴于一法,为暑热燥疫的治疗开拓了新的思路。王士雄认为,暑季湿热蒸腾、暑气下迫,两者相交后从卫分侵袭人体,形成温热暑疫,他在《随息居重订霍乱论》中提及:"夫暑即热也。燥即火也。金石不堪其流烁,况人非金石之质乎?""湿热之气上腾,烈日之暑下烁,人在气交之中,……则成温热暑疫诸病。"王士雄进一步完善了暑燥疫学说。

暑燥疫涉及的范围较广,西医学中一些发生在夏季或夏秋季节的急性传染病,如流行性出血热、登革热与登革出血热、流行性脑脊髓膜炎、流行性乙型脑炎、人高致病性禽流感、SARS等具有暑燥疫特点者可参考本病辨治。

二、病因病机

本病的病因有外因和内因两方面:外因是暑燥邪热疠气,不同于一般外感六淫之邪,由于暑热偏盛则性质偏燥热在这种情况下形成的疫疠病邪为暑燥邪热疠气;内因主要是人体正气亏虚,《黄帝内经》云:"正气存内邪不可干,邪之所凑,其气必虚。"

本病病机暑燥邪热疠气一般从口鼻而入,由于暑燥疠气致病力强,侵袭人体后,迅速充斥表里内外,初起径犯阳明胃肠,以热毒充斥,阳明热盛、经腑并见为主,见壮热头痛,两目昏瞀,狂躁谵语,骨节烦疼,甚则痉厥、吐衄发斑、舌绛苔焦的气分表现为主。继而深入营血,气营并见,热毒深伏,可出现昏聩不语等;且暑燥邪热疠气易伤津耗气,因其属性为火热之气,容易灼伤津液,且暑燥邪热疠气炽盛,迫津液外泄,又容易耗气,故易见高热、汗出、少气、口干渴饮等症状,严重的可出现津气欲脱或阴竭气脱的危重证候。

三、诊断要点

起病急,传变快,初期以壮热,头痛如劈,两目昏瞀,或狂躁谵妄,口干咽痛,骨节烦疼,腰如被杖,或吐衄发斑,舌绛苔焦或生芒刺,脉浮大而数或沉数,或六脉沉细而数为主。

四、辨证论治

暑燥疫初起病位气分,表现以热毒炽盛、燥伤气津为主。津亏则肠燥,燥屎热结。暑盛耗气,燥盛伤津,易出现气津两伤之象。本病传变迅速,可在短期内致人死亡,起病后发展变化十分复杂,常常累及肝肾之阴,治疗上要迅速祛除邪气,扭转病情。因此,将证型分为以下几类。

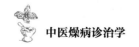

1. 热毒炽盛，燥伤气津证

临床表现：壮热，口干咽痛，大便干燥、腹满硬痛，舌苔黄，脉洪大而数。

辨证分析：暑燥邪热疫气侵入人体，迅速充斥内外，气分大热，故见壮热；暑燥之邪可伤津，故见口干、咽痛、大便干燥、苔黄等症状。

治法：清热解毒，养阴生津。

方药：清瘟败毒饮加减。

2. 热结肠腑证

临床表现：日晡潮热，或时有神昏谵语，大便秘结，或纯利恶臭稀水，肛门灼热，腹部胀满硬痛，按之痛甚，苔老黄而燥，或起芒刺，甚则灰黑而燥裂，脉沉实有力。

辨证分析：此为暑热疫邪传入胃肠，与肠中积滞糟粕相结肠腑。邪热内结肠腑，里热熏蒸，故日晡潮热；热结于内，里热熏蒸，腑热上扰神明，则时有神昏谵语；邪热与肠中糟粕相结，阻滞肠道，传导失职，故大便秘结不通；若是燥屎内阻，粪水从旁流下，则可表现为利下纯水，即是谓"热结旁流"，其所下之水必恶臭异常，且肛门有灼热感；燥屎内结，腑气壅滞不通，所以腹部胀满硬痛，按之痛甚；腑热内结，津液受损则苔老黄而燥，或起芒刺，甚则灰黑而燥裂；因有燥屎内结，邪热伏于里，故脉沉实有力。日晡潮热，腹部硬满胀痛，便秘，苔黄厚燥裂，脉沉实为本证辨证要点。

治法：攻下软坚泄热。

方药：调胃承气汤。

加减：若兼有小便黄赤者，可加竹叶、通草、生地黄、赤芍等清火泄腑；阴伤明显者，加沙参、麦冬；热毒亢盛，口舌生疮者，加金银花、大青叶、板蓝根、紫花地丁等；神昏谵语重者，合用安宫牛黄丸以开窍醒神。

3. 余热未清，气津两伤证

临床表现：热退，干咳不止，口干咽干，舌红少苔，脉细数。

辨证分析：暑燥疫后期，外感邪气渐尽，故身热已退；肺阴损伤，故干咳不止；胃阴亏损，故口干、舌红少苔。

治法：清热生津，清透余热。

方药：竹叶石膏汤加减。

加减：若气阴两虚、心悸气短，治宜益气复正、养阴生津，方选生脉饮加减。

4. 肝肾阴亏证

临床表现：低热不解，口干口渴，干咳，或不咳，甚则痉厥；舌质干绛，脉虚。

辨证分析：本证为暑热疫邪深入下焦，耗伤真阴的邪少虚多之象。燥伤真阴，虚热不尽，故低热不解；真阴耗伤，津不上承，故口干口渴；肾水耗竭，肺阴不足，故干咳；水不涵木，虚风内动，故可见痉厥；舌质干绛，脉虚皆为肝肾阴亏之象。

治法：滋补肝肾，潜镇息风。

方药：三甲复脉汤。

加减：兼心火炽盛，身热心烦不得卧，加黄连、栀子清泄心火，或合黄连阿胶汤；汗出心悸，加生龙骨、人参以镇摄潜阳，益气固脱；如果误治导致阴竭至极而出现时时欲脱，纯虚无邪者，用大定风珠以敛阴留阳，以防虚脱。

五、护理与调摄

(1) 初、中期始终以清热解毒为要务。

(2) 暑燥热毒疫气最易耗伤津液,致阴竭液枯,故始终以养胃阴、保津液为根本。

(3) 脾胃为后天之本、气血生化之源,故需时时顾护胃气,清养胃阴。

(4) 饮食宜清淡,注意顾护正气。

六、病案举例

暑病久延伤液医案

金　热止,津津汗出,伏暑已解。只因病魔日久,平素积劳,形色脉象虚衰,深虑变病。今饮食未进,寤寐未宁。议以敛液补虚。

人参、茯神、麦冬、五味、炒白芍、块辰砂(一两,绵裹同煎)。

又　热久,胃液被劫,不饥不便,亦病后常事耳。古人论病,必究寝食。今食未加餐,难寐,神识未清,为病伤元气,而热病必消烁真阴。议用三才汤意。

人参、天冬、生地黄、麦冬、五味子。

【按语】患者伏暑已解,故汗出热止。但邪气久停体内,耗气伤阴太过,加之平素劳倦,饮食不进,寤寐未宁,故恐变生他患。因热邪久停于内,胃液被劫,胃阴亏耗,故不饥不便;热邪久羁,气血俱耗,心脉失养,寤寐不宁。因此,治以敛液补虚为主。

第六节　大　头　瘟

一、概述

大头瘟,古代瘟疫之一,又名大头风、大头痛、时毒、大头伤寒、捻头瘟(大头天行、疫毒)等,其传染性极其强烈。它是感受风热时毒侵袭三阳经络,或丹毒上攻颜面、咽喉所致。临床以发热、恶寒、颜面耳项焮赤肿胀、咽赤肿痛等为特征,多发于冬春季的疫病。汉代之前未曾有文献对此记载。至隋唐载有其症,隋代巢元方《诸病源候论》的丹毒病诸候、肿病诸候中有类似此病之记载"毒肿之候……时令人壮热。其邪毒甚者,入腹杀人。"唐代孙思邈《千金翼方》痈疽卷中记载"阳气大发消脑流项,名曰脑烁疽,其色不乐,项痛如刺以针。"金元时期则归纳为大头病,金代刘完素《素问病机气宜保命集》中记载了大头病与雷头风"夫大头病者,是阳明邪热太甚";李东垣创制普济消毒饮以治疗"大头伤寒",此后医家始用"大头"一词;至明代张景岳在《景岳全书》中载"大头瘟者,以天行邪毒客于三阳之经,所以憎寒发热,头目颈项或咽喉俱肿,甚至腮面红赤,肩背斑肿,状如虾蟆,故又名为虾蟆瘟",至此大头瘟一病划归于"温疫"范畴。至明清始称大头瘟疫,清代医家朱增籍曾这样描述:"大头瘟者,其湿热伤高巅,必多汗气蒸。初憎寒壮热。体重头面肿甚。目不能开。上喘,咽喉不利,舌干口

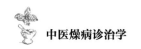

燥。不速治,十死八九。"病重者甚至"头肿之极……多致溃裂腐烂而难救。"

二、 病因病机

(1) 大头瘟的致病因素是风热时毒,传染性极强,致病时发展迅速,又易致局部肿毒。大头瘟发生的季节大多为温暖多风的春季和应寒反暖的冬季,由于人体正气不足,感受风热邪毒而成。

(2) 风热时毒循三阳经上攻头面,邪气与气血壅结不散,成为大头肿毒的基本病机。例如,《诸病源候论·诸肿候》所言:"肿之生也,皆由风邪、寒热、毒气客于经络,使血不通,壅结皆成肿也。"风热毒邪易生内燥,气血为邪毒所壅遏,津亏血燥,运行不畅,必形成气滞、血瘀、痰滞,此三种又反成致病因素,作用于患处,使壅结益盛而红赤肿大。邪气与气血壅结之处,即是病变之所在,病变部位以头面三阳经所布之处为主,与肺、胃、心、肝均有联系。

三、 诊断要点

(1) 多发生于冬、春两季。

(2) 起病急骤,初起憎寒发热,头面焮赤肿痛。病程中燥盛津亏,肿毒热痛特征突出。咽喉疼痛,头面红肿热痛,皮肤发硬,表面光滑,界限清楚。病程后期多有口干渴饮,咽干,目涩,小便黄赤,大便秘结,舌红少津,少苔或无苔等症状。

四、 辨证论治

大头瘟最常见的证型为燥伤胃阴,具体辨证论治如下。

临床表现:身热不甚或身热已退,头面焮肿不明显,口干欲饮,不欲饮食,咽干,目干涩,唇干红;舌红少津,无苔或少苔,脉细数。

辨证分析:本证为肺胃热毒已解,胃阴耗伤之候。肺胃热毒已解,则身热已退,面赤红肿消失;但胃津已伤,故口渴欲饮;胃阴不足,则不欲饮食;胃阴耗伤,阴津不能上荣,则咽干,目干涩,唇干红等;舌红少津、无苔或少苔,脉细数为胃阴耗损之象。

治法:滋养胃阴。

方药:七鲜育阴汤。

加减:若余热未净者,可加玉竹、桑叶以清泄邪热;胃阴耗伤严重者,可加北沙参、麦冬以滋养胃阴,并可加少量砂仁以振奋胃气,取阳生阴长之意。

五、 护理与调摄

(1) 饮食清淡。

(2) 防寒保暖。

六、病案举例

杨某,女,38 岁,护工。2016 年 3 月 11 日初诊。

患者诉近日护理重证患者 1 名,遂于 3 天前出现疲乏,左面颊肿痛,以为是上火,未予以重视,后因症状加重,在外院诊断为带状疱疹。症见:左面颊红肿明显无波动感,头痛以颞侧为主,大便 3 日未下,小便可,纳差,口渴,舌红苔黄,脉数。

处方:黄连 10 g,黄芩 10 g,牛蒡子 10 g,玄参 10 g,连翘 10 g,僵蚕 10 g,川芎 10 g,板蓝根 20 g,柴胡 10 g,升麻 10 g,大黄^{后下} 6 g,芒硝 10 g,甘草 6 g,7 剂,煎水代茶饮。

二诊:诉大便已下,头痛减,左颊仍有肿胀;舌红苔白,脉数,口渴。上方去大黄、芒硝,加赤芍 10 g,瓜蒌皮 15 g,7 剂,服法同前。

三诊:左颊肿较前减轻;舌红苔薄,口微渴,脉数,继服上方。

四诊:口微渴,左颊已见结痂,余未见异常,予以沙参麦冬汤加减善后调理。

【按语】本病患发病时间为 2016 年 3 月 11 日,时值春季,为风热时毒好发季节,且临床表现为头面肿甚,遂参照大头瘟辨证,故以普济消毒饮为基础方。因本患者大便 3 日未行,加大黄、芒硝泻热通便。二诊因大便已下,热邪已有去路,故去大黄、芒硝。又因有头面部肿,故加赤芍、瓜蒌皮散结消肿。三诊继服原方。四诊考虑热邪已退,口微渴有热退阴伤之嫌,故以沙参麦冬汤加减养阴护阴。

第七节　烂　喉　痧

一、概述

烂喉丹痧是感受温热时毒,以咽喉红肿疼痛糜烂,肌肤丹痧密布为主要特征的疫病,多发于冬春两季。早在汉代就有类似症状的记载,汉代张仲景《金匮要略》曰:"阳毒之为病,面色斑斑如锦纹,咽喉痛,吐脓血,五日可治,一七日不可治,升麻鳖甲汤主之。"隋巢元方《诸病源候论·丹候》所载:"丹毒,人身体忽然掀赤,如丹涂之状。"《诸病源候论·时气阴阳毒候》所载:"若病身重腰脊痛,烦闷,面赤斑出,咽喉痛,或下利狂走,此为阳毒"。唐宋明时期,医家对本病的临床表现和治疗有记载。而烂喉丹痧之名最早出现于清代唐大烈所著的《吴医汇讲》中,其后高秉钧的《疡科心得集·辨烂喉丹痧顺逆论》中也开始沿用本病名,并对该病的临床特征有了较明确的认识,如"夫烂喉丹痧者,系天行疫疠之毒,故长幼传染者多,外从口鼻而入,内从肺胃而发。其始起也,脉紧弦数,恶寒头胀,肤红肌热,咽喉结痹肿腐,遍体斑痧隐隐。"此后的清代及近代医家普遍沿用本病名。

二、病因病机

(1)病因:风热时毒疫邪,从口鼻而入,蕴于肺胃两经而侵犯机体,且正当人体正气亏虚

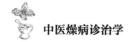

之时而发,多发于冬春季节。清代陈耕道所著《疫痧草》:"疫痧之毒有感而发,有传染。天有郁蒸之气,霾雾之施,其人正气适亏,口鼻吸受其毒而发者;家有疫痧之人,吸受病人之毒而发者为传染。"

(2)病机:清代程镜宇所著《痧喉阐义》曰:"盖疫痧时气,吸从口鼻,并入太阴气分则烂喉,并入阳明血分者则发痧。太阴者肺脏也,主喉而属气。阳明者胃腑也,主咽而属肌肉。喉通呼吸,咽司饮食。一脏一腑,同受疫邪,一气一血,各呈其象。故烂喉者色多白,病在肺而属气。发必者色多赤,病在胃而属血,其疫则一也。一发于咽喉之地,一达于肌肉之间,移步换形。故在肺则曰烂喉,在胃则曰发痧。是以名烂喉痧。"因此,风热时毒疫邪疫自口鼻侵入人体,咽喉为肺胃之门户,直犯肺胃,内伏于肺胃,又因肺主皮毛,胃主肌肉,故疫邪内外充斥,初起以发热恶寒、头痛身楚等肺卫表证为主,又伴有咽喉肿痛和肌肤丹痧等局部临床特征。风热时毒疫邪深入,热灼津液,内燥而生,咽喉红肿,甚者糜烂,肌肤丹痧更为显著。本病后期,多表现为余毒不尽,燥盛伤津导致的阴液耗伤证。

三、 诊断要点

(1)发生于冬、春两季,与烂喉痧患者有接触史。

(2)急性发作时,以发热、咽喉肿痛糜烂为主,伴有皮肤丹痧,口干,舌绛红,起芒刺。病程后期多有口唇干燥、皮肤干燥脱屑等症状。

四、 辨证论治

烂喉痧属温疫性疾病,一般可以卫气营血辨证,其病期与辨证有一定规律,初起以邪毒壅盛,热炽津伤证为主;后期以余毒未尽,燥伤肺胃证为主。

1. 邪毒壅盛,热炽津伤证

临床表现:咽喉红肿糜烂,甚则阻塞气道,声哑气急,丹痧密布,红晕如斑,赤紫成片,壮热,汗多,口渴,烦躁,舌绛干燥,遍起芒刺,状如杨梅,脉细数。

辨证分析:本证系邪毒进一步化火,燔灼气营(血)之重证。气分热盛,则见壮热,汗多,口渴,烦躁等;血热炽盛,则见丹痧密布,红晕如斑;热灼营阴,则舌绛干燥,遍起芒刺,状如杨梅,脉细数;热毒化火,上攻咽喉,则咽喉红肿糜烂,甚则阻塞气道。

治法:气营(血)两清,解毒救阴。

方药:内服凉营清气汤,外用珠黄散吹喉。

加减:如兼热毒内陷心包,症见灼热昏谵,遍身紫赤,肢凉,脉沉等,可加服安宫牛黄丸、紫雪丹以清心开窍。

2. 余毒未尽,燥伤肺胃证

临床表现:咽喉腐烂渐减,但仍疼痛,壮热已除,惟午后仍低热,口干唇燥,皮肤干燥、脱屑,舌红而干,脉细数。

辨证分析:本证见于烂喉痧之恢复期。邪毒已减,故壮热已除;余毒未净,肺胃阴液未复,故见午后低热持续,以及咽喉轻度糜烂等;口干屑燥,皮肤干燥、脱屑,为肺胃阴伤所致;脉细数,舌红而干等,均属阴津耗损征象。本证病机侧重于阴津亏损,阴液不复则余热不易消退,诸症亦难消除。

治法:滋阴生津,兼清余热。

方药:清咽养营汤。

加减:若兼腰痛、尿血为阴伤动血者,可加女贞子、旱莲草、白茅根、小蓟、山栀子等以滋阴凉血;若四肢酸痛,甚至关节难以屈伸者,可加丝瓜络、川牛膝、赤芍、桃仁等以化瘀通络。

五、 护理与调摄

(1) 患者需及时隔离,防止传染给健康人。

(2) 饮食宜清淡,勿食肥甘厚腻,宜戒饮酒,宜戒吸烟。

(3) 患者起居环境宜及时消毒。

六、 病案举例

丁甘仁验案

王君,年二十,患烂喉丹痧。新婚之后,阴液早伤,适逢喉疫盛行,遂传染而甚重,患病七日后就诊。现症见:丹痧满布,壮热不退,烦躁不寐,汤饮难咽,脉弦洪而数,舌鲜红起刺。

证属瘟疫之邪,化火入营,劫伤津液,内风欲动,势将痰涌气喘,极危重之候。

治法:急投犀角地黄汤清营解毒,竹叶石膏汤清气达邪,再佐以金汁珠黄散清喉制腐,使以竹沥清润涤痰。

处方:犀角粉五分(1.5 g),赤芍二钱(6 g),竹叶30片,金银花三钱(9 g),鲜生地八钱(24 g),牡丹皮二钱(6 g),生石膏八钱(24 g),连翘三钱(8 g),金汁二两(分冲)(60 g),淡竹沥一两(分冲)(30 g),珠黄散[珠黄、琥珀各七分(2.1 g),西黄五分(1.5 g),西瓜霜一钱(3 g)]。

服用2剂后诸症皆减,调理数日而痊。

【按语】烂喉痧毒,从口鼻吸入,直入肺经气分发为烂喉,陷入胃经血分则发痧,喉痧气血同病,病根不外热毒。本案患者因阴液早亏,传染而得疫痧,肌肤红赤丹痧满布,是热邪乘虚陷入营血,符合气营两燔证。故用犀角地黄汤合竹叶石膏汤加减。

第八节　新型冠状病毒感染

一、 概述

新型冠状病毒感染属于中医学"疫病"范畴,早在《黄帝内经》中,对疫病就有记载。《素问遗篇·刺法论》载:"五疫之至,皆相染易,无问大小,病状相似。"明代吴又可在其所著《温疫论》中指出疫病是感受天地之间的"疠气",而非"六淫"邪气,无论患者年龄大小,感染者,症状多相似,"疫者,感天地之疠气,在岁运有多寡,在方隅有厚薄,在四时有盛衰,此气之来,

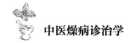

无论老少强弱,触之者即病,邪从口鼻而入。"新型冠状病毒感染的传播规律、症候表现、传变特点与上述古籍记载的内容十分相似。新型冠状病毒感染一年四季皆可流行。本章论述的是新型冠状病毒感染燥性较重证候类型。

二、病因病机

(1)病因:外因主要是燥性为主的"疠气";内因为素体亏虚、脾胃虚弱、气机失和、燥邪内生。

(2)病机:寒燥伤阳为病机主线。本病患者多由感受寒燥疠气起病,在疾病初期呈现寒燥伤肺临床特点,症见恶寒发热、头身疼痛之表证者,乃表卫被寒燥侵袭所致;症见口渴、咽干、干咳者,乃肺气被寒燥之邪所伤;症见咽喉肿痛,似刀片刮割者,乃寒燥郁结咽喉,燥邪郁而化热所致。该病核心病位在肺、胃,可波及心、肝、肾。寒燥疠气伤人,起病即见化热、伤燥者,兼有伤阴、致瘀、闭脱等变证。

三、诊断要点

(1)实验室检测

1)核酸检测:荧光定量聚合酶链式反应(polymerase chain reaction,PCR)检测呼吸道标本阳性。

2)抗原检测:采用胶体金法和免疫荧光法检测呼吸道标本中的病毒抗原阳性。

3)病毒培养分离:从呼吸道标本、粪便标本中可分离、培养以获得新冠病毒。

4)血清学检测:新冠病毒特异性 IgM 抗体、IgG 抗体阳性,发病 1 周内阳性率均较低。恢复期 IgG 抗体水平为急性期的 4 倍或以上升高有回顾性诊断意义。

(2)临床表现:临床以咽干、咽痛、咳嗽、发热为主要症状。

四、辨证论治

新型冠状病毒感染作为新发突发传染病,患病人群广,人群、季节、地理、气候相差甚远,造成中医认识和治疗呈现百家争鸣的现象。因此本病以燥邪为主时,常分为燥伤气阴证与疫毒夹燥证。治疗以祛邪扶正,补气养阴,平衡阴阳为基本原则。

1. 燥伤气阴证

临床表现:乏力,气短,口干,口渴,心悸,汗多,纳差,低热或不热,干咳少痰;舌干少津,脉细或虚无力。

辨证分析:外感燥性疠气,燥邪可伤津耗气,津伤出现口干口渴,干咳少痰;气虚者,出现气短乏力,心悸纳差等症状。

治法:益气养阴生津。

方药:沙参麦冬汤合竹叶石膏汤。

加减:低热不退,或夜热早凉,加青蒿;口渴甚,加天花粉、知母;乏力甚,加大西洋参用量,或加人参;心烦焦虑,加莲子心;舌红而干,加生地黄、赤芍。

2. 疫毒夹燥证

临床表现:恶寒,发热,肌肉酸痛,流涕,干咳,咽痛,咽痒,口干,咽干,便秘;舌淡、少津,苔薄白或干,脉浮紧。

辨证分析:外感疫疠毒邪,初起邪气在卫分,出现恶寒发热,肌肉酸痛;邪中夹燥,损耗津液,故出现干咳、咽痛、口干、少津、便秘等症状;邪气阻滞于肺,肺失宣降,出现流涕、咳嗽症状。

治法:宣肺润燥,清热解毒。

方药:宣肺润燥解毒方。

加减:恶寒发热甚者,加柴胡、葛根、青蒿、黄芩;口燥咽干甚者,加芦根、天花粉、知母;大便干结者,加生大黄、瓜蒌仁、枳实;舌红苔黄燥者,加莲子心、赤芍、生地黄。

五、 护理与调摄

(1)及时隔离病患,并对病患所用之物,及时消毒。

(2)饮食宜清淡,勿食肥甘厚腻,宜戒饮酒,宜戒吸烟。

(3)患者起居环境宜及时消毒。

六、 病案举例

毕某,女,66岁。

2020年2月4日发病,诊断为新型冠状病毒感染(普通型),在当地定点医院治疗10天后疗效不佳转入院。入院时症见偶干咳,乏力,怯寒,面色萎黄,大便稀,腹胀,纳差,舌苔白厚,考虑为脾虚夹湿,先予六君子汤治疗1周,病情无明显改善,核酸检测持续阳性。2020年2月21日上症未除,又见咽干,咽中稍有灼热感,咽痒、咽痛,流涕,太阳穴疼痛,舌质淡润,苔白腻稍厚,脉浮细弦。

辨证:考虑为风寒挟湿,湿阻化燥。

处方:杏苏散(杏仁10g,紫苏6g,法半夏10g,陈皮10g,前胡10g,甘草6g,桔梗10g,枳壳10g,茯苓10g,生姜2片,大枣1枚)。3剂。

2020年2月24日诸症均减,苔薄白腻,脉浮细弦。效不更方,守上方再服3剂。

2020年2月26日查房:患者昨日体温37.2~37.4℃,食欲增加,腹胀减轻,偶咳,无咽干,稍咽痒,咽微痛,咳嗽时咽中稍有灼热,打喷嚏,无头痛,偶头晕,轻微怯寒;舌质淡,苔薄白腻,脉弦细浮。处方:柴胡桂枝汤加味,3剂。

患者服药后体温降至正常,咽痒、咳嗽、怯寒、咽痛、头晕、喷嚏症状消失,纳增,腹稍胀。2020年3月1日新型冠状病毒核酸检测阴性,经复查后于3月4日痊愈出院。

【按语】患者2月初发病,起病半月余始见燥象,结合此前脾虚湿盛的表现,考虑此燥乃湿阻化燥。此时虽见有太少合病之象,但其治疗仍应以解除燥湿相兼为先。经服杏苏散6剂,舌苔亦渐退,燥象已祛,太阴肺脾功能逐渐恢复,纳增。体温一过性升高,乃湿阻除而阳气得运之故,故最后以柴胡桂枝汤收痊效。

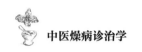

中医燥病诊治学

第九节 肾综合征出血热

一、概述

肾综合征出血热为现代西医学病名,临床表现以起病急,恶寒发热,全身中毒症状明显,以毛细血管损害及肾损害为主,中医传统文献中无此相应病名,但古籍文献中有与本病表现相似的记载。例如,《伤寒论》曰:"伤寒有热,少腹满,应小便不利,今反利者,为有血也。"《金匮要略》谓:"病者如热状,烦满,口干燥而渴,其脉反无热,此为阴伏,是瘀血也,当下之。"《疫疹一得》云:"骨节烦疼,腰痛如被杖""小便短缩如油"。

本病属于中医学"疫病"的范畴,多与寒、热、湿、燥邪气密切相关。本节所载为以燥邪为主的肾综合征出血热少尿期证治。

二、病因病机

本病外因多为外感寒、热、湿、燥疠气;内因多与患者劳倦、内生燥邪有关。

本病病机多因患者感受寒、热、湿、燥疠气,邪气入里化热、化燥,火热属阳,来势凶猛,发展迅速卫气营血传变;或邪热内盛,内生燥热,燥热伤津,易可耗气,虚瘀交错,津液消灼,肾水枯竭而致尿少尿闭。少尿期多见毒伤营阴,因此肾精不足。

三、诊断要点

(1)流行病学特点:在发病季节,病前2个月内曾进入疫区,或与鼠类及其他带病宿主接触。

(2)临床表现:感染后全身中毒症状明显,特别是出血及肾损害症状。

(3)实验室检查:白细胞总数升高,可见异型淋巴细胞,血小板减少;尿蛋白进行性增加,有膜状物,出现红细胞和管型;血尿素氮增高。特异性抗原或抗体 IgM 检测阳性或 RT-PCR 检测出汉坦病毒 RNA。

四、辨证论治

本病发病急骤,疫毒亢盛,致病力强,易化燥伤阴,常以燥邪内生,阴液大伤证为主。因此,治疗时需养阴生津为主。

临床表现:身热不尽,口渴心烦,小便短赤,量少灼热,腰痛不利,舌质红,少津,苔黄燥,脉细数。

辨证分析:外感疫疠,内生燥邪,内外之邪相互引动,阴液大伤,故出现口渴、少津、小便短赤;邪热内盛,热扰心神,故出现心烦。

治法:滋阴利水。

方药:沙参麦冬汤合增液汤合猪苓汤加减。

加减:如气阴两虚者,加西洋参、玉竹、沙参、石斛、玄参等;口干舌燥而绛者,加天花粉、芦根、玄参;阴虚风动者,加鳖甲、龟甲。

五、 护理与调摄

(1) 灭鼠、防鼠,防止疾病传播。

(2) 做好个人防护,不进入疫区,不与患者接触。

(3) 及时接种预防。

六、 病案举例

患者,男,47 岁,因发烧 6 天,腰痛无尿 1 天,1996 年 5 月 10 日 14 时急诊入院。

患者入院前在当地卫生所以"上呼吸道感染",给予利巴韦林、盐酸林可霉素、地塞米松等治疗,体温降至正常。因出现腰痛、面部水肿,无尿,尿蛋白+++,镜检示尿红细胞 10~19 个/HP、脓细胞++,给予呋塞米(用量不详)肌内注射仍无尿急诊入院。患者发病以来有发热、头痛、腰痛、眼周痛、食欲不佳等,否认肾病史。入院后查体温36℃,脉搏 76 次,呼吸 20 次,血压 16/11 kPa,颜面、颈、上胸潮红,眼结膜和咽部充血,颜面及双下肢水肿,神清,血化验示尿素氮 14.8 mmol/L、肌酐 509 μmol/L;血常规示白细胞 12.4×10^9/L、中性粒细胞比率 0.85、淋巴细胞比率 0.45、血小板 110×10^9/L、血红蛋白 118 g/L;河北省卫生防疫站 EHF 抗体检测报告 IFAIg>1:160 为阳性(SRBC 法)。拟为肾综合征出血热(旧称流行性出血热)所致的急性肾功能衰竭,立即下达病危通知,给予特需护理、静脉滴注能量合剂加多巴胺、甘露醇以改善肾血流,经上述治疗,无好转。次日,口腔软腭部可见散在出血点,尿色发红,大便为咖啡色,急请中医会诊。查患者头面、腹部、双下肢水肿。自述无尿、头痛、腹满、口舌干燥、恶心、干呕、吐涎沫,舌质红绛如镜面无苔,脉沉细无力。

诊断:水肿。

治法:凉血滋阴散血,宣肺通窍利水,调寒热降逆止呕。

处方:旋覆花 20 g^{包煎},代赭石 30 g,吴茱萸 12 g,半夏 12 g,大黄 10 g,木通 10 g,瞿麦 10 g,牵牛子 10 g,猪苓 12 g,泽泻 25 g,石菖蒲 10 g,紫菀 12 g,桔梗 10 g,防己 15 g,川椒目 10 g,葶苈子 10 g,玄参 15 g,生地黄 15 g,麦冬 15 g。水煎服,每日 1 剂。

3 天后再次会诊,小便量增多,无头痛、恶心、干呕及吐涎沫,能进清淡饮食。但血肌酐指标无改善,上方加蒲公英 20 g,继续服 3 剂。

第 1 周末日尿量 3 000 mL,水肿消失,续服 4 剂。

入院 11 天复查血肌酐 78 μmol/L,尿素氮 13.5 mmol/L,症状改善,续服原方 7 剂。

入院 17 天复诊:患者诸症状体征消失,痊愈出院。为了明确诊断,出院前再次抽血在院分离血清查 EHF-IgM(+)为阳性[酶联免疫吸附分析(enzyme-linked immunosorbent assay，ELISA)],特异性血清学诊断为肾综合征出血热。

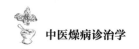

第十节 **流行性脑脊髓膜炎**

一、概述

流行性脑脊髓膜炎(以下简称"流脑")是由脑膜炎球菌引起的化脓性脑膜炎。致病菌由鼻咽部侵入血液循环,形成败血症,最后局限于脑膜及脊髓膜,形成化脓性脑脊髓膜病变。主要临床表现有发热、头痛、呕吐、皮肤瘀点及颈项强直等脑膜刺激征。脑脊液呈化脓性改变。中医文献无相关病名记载,但可与冬温、春温、风温及温疫相参。

二、病因病机

本病的病因主要是温疫邪毒,因病邪毒性极强,温热疫毒之邪极易化火化燥,传变迅速,所以病程中卫气营血各个阶段之间往往无明显界限,常以卫气同病、气营血两燔等证并见。

三、诊断要点

(1) 在冬春季节发生。
(2) 与流行性脑脊髓膜炎患者有密切接触史。
(3) 起病急,以高热、头痛、呕吐多见,有神志改变,皮肤、黏膜有瘀点、瘀斑及脑膜刺激征阳性,伴有小便短赤,大便燥结,舌红,苔黄燥等燥盛伤津之象。

四、辨证论治

流行性脑脊髓膜炎病位以脑为本,脏腑经络为标,证候要素以热、燥、毒为主。因疫毒之邪由蚊虫叮咬而进入人体,留于气分,毒热亢盛,极易内陷营血,上犯脑窍,脑髓受损,累及脏腑经络。因此,本病最常见的证型为气营(血)两燔,燥盛伤津,具体辨证论治如下。

临床表现:高热不退,头痛如劈,呕吐频繁,颈项强直,烦躁不安,并可见谵妄、惊厥,甚至角弓反张,全身皮肤斑疹密布,小便短少而赤,大便燥结不通,舌红绛,苔黄燥,脉滑数或细数。

辨证分析:邪热炽盛,侵入人体后,迅速入里化热,火热内燔,影响气分、营分、血分,出现高热、头痛、角弓反张、斑疹密布之症状。火热之邪极易化火化燥,故体内津液大伤,出现小便短赤,大便不同,苔黄燥的症状。

治法:清气凉营(血),解毒化斑。

方药:清瘟败毒饮加减。

加减:若大便秘结者可加大黄、芒硝;手足抽搐者加羚羊角粉、钩藤、地龙、石决明;昏迷者可加石菖蒲、郁金、鲜竹沥,或加安宫牛黄丸、紫雪丹;鼻衄出血者,加紫草、茜草、白茅根。

五、 护理与调摄

(1) 及时接种流脑疫苗。

(2) 本病流行期间,易感人群不宜到公共场所聚集。

(3) 患者需要及时隔离,并保持室内清洁卫生,勤开窗换气。

(4) 中药预防:板蓝根、金银花、菊花、甘草。水煎服,连服 5～7 天。室内可用食醋或艾叶熏蒸消毒。

六、 病案举例

朱某,男,12 岁。

患者于 1965 年 3 月 2 日晚入院,越病已 2 天,初诊时脉滑而数,舌质淡红、呕吐、嗜睡、面赤、热盛,神昏肢厥,体温 39.9℃,手足抽搐,项强,时或烦躁,周身斑点稀少。

辨证:温热遏郁,气血两燔,肺胃气阴两伤。

治法:清宣透热急救气阴。

金银花六钱(18 g)、连翘四钱(12 g),淡豆豉二钱(6 g),淡黄芩一钱五分(1.5 g),山栀子三钱(9 g),葛根三钱(9 g),生石膏四钱(12 g),肥知母三钱(9 g),桑叶、菊花各三钱(9 g),僵蚕三钱(9 g),生地黄三钱(9 g),西洋参二钱(6 g),焦山栀子三钱(9 g),车前草 2 棵。

1965 年 3 月 3 日,患儿神志稍清,手足转温,气粗息促,烦躁不宁,四肢抽搐,均渐减轻,惟里热耗津之势未除,原法加减再进。连翘三钱(9 g),金银花三钱(9 g),生石膏一两(30 g),淡黄芩二钱(6 g),肥知母三钱(9 g),细生地三钱(9 g),粉丹皮二钱(6 g),竹叶 8 片,双钩藤三钱(9 g),赤蜈蚣 3 条,西洋参二钱(6 g),焦山栀子三钱(9 g),车前草 2 株,1 剂。

服药后,热势逐渐下降,体温 37.6℃,苔薄白,脉滑数,拟以前法制其剂。连翘三钱(9 g),金银花四钱(12 g),知母三钱(9 g),黄芩二钱(6 g),生山栀子三钱(9 g),车前草 2 株,钩藤二钱(6 g),竹叶 8 片。

1965 年 3 月 5 日,体温 37.7℃,神志已清,抽搐已平,斑点消失,但时有不安之状;脉浮滑而细,苔薄白而滑。再从清宣透热兼以肃肺胃为治。连翘三钱(9 g),金银花三钱(9 g),生石膏四钱(12 g),肥知母三钱(9 g),竹叶 8 片,滑石三钱(9 g),生甘草八分(2.4 g),蝉衣二钱(6 g)。

1965 年 3 月 6 日,诸证平稳,体温趋于正常,神志清楚,二便尚佳,宜轻清甘淡以善其后。金银花三钱(9 g),连翘三钱(9 g),滑石三钱(9 g),竹叶 8 片,桑菊叶各三钱(9 g),生麦芽三钱(9 g),服 3 剂,于 1965 年 3 月 11 日,痊愈出院。

【按语】患儿初诊脉滑而数,舌质淡红,呕吐,嗜睡,面赤,热盛,神昏肢厥,体温 39.9℃,手足抽搐,项强,时或烦躁,周身斑点稀少,为热邪入营。热邪入营必会劫烁津液,致津亏液燥,故应急急救阴为要。处方以清热凉营,补气生津为主。

附录 A　参考文献

 附录 B　燥病常用方药